W0259842

Spezielle pathologische Anatomie

Ein Lehr- und Nachschlagewerk

Begründet von Wilhelm Doerr und Erwin Uehlinger

Band 20/II

Herausgegeben von

Professor Dr. Dres. h.c. Wilhelm Doerr, Heidelberg

Professor Dr. Gerhard Seifert, Hamburg

Pathologie der weiblichen Genitalorgane II

Pathologie der Ovarien und Eileiter

Von

H.-E. Stegner

Mit 265 zum Teil farbigen Abbildungen in 312 Einzeldarstellungen

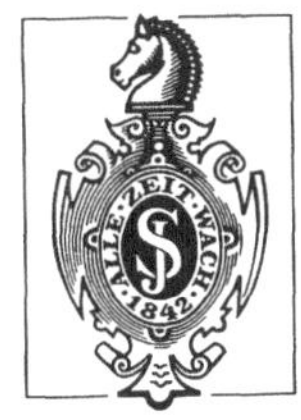

Springer-Verlag
Berlin Heidelberg New York London Paris
Tokyo Hong Kong Barcelona Budapest

Professor Dr. H.-E. Stegner
Abt. für gynäkologische Histopathologie und Elektronenmikroskopie
der Frauenklinik der Universität
20246 Hamburg, Martinistraße 52 UKE
Bundesrepublik Deutschland

Professor Dr. Dres. h.c. W. Doerr
Pathologisches Institut der Universität
69120 Heidelberg, Im Neuenheimer Feld 220/221
Bundesrepublik Deutschland

Professor Dr. G. Seifert
Institut für Pathologie der Universität
20246 Hamburg, Martinistraße 52 UKE
Bundesrepublik Deutschland

ISBN-13: 978-3-642-78696-9

Die Deutsche Bibliothek – CIP-Einheitsaufnahme
Spezielle pathologische Anatomie : ein Lehr- und Nachschlagewerk / begr. von Wilhelm Doerr und Erwin Uehlinger. Hrsg. von Wilhelm Doerr ; Gerhard Seifert. – Berlin ; Heidelberg ; New York ; London ; Paris ; Tokyo ; Hong Kong ; Barcelona ; Budapest : Springer.
Teilw. mit der Angabe: Begr. von Erwin Uehlinger und Wilhelm Doerr.
NE: Uehlinger, Erwin [Begr.]; Doerr, Wilhelm [Hrsg.]
Bd. 20. Pathologie der weiblichen Genitalorgane.
2. Stegner, Hans-Egon: Pathologie der Ovarien und Eileiter. – 1994
Pathologie der weiblichen Genitalorgane / [hrsg. von Wilhelm Doerr ; Gerhard Seifert]. – Berlin ; Heidelberg ; New York ; London ; Paris ; Tokyo ; Hong Kong ; Barcelona ; Budapest : Springer. (Spezielle pathologische Anatomie ; Bd. 20)
NE: Doerr, Wilhelm [Hrsg.]
2. Stegner, Hans-Egon: Pathologie der Ovarien und Eileiter. – 1994
Stegner, Hans-Egon: Pathologie der Ovarien und Eileiter / von H.-E. Stegner. [Hrsg. von Wilhelm Doerr ; Gerhard Seifert]. – Berlin ; Heidelberg ; New York ; London ; Paris ; Tokyo ; Hong Kong ; Barcelona ; Budapest : Springer, 1994
(Pathologie der weiblichen Genitalorgane ; 2) (Spezielle pathologische Anatomie ; Bd. 20)
ISBN-13: 978-3-642-78696-9 e-ISBN-13: 978-3-642-78695-2
DOI: 10.1007/978-3-642-78695-2

Satz: Fotosatz-Service Köhler OHG, 97084 Würzburg
SPIN: 10089624 25/3130 – 5 4 3 2 1 0 – Gedruckt auf säurefreiem Papier

Vorwort der Herausgeber

Als im Herbst 1965 der erste Band der „Speziellen pathologischen Anatomie" mit dem Untertitel „Ein Lehr- und Nachschlagewerk" erschien, stand im Vorwort der Herausgeber der bis heute gültige Leitsatz, „daß die bleibende Bedeutung der morphologischen Krankheitsforschung darin besteht, daß sie die beständige Konfrontation klinischer Befunde und pathoanatomischer Dokumente sucht". In gleicher Weise sind zwei weitere Aussagen im damaligen Vorwort für die kontinuierliche Entwicklung des Gesamtwerkes bestimmend geblieben: „Wir bekennen uns zur Grundaufgabe unseres Faches, nosologische Entitäten zu umreißen und der ärztlichen Differentialdiagnose zu dienen. Wir wenden uns daher nicht nur an die Fachkollegen, sondern an alle wissenschaftlich arbeitenden Ärzte. Denn die spezielle pathologische Anatomie steht in ihrem gedanklichen Ansatz der klinischen Medizin ganz nahe".

Seit 1965 sind bis 1994 in zwangloser Reihenfolge 22 Bände (darunter der Band 13 „Pathologie des Nervensystems" mit insgesamt 7 Teilbänden) publiziert worden, in denen vorwiegend unter organspezifischen Gesichtspunkten eine kliniknahe pathologische Anatomie mit Einbeziehung der modernen Untersuchungsmethoden vorgelegt wird. Als 1991 der Band 21 „Pathologie des männlichen Genitale" – gestaltet von zwei souveränen Kennern der Materie: Christoph Hedinger, Zürich, und Georg Dhom, Homburg/Saar – erschien, wiesen die Herausgeber im Vorwort darauf hin, daß der Entstehungsweg dieses Bandes einen besonders langen Zeitraum umfaßte, und gaben dafür auch eine spezielle Begründung an.

Auch dieser Teilband hat einen langen Entstehungsweg. Wir begrüßen es daher außerordentlich, daß nunmehr in Ergänzung zur „Pathologie des männlichen Genitale" der Teilband 20/II über die „Pathologie der weiblichen Genitalorgane" vorgelegt werden kann, der eine umfassende aktuelle Darstellung der pathologischen Anatomie der Ovarien und Eileiter zum Inhalt hat. Wir sind sehr glücklich, daß wir besonders im Hinblick auf eine kliniknahe Pathologie Hans-Egon Stegner gewinnen konnten, der auf Grund seines fachlichen Werdegangs die idealen Voraussetzungen für eine Gestaltung des umfangreichen Stoffgebietes besitzt.

Ovar und Eileiter nehmen eine zentrale Stellung in der menschlichen Reproduktion ein. Die Beziehungen zur Gynäkologie und Reproduktionsmedizin sind daher besonders eng. H.-E. Stegner verfügt über eine gediegene Ausbildung und eine zusätzliche breite Erfahrung auf drei Teildisziplinen der Medizin. Hierzu gehören die Pathologie (Tätigkeit am Pathologischen Institut der Medizinischen Akademie Erfurt 1955–1958), die Anatomie (Tätigkeit am Anatomischen Institut der Universität Hamburg 1961–1962) und die Gynäkologie (Frauenklinik der Universität Hamburg seit 1962). Bereits in seiner Habilitationsschrift hat

H.-E. STEGNER einen fundierten Beitrag zur Elektronenmikroskopie der menschlichen Eizelle vorgelegt. Seit 1972 ist H.-E. STEGNER Direktor der Abteilung für Gynäkologische Histopathologie und Elektronenmikroskopie an der Frauenklinik der Universität Hamburg.

Die personelle Verbindung einer patientenorientierten klinischen Gynäkologie mit einer wissenschaftlich fundierten Gynäkopathologie stellt eine Basis dar, die eine detaillierte und differenzierte, klinisch und morphologisch ausgewogene Darstellung der Reproduktionsmedizin ermöglicht. H.-E. STEGNER ist es gelungen, eine komprimierte Bestandsaufnahme vorzunehmen, wobei sowohl die aktuellen wissenschaftlichen Aspekte unter Einbeziehung der modernen Methoden der Elektronenmikroskopie, Immunhistochemie, DNA-Zytophotometrie und der Onkogenforschung berücksichtigt werden, als auch die Routinediagnostik sowohl auf dem Gebiet der makroskopischen und pathohistologischen Anatomie als auch der Exfoliativ- und Punktionszytologie. Da der Morphologe vom Bild lebt, sind die diagnostischen Aussagen durch eine sehr reichhaltige Bildillustration dokumentiert, die bei der Interpretation speziell auch von Problem- und Grenzfällen eine differentialdiagnostische Hilfe darstellen.

Schwerpunkte des Bandes sind einerseits die Morphologie der Keimzellreifung und der Steroidhormonbiosynthese mit den daraus resultierenden speziellen endokrinen Störungen und hormonal bedingten nichtneoplastischen Veränderungen, andererseits die Ovarialtumoren mit ihrer großen morphologischen Vielfalt. Die differenzierte Typendiagnose der Tumoren wird stets durch die Einbeziehung morphologischer Prognosefaktoren untermauert und ermöglicht auch dem Pathologen therapeutische Aussagen.

Nach dem Erscheinen der Abhandlungen von VOLKER BECKER zur Pathologie der Plazenta und von GEORG RÖCKELEIN zur morphologischen Typologie der Aborte (Band 20/I) stellt die von H.-E. STEGNER vorgelegte Dokumentation der Pathologie von Ovarien und Eileitern einen weiteren Baustein zur Komplementierung der speziellen Pathologie der weiblichen Genitalorgane dar. Wir hoffen, den in Vorbereitung befindlichen Teilband über die Pathologie des Uterus und der äußeren weiblichen Genitalorgane in absehbarer Zeit der Ärzteschaft vorlegen und damit die spezielle Systematik der Pathologie der weiblichen Genitalorgane zum Abschluß bringen zu können.

Wir danken H.-E. STEGNER für die hervorragende Zusammenarbeit bei der Erstellung des Teilbandes. Wir danken in gleicher Weise dem Springer-Verlag, insbesondere Herrn Prof. DIETRICH GÖTZE, und den Damen und Herren der Abteilung Buchherstellung, vor allem Frau DORA OELSCHLÄGER und Frau STEPHANIE BENKO, für die permanente Betreuung und Sorgfalt bei der Drucklegung.

Heidelberg und Hamburg
Im Sommer 1994

WILHELM DOERR
GERHARD SEIFERT

Vorwort

Der Vorsatz zur Abfassung eines Lehr- und Nachschlagewerkes bedurfte zunächst der Loslösung von der traditionellen Konzeption des klassischen Handbuches. Schon der Versuch zur Vollständigkeit muß scheitern. Komplette Datensammlung und Wiedergabe der Details in einem geschlossenen Werk sind weder möglich noch erforderlich, da dem suchenden Spezialisten heute multimediale Datenübermittlungen zur Verfügung stehen, die einen raschen Zugriff zum aktuellen, rapide wachsenden Fundus neuer Fakten und Erkenntnisse ermöglichen. Ein Handbuch muß, wenn es seinem Namen treu bleibt, sich nach Inhalt und Volumen als eine greifbare Handreichung verstehen, die im Tagesgeschäft hilft. Das bedeutet für den Inhalt Konzentration, für das abgesteckte Spezialgebiet erkennbare Kontur, bei offenen Grenzen und freier Sicht in das wissenschaftliche Umfeld. Klinische, dem ärztlichen Tun verpflichtete Pathologie ist die Leitschnur dieses Beitrages, der sich mit der funktionellen Pathomorphologie der Ovarien und Eileiter befaßt und neben der funktionellen Morphologie der Reproduktion vor allem die vielgestaltigen neoplastischen Erkrankungen des Ovars behandelt. Klinische Pathologie bedeutet nicht nur, Diagnosen zu stellen, sondern in gemeinsamer Verantwortung mit dem Kliniker aus der fortschreitenden Auseinandersetzung mit der Krankheit auch das Schicksal der Diagnosen zu erfahren. Das gilt in besonderem Maße für die Onkologie. Das Erscheinungsbild des Strukturellen, die Bildanalyse ist die Grundlage der pathologisch-anatomischen Diagnose, aus der biographischen Erfahrung des Krankheitsprozesses wächst die Fähigkeit zur prädiktiven Deutung des morphologischen Befundes. Weniger der Rückschluß aus dem zerlegten Chaos als die Voraussicht aus erkennbaren Determinanten wird heute dem Pathologen abverlangt. Klinische Onkologie führt mehr und mehr fort von einer standardisierten Behandlung von Organkrankheiten zu einer individuellen auf differenzierte histopathologische Beurteilung gestützte Therapie. Unter einer wachsenden Zahl prädiktiver Faktoren haben morphologische Prognosefaktoren vorrangige Bedeutung. Die umfassende Einbeziehung klinischer Aspekte war ein Vorsatz bei der Abfassung dieses Buches, sie reflektiert zugleich die aktuelle Entwicklung zur praxisnahen klinischen Pathologie und soll den Beitrag für beide Disziplinen nützlich und nachschlagenswert machen.

Der Dank an diejenigen, die ideell oder substantiell zur Vollendung dieses Buches beigetragen haben, ist leider immer selektiv. Die Kollektion der Materialien wuchs aus der engagierten Arbeit aller Mitarbeiter meiner Abteilung. Die bildliche Dokumentation zahlreicher spezieller Fälle wäre unmöglich ohne fruchtbare Kooperation mit vielen Fachkollegen und Zusendung von Konsiliarfällen. Herrn Dr. Thomas Jäkel und Dr. Gerd Kügler danke ich für kompetente Hilfen bei der Literaturrecherche und die computergerechten Umsetzungen des Manuskriptes. Dank gebührt den Herausgebern der anspruchsvollen Reihe der Speziellen Pathologie. Herrn Professor G. SEIFERT und Professor W. DOERR wurde – wie bei einem solchen Werk nicht anders zu erwarten – Geduld abverlangt. Sie haben beide in besonderem Maße verstanden, den auf Vollendung gerichteten „Nachdruck“ mit klugem Rat und Hilfe zu verbinden. Dem Springer-Verlag sei, pars pro toto, mit diesem Band Respekt gezollt und gedankt für die in Kontinuität vorzügliche Ausstattung dieser, der speziellen Pathologie gewidmeten Reihe. Dank sagen möchte ich den Mitarbeiterinnen des Verlags, Frau DORA OELSCHLÄGER und Frau STEPHANIE BENKO, für ihr Engagement in der „Gestaltungsphase“ dieses Bandes.

Hamburg, September 1994 HANS-E. STEGNER

Inhaltsverzeichnis

I. Ovarien

II. Eileiter

I. Ovarien

1 Entwicklung

Die Gonadenentwicklung beginnt bei 4 Wochen alten Embryonen in Form je einer longitudinalen Genitalleiste beiderseits der Medianlinie zwischen Urniere und dem dorsalen Mesenterium (Plica genitalis). Mikroskopisch erkennt man eine Proliferation des Zölomepithels und eine Verdichtung des darunter liegenden Mesenchyms (Abb. 1 a). Den Anstoß zur Gonadenentwicklung geben die einwandernden Urkeimzellen. Die Urgeschlechtszellen (Gonozyten, primordiale Keimzellen) erreichen die Gonadenanlage durch aktive Migration bei ca. 4 mm langen Embryonen (WITSCHI 1948; PINCKERTON et al. 1961; BLANDAU et al. 1963) (Abb. 1 b). Vom Zölomepithel ausgehende Zellproliferate bilden die *primären Keimstränge*, welche die einwandernden Urkeimzellen umschließen. Im indifferenten Stadium der Gonadenentwicklung ist bei bis zu 15 mm langen Embryonen

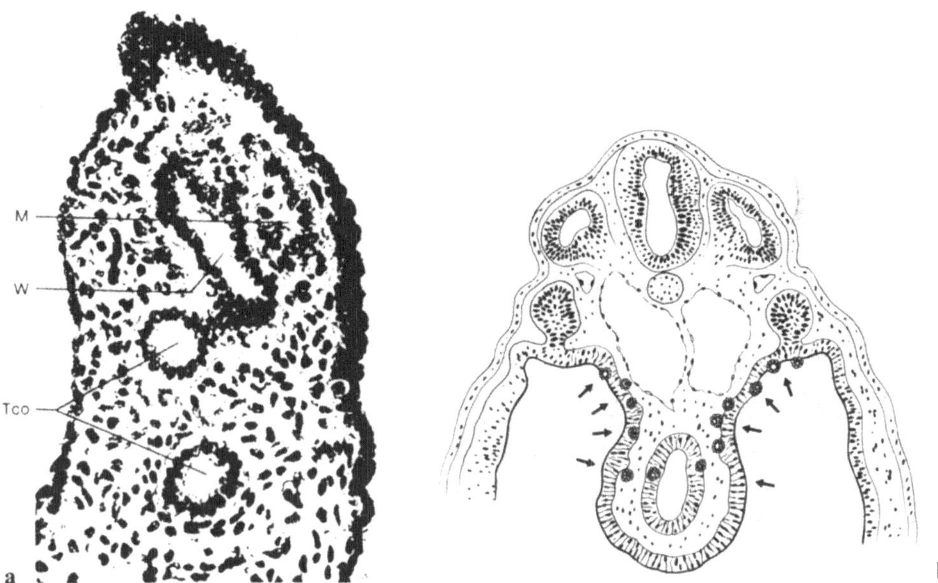

Abb. 1. a Schnitt durch die Plica urogenitalis eines 17 mm langen Embryos mit hochzylindrischem Zölomepithel im Bereich der Gonadenanlage. Anschnitte durch den Müller-(*M*) und Wolff-(*W*) Gang sowie durch den Tubulus collectivus der Urniere (*Tco*). (Aus: LUDWIG u. KRESS 1987). **b** Querschnitt durch einen ca. 4 mm großen Embryo. Übertritt der Urgeschlechtszellen (Gonozyten) in das Zölomepithel. (Modifiziert nach WITSCHI 1948)

histologisch eine Unterscheidung zwischen männlichem und weiblichem Geschlecht nicht möglich. Die primären Keimstränge (Markstränge) werden in der weiblichen Gonade durch eindringendes Mesenchym aufgelöst. Sie degenerieren zusammen mit Gruppen von Urkeimzellen und werden durch gefäßführendes Stroma ersetzt, das sich zur Medulla ovarii differenziert. In der männlichen Gonade gewinnen sie als Retekanälchen Anschluß an die benachbarten Urnierenkanälchen (Ductuli efferentes). In der weiblichen Gonade entstehen durch erneute Proliferation des Zölomepithels in der 12. Woche die *sekundären Keimstränge* (Rindenstränge) im Kortikalbereich. Ultramikroskopisch stehen die sekundären Keimstränge in Kontinuität mit den Oberflächenzellen. Gegen das undifferenzierte Mesenchym sind sie durch eine gemeinsame Basallamelle abgegrenzt (MOTTA u. MAKABE 1982). Die Zellen der sekundären Keimstränge sind die Vorläufer der Granulosazellen (GILLMAN 1948; VAN WAGENEN u. SIMPSON 1965; GONDOS 1969a). Ihre epitheliale Differenzierung wird nach immunhistochemischen Befunden aus der Expression von Keratin und Desmoplakin – in Koexpression mit Vimentin – deutlich. Vergleichende Untersuchungen bei verschiedenen Spezies lassen den Schluß zu, daß sowohl mesotheliale Oberflächenzellen als auch mesonephrogene Zellen zur Bildung der Keimstränge beitragen (BYSKOW et al. 1977; ZAMBONI et al. 1979; BYSKOW u. HOYER 1988; WARTENBERG 1990). Das steroidaktive interstitielle Zellsystem (Thekazellen und interstitielle Zellen) leitet sich wie die Hilus-(Leydig-)Zellen dagegen mit großer Wahrscheinlichkeit vom undifferenzierten Mesenchym ab (MORI u. MATSUMOTO 1970; MOTTA 1974; GURAYA u. MOTTA 1980).

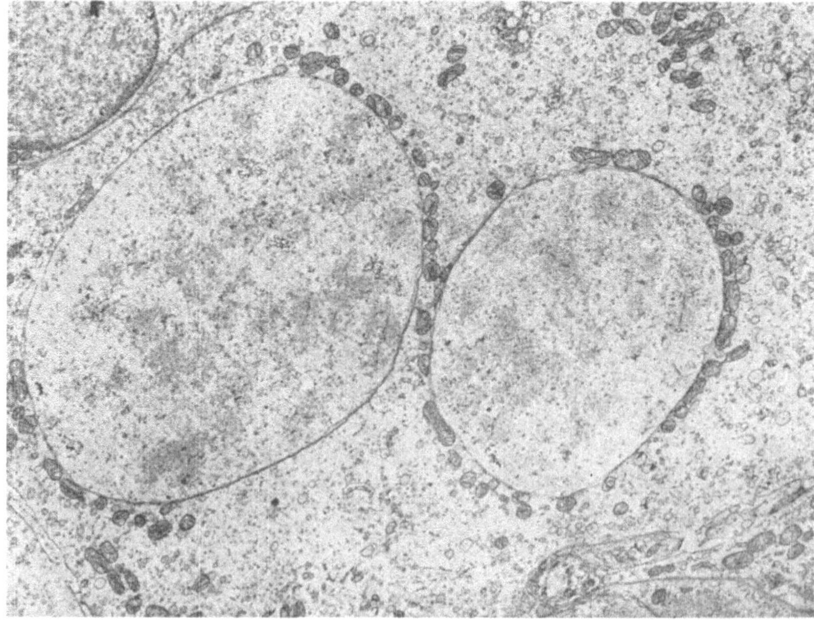

Abb. 2. Prämeiotische symplasmatisch verbundene Eizellen im Ovar eines 15 cm langen Feten. Zellkerne mit synaptischen Komplexen. Perinukleäre Aufreihung der Mitochondrien. (Aus STEGNER u. WARTENBERG 1963)

Die in die primitive Keimanlage eingedrungenen primordialen Keimzellen (Gonozyten) haben ultramikroskopisch amöboide Form. Der irregulär geformte Zellkern liegt exzentrisch (GONDOS et al. 1971). Das Zytoplasma enthält reichlich Polyribosomen und Mitochondrien in diffuser Verteilung oder auch an einem Zellpol konzentriert. Die Zellen sind reich an Glykogen und zeigen hohe Aktivität an alkalischer Phosphatase.

Die *Gonozyten* sind die Vorstufen der *Oogonien*. Sie durchlaufen eine erste Vermehrungs- oder Proliferationsphase, in der sie schrittweise die strukturellen Merkmale einer primordialen Geschlechtszelle verlieren und die von Oogonien annehmen. Die Oogonien sind relativ arm an Zytoplasmaorganellen. Der Kern liegt zentral und ist rund. Das Chromatin ist insgesamt weniger dicht als in den Gonozyten und bildet feine Chromozentren. Der Kern enthält einen deutlichen Nukleolus. Die zweite Vermehrungsphase (Oogonienproliferation) leitet in die Prophase der Meiose über. Die Teilung erfolgt in rhythmischer Weise und streng synchronisiert. Es werden Zellklone gebildet, die je nach Zahl der Teilungsschritte aus 8, 16 oder 32 Oogonien bestehen, die durch Zytoplasmabrücken symplasmatisch verbunden sind (STEGNER u. WARTENBERG 1963; ZAMBONI u. GONDOS 1968) (Abb. 2). Der gesamte Klon aus genetisch identischen Oogonien tritt geschlossen in die Reifeteilung (Meiose) ein.

Die meiotische Prophase wird in 4 Stufen unterteilt, die in der Kernstruktur unterscheidbar sind: Leptotän, Zygotän, Pachytän und Diplotän (Abb. 3). Im Leptotän werden die Chromosomen durch Kondensation sichtbar. Im Zygotän finden sich die homologen Chromosomen zueinander. In einem Konjugationsprozeß legen sie sich in Form der sog. Synapsis aneinander und haften durch Vermittlung einer Plaque-artigen Zone an der Kernmembran (Synaptischer Komplex: STEGNER u. WARTENBERG 1963; GONDOS et al. 1971). In jedem Chromosom sind infolge der vorausgegangenen DNA-Verdoppelung 2 Spalthälften (Chromatiden) angelegt. Von der Chromosomenzahl her ist der Kern der Oozyte diploid, die DNA-Menge entspricht aber dem tetraploiden Gehalt (4c entsprechend der Chromatidenzahl). Im Pachytän verkürzen sich die gepaarten Chromosomen und die einzelnen Chromatiden bilden einen Komplex, die sog. Tetrade, die aus 2×2 Chromatiden besteht. In diesem Stadium findet ein Austausch zwischen Teilabschnitten der Chromatiden statt. Der Stückaustausch betrifft sowohl Geschwisterchromatiden wie auch die Chromatiden der homologen Chromosomen. Morphologisch erkennbar wird der Genaustausch im sog. Crossing-over. Dem Pachytän folgt das Diplotänstadium, in dem sich die homologen Chromosomen wieder voneinander trennen und nur dort, wo es zur Chiasmabildung kommt verbunden bleiben. In diesem Stadium wird die Meiose arretiert, der Kern tritt in ein Ruhestadium ein (Dictyotän), das erst mit dem Beginn der Reifeteilung im präovulatorischen Follikel wieder aufgehoben wird. Im Diplotän löst sich die Oozyte aus dem klonalen symplasmatischen Verband, die Zellbrücken werden getrennt, und die Zelle wird von Follikelzellen umhüllt. Es entsteht der Primordialfollikel (Abb. 4, 5).

Die fetalen Granulosazellen umgeben in den Primordialfollikeln die Oozyten mit langen Zytoplasmafortsätzen. Die Kerne der Granulosazellen sind länglich oder sichelförmig, das Zytoplasma enthält frei verteilte Ribosomen, Ergastoplasmalamellen und Lipidtropfen. Zeichen einer funktionellen (steroidbiosyntheti-

GAMETOGENESE

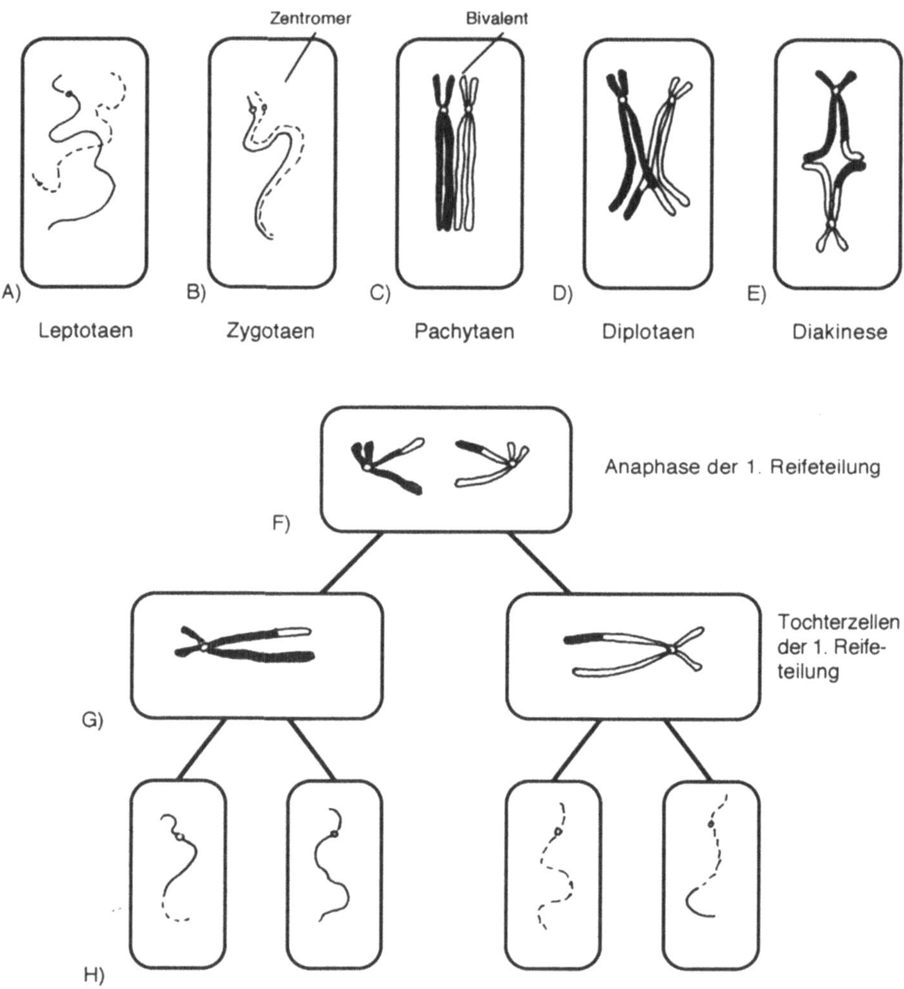

Abb. 3. Schematische Darstellung zweier homologer Chromosomen während der ersten und zweiten Reifeteilung. *A* Die Chromosomen bestehen aus voneinander getrennten schlanken Fäden. *B* Im Zygotänstadium nähern sich die homologen Chromosomen einander und beginnen sich zu paaren. Jedes Chromosom besteht aus 2 Chromatiden. *C* Die homologen Chromosomen sind eng gepaart und bilden ein sogenanntes Bivalent. In diesem Stadium beginnt jedes Glied innerhalb des homologen Paares sich in der Längsrichtung zu spalten. *D* Die eng gepaarten Chromosomen beginnen sich zu trennen. *E* Diakinese. *F* Anaphase der ersten Reifeteilung. Die aus einem Doppelstrang bestehenden homologen Chromosomen wandern an die einander entgegengesetzten Zellpole. *G* u. *H* Bei der zweiten Reifeteilung wird das aus 2 Strängen bestehende Chromosom am Zentromer gespalten

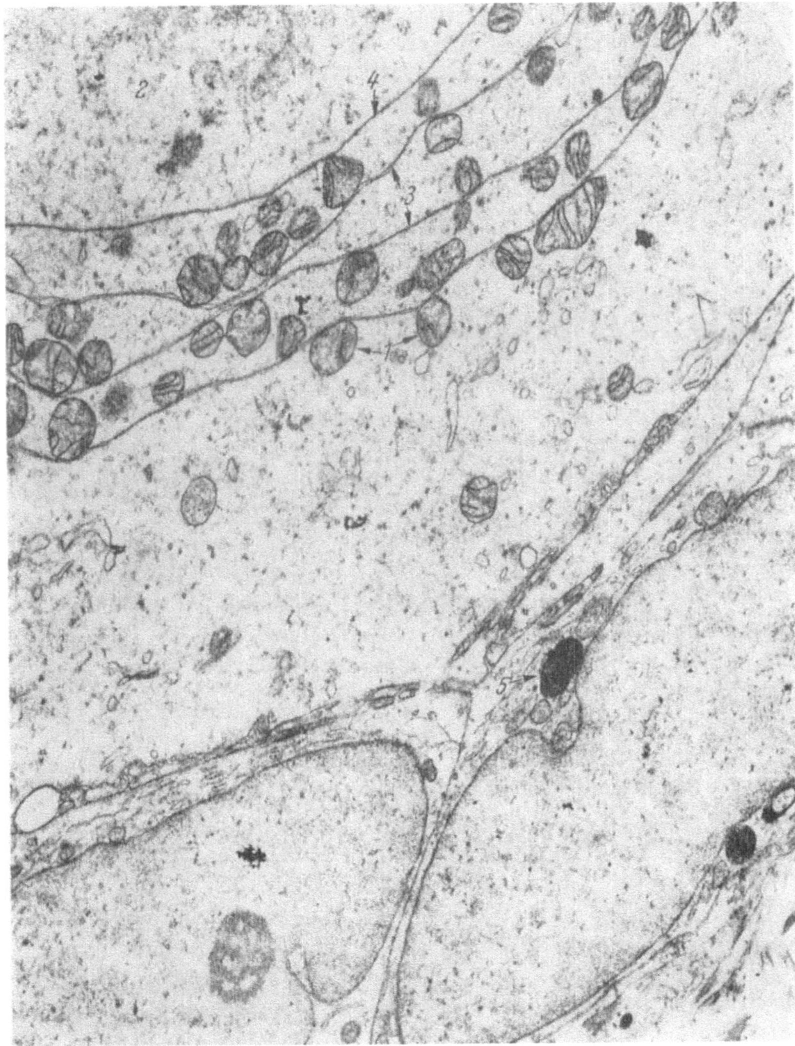

Abb. 4. Primordialfollikel aus dem Ovar eines 6 Monate alten Feten. Oozyt I. Ordnung. Die Mitochondrien (*1*) umgeben den Zellkern (*2*) in konzentrischen Schichten, getrennt durch langgestreckte Doppellamellen (*3*). *4* Kernmembran; *5* „dense bodies" im Zytoplasma der Follikelzellen. (Aus STEGNER u. WARTENBERG 1963)

schen) Differenzierung sind nicht nachweisbar. Während der fetale Testis bereits bei 4 mm langen Embryonen steroidaktive Leydig-Zellen aufweist, finden sich enzymatisch aktive Zwischenzellen und Thekazellen im fetalen Ovar nicht vor dem 3. Schwangerschaftsmonat (BYSKOW u. HOYER 1988). Ultrastrukturell sind sie bei 12 Wochen alten Feten anhand ihrer typischen zytoplasmatischen Funktionsstrukturen zu identifizieren (STEGNER et al. 1976). Enzymhistochemisch zeigen sie starke Aktivität an glykolytischen und NADP-spezifischen Enzymen

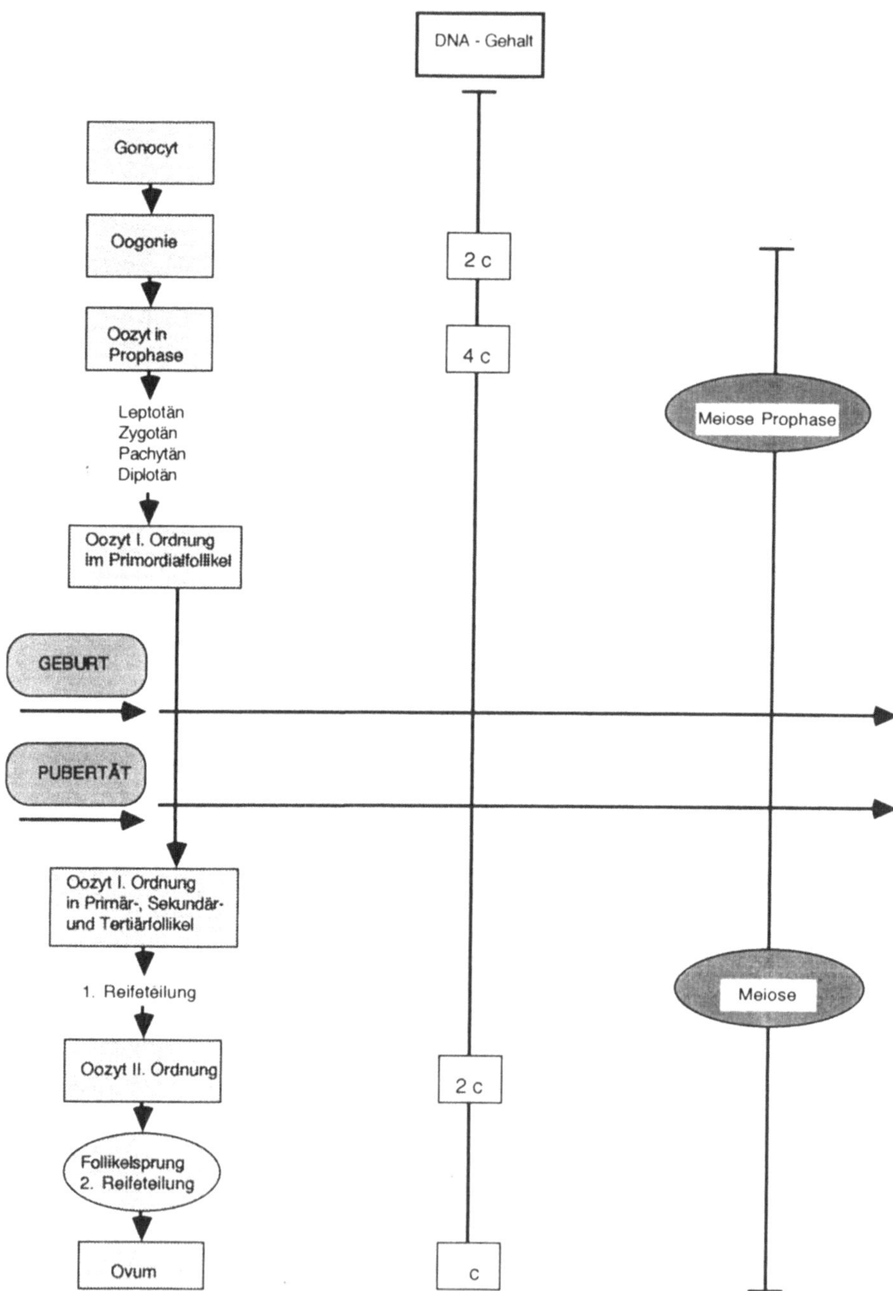

Abb. 5. Schema der weiblichen Gametogenese

(GAPDH, LDH, G6PDH, NADP-IDH). Steroiddehydrogenasen sind zytochemisch im fetalen Ovar der 20. Woche nachweisbar (Byskow 1986). Ovarielle Hiluszellen finden sich frühestens in der 13. Woche. Nach den Ergebnissen von In vitro-Studien ist das fetale Ovar zur Konversion von 19-Kohlenstoffsteroid zu Östrogenen in der Lage. Es bildet geringe Mengen an Progesteron, Dehydroepiandrosteron, Androstendion, Östron und Östradiol. Möglicherweise haben die endogenen Steroide des fetalen Ovars Bedeutung für die Regulierung der Keimzellvermehrung und -differenzierung.

Bereits in der Vermehrungsphase (Proliferation) der Oogonien, vor allem aber in der meiotischen Prophase kommt es zur Degeneration einer großen Zahl von Keimzellen. Zum Zeitpunkt der Geburt wird die Zahl auf 1–2 Mio. geschätzt. Postnatal bis zur Pubertät nimmt die Zahl der Primordialfollikel weiter ab, so daß mit dem Einsetzen der Geschlechtsreife noch ca. 200000 in jedem Ovar verbleiben (Baker 1963).

2 Anatomie

2.1 Makroskopie

Die Ovarien liegen an der lateralen Wand des kleinen Beckens in einer muldenförmigen Vertiefung (Fossa ovarica). Die Fossa ovarica wird dorsal vom Ureter und der A. uterina und ventral-kranial von der A. umbilicalis begrenzt. Die Facies medialis des Ovars ist dem Beckeninneren zugewandt, die Facies lateralis der Wand des kleinen Beckens. Das Ovar ist am Hilus mit dem Mesovar verbunden (Margo mesovaricus). Der freie Rand (Margo liber) liegt dem Hilus gegenüber.

Form, Größe und Lage des Ovars variieren während der Entwicklung und in den verschiedenen Lebensperioden der Frau. Beim Feten ist das Ovar länglich geformt und platt, beim Säugling spindelförmig, mit der Reifung elliptisch bis mandelförmig. Nach der Pubertät wird die bis dahin weitgehend glatte Oberfläche durch Bläschenfollikel vorgewölbt. Mit zunehmender Zahl atresierender Follikel und abgelaufener Ovulationen wird die Ovaroberfläche narbig und gyriert. Die Länge des Ovars beträgt beim Neugeborenen 2 cm, beim Kind 2,5 cm und beim Erwachsenen 3–5 cm. Die entsprechenden Durchschnittsgewichte betragen 0,5 g, 2–3 g und 6–8 g.

Die Verankerung des Ovars besteht aus dem Mesovar, einer kurzen Bauchfellduplikatur, dem Lig. suspensorium ovarii (Lig. infundibulopelvicum) und dem Lig. ovarii proprium. Das kranial zum Ovar ziehende Lig. suspensorium ovarii beginnt als Peritonealduplikatur oberhalb der Iliakalgefäße am M. psoas major und zieht von kranial in das Mesovar. Das Lig. ovarii proprium verbindet den kaudalen Pol des Ovars mit der lateralen Uteruskante. Die Ligamente enthalten Züge glatter Muskulatur und damit Strukturen für eine aktive Positionsänderung des Eierstockes.

Die Arterien des Ovars gliedern sich in abdominolumbale und pelvine Zuflüsse. Die A. ovarica entspringt paarig aus der Aorta, verläuft retroperitoneal auf dem M. psoas major nach kaudal und erreicht über das Lig. suspensorium ovarii das Mesovar. Die pelvine arterielle Versorgung erfolgt aus Ästen der A. uterina, die im Lig. latum seitlich aufsteigen und über das Lig. ovarii proprium das Ovar erreichen. Der tubare Ast der A. uterina liegt im kranialen Teil des Lig. latum und in der Mesosalpinx. Im Mesovar anastomosieren Äste des abdominolumbalen und des pelvinen Zuflusses. Die arterielle Gefäßarkade garantiert eine zuverlässige Blutversorgung des Ovars.

Die Venen bilden am Hilus ovarii kräftige Konvolute (Plexus pampiniformis). Sie fließen in die V. ovarica dextra et sinistra, die in die V. renalis oder direkt in die V. cava inferior einmünden.

Der Lymphabfluß des Ovars erfolgt parallel der Gefäße über den Hilus ovarii und das Lig. infundibulopelvicum in prä- und paraortale Lymphknoten des lumbalen Bereiches. Lymphgefäße der Tube und des Fundus uteri haben Anschluß an den subovariellen Lymphplexus. Die Nerven des Ovars entstammen dem Plexus renalis und dem kranialen Teil des periaortalen Plexus. Es sind viszeromotorische Nerven, die gemeinsam mit den Ovarialgefäßen deszendieren. Die afferenten Fasern ziehen zum X. thorakalen Spinalnerv.

2.2 Mikroskopie

Im Ovar unterscheidet man mikroskopisch-anatomisch die Rindenschicht (Substantia corticalis), die Markzone (Substantia medullaris) und die Hiluszone.

Die Einbindung des Keimzellkompartiments in das hormonell aktive Parenchym führt im Ovar in den verschiedenen Lebensphasen der Frau zu einer fortschreitenden Umgestaltung der Organstruktur. Kein anderes Organ erfährt im Zuge seiner Reifung, zyklischen Funktion und Involution eine vergleichbare Veränderung in Proportion und Feinstruktur seiner gestaltgebenden Komponenten. Ein extremer Überschuß an Keimgut verfällt zusammen mit den assoziierten steroidbildenden Zellen der Atresie und wird in einem kontinuierlichen Selbstheilungsprozeß narbig organisiert. Dennoch bleibt das Ovar bis ins Greisenalter aufgrund eines mobilisierbaren Pools an sensitiven, zur Steroidbiosynthese determinierten Zellen eine aktive endokrine Drüse.

2.1.1 Oberflächenepithel

Die Oberflächenbedeckung besteht aus einem einfachen kubischen oder flachzylindrischen Epithel, das als modifiziertes Peritonealepithel (Mesothel) anzusehen ist (Abb. 6). Die Grenze zum Peritonealepithel liegt in Höhe des Ovarhilus (Fare-Waldeyer Linie).

Das Oberflächenepithel senkt sich mit schmalen Krypten in die Tiefe. Durch Abschnürungen der Epithelkrypten entstehen kleine Inklusionszysten. Die Zahl der Krypten und Inklusionszysten nimmt im Prä- und Postmenopausealter zu.

Sowohl feinstrukturell wie auch histochemisch unterscheidet sich das ovarielle Oberflächenepithel nicht vom Peritonealepithel. Die durch zahlreiche Mikrovilli gegliederte apikale Zellmembran gibt Hinweise auf eine hohe resorptive Kapazität. Weite Zwischenzellräume ermöglichen einen intensiven Flüssigkeitsaustausch. In den Epithelzellen sind Glykogen und saure Mukopolysaccharide wie

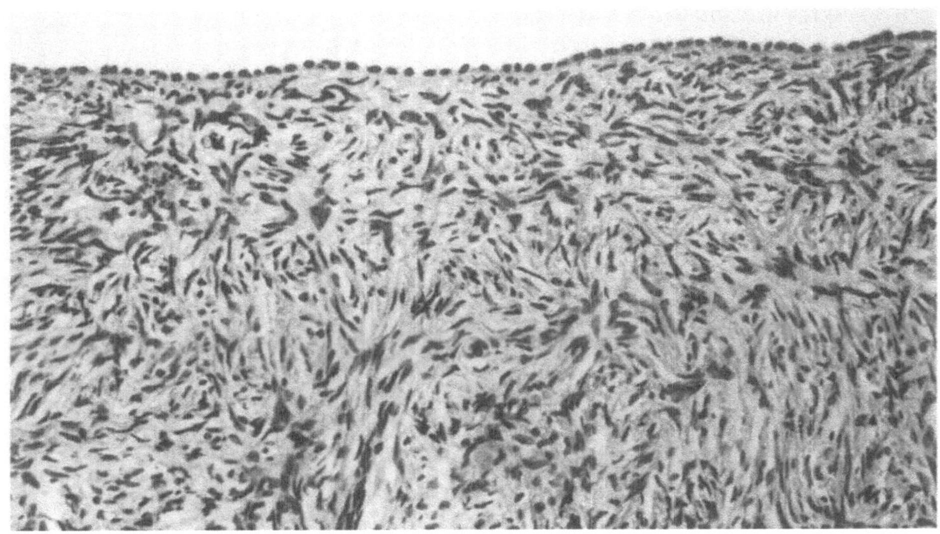

Abb. 6. Deckepithel des Ovars

auch Diastase-resistente PAS-positive Granula nachzuweisen. Die Reaktion auf 17β-Hydroxysteroiddehydrogenase ist positiv. Entsprechend seiner Herkunft aus dem paramesonephrischen Zölomepithel besitzt das Deckepithel des Ovars verschiedene Differenzierungspotenzen. Endosalpingeale Metaplasie mit Transformation der kubischen Zellen zu typischen Sekret- und Flimmerzellen ist am häufigsten zu beobachten. Seltener sind endometriale, endozervikale und urotheliale Metaplasie. Das ovarielle Deckepithel ist die Matrixstruktur der häufigsten gut- und bösartigen Tumoren des Ovars („common epithelial tumors").

Seröse, muzinöse, endometroide und klarzellige Tumorvarianten reflektieren die verschiedenen Differenzierungspotenzen des ovariellen Oberflächenepithels.

2.2.2 Kortex, Medulla, Hilus

Die Matrix der Ovarialrinde wird von einem faserreichen plexiformen Stroma gebildet, das sich unter dem Oberflächenepithel zur Tunica albuginea verdichtet. Das Ovarialstroma enthält ein unterschiedlich großes Kompartiment an biosynthetisch aktiven Stromazellen („encymatically active stromal cells": EASC). Die Beteiligung dieser in der Peripherie atretischer Follikel lokalisierten oder diffus verteilten (interstitiellen) Zellen am Steroidmetabolismus wird aus ihrem Enzymmuster und ihrer Feinstruktur deutlich. Die Zellen zeigen hohe Aktivität an glykolytischen und NADPH-liefernden Enzymen sowie Hydroxysteroid-Dehydrogenasen. Der größte Aktivitätsunterschied zwischen steroidaktiven und indifferenten Stromazellen besteht bei den NADPH-liefernden Enzymen Glukose-6-Phosphatase und NADP-spezifische Isocitrat-Dehydrogenase (G6PDH, NADP-IDH). Große Aktivitätsunterschiede zeigen weiterhin die Enzyme der Glykolyse (Glyceraldehyd-3-Phosphat- und Laktat-Dehydrogenase) (Brandau u. Luh 1964). Nur geringe Unterschiede finden sich dagegen bei den Enzymen des

Zitratzyklus (Succinat-, Malat- und NAD-spezifische Isocitrat-Dehydrogenase). Der relative Anteil enzymatisch aktiver Stromazellen (EASC) nimmt mit dem Lebensalter zu. Er liegt in der geschlechtsreifen Periode bei ca. 18 % und steigt im Perimenopausealter auf ca. 50 %, um postmenopausal mehr als 60 % zu erreichen. Die Vermehrung der enzymatisch aktiven Stromazellen verläuft reziprok zur Rückbildung des follikulären Kompartimentes. Daraus wird ein Funktionswandel und eine Funktionsverlagerung des Steroidmetabolismus im alternden Ovar deutlich.

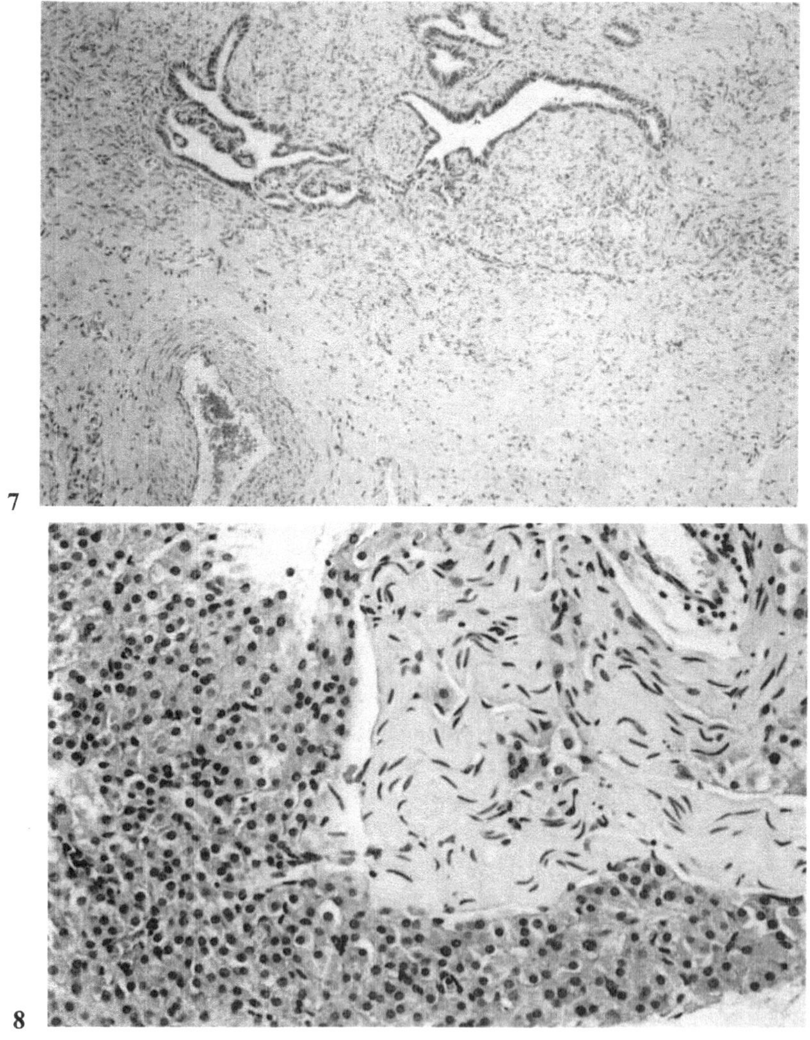

Abb. 7. Rete ovarii; Residualstrukturen der Urniere (Mesonephros) im Ovarhilus

Abb. 8. Hiluszellen in unmittelbarer Nachbarschaft zu marklosen Nervenfasern

Die Medulla und die Hiluszone sind das Delta des Lymph- und Gefäßabflusses. Die Gefäße liegen in einer lockeren Matrix, die zell- und faserärmer als die Kortikalzone ist. Sie enthält tubuläre Reststrukturen des Mesonephros (Wolff-Gänge), die von einem kubischen bis zylindrischen Epithel ausgekleidet sind (Abb. 7). Im Ovarhilus finden sich in enger topographischer Beziehung zu Nerven und Blutgefäßen Gruppen zytoplasmareicher Hiluszellen (Abb. 8). Das Zytoplasma der Hiluszellen ist durch Lipochrompigment gelbbraun gefärbt. Gelegentlich sind Reinke-Kristalle nachweisbar. Hiluszellen entsprechen feinstrukturell weitgehend den Leydig-Zellen des Hodens. Sie besitzen das typische Organellensortiment steroidaktiver Zellen, nämlich ein reich entwickeltes glattes endoplasmatisches Retikulum, tubuläre Mitochondrien, Lipide und Lysosomen. Reinke-Kristalle können komplett ausgebildet sein oder in Form ungeordneter tubulärer Vorstufen (Elementartubuli) vorliegen. Eine starke Ausbildung von Hiluszellen findet sich im Postmenopauseovar aber auch bei Neugeborenen und in der Gravidität sowie bei hypergonadotropen Zuständen.

2.2.3 Keimzellkompartiment

Die äußere kortikale Zone des reifen Ovars wird von Primordial- und Primärfollikeln eingenommen. Die weiter fortgeschrittenen Reifestadien der Follikel (Sekundär- und Bläschenfollikel) liegen im mittleren und tiefen Kortikalbereich. Gegenüber der herkömmlichen Unterteilung des Follikelapparates in Primär-, Sekundär- und Tertiärfollikel, die ausschließlich auf Zahl und Arrangement der Granulosazellen beruht, berücksichtigt die Klassifikation von Peters et al. (1978) und Peters u. McNatty (1980) auch Funktionszustand und Größe der Oozyte (Abb. 9). Die Oozyten der kleinen (ruhenden) Follikel befinden sich im Stadium der arretierten meiotischen Prophase (Dictyotän). Sie sind 50–70 μ groß und von einer einschichtigen Lage flacher Granulosazellen umgeben, die sich durch eine Basallamelle vom Stroma abgrenzt. Die Zellkerne der Oozyten sind rund, das Chromatin ist feingranulär. Die Zytoplasmaorganellen sind in einem paranukleären Areal konzentriert (Parasom, Balbian-Dotterkern). Im Primärfollikel gewinnen die Granulosazellen kubische Form, und die Eizelle tritt in die Wachstumsphase ein. Im präantralen Sekundärfollikel bildet das Granulosaepithel mehrere Schichten. Immunhistochemisch zeigen die Granulosazellen der Primordial- und Primärfollikel Koexpression von Vimentin und Keratin. Im mehrschichtigen Follikel nimmt die Keratinreaktion ab bzw. ist nur in einem Teil der Granulosazellen nachweisbar (Czernobilsky et al. 1985, Weyland 1990) (Abb. 10, 11). Der Rückgang der Keratinreaktion geht mit einer Reduktion der Desmosomen einher. Diese Befunde reflektieren einen allmählichen Verlust der Zellkohärenz im Granulosazellverband des heranreifenden Follikels. Durch Dissoziation des Granulosaepithels entsteht schließlich ein Hohlraum im Epithelverband, das sog. Antrum. Dieses weitet sich durch Sekreteinstrom zum Bläschen. Die Wand des Bläschenfollikels (Tertiärfollikels) wird von einem mehrschichtigen Granulosaepithel ausgekleidet (murale Granulosazellen). Die Eizelle liegt randständig im Bereich des Cumulus oophorus (Abb. 12a–d). Innerhalb des Epithels bilden die Granulosazellen rosettenförmige Arrangements (Call-Exner Körper).

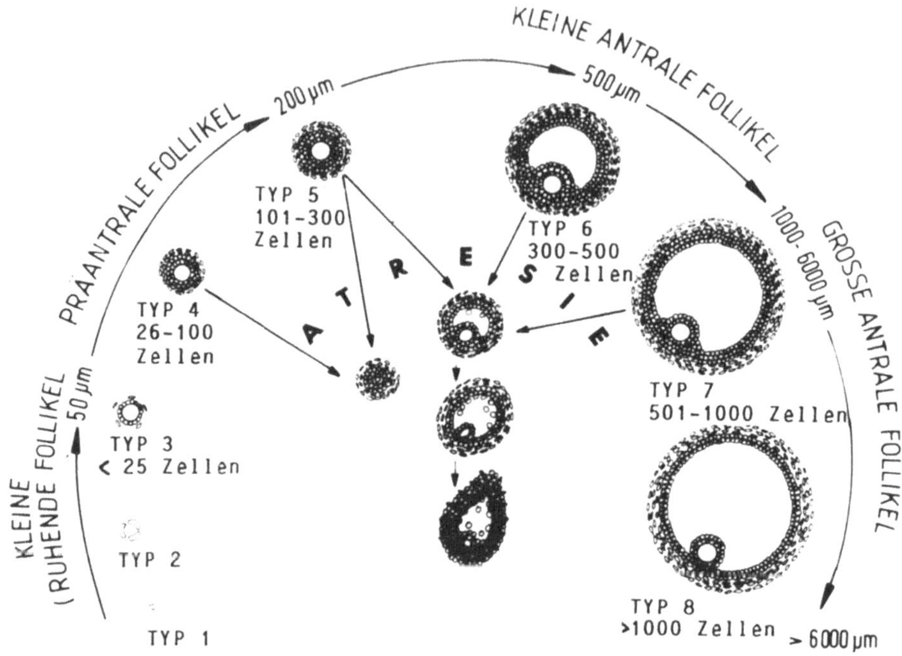

Abb. 9. Klassifikation des Keimzellkompartimentes (Follikelapparat) (Nach PETERS et al. 1978)

Elektronenmikroskopisch enthalten die Call-Exner Körper lamelläre Strukturen (Basallamellen).

Die Feinstruktur der Granulosazellen des präovulatorischen Bläschenfollikels zeigt nicht die für steroidproduzierende Zellen typische Organellenkomposition. Das Zytoplasma enthält in mäßiger Menge Mitochondrien vom kristären Typ, Ribosomen und Ergastoplasmaschläuche. Die Zelloberfläche ist durch Mikrovilli gegliedert. Die Interzellularräume sind weit und enthalten flokkulentes Material. Histochemisch sind keine den steroidproduzierenden Zellen eigene Enzymmuster nachzuweisen. Die spezifische ultrastrukturelle und enzymatische Umrüstung der Granulosazelle zur steroidaktiven Zelle erfolgt erst unmittelbar postovulatorisch im Zuge der lichtoptisch nachweisbaren Luteinisierung.

Die Bildung der Zona pellucida beginnt im Primärfollikel. Sie ist ein im Lichtmikroskop opakes, im Ultramikroskop feinlamelläres Abscheidungsprodukt zwischen der Eizelle und den angrenzenden Granulosazellen der Corona radiata. Nach histochemischen Befunden besteht sie aus sauren und neutralen Mukopolysacchariden, die vom Granulosaepithel gebildet werden (STEGNER u. WARTENBERG 1961; HADEK 1965; MESTWERDT et al. 1977). Möglicherweise trägt auch die Oozyte zur Bildung der Zona bei. Die Zona pellucida wird von langen Zytoplasmafortsätzen der Granulosazellen durchbohrt, die mit feinen Desmosomen an der Eizellmembran (Oolemma) verankert sind (CHIQUIONE 1960; WARTENBERG u. STEGNER 1961; STEGNER 1967). Die vollständig ausgebildete Zona

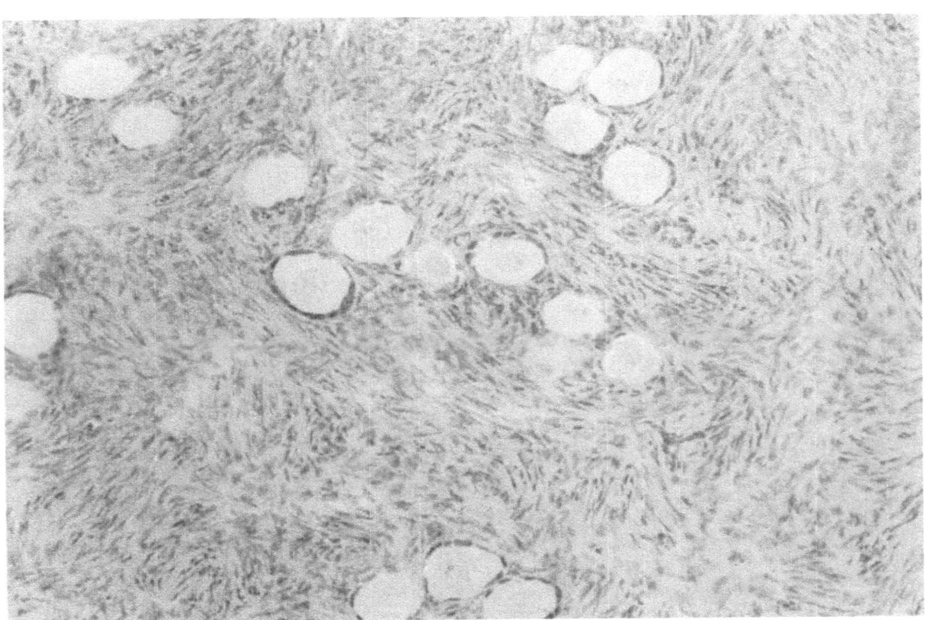

Abb. 10. Immunhistochemischer Keratinnachweis in Prägranulosazellen der Primordialfollikel

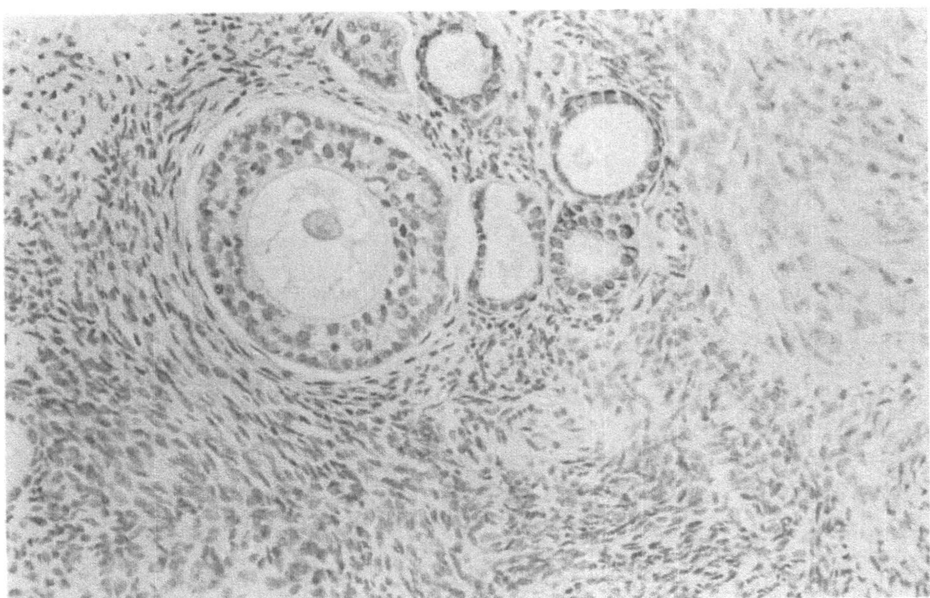

Abb. 11. Immunhistochemischer Keratinnachweis in Granulosazellen. Die Granulosazellen der Primärfollikel sind vollständig markiert; im mehrschichtigen Granulosaepithel des wachsenden Follikels zeigt nur noch ein Teil der Granulosazellen positive Keratinreaktion

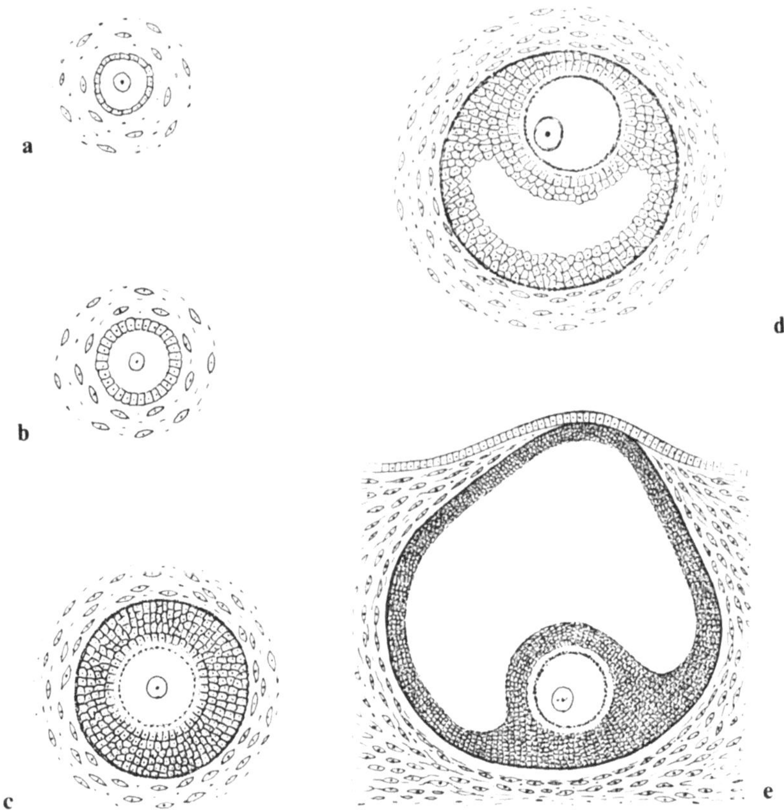

Abb. 12a–e. Stadien der Follikelreifung; **a** Primordialfollikel, **b** Primärfollikel, **c** Sekundärfollikel, **d** Sekundärfollikel mit Antrumbildung, **e** Bläschenfollikel mit randständig lokalisierter Eizelle im Cumulus oophorus

pellucida ist 10–15 μ dick. Verglichen mit den ruhenden Primordialeiern zeigt die wachsende Oozyte eine veränderte Binnenstruktur. Die Zahl der Mitochondrien und Ribosomen nimmt zu. Der Balbian-Dotterkern – das metabolische Zentrum des Primordialeies – wird aufgelöst. Seine Strukturkomponenten verteilen sich über das Ooplasma. Die Peripherie der Eizelle wird zum Häufungsgebiet der Organellen (Pinozytosebläschen, Mitochondrien, Golgi-Felder, kortikale Granula). Die Staffelung der Organellen in der Zellperipherie dient offenbar der Verarbeitung der Nährstoffe, die dem Ooplasma von außen durch Diffusion oder Endozytose zufließen (Stegner u. Wartenberg 1963) (Abb. 13). Die Oozyte des Sekundärfollikels, die einen Durchmesser von ca. 100 μ hat, wächst bis zur Ovulation nicht weiter. Der Zellkern verlagert sich von seiner ursprünglich zentralen Position in die Oozytenperipherie.

Die Theka des wachsenden Follikels besteht aus der spindelzelligen konzentrischen Theca externa und der kapillarisierten funktionsaktiven Theca interna, deren zytoplasmareiche luteinisierte Zellen hohe Aktivitäten an Oxydoreduktasen

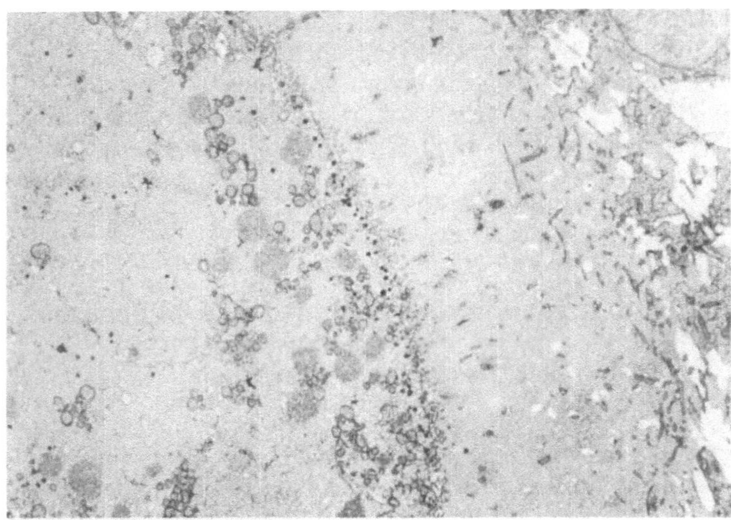

Abb. 13. Eizelle mit umgebender Zona pellucida. Konzentration der Zellorganellen (kortikale Granula, Mitochondrien, Golgi-Felder, endoplasmatische Vesikel) in der Eizellperipherie

des Intermediärstoffwechsels, Laktat-Dehydrogenase, TPN-spezifische Isocitrat-Dehydrogenase, Glyceraldehyd-3-Phosphat-Dehydrogenase, Glukose-6-Phosphat-Dehydrogenase und Steroid-Dehydrogenasen aufweisen. Ultramikroskopisch finden sich die Attribute steroidaktiver Zellen: ovoide Mitochondrien, reichlich glattes endoplasmatisches Retikulum, Lipidtropfen und ein gut ausgebildeter Golgi-Apparat (BRANDAU u. LUH 1964).

Ein feines retikuläres Fasernetz umhüllt die Zellen der Theca interna.

Neben ruhenden und reifenden Follikeln enthält insbesondere die tiefere Zone des Ovarialkortex zahlreiche in Atresie begriffene Follikel.

3 Entwicklungsstörungen ohne Intersexualität

Bei der *Agenesie* (gonadale Aplasie) findet sich anstelle des Ovars ein fibromuskulärer Strang („streak gonade“). Agenesie der Ovarien kann einseitig oder doppelseitig, isoliert oder in Verbindung mit Fehlbildungen der in der Plica urogenitalis angelegten Organe auftreten.

Das dysgenetische Ovar *(Ovarialdysgenesie)* resultiert aus einer vorzeitigen Keimzelldepletion. Es ist in der Regel mit Anomalien des Karyotyps und Intersexualität verbunden (s. Kap. 6).

Dystopie der Ovarien beruht in den meisten Fällen auf mangelhaftem Deszensus (topischer Infantilismus). Das Ovar bleibt oberhalb der Linea terminalis liegen. Die Tuben verlaufen gestreckt bis in das große Becken. Das hochstehende Ovar wird partiell oder vollständig vom Mesosigmoid oder Zökum verdeckt.

Überzählige (akzessorische) Ovarien sind äußerst selten (WHARTON 1959; PEARL u. PLOTZ 1963; PRINTZ et al. 1973). Beim Ovarium bipartitum (lobatum) besteht nur eine Tube und ein Lig. ovarii proprium.

Zu den *Heterotopien* des Ovars gehört die splenogonadale Fusion wie auch Verbindungen mit adrenalen Noduli. *Ektopisches Ovarialgewebe* ist in retroperitonealer Lage und im Mesenterium des Sigmoids gefunden worden (ABREGO u. IBRAHIM 1975).

4 Veränderungen in den verschiedenen Lebensphasen

4.1 Postnatale Entwicklung

In der Kindheit wächst das Ovar bis zu einer Größe von ca. 3,5 × 2,0 × 1,5 cm im Pubertätsalter. Die Vergrößerung beruht auf einem allgemeinen Wachstum des Organs und nicht auf einer Neogenese von Follikeln. Die Oberfläche des kindlichen Ovars ist perlgrau und durch einzelne Follikel vorgewölbt. Mikroskopisch bilden ruhende Primärfollikel im Stadium des Diplotän das größte Kontingent. Daneben findet sich über die gesamte Kindheitsperiode eine begrenzte Anzahl wachsender Follikel, die jedoch nicht zur vollen Reife und Ovulation kommen. Stadien der frühen meiotischen Prophase sind jenseits des 6. Monats post partum nicht mehr nachzuweisen (LINTERN-MOORE et al. 1974). Ein großer Teil der wachsenden und praktisch alle antralen und Bläschenfollikel verfallen der Atresie (HIMMELSTEIN-BRAW et al. 1976, BYSKOW 1978). Corpora fibrosa und verschiedene Stadien der Follikelatresie zeigen, daß während der gesamten Kindheit kontinuierliche Wachstums- und Degenerationsprozesse am Follikelapparat ablaufen. Die Zahl der aus der Ruhephase in die Wachstumsphase übergehenden Follikel ist nach den Befunden von BLOCK (1952) offenbar in der Kindheitsperiode größer als während der Reproduktionsphase. Die Stimulation des kindlichen Ovars beruht auf der Wirkung gonadotroper Hormone. Bei Anenzephalie ist zur Zeit der Geburt die Gesamtzahl wachsender Follikel kleiner als bei normalen neugeborenen Mädchen und ein Wachstum über das präantrale Stadium hinaus nicht zu beobachten (ROSS u. VANDEWIELE 1974; BAKER u. SCRIMGEOUR 1980).

Die Serum FSH- und LH-Konzentrationen zeigen in der Kindheit bis zur Pubertät charakteristische Veränderungen. Beim Neugeborenen steigt nach dem Abfall der maternen (plazentaren) Steroidhormone (Östrogene und Progesteron) der Gonadotropinspiegel am Ende der ersten Lebenswoche steil an. Der Anstieg setzt sich kontinuierlich bis zu einem Gipfel im 3. Lebensmonat fort. Die Konzentrationen sinken danach stetig auf basale Werte des Vorpubertätsalters (< 100 ng/ml FSH; < 20 ng/ml LH). Der postnatale Gonadotropingipfel beruht offenbar auf dem Wegfall der inhibierenden plazentaren Steroide (Feed-back-Effekt). Für die anschließende Depression der Gonadotropinsekretion wird eine aktive neurale Inhibition der gonadotropen Releasinghormone verantwortlich gemacht. Die kindlichen Ovarien bilden nur sehr geringe Mengen an Östrogenen. Die Plasmawerte liegen bei 10 pg Östradiol/ml. Die Ausscheidung im 24 h-Harn bewegt sich zwischen 0 und 2,4 mg Gesamtöstrogene und liegt damit an der

Grenze der methodischen Empfindlichkeit. Die Serumgonadotropin-Spiegel steigen nach dem 6. Lebensjahr allmählich an. Gleichzeitig nimmt die Zahl der antralen Follikel im Ovar zu (PETERS et al. 1978). Der mit der Menarche einsetzende Übergang in die zyklische Reproduktionsphase vollzieht sich ohne erkennbare morphologische Veränderungen an den Ovarien.

4.2 Pubertät

Während der Kindheit ist das Hypothalamus-Hypophysen-System durch hohe Sensibilität des negativen Rückkoppelungsmechanismus gekennzeichnet. Geringe Östrogenmengen reichen aus, die hypothalamisch-hypophysär regulierte Gonadotropinsynthese über den negativen Rückkoppelungsmechanismus zu unterdrücken. Im Zuge der Pubertätsentwicklung nimmt die Sensibilität der hypothalamischen Zentren ab. Als Folge dieses Prozesses kommt es zur Freisetzung von GnRH und damit zum Beginn der Gonadotropinsynthese und -sekretion. Die Sekretion wird durch pulsatile LH-Freisetzung aufrechterhalten. Bei erheblicher individueller Schwankungsbreite steigt mit dem Einsetzen der Pubertät die FSH-Sekretion von etwa 0.6 ng/ml auf Werte um 2,5 ng/ml an. Die Sekretion von LH zeigt gegenüber dem FSH einen verzögerten Anstieg.

Unter dem Gonadotropineinfluß nimmt das Ovarvolumen von ca. 1 ccm bei 8jährigen auf 4 ccm bei 13jährigen Mädchen zu (SALARDI et al. 1985). Das Ovargewicht verdoppelt sich in der Spanne vom 5. bis 10. Lebensjahr, um sich bis zum 20. Lebensjahr noch einmal zu verdreifachen (Abb. 14). Mit der Stabilisierung der hypothalamisch-hypophysären Regulationssysteme nimmt die ovarielle Östrogenproduktion und -sekretion zu. Das 17β-Östradiol steigt von etwa 10 pg/ml langsam auf mittlere Zykluswerte von ca. 60 pg/ml und zeigt zunehmend zyklische Schwankungen. Die Progesteronwerte im Plasma sind in der frühen Pubertät noch niedrig. Im Verlaufe ihres allmählichen Anstieges in der späten Pubertät sind zyklische Schwankungen zunehmend erkennbar. Bei Werten über 5 pg/ml Progesteron im Plasma ist anzunehmen, daß sich ein Corpus luteum gebildet hat. Ein Jahr nach der Menarche haben Adoleszentinnen bis zu 20% ovulatorische Zyklen, während 5 Jahre nach der Menarche der Anteil regulärer ovulatorischer Zyklen bei 60–80% liegt (TALBERT et al. 1985) (Abb. 14).

4.3 Zyklus

4.3.1 Neuroendokrine Regulation

Hypothalamus, Hypophyse und Ovar sind Komponenten eines selbstregulierenden Steuerungsystems für den Reproduktionszyklus. Der Hypothalamus reguliert über die Ausschüttung von Gonadotropin-Releasing-Hormon (Gn-RH) die Sekretion der hypophysären Hormone Follitropin (FSH), Lutropin (LH) und Prolaktin (Prl). Die GnRH-Sekretion erfolgt pulsatorisch mit einer basalen Frequenz von 1–2 h (zirkhorale pulsatorische Sekretion). Hypophysäre Sekrete wie auch gonadale Steroide haben offenbar modulierenden Einfluß auf die durch

Neurotransmitter gesteuerte Gn-RH-Oszillation. Unter der Wirkung von Gn-RH kommt es in den kompetenten gonadotropen Zellen der Adenohypophyse zur Synthese und Sekretion von Follitropin und Lutropin, die ihrerseits über die Induktion der Steroidhormonsynthese in den Ovarien Follikelwachstum, Reifung und Extrusion der Eizelle kontrollieren. Die Gonadotropine sind die dominierenden Organisatoren der Ovarialfunktion ohne deren zentrale Stellung die zyklische Ovarialfunktion undenkbar ist. Die gonadotropen Hormone sind biologische

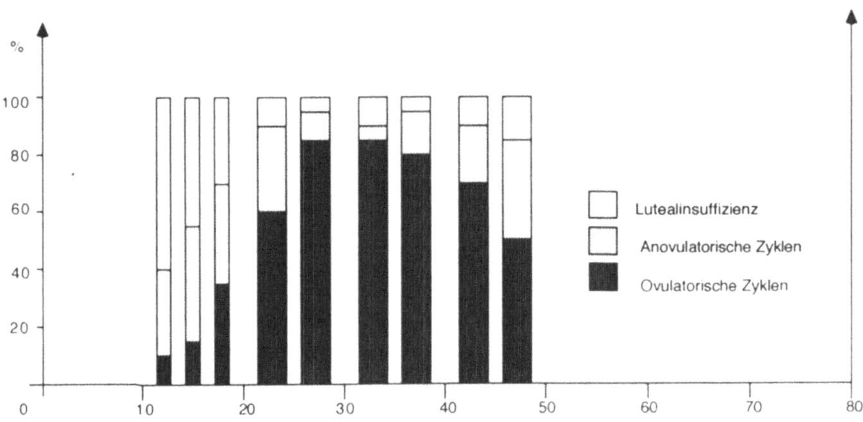

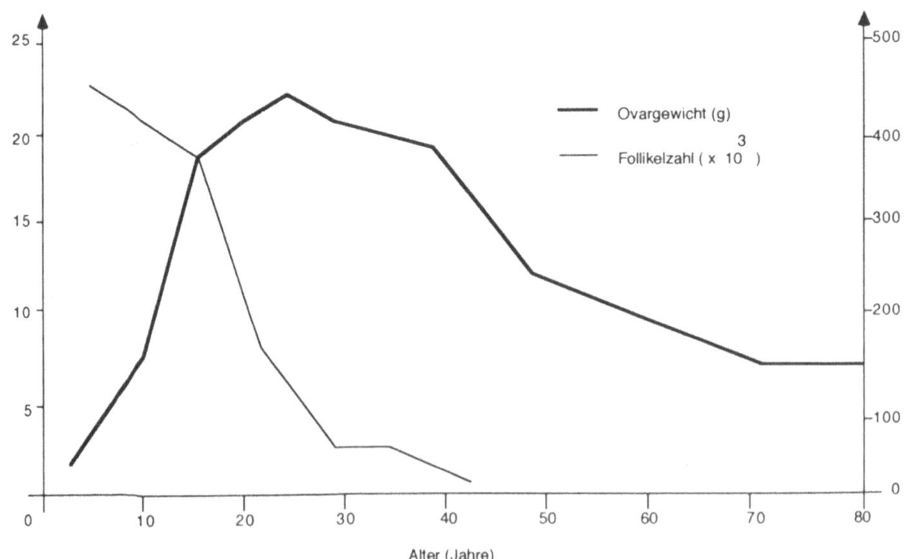

Abb. 14. Ovargewicht, Follikelzahl und Zyklusfunktion in den verschiedenen Lebensphasen der Frau

Funktionsträger, die mit hoher Affinität an spezifische Membranrezeptoren der Zielzellen gebunden werden. Sie bestehen aus zwei nicht kovalent gebundenen Aminosäureketten, den α und β-Untereinheiten. Während die Untereinheit für LH und FSH wie auch für hCG und TSH identisch ist, wird die biologische und immunologische Spezifität durch die β-Kette bestimmt. Auf der ovariellen Ebene stimulieren die beiden Gonadotropine LH und FSH synergistisch die Steroidogenese im Follikel, fördern die Reifung der Keimzellen und führen schließlich zur Freisetzung der reifen Oozyte. Im Follikel sind Theka- und Granulosazellkompartiment an der Steroidogenese synergistisch beteiligt. Nach der Zwei-Zell-zwei-Gonadotropin-Theorie stimuliert LH in den Thekazellen – ausgehend vom Cholesterol – die Synthese von Androgenen. Diese diffundieren zentripedal in die angrenzende Granulosa und werden dort unter dem Einfluß von FSH und über cAMP vermittelt, zu Östrogenen aromatisiert (Abb. 15). Die molekularen Mechanismen, mit denen die Gonadotropine die gonadale Steroidproduktion kontrollieren, sind noch nicht vollständig bekannt. Art und Ausmaß der Gonadotropinwirkung an den gonadalen Zielgeweben sind abhängig von der Konzentration der gonadotropen Hormone im Serum, vom Muster der Konzentrationsänderungen in der Zeit und von der effektiven Dichte der Gonadotropinrezeptoren. Die

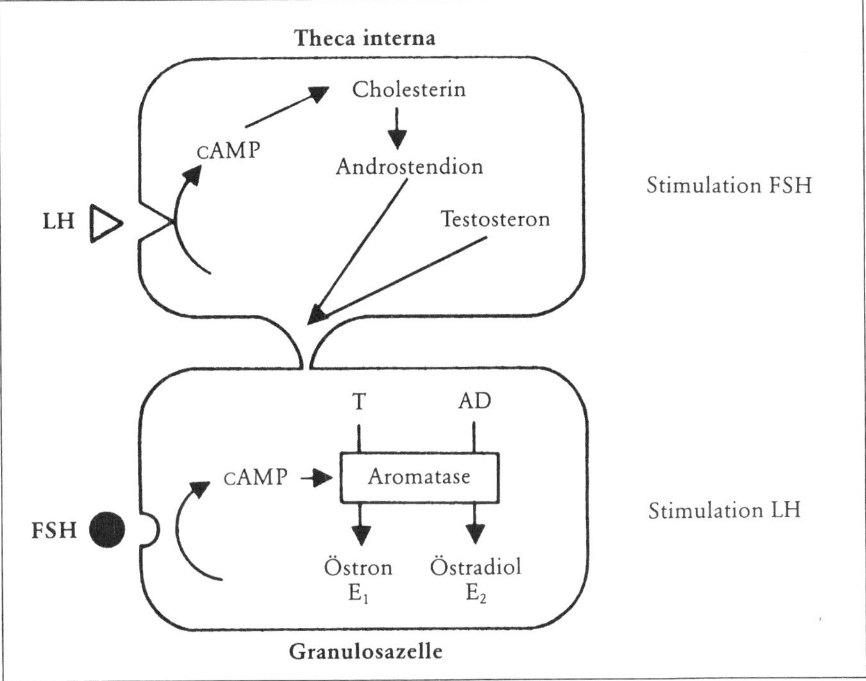

Abb. 15. Synergistische Beteiligung der Theka- und Granulosazellen an der ovariellen Steroidhormonbildung. LH stimuliert in den Thekazellen – ausgehend vom Cholesterol – die Synthese von Androgenen. Diese diffundieren in die angrenzenden Granulosazellen und werden dort unter dem Einfluß von FSH und cAMP – vermittelt zu Östrogenen aromatisiert

hypophysären Sekretionsraten der Gonadotropine und die Menge ihrer gonadalen Rezeptoren sind wiederum abhängig von der Konzentration der gonadalen Steroidhormone. Daraus resultiert ein komplexes rückgekoppeltes (kypernetisches) Steuerungssystem.

Im Zusammenspiel mit der hypothalamisch-hypophysären Steuerung sind zahlreiche noch unvollständig geklärte Faktoren an der intraovariellen Regulation beteiligt. Zu diesen gehören Wachstums- und Differenzierungsfaktoren, Neuropeptide, Eicosanoide, Enzymsubstratketten, angiogenetische Stoffe und immunologische Systeme (Tabelle 1). Zielorte der endo-, para-, auto- und exokrinen Funktionen sind die Keimzellen und assoziierten Zellen (Thekazellen, Granulosazellen, Luteinzellen) wie auch interstitielle steroidaktive Zellen des Ovars. Dementsprechend sind zahlreiche spezifische Rezeptoren und Bindungsstellen an verschiedenen Ovarialstrukturen nachgewiesen worden. Ausschließlich stimulierenden Substanzen stehen inhibierende Faktoren gegenüber. Zu den Faktoren mit stimulierenden (mitogenen) Eigenschaften zählt vor allem IGF I, während FGF als Inhibitor der Granulosazellfunktion angesehen wird. EGF und TGF-β zeigen sowohl inhibitorische als auch stimulative Effekte.

Die genannten Faktoren wirken im Zyklus im Sinne einer konzertierten Aktion modifizierend auf die Gonadotropineffekte. Andererseits regulieren die Gonadotropine selbst die lokale Synthese und Sekretion vieler Faktoren und nehmen damit entscheidenden Einfluß auf ihr eigenes Wirkungsmuster.

Der menstruelle Rhythmus ist durch eine präovulatorisch ansteigende Gonadotropinausschüttung mit einem mittzyklischen Gipfel charakterisiert. Die unter der Wirkung der Gonadotropine ansteigenden gonadalen Steroide – insbesondere das 17β-Östradiol beeinflussen die Ausschüttung von FSH und LH im Sinne einer Rückkoppelung auf der Ebene der gonadotropen Zellen des Hypophysenvorderlappens. Die Hemmung der Gonadotropinsekretion durch gonadale Produkte wird als negative, die präovulatorische Ausschüttung als positive

Tabelle 1. An der intraovariellen Regulation beteiligte Faktoren und Substanzen

- Epidermaler Wachstumsfaktor (EGF)
- Transformierender Wachstumsfaktor-α (TGF-α)
- Transformierender Wachstumsfaktor-β (TGF-β)
- Fibroblastenwachstumsfaktor(en) (FGFs)
- Insulinähnliche Wachstumsfaktoren (IGFs)
- Tumor-Nekrosis-Faktor (TNF)
- GnRH oder GnRH-like-Protein
- Vasoaktives intestinales Peptid (VIP)
- Oxytozin
- Vasopressin
- Relaxin
- Inhibin und Inhibinderivate
- Ovarielles Prorenin-Renin-Angiotensin-System (OVRAS)
- Oozytenmaturationsinhibitor (OMI)
- Müller-Gänge-inhibierende-Substanz (MIS)

Rückkoppelung bezeichnet. FSH und LH sind von der Rückkoppelung in unterschiedlichem Ausmaße betroffen, dahingehend, daß 17β-Östradiol im wesentlichen die Sekretion von FSH hemmt, die von LH dagegen aber nur in geringem Maße beeinflußt. Daraus resultiert eine Änderung des LH/FSH Quotienten der Serumkonzentrationen in der späten präovulatorischen Phase. Die weiter ansteigende Biosynthese (oder geringere Abbaurate) von LH führt zu seiner Akkumulation in der Hypophyse. Bei Überschreitung eines Schwellenwertes von 17β-Östradiol, der bei 150 pg/ml Serum liegt, wird der negative Rückkoppelungseffekt unterbrochen und es kommt zu einer relativ abrupten Lutropinfreisetzung (positiver Rückkoppelungseffekt). Der steile Anstieg von Lutropin im Serum (LH-Mittzyklusgipfel) löst die Ovulation des dominanten Follikels und die Luteinisation der Granulosa- und Thekazellen aus. Abbildung 16 gibt die temporären Zusammenhänge zwischen der Ovulation und den Konzentrationen der hypophysären und gonadalen Hormone wieder.

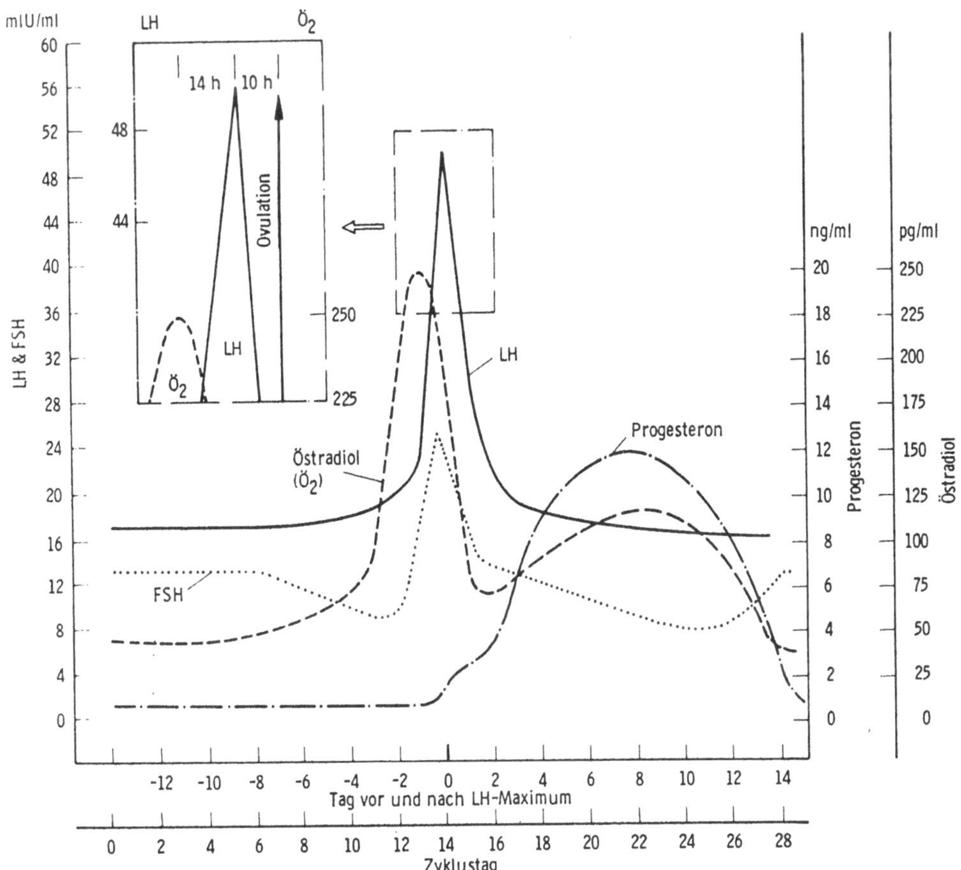

Abb. 16. Serumkonzentration von FSH, LH, Östradiol und Progesteron im normalen menstruellen Zyklus. (Nach Fritz u. Speroff 1982)

Schon präovulatorisch sezerniert der sprungbereite Follikel Progesteron. Im Verlauf des steilen postovulatorischen Anstieges blockiert Progesteron die Synthese von LH und FSH und dämpft wahrscheinlich die pulsatorische Gn-RH Aktivität im Hypothalamus, die in einer deutlichen Frequenzabnahme der Sekretionsschübe im Serum zum Ausdruck kommt. Im Ovar hat Progesteron inhibitorischen Effekt auf die Follikelreifung.

Der Progesteron sezernierende Gelbkörper hat eine Lebensdauer von ca. 14 Tagen. Er erreicht am 9. Tag post ovulationem seine volle Blüte und produziert überwiegend Progesteron, aber auch Östrogene, Androgene und Prostaglandine. Die Regression des Gelbkörpers (Luteolyse) wird wahrscheinlich über intraovarielle Prostaglandineffekte und cAMP-Aktivitäten vermittelt.

Die zyklischen Funktionsabläufe auf den Ebenen von Hypothalamus, Hypophyse und Ovar beginnen von neuem, wenn durch Regression des Corpus luteum der inhibitorische Effekt auf die Follikelreifung mit Selektion eines neuen dominanten Follikels entfällt. Im zyklischen Geschehen ist somit das Ovar durch die determinierte Lebensspanne des Gelbkörpers der Schrittmacher. Nicht ein zyklisches „Sexualzentrum“ im Gehirn, sondern das Ovar ist die biologische Uhr im Reproduktionszyklus der Frau.

4.3.2 Oozytenreifung

Die Auswahl der zur Reifung bestimmten Eizelle aus dem Kompartiment der Primärfollikel ist ein noch unvollständig geklärter Prozeß. Die Rekrutierung einer sog. Follikelkohorte beginnt bereits am Ende der Lutealphase des vorhergehenden Zyklus. Eine solche Follikelkohorte umfaßt nach experimentellen Studien ca. 20 Follikel, die wiederum aus einer frühen Wachstumssequenz von mehreren Hundert Primordialfollikeln abberufen werden. Nach der Rekrutierungsphase, die bis zu 4–5 Zyklustage andauert, erfolgt die Selektion des dominanten, zur Ovulation bestimmten Follikels. Bei diesem Prozeß handelt es sich um ein multifaktorielles Geschehen, das unter endokriner, parakriner und autokriner Kontrolle steht (Goodman u. Hodgen 1983; Tonetta u. DiZerega 1989; Geisthövel 1992). Örtliche steroidale und nicht-steroidale Faktoren modulieren offenbar die Sensitivität des Follikels gegenüber den gonadotropen Hormonen.

Vor Eintritt in die Reifungsphase ist die Oozyte im Prophasestadium der Meiose (Diplotän) arretiert. Der Zellkern verfügt über den diploiden Chromosomensatz; der DNA-Gehalt ist einer somatischen Zelle der G2-Phase entsprechend verdoppelt (4c). Wenige Stunden vor der Ovulation rückt der Zellkern aus seiner zentralen Position in die Zellperipherie. Kernmembran und Nukleolus verschwinden, und die Chromosomen treten als kondensierte Strukturen (Diakinese) in Erscheinung. In Metaphase I ordnen sie sich parallel, die Mikrotubuli des Spindelapparates konvergieren in Richtung auf die Zellpole. Zentriolen sind nicht sichtbar (Zamboni u. Mastroianni 1966; Szollosi 1972). Danach folgt die Separation der homologen Chromosomenpaare (Reduktionsteilung). Ein Set der homologen Chromosomenpaare verbleibt in der (sekundären) Oozyte, der zweite wird im ersten Polkörper abgeschnürt. Sekundäre Oozyte und primärer Polkörper enthalten somit jeweils einen haploiden Chromosomensatz, der DNA-Gehalt ist durch die Reduktionsteilung halbiert (2c), damit entsprechend einer somatischen

Zelle in G1-Phase (Abb. 5). Die Chromosomen arrangieren sich in der sekundären Oozyte in Metaphasekonfiguration, in der sie bis zur Fertilisation verbleiben. Eine Kernmembran wird nicht ausgebildet.

Außer den als Kernreifung bezeichneten Vorgängen laufen in der präovulatorischen Oozyte Reaktionen ab, die als Zytoplasma- und Membranreifung zusammengefaßt werden. Sie konditionieren die Eizelle zur monospermen Fertilisation. Als Indikator der Membranreife gilt die Ausbildung sog. Rindengranula, die nach Eindringen des befruchtenden Spermiums schlagartig eine Stabilisierung der Zellmembran und damit eine Abschirmung gegen das Eindringen weiterer Spermien (Polyspermie) bewirken.

4.3.3 Ovulation und Bildung des Corpus luteum

Der präovulatorische LH-Anstieg initiiert die Fortsetzung der im Prophasestadium gestoppten Meiose. Die Ovulation erfolgt im Metaphasestadium der 2. Reifeteilung. Die Reifung der Eizelle wird erst nach ihrer Freigabe aus dem Follikel – offenbar durch den Wegfall inhibierender Substanzen komplettiert. Präovulatorisch kommt es über der Kuppe des sprungbereiten Follikels in einem runden oder ovalen stigmatisierten Bezirk zu einer avaskulären membranartigen Verdünnung der Wandung. Ultramikroskopisch zeigt sich eine Abflachung der Zellen des ovariellen Deckepithels mit Verlust der Mikrovilli. Gleichzeitig findet sich eine Zunahme von Lysosomen im Zytoplasma als Substrat proteolytischer Zellenzyme (Cajander u. Bjersing 1975; Rawson u. Espey 1977). Kurz vor der Ovulation löst sich der Verband des Oberflächenepithels und verfällt der Degeneration. Im Follikel und der Follikelflüssigkeit steigen die Adenylzyklaseaktivität und das zyklische Adenosinmonophosphat (cAMP) steil an (Nilsson et al. 1977). Mit dem Anstieg des cAMP verbunden sind der Anstieg von Progesteron und Prostaglandinen (LeMaire et al. 1985; Hunzicker-Dunn u. Jungmann 1978) und die Aktivierung proteolytischer Enzyme, Kollagenase und Plasmin, die den Abbau von Kollagen (Typ I u. III) in der Follikelwand zur Folge haben (Espey 1974, Palotie et al. 1984). Die lokale enzymatische Proteolyse im Bereich des Stigma spielt offenbar eine größere Rolle beim Aufbruch des Graaf-Follikels als eine Erhöhung des follikulären durch Plasmaeinstrom verursachten Binnendruckes (Rondell 1970a, b). Das Flüssigkeitsvolumen steigt ohne nennenswerte Erhöhung des intrafollikulären Druckes in den letzten Tagen vor der Ovulation bei gleichbleibender Zahl der Granulosazellen (McNatty 1978a, b). Die follikuläre Mikrovaskularisation entwickelt sich präovulatorisch zu einem dichten kranzartigen Geflecht von sinusoid erweiterten Kapillaren (Kanzaki et al. 1982). Die Verstärkung der kapillären Gefäßplexus ist die Grundlage der präovulatorischen Hyperämie des Ovars. Bis kurz vor der Ovulation ist die reich vaskularisierte Theca interna von der avaskulären Membrana granulosa durch eine kontinuierliche Lamina propria getrennt. Nach dem präovulatorischen LH-Gipfel wird die mitotische Aktivität im Granulosaepithel relativ rapid gestoppt und die Luteinisation eingeleitet. Zytomorphologische Zeichen der Luteinisation sind lichtmikroskopisch das Auftreten eosinophiler Granula und Lipidtropfen, feinstrukturell die Entwicklung tubulovesikulärer Mitochondrien und die Entfaltung des glatten endoplasmatischen Retikulum als Indizien der steroidsyntheti-

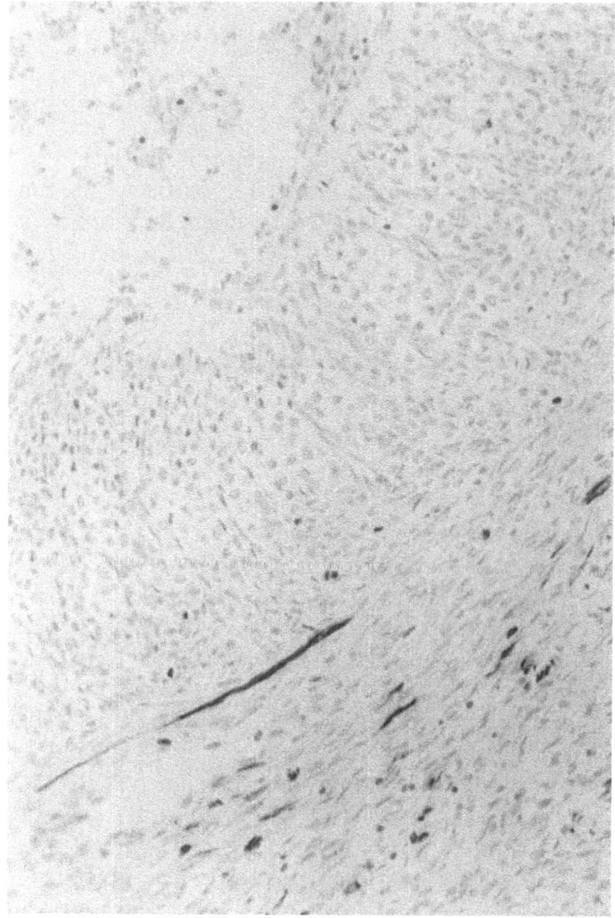

Abb. 17. Nachweis glattmuskulärer Fasern in der Peripherie eines atretischen Follikels durch immunhistochemische Desminreaktion

sierenden Zellfunktion. Der Verbund des Granulosaepithels lockert sich infolge der interzellulären Anreicherung von Hyaluronidase auf (Dekel u. Kraicer 1978). Bereits präovulatorisch kommt es zur Ablösung lumennaher Granulosazellen aus dem Verband des Granulosaepithels (Parr 1974). Experimentelle Untersuchungen lassen auf die Mitwirkung kontraktiler Elemente der Theka beim Follikelsprung schließen (Owman et al. 1975) (Abb. 17). Für die Mitbeteiligung von Prostaglandinen (Eicosanoiden) und intrafollikulärem Oxytocin an der Ausstoßung des Cumulus oophorus-Komplexes gibt es Hinweise aus vergleichenden Untersuchungen bei verschiedenen Säugerspezies. Eine exakte Klärung der Mechanismen beim Menschen steht noch aus.

Die vasoaktiven Prostaglandine sind Modulatoren der ovariellen Durchblutung. Sie steuern das frühe Follikelwachstum und sind darüberhinaus an der Induktion von FSH-Rezeptoren in den Follikelzellen des präantralen Follikels

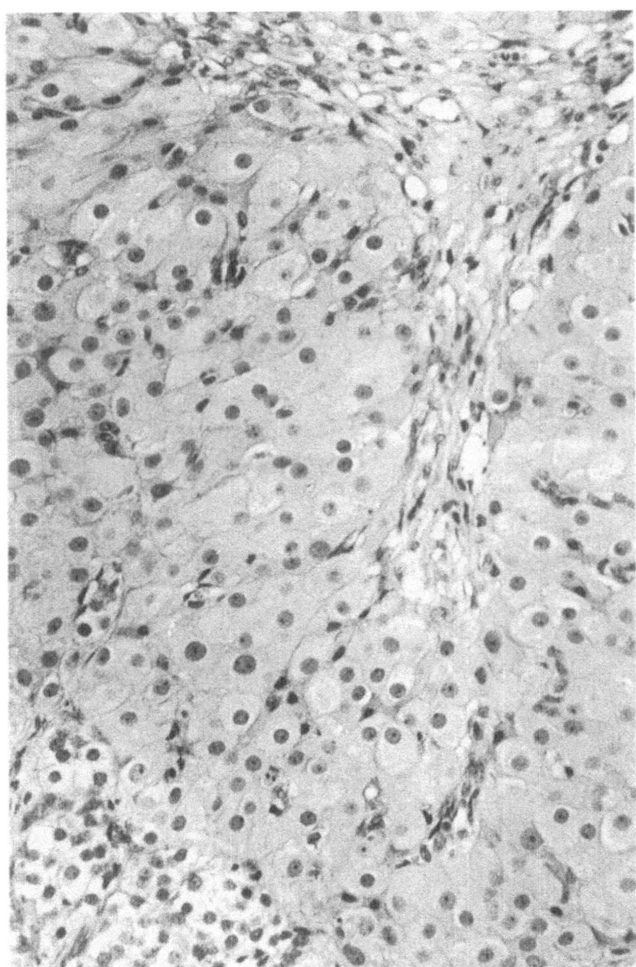

Abb. 18. Bindegewebig abgedecktes Corpus luteum menstruationis. (10. Tag post ovulationem)

beteiligt (PETERS 1979; ARMSTRONG 1981). Eine direkte Beteiligung von Eicosanoiden am Follikelsprung ist experimentell durch Untersuchung perfundierter Ovarien sowie von Gewebs- und Zellkulturen nachgewiesen worden (LEMAIRE et al. 1985; OKAMURA et al. 1980). Unabhängig vom LH und unabhängig von den zyklischen Veränderungen der Sexualsteroide kann durch Prostaglandine eine Follikelruptur ausgelöst, andererseits durch Blockade der örtlichen Prostaglandinsynthese der Eisprung unterdrückt werden.

Nach der Ruptur des Follikels löst sich die Eizelle aus dem Verband der Cumuluszellen und wird im laminaren Strom der Follikelflüssigkeit ausgeschwemmt.

Der kollabierte Follikel wird innerhalb weniger Stunden in eine temporär Progesteron sezernierenden Drüse – das Corpus luteum – umgewandelt. Neben

Progesteron, dem Hauptsekretionsprodukt des Gelbkörpers, werden geringe Mengen von Östrogenen und Androgenen gebildet.

Die Sequentialstufen der Umwandlung des Follikels in den Gelbkörper sind von CORNER (1956) beschrieben worden. Die Entwicklung zum reifen Corpus luteum vollzieht sich im Verlaufe von 8 Tagen. Von der Thekaschicht einsprossende Kapillaren durchdringen nach Auflösung der Basalmembran das Granulosaepithel, umschließen die Follikelzellen und erreichen das Lumen am 4. Tag post ovulationem. Während dieser Zeit ist die mitotische Aktivität im Granulosaepithel weitgehend erloschen. Die Thekazellen nehmen an Volumen zu und sind in Form und Größe am 3. Tag post ovulationem von den luteinisierten Granulosazellen nicht zu unterscheiden. Am 5. Tage beginnt die Einsprossung von Fibroblasten in den Gelbkörper, die bis zum 8. Tage das Lumen konzentrisch auskleiden (bindegewebige Abdeckung) (Abb. 18). Am 7. Tage beginnt die

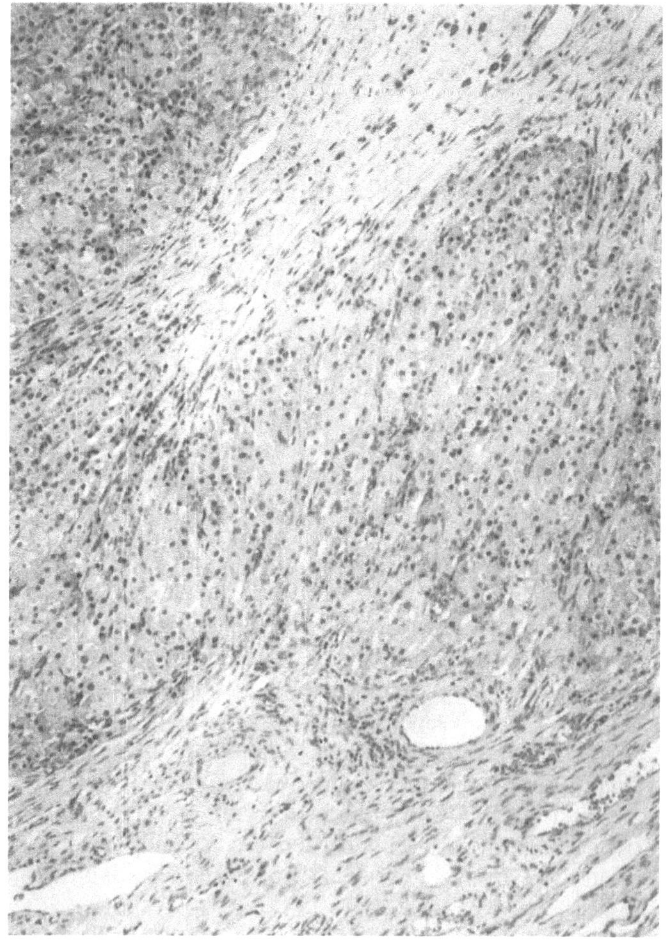

Abb. 19. Regressiver Gelbkörper mit Vaskularisation der bindegewebigen Auskleidung

Entwicklung dünnwandiger Venen innerhalb der bindegewebigen Auskleidung, die unter zentrifugaler Sprossung Anschluß an ableitende Sammelvenen finden (Abb. 19).

Am Ende der ersten Woche haben die luteinisierten Granulosazellen ein Differenzierungsmaximum erreicht. Die voluminösen polyhedralen Zellen besitzen ein feingranuliertes eosinophiles Zytoplasma und einen runden zentral gelegenen Kern. Der Verband der Granulosaluteinzellen wird durch eingeschaltete kleinere Thekaluteinzellen (Paraluteinzellen) kompartimentiert. Ultrastrukturell zeigen die Granulosaluteinzellen des reifen Gelbkörpers das für steroidaktive Zellen typische Organellensortiment (Abb. 20). Die Grundstruktur bilden ein reich entwickeltes tubulovesikuläres glattes endoplasmatisches Retikulum, zahl-

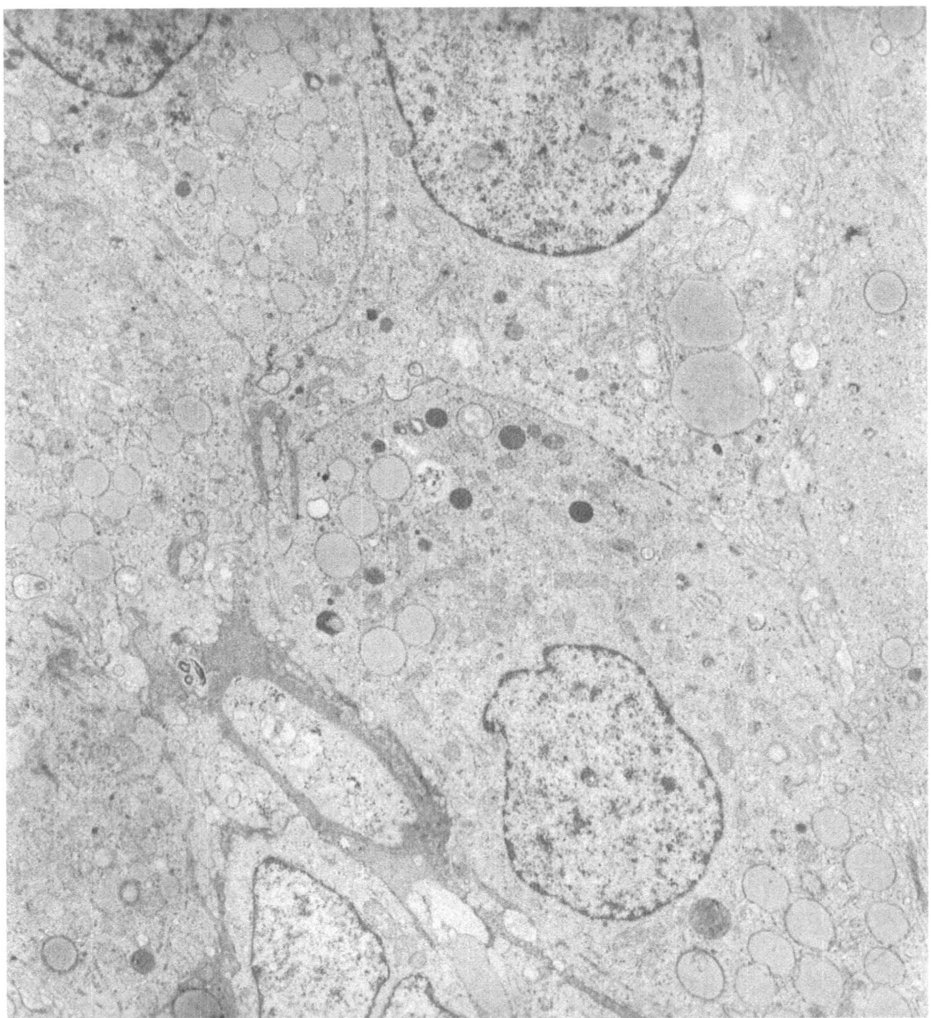

Abb. 20. Granulosaluteinzelle in einem funktionsaktiven Corpus luteum menstruationis. Elektronenmikroskopische Aufnahme ×6300

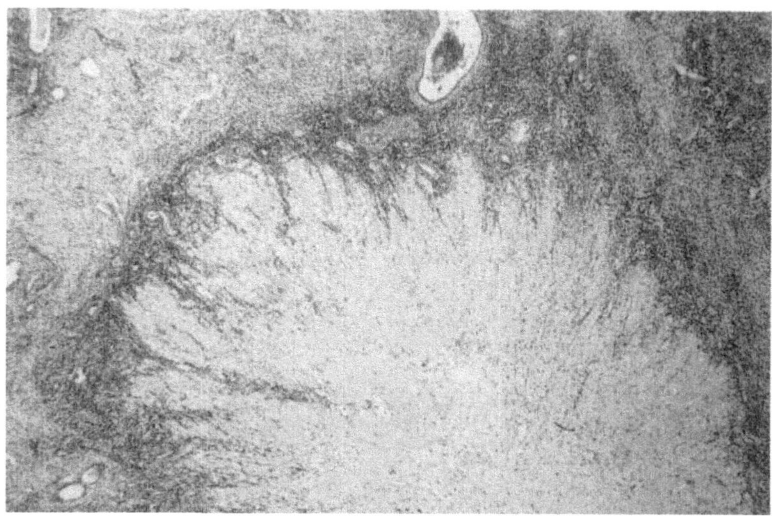

Abb. 21. Atresierter Follikel (Corpus fibrosum)

reiche Mitochondrien vom tubulären Typ, Ribosomen, Lipide und Lysosomen (BLANCHETTE 1966; BJERSING 1967; ADAMS u. HERTIG 1969a, b; FAWCETT et al. 1969; KOERING et al. 1973a, b) (Abb. 21). Die Thekaluteinzellen haben ein kleineres Volumen, ihre Organellenausstattung unterscheidet sich aber nicht grundsätzlich von der der luteinisierten Granulosazellen (CRISP et al. 1970). Vom 9. Tage post ovulationem an beginnt die Regression des Corpus luteum. Die Luteinzellen schrumpfen, das Zytoplasma ist vakuolisiert, die Zellkerne degenerieren. Die zentrale Lichtung des Gelbkörpers weitet sich auf.

Wodurch die Lebensspanne des Gelbkörpers exakt reguliert wird, ist bisher nicht sicher bekannt. Luteinisierung und Progesteronbiosynthese sind direkt abhängig von der rezeptorvermittelten LH-Stimulation der Lutealzellen. Die Funktionsfähigkeit des Corpus luteum ist aber weitgehend unabhängig vom postovulatorischen Gonadotropinspiegel. In der Endphase der Corpus luteum-Funktion verliert der Gelbkörper anscheinend LH-Rezeptoren (HALME et al. 1978). Bei verschiedenen Säugerspezies wird die Luteolyse durch uterine Prostaglandine eingeleitet. Beim Menschen haben intraovarielle Mechanismen offenbar größere Bedeutung für die Luteolyse als utero-ovarielle Beziehungen.

Beim Eintritt einer Gravidität persistiert das Corpus luteum und entwickelt sich zum Schwangerschaftsgelbkörper. Die Ursachen der Persistenz sind noch unzureichend geklärt. Allein durch Zufuhr von Choriongonadotropin kann die Lebensdauer des Corpus luteum menstruationis nur kurzfristig verlängert werden (RAJANIEMI et al. 1981).

4.3.4 Follikelatresie

Atresie der Eizellen und assoziierten Strukturen kann in jeder Phase der Ovarentwicklung eintreten. Der bei weitem höchste Verlust an Keimzellen vollzieht sich im Fetalalter. Die Determinanten der fortschreitenden Reduktion von Keimzellen im Verlaufe des Lebens sind unbekannt. Genetische Faktoren dürften eine Rolle spielen (MINTZ 1957, MINTZ u. RUSSELL 1957). Chromosomale XO-Konstellation verursacht kompletten Keimzellverlust in der meiotischen Prophase.

Ultramikroskopisch finden sich bei Follikelatresie die ersten sichtbaren Zeichen der Degeneration an der Eizelle selbst (Desorganisation der Organellen, Chromatinkondensation, Schrumpfung der Kernmembran) (INGRAM 1962; BELTERMANN u. STEGNER 1965). Nicht selten beginnt die Atresie im Zuge der Mitose (atretische Teilung: BEAUMONT u. MANDI 1962). Der Eizelldegeneration folgt die Atresie des Follikels. Das Follikelbläschen kollabiert, in den desintegrierten Verband des Granulosaepithels sprossen Fibroblasten. Es resultiert eine hyaline Narbe – das Corpus fibrosum. Die Zona pellucida bleibt als beständige Residualstruktur degenerierter Eizellen mit der PAS-Reaktion über lange Zeit im Ovarialgewebe nachweisbar.

4.4 Funktionelle Morphologie der Steroidbiosynthese

Die Hauptwege der Steroidbiosynthese in den Ovarien sind in Abb. 22 wiedergegeben. Wichtige Komponenten der Steroidsynthese sind:

1. Enzyme, die an der de novo Biosynthese von Cholesterol beteiligt sind.
2. Proteine inclusive Lipoproteinrezeptoren, die an der Aufnahme von Cholesterol beteiligt sind.
3. Mischfunktionelle Oxygenasen, die die Spaltung der Seitenkette des Steroidgerüstes (Zytochrom P450ssc und P450c17) sowie die Einführung von Hydroxylgruppen (z.B. Zytochrom P450c17) und die Aromatisierung des Ringes A (Zytochrom P450aro) durchführen.
4. Die Hydroxysteroid-Oxydoreduktasen die die Oxydation oder Reduktion von Hydroxy- bzw. Ketogruppen an den Positionen C-3, C-17 und C-20 katalysieren (z.B. 3β-, 17β- und 20α-Hydroxysteroid-Dehydrogenasen).
5. Ring-Reduktasen, die die irreversible Reduzierung von Δ^4-3-Ketosteroiden durchführen.

Als Orte der hypophysär kontrollierten Steroidbiosynthese sind im Ovar 3 Zellkompartimente zu unterscheiden:

1. Interstitielle (stromale) Zellen
2. Thekazellen
3. Granulosazellen.

Die interstitiellen (stromalen) Zellen und die Thekazellen synthetisieren in erster Linie C-19 Steroide (Androgene). Die Granulosazellen synthetisieren C-21 Steroide und aromatisieren Androgene zu Östrogenen.

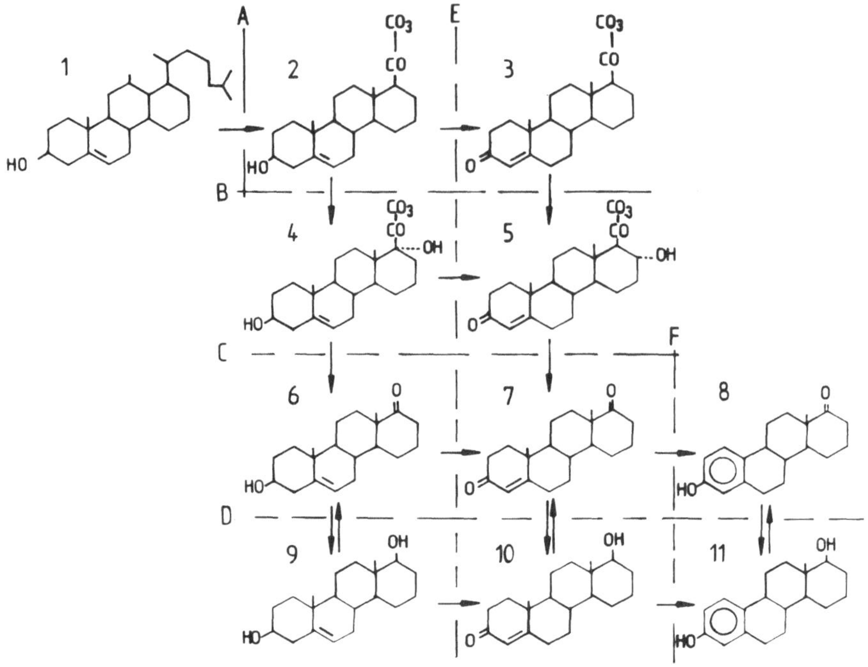

Abb. 22. Hauptwege der Steroidbiosynthese im Ovar. *A* C20–22-Lyase (P450 scc), *B* 17-Hydroxylase (P450 c17), *C* C17–20-Lyase, *D* 17*β*-Hydroxysteroid-Dehydrogenase, *E* 3*β*-Hydroxysteroid-Dehydrogenase und 5,4-Isomerase, *F* Aromatase (P450 aro), *1* Cholesterol, *2* Pregnenolon, *3* Progesteron, *4* 17-Hydroxy-Pregnenolon, *5* 17-Hydroxy-Progesteron, *6* Dehydroepiandrosteron (DHEA), *7* Androstendion, *8* Östron, *9* 5-Androsten 3*β*, 17*β*-diol, *10* Testosteron, *11* Östradiol

Interstitielle (stromale) Zellen

Die steroidaktiven interstitiellen Zellen sind überwiegend in der Peripherie atretischer Follikel aber auch frei im Stroma liegende lipidhaltige hyperplastische Zellen von spindeliger oder polygonaler Gestalt mit ovalen Kernen und deutlichen Nukleolen. Ihre Beteiligung am Steroidmetabolismus wird aus enzymatischen und ultrastrukturellen Befunden deutlich (Scully u. Cohen 1964: „encymatically active stromal cells"). Mit klassischen enzymhistochemischen Verfahren sind in den Zellen hohe Aktivitäten glykolytischer und NADPH-liefernder Enzyme sowie Steroid-Dehydrogenasen (3*β*-Hydroxysteroid-Dehydrogenase) nachgewiesen worden (Scully u. Cohen 1964; Novak et al. 1965; Pesonen et al. 1968; Fienberg 1969; Brandau u. Luh 1965; Brandau u. Lehmann 1970; Mestwerdt et al. 1972, 1974). Feinstrukturell besitzen die Zellen die submikroskopischen Erkennungsmerkmale steroidbildender Zellen (glattes endoplasmatisches Retikulum, tubulovesikuläre Mitochondrien, Lipide und Lipofuszingranula).

Die interstitiellen Zellen bilden in erster Linie Androgen. Immunzytochemisch sind Zytochrom P450scc und Zytochrom P450c17 nachzuweisen. Das zur Aromatisierung des A-Ringes erforderliche Zytochrom P450aro fehlt (Sasano et al. 1989). Die interstitielle (stromale) Androgensynthese beginnt lange vor dem Eintritt der Pubertät und persistiert im postmenopausalen Ovar. Das postmenopausale Ovar enthält relativ große Anteile des steroidaktiven sekundären interstitiellen Gewebes bei weitgehend oder vollständig fehlendem follikulären/lutealen Kompartiment (BRANDAU et al. 1974). Androgene (hauptsächlich Androstendion) sind daher das wichtigste endokrine Sekretionsprodukt des Postmenopauseovars.

Thekazellen

Die durch Lutropin (LH) regulierte Theca interna ist der Hauptort der follikulären Androgenproduktion (TSANG et al. 1979). In der Follikelphase des menstruellen Zyklus liegt der Anteil der ovariellen Androgenbiosynthese bei ca. 30% des im Blut zirkulierenden Androstendions, der Rest entstammt der Nebennierenrinde. Im Mittzyklus steigt der ovarielle, in der Theka des präovulatorischen Follikels gebildete Anteil auf ca. 60%. Die Konversion der C-21 Intermediärsubstrate (17α-Hydroxy-Pregnenolon und 17α-Hydroxy-Progesteron) zu C-19 Androgenen wird durch Zytochrom P450c17 katalysiert. Das in Theka- und Thekaluteinzellen immunhistochemisch nachweisbare P450c17 konvertiert Pregnenolon und Progesteron via 17α-Hydroxy-Pregnenolon und 17χ-Hydroxy-Progesteron zu Dehydroepiandrosteron (DHA) und Androstendion. Androstendion und DHA sind beide in hoher Konzentration in der Flüssigkeit präovulatorischer Follikel nachzuweisen (FOWLER et al. 1977, McNATTY 1981, DEHENNIN et al. 1987). Theka- und Thekaluteinzellen enthalten das für die Umwandlung von DHA in Androstendion erforderliche Enzym (3β-Hydroxy-Steroiddehydrogenase/Δ-5,4 Isomerase) (ERICKSON et al. 1985). Zytochrom P450aro fehlt oder ist bei immunhistochemischen Analysen nur schwach ausgebildet (SASANO et al. 1989).

Granulosazellen

Im Zuge der FSH-stimulierten präovulatorischen Reifung des Follikels wird in den Zellen des Granulosaepithels Zytochrom P450aro exprimiert (STEINKAMPF et al. 1987; HICKEY et al. 1988; SASANO et al. 1989a–c). Das Granulosaepithel, als Ort der Aromatisierung des A-Ringes wird damit zur Hauptquelle der intrafollikulären Östrogenbiosynthese (HILLIER et al. 1981). Die Granulosazellen enthalten kein Zytochrom P450c17 und besitzen somit nicht die enzymatische Ausrüstung zur Androgen de novo Synthese. Sie exprimieren jedoch 3β-Hydroxysteroid-Dehydrogenase/Δ-5-4 Isomerase (READHEAD et al. 1983), 17-Ketoreduktase (BJERSING 1967) und 5α-Reduktase (McNATTY 1981) und sind damit zur Metabolisation von DHA und Androstendion zu biologisch aktiven Androgenen (Testosteron, 5α-Dihydrotestosteron) in der Lage, die wahrscheinlich lokal regulatorischen Funktionen dienen (HILLIER u. WICKINGS 1985). Die Progesteronsynthese spielt vor dem Wirksamwerden des präovulatorischen LH-Gipfels keine nennenswerte Rolle. FSH induziert jedoch im Granulosaepithel des reifenden Follikels die LH-abhängigen Enzyme für die Progesteronsynthese des Gelbkörpers, vor allem Zytochrom P450scc (FUNKENSTEIN et al. 1984; RICHARDS et al. 1987).

4.5 Gravidität

Die Schwangerschaft bewirkt eine Auflockerung des Ovarialstromas im Kortikalbereich und eine Weitstellung der medullären Lymph- und Gefäßplexus. In der äußeren kortikalen Zone können deziduale Knötchen auftreten (Abb. 23).

Das Sistieren des Zyklus in der Gravidität bedeutet keine funktionsmorphologische Ruhe am follikulären Kompartiment des Ovars. Die Bildung von Antralfollikeln und das Wachstum von Bläschenfollikeln schreiten auch in der Schwangerschaft fort, allerdings mit gedrosseltem Tempo (GOVAN 1970). Das „gebremste“ Follikelwachstum ist offenbar Folge einer mangelhaften hypophysären Stimulation und nicht einer intraovariell gesteuerten Reifungshemmung. Die Atresie von Bläschenfollikeln erscheint erhöht. Sie setzt bei Follikeln mit einem Durchmesser von 2–4 mm ein. Während das Granulosaepithel der vollständigen Degeneration verfällt, persistiert die Theka der atretisierenden Follikel. In seltenen Fällen können fokale Proliferationen persistierender Granulosazellen in atretischen Follikeln auf Grund ihrer Ähnlichkeit mit reifen Granulosazelltumoren eine neoplastische Proliferation vortäuschen (CLEMENT et al. 1988). Das Corpus luteum nimmt unter der Wirkung des hCG an Größe und Leistung zu. In der 8. Graviditätswoche ist es etwa zweimal so groß wie in der Mitte der Lutealphase; die Progesteronproduktion steigt auf das 4- bis 5-fache. Entgegen älteren Annahmen kommt es nicht zur kompletten Remission des Schwangerschaftsgelbkörpers im ersten Trimenon. Einer initialen Regression, die ca. 6 Wochen post ovulationem beginnt, folgt in der Mitte der Schwangerschaft eine partielle Restitution und schließlich eine Reaktivierung gegen Ende der Gravidität. Die funktionelle Aktivität der Luteinzellen findet ihren zytomorphologischen Ausdruck im erhöhten Kernvolumen und im Reichtum funktionsaktiver Zytoplasmaorganellen (glattes endoplasmatisches Retikulum, Golgi-Komplexe, tubuläre Mitochondrien, Lipide). Die steroidaktiven Granulosa- und Thekaluteinzel-

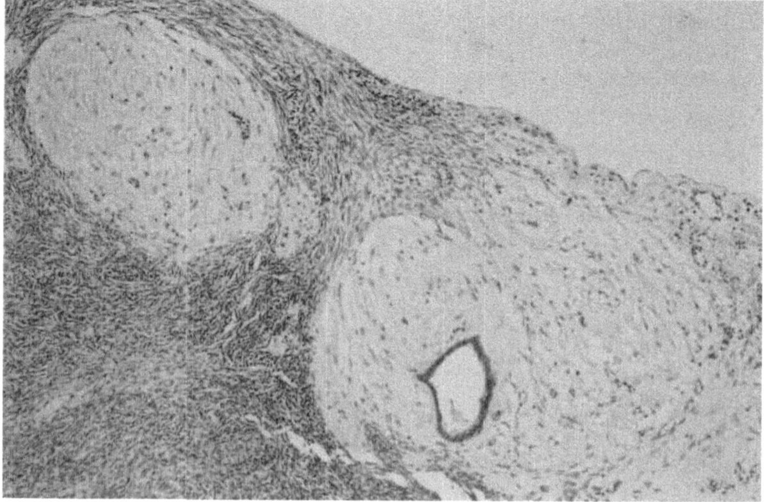

Abb. 23. Deziduale Herde im Kortikalbereich des Ovars bei Gravidität

len des Schwangerschaftsgelbkörpers zeigen hohe Aktivität an alkalischer Phosphatase und 3β-ol-Dehydrogenase. Das Enzymmuster entspricht dem der Thekazellen atresierender Follikel.

Obgleich kein grundsätzlicher Unterschied in der Architektur von Menstruations- und Schwangerschaftsgelbkörper besteht, finden sich zytomorphologische Indizien, die eine Unterscheidung ermöglichen. Dazu zählen lichtmikroskopisch das größere Zellvolumen der Granulosa- und Thekaluteinzellen des Schwangerschaftsgelbkörpers sowie eosinophile (PAS-positive) intrazytoplasmatische Kolloid- oder Hyalinkörperchen. Ultramikroskopisch findet sich in den Luteinzellen eine Vermehrung zytoplasmatischer Mikrofilamente mit Kompartimentierung des endoplasmatischen Retikulums. Makrophagen (sog. K-Zellen) sind besonders im I. und II. Trimenon gehäuft nachzuweisen. Der Schwangerschaftsgelbkörper des ersten Trimenons zeigt eine reiche Vaskularisation. Ein von der Theca externa zentripedal einsprossendes dichtes Kapillarnetz umspinnt die Granulosaluteinzellen.

Von der 11.–12. Gestationswoche an sind zugleich mit einer Vermehrung von Bindegewebe degenerative Veränderungen am Gefäßsystem zu beobachten.

4.6 Wochenbett

In der Postpartal- und Stillperiode finden sich niedrige FSH- und LH-Konzentrationen. Die hypophysären FSH- und LH-Vorräte sind nach mehrmonatiger Suppression der Gonadotropinsynthese erschöpft.

Die endokrine Situation des Puerperiums bewirkt eine weitgehende Funktionsruhe des Ovars. Die Follikulogenese sistiert allerdings nicht vollständig. Die Bläschenfollikel überschreiten aber nur selten eine Größe von 3 mm. Der Schwangerschaftsgelbkörper ist im Puerperium nahezu vollständig zurückgebildet und makroskopisch bei äußerer Inspektion der Ovarien meist nicht mehr erkennbar. Auch histologisch sind keine Zeichen der Luteinisation mehr vorhanden.

4.7 Klimakterium

Das Klimakterium, die Übergangsphase der Reproduktionsperiode in das Senium, wird von einer schrittweisen Alterung des Ovars bestimmt. Zykluslabilität mit Anovulation, Follikelpersistenz und Insuffizienz der Gelbkörperphase kennzeichnen vor allem die Prämenopause. Zu diesem Zeitpunkt können die Ovarien vergrößert und polyzystisch sein. Die Fertilitätschancen verringern sich mit fortschreitender Reduktion und verminderter Qualität (Alterung) der Keimzellen und antralen Follikel.

Morphologisch zeigt das alternde Ovar eine verstärkte Gyrierung der Oberfläche. Antrale und Bläschenfollikel wie auch Gelbkörper kommen nur noch vereinzelt zur Ausbildung. Einzelne Primärfollikel liegen verstreut im hyperplastischen Rindenstroma. Die äußere kortikale Zone des Ovars enthält vermehrt Inklusionszysten des Oberflächenepithels oft in Assoziation mit psammomatösen Verkalkungen. Residualstrukturen atretischer Follikel (Corpora fibrosa) und degenerierter Gelbkörper (Corpora albicantia) nehmen die tiefe kortikale Zone und die äußeren Bereiche der Medulla ein. Neben typischen Stromazellen finden sich im breiten kortikalen Stroma, diffus verteilt oder in der Peripherie atretischer Follikel, endokrin aktive (steroidbildende) interstitielle Zellen (SCULLY u. COHEN 1964: „encymatically active stromal cells"). Sie sind die Quelle der postmenopausal, nach Verbrauch des Follikelkompartiments gebildeten Steroide. Ein weiteres auch postmenopausal funktionsaktives Zellkompartiment sind die Hiluszellen. Enzymhistochemisch und feinstrukturell entsprechen sie den steroidaktiven Zwischenzellen. Im Gegensatz zu diesen zeigen sie ultramikroskopisch desmosomale Zellverbindung und konzentrische Basalmembranen (MESTWERDT et al. 1972).

Die arteriellen Gefäße der Mark- und Hiluszone zeigen im alternden Ovar fortschreitende Sklerose mit Intimaverdickung und Atrophie der Muskularis.

Endokrinologisch ist das Klimakterium durch die nachlassende zyklische Östradiol- und Progesteronproduktion charakterisiert. Erniedrigte Steroidhormonspiegel treten bereits auf, während noch ovulatorische Zyklen zu beobachten sind (SHERMAN et al. 1976). Die verminderte Östrogenbildung bewirkt durch Wegfall der steroidalen Rückkoppelungsfaktoren einen Anstieg der hypophysären FSH- und LH-Sekretion. Postmenopausal fällt der Serumöstrogenspiegel allmählich auf Werte unter 20 pg/ml ab.

4.8 Postmenopause und Senium

Im postmenopausalen Ovar erreicht der kontinuierlich über alle Lebensperioden fortgeführte Verbrauch an Eizellen seinen Abschluß. Nur noch vereinzelt finden sich persistierende in Degeneration begriffene Primordialeier und antrale Follikel in den ersten Jahren nach Sistieren des Zyklus. Mit der Erschöpfung des follikulären Kompartiments kommt es zu einer diffusen oder nodulären Vakatwucherung der Stromazellen im Kortikalbereich. Die durchschnittliche Größe des postmenopausalen Ovars beträgt $2{,}1 \times 1{,}2 \times 0{,}75$ cm; das Gewicht weniger als 4 g. Die Oberfläche ist gyriert. Die äußere kortikale Zone enthält kleine Inklusionszysten des Oberflächenepithels, die von einem kubischen oder zylindrischen (paramesonephrogenen) Epithel ausgekleidet sind. Auf ihre Hormonabhängigkeit und metaplastische Potenz haben BJERSING u. CAJANDER (1975) sowie BLAUSTEIN et al. (1982) hingewiesen. Die Zystchen können Kalziumpräzipitate einschließen. Tubare Metaplasie des Zystenepithel führt zum Bilde der sog. Endosalpingeosis. Das Stroma des postmenopausalen Ovars besteht aus undifferenzierten Mesenchymzellen und steroidaktiven Zwischenzellen (EASC: „encymatically active stromal cells"). Die gonadotropinabhängigen und biosynthetisch aktiven Zwischenzellen machen ca. $^1/_3$ des Stromakompartiments aus. Sie enthalten ultramikroskopisch das typische zur Steroidbiosynthese erforderliche Organellensortiment und reichlich Lipide. Ihr Enzymmuster entspricht dem der Thekaluteinzellen reifer und atresierender Bläschenfollikel, gemessen an der hohen Aktivität an Oxydoreduktasen des Intermediärstoffwechsels wie Glyceraldehyd-3-Phosphat-Dehydrogenase (GADP), Laktatdehydrogenase (LDH), TPN-spezifische Isozitratdehydrogenase (IDH) und Glukose-6-Phosphat-Dehydrogenase (G6PDH) (BRANDAU u. LUH 1964; BRANDAU et al. 1974). Immunhistochemisch sind Zytochrom P450scc und Zytochrom P450c17 nachzuweisen. Das zur Aromatisierung des A-Ringes erforderliche Zytochrom P450aro fehlt. Zusammen mit den Hiluszellen sind die steroidaktiven interstitiellen (stromalen) Zellen als Orte der Androgenbiosynthese im Postmenopauseovar identifiziert worden. Die medullären Bereiche des postmenopausalen Ovars enthalten Corpora albicantia und sog. Residualkörper, Konvolute sklerosierter Gefäße und in 20–40% Gruppen prominenter Hiluszellen.

Die strukturelle Alterung des Ovars mit Depletion der Keimzellen und assoziierten Strukturen bestimmt die endokrine Situation der Peri- und Postmenopause. Die Östradiolproduktion fällt ab. Die mittleren Serumöstradiolspiegel sinken postmenopausal auf Werte um 20 pg/ml (Sherman et al. 1976). Die in den Hilus- und steroidaktiven Zwischenzellen des Altersovars weiterhin ablaufende Steroidproduktion geht in der Regel nur bis zu den androgenwirksamen C-19-Steroiden (Plotz et al. 1967; Vermeulen 1976). Damit wandelt sich postmenopausal das Ovar von einer Östrogen-sezernierenden in eine Androgen-sezernierende Drüse um. Die ovariellen wie auch die adrenalen Androgene (Testosteron, Androstendion) werden im peripheren Fettgewebe wie auch in parenchymatösen Organen und hypothalamischen Kerngebieten zu Östrogenen konvertiert (extragonadale Aromatisierung) (Grodin et al. 1983). Daraus resultiert auch nach dem kompletten Sistieren der generativen Ovarfunktion ein kontinuierlicher basaler Östrogenspiegel im Postmenopausealter u. U. mit proliferativen Effekten an den östrogenempfindlichen Zielorganen (Endometriumhyperplasien).

5 Hormonal bedingte nichtneoplastische Veränderungen

5.1 Medikamentöse Ovulationshemmung

Die Ovulationshemmung ist der zentrale Effekt der hormonalen Kontrazeption. Die gebräuchlichen hormonalen Kontrazeptiva bestehen jeweils aus einem Gestagen allein oder aus einer Östrogen-Gestagen-Kombination. Fast alle Kombinationspräparate enthalten heute als Östrogen Äthinylöstradiol, einige Mestranol. Die verwendeten Gestagene lassen sich in 3 Gruppen unterteilen:

- Derivate des 17 Hydroxyprogesterons,
- Derivate des Norethisterons,
- Derivate des Norgestrels.

Die zyklische oder kontinuierliche Einnahme der Präparate führt zur Störung des physiologischen Ablaufes der LH- und FSH-Sekretion, die wiederum eine mehr oder weniger ausgeprägte Hemmung der Follikelreifung zur Folge hat. Die exogene Östrogenzufuhr bewirkt den Wegfall des positiven Rückkoppelungseffektes der endogenen Östrogene, der u.a. den physiologischen Stimulus für den präovulatorischen LH-Anstieg darstellt. Somit wird auch die Ovulation eines bereits gereiften Follikels verhindert. Die gestagene Komponente der hormonalen Kontrazeptiva hat verschiedene Effekte an unterschiedlichen Zielorganen. Sie bewirkt eine Reifungsstörung des Endometriums, verhindert den für die Fertilisation optimalen physikalischen Zustand des Zervixsekretes und beeinflußt die für den Gametentransport erforderliche Tubenmotilität. Im Ovar hat sie direkten Einfluß auf die Steroidbiosynthese.

Kombinationspräparate verursachen bei längerer Anwendung eine weitgehende Hemmung des Follikelwachstums. Der Anteil antraler Follikel ist deutlich reduziert. Die Follikelwachstumshemmung vermindert nach dem Ergebnis verschiedener Fallkontrollstudien die Häufigkeit gut- und bösartiger Ovarialtumoren. In der Studie von Vessey et al. (1987) waren funktionelle Zysten bei Frauen, die über wenigstens 6 Monate orale Kontrazeptiva (Kombinationspräparate) genommen hatten signifikant seltener als in der Kontrollgruppe. Der protektive Effekt war bei Corpus luteum-Zysten stärker (78% Reduktion) als bei Follikelzysten (49% Reduktion). Das Risiko für eine maligne Ovarialneoplasie sinkt bei Einnahme der Pille in Abhängigkeit von der Einnahmedauer. Die protektive Wirkung hält nach Absetzen der Präparate offensichtlich noch über viele Jahre (bis 15 Jahre) an (Casagrande et al. 1979, 1983; Weiss et al. 1981, 1982; Cramer et al. 1982a; Rosenberg et al. 1982).

5.2 Ovulationsinduktion

Störungen der Ovulation und Anovulation zählen zu den häufigsten hormonalen Sterilitätsfaktoren. Die Ursachen der ovariellen Dysfunktion können im Bereich des Hypothalamus, der Hypophyse oder in den Ovarien selbst liegen, aber auch sekundäre Folge einer Erkrankung oder Funktionsstörung anderer endokriner Organe (Schilddrüse, Nebenniere) sein. Eine sorgfältige endokrinologische Diagnostik ist die Grundlage für die angemessene Therapie der insuffizienten Gonadenfunktion. Zur Normalisierung der Ovarfunktion und Ovulationsinduktion steht heute ein Spektrum von Wirkstoffen zur Verfügung, deren Effektivität in entscheidendem Maße von der Auswahl der Patienten abhängt. Antiöstrogene, Gonadotropine und Gonadotropin-Releasing-Hormon sind die wichtigsten etablierten Therapeutika zur Ovulationsauslösung.

Clomiphenzitrat (Clomid) eine nichtsteroidale, dem Diäthylstilböstrol strukturell verwandte Verbindung, ist das am häufigsten zur Ovulationsinduktion verwendete Antiöstrogen. Das synthetische Clomiphen greift am hypothalamisch-hypophysären System an und fördert indirekt die Follikelreifung. Clomiphen ist die Therapie der ersten Wahl bei den eugonadotropen und normoöstrogenämischen Formen der Ovarialinsuffizienz. Gonadotropine (hMG, hCG) werden vor allem bei hypogonadotroper normoprolaktinämischer Ovarialinsuffizienz eingesetzt einschließlich der Patientinnen mit völligem Ausfall der Hypophysenfunktion, z.B. nach Hypophysektomie. Die Behandlung mit synthetischem Gonadotropin-Releasing-Hormon (GnRH) ist bei hypogonadotropen Amenorrhöen und endogenem GnRH-Mangel indiziert. Sie erfolgt in Anpassung an das physiologische pulsatile Sekretionsmuster intermittierend über eine computergesteuerte Injektionspumpe (Zyklomat), die eine GnRH-Zufuhr in adäquater Dosierung und Sequenz ermöglicht.

Die Auslösung einer „physiologischen“ Monovulation setzt bei allen genannten Verfahren eine individuell dosierte und kontrollierte Therapie voraus. Häufigste Komplikationen sind Polyovulation und ovarielle Überreaktion (Überstimulationssyndrom).

5.3 Überstimulationssyndrom (ovarielle Überreaktion)

Bei therapeutischer Ovulationsauslösung ist auch unter sorgfältiger individueller Dosierung relativ häufig mit einer geringfügigen (subklinischen) ovariellen Überreaktion zu rechnen.

In den Analysen von Schenker u. Weinstein (1978) sowie McArdle et al. (1983) waren in bis zu 44% der Behandlungszyklen asymptomatische aber sonographisch registrierbare multizystische Ovarvergrößerungen zu beobachten. Eine mäßiggradige Überstimulation ist in 6–7%, eine schwere Überreaktion mit entsprechender klinischer Symptomatik in 1–3% der Behandlungszyklen zu beobachten. Bei Frauen mit vorausgegangenen funktionellen Ovarialzysten oder Stein-Leventhal-Syndrom („polycystic ovarian: PCO") ist das Risiko der Überstimulation erhöht (Kistner 1966). Bei den schweren Formen des Überstimulationssyndroms kommt es zur Entwicklung großer bilateraler multilokulärer Zysten mit Ausbildung von Aszites und Hydrothorax, in seltenen Fällen auch zu Störungen im Elektrolythaushalt und erhöhter Koagulabilität des Blutes. Hämorrhagische Infarzierung, Torsion oder Ruptur der Zysten kann zum Bilde des akuten Abdomens führen. Mit schweren Formen der Überstimulation ist fast ausschließlich nach Gonadotropinbehandlung zu rechnen. Nur wenige Fälle sind nach Clomiphen-induzierter Ovulation beobachtet worden (Schenker u. Weinstein 1978; Holtz et al. 1982; Chow u. Choo 1984).

Mikroskopisch zeigen die Zysten eine dünne Schicht luteinisierter Granulosazellen, die durch eine schmale Kollagenfaserschicht von der außen angrenzenden luteinisierten Theka getrennt sind (Thekaluteinzysten). Sowohl die Theka wie auch das ovarielle Stroma sind ödematös aufgelockert und gelegentlich von flächenhaften Einblutungen durchsetzt (Abb. 24). Im Stroma finden sich einzeln

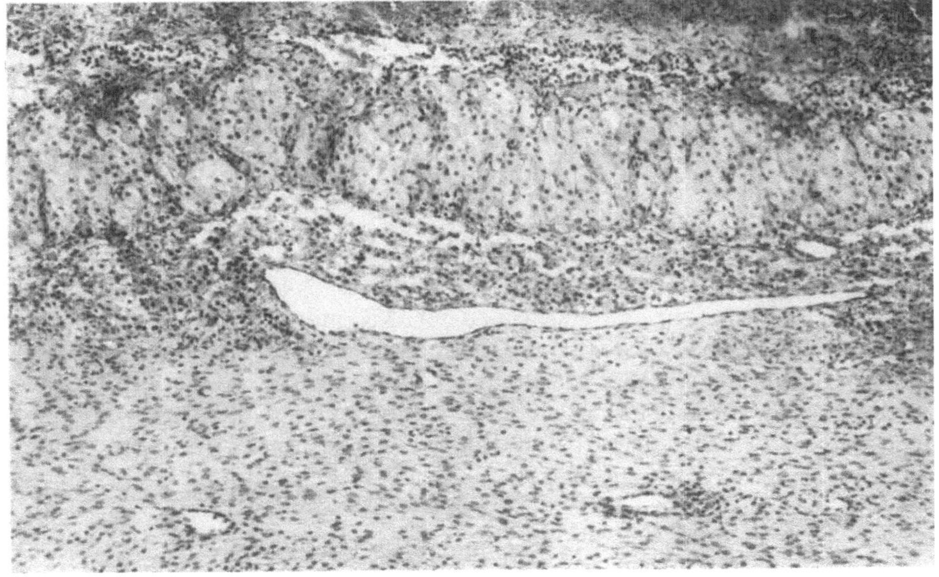

Abb. 24. Thekaluteinzyste bei Überstimulationssyndrom

oder in insulären Komplexen luteinisierte Zwischenzellen. Kommt es zur Konzeption, so ist bis etwa zur 10. Schwangerschaftswoche mit einer weiteren Größenzunahme der Zysten zu rechnen. Danach bilden sich die Thekaluteinzysten fast immer spontan zurück. Eine chirurgische Intervention ist in der Regel nur bei Torsion oder Ruptur erforderlich.

5.4 Luteinisierter nichtrupturierter Follikel (LUF-Syndrom)

Anovulation mit Luteinisierung des nichtrupturierten Follikels ist eine mit Infertilität einhergehende Störung, die klinisch und steroidchemisch nicht zu erfassen ist. Die Basaltemperatur zeigt infolge unzureichender Progesteronbildung einen verspäteten oder verzögerten Anstieg. Als Beweis für die ausbleibende Ruptur des dominanten Follikels dienen die Sonographie bzw. das Fehlen eines Follikelostiums bei einer laparoskopischen Untersuchung (Coulam et al. 1982). Die Mechanismen, die zur Luteinisierung des nichtrupturierten Graaf-Follikels führen, sind ungeklärt. Eine Reihe nichtsteroidaler Faktoren bzw. inhibitorischer Substanzen, die vom Granulosaepithel sezerniert werden sind offenbar von Bedeutung für die Follikelreifung und Luteinisierung der Follikelzellen (Stone et al. 1978; Channing et al. 1981, 1984; Dizerega et al. 1982, 1983a, b). Die Sekretion dieser Substanzen wird von der Oozyte kontrolliert. Mit dem Wegfall der inhibitorischen Faktoren post ovulationem luteinisieren die Granulosazellen spontan. Die Retention der Eizelle im nichtrupturierten Follikel könnte somit eine Verzögerung der LH-stimulierten Luteinisation des Granulosaepithels bewirken (Koninckx 1981).

5.5 Syndrom der Gonadotropinresistenten Ovarien

Kinch et al. (1965) haben das Syndrom der Gonadotropinresistenten Ovarien als eine „follikuläre" Form der Ovarialdysgenesie beschrieben. Es handelt sich um junge Frauen mit primärer oder sekundärer Amenorrhö und Gonadotropinwerten im hypergonadotropen Bereich bei weitgehend unauffälliger Struktur der Ovarien (Starup et al. 1971; Starup u. Sele 1973). Primordiale wie auch antrale und in Atresie begriffene Follikel sind in regulärer, dem Lebensalter entsprechender Anzahl vorhanden, die Theka ist häufig hyperplastisch (Hyperthekosis). Die funktionale Resistenz gegenüber endogenen und exogenen Gonadotropinen ist relativ oder absolut und kann zuweilen auch nur passager auftreten (Campenhout et al. 1972; Dewhurst et al. 1975; Koninckx u. Brosens 1977). Eine Stimulierung der Follikel ist weder mit Clomiphen noch mit hMG möglich. In der Mehrzahl der Fälle geht eine mehr oder weniger lange Periode ungestörter zyklischer Funktion – nach zeitgerecht einsetzender Menarche – voraus. Die sekundären Geschlechtsmerkmale sind normal entwickelt. Diese Beobachtungen sprechen gegen eine angeborene Unterwertigkeit der FSH-Rezeptoren oder einen primären Rezeptormangel.

5.6 Vorzeitige (prämature) Menopause

Die vorzeitige Menopause ist definiert als sekundäre hypergonadotrope Amenorrhö vor dem 35. Lebensjahr. Die bioptische Untersuchung der Ovarien zeigt eine vollständige Erschöpfung des follikulären Kompartimentes. Vereinzelte residuale Primordialeier wie auch sporadische Menstruationen schließen die Diagnose nicht aus (Starup u. Sele 1973, Shearman 1981, Russell et al. 1982). Die vorzeitige Keimzelldepletion kann theoretisch verschiedene Ursachen haben:

- Eine initial verminderte Zahl von Keimzellen,
- eine verstärkte postnatale Follikelatresie,
- die postnatale Zerstörung der Keimzellen durch verschiedene endogene und exogene Noxen.

Verschiedene Beobachtungen lassen vermuten, daß sowohl in der primären Ausstattung der Gonade mit Keimzellen wie auch im Ausmaß der Follikelatresie erhebliche – vermutlich genetisch bedingte – Unterschiede bestehen. Plausible exogene Ursachen für einen vorzeitigen Keimzellverlust sind chirurgische Reduktion von Ovargewebe, Behandlung mit ionisierenden Strahlen, Chemotherapeutika und zytotoxische Substanzen. Unspezifische granulomatöse Entzündungen, virale Infektionen (z. B. Mumpsoophoritis) können eine kausale Rolle spielen. Autoimmunkrankheiten mit pluriglandotroper oder follikulotroper Wirkung werden diskutiert. Ein vorzeitiges ovarielles Versagen ist bei verschiedenen Autoimmunkrankheiten gefunden worden, so z. B. im Zusammenhang mit Thyreoiditis Hashimoto, Morbus Basedow und Morbus Addison, Myasthenia gravis, rheumatoider Arthritis, juvenilem Diabetes und hämolytischer Anämie vom Autoimmuntypus u. a. (Coulam 1982). In einigen dieser Fälle konnten mit Hilfe der Immunfluoreszenztechnik Antikörper gegen verschiedene Zellkomponenten des follikulären oder interstitiellen Gewebes direkt nachgewiesen werden (Irvine et al. 1968, 1969; de Moraes-Ruehser et al. 1972).

5.7 Stein-Leventhal-Syndrom („polycystic ovarian: PCO“)

Das Stein-Leventhal-Syndrom ist ein Symptomenkomplex aus polyzystisch vergrößerten Ovarien (PCO) in Verbindung mit vielfältigen Zyklusanomalien, Zeichen der Androgenisierung und Adipositas. Die polyzystischen Ovarien (PCO) sind weder aus pathogenetischer noch aus therapeutischer Sicht ein einheitlich zu definierendes Krankheitsbild. Häufig mit Sterilität einhergehend, wird das Stein-Leventhal-Syndrom klinisch dem Formenkreis der hyperandrogenämischen Ovarialinsuffizienz zugeordnet.

Beide Ovarien sind beim Stein-Leventhal-Syndrom in gleichem Maße von der zystischen Umgestaltung betroffen. Die Vergrößerung kann das 5fache des Normalen betragen. Die Ovarkapsel ist perlweiß und durch zahlreiche zystische Follikel vorgewölbt. Im Anschnitt erkennt man dicht beieinanderliegende 2 bis 10 mm große Zystchen. Mikroskopisch findet sich eine derbfasrig verbreiterte Tunica albuginea. Die zystischen Follikel sind von einer schmalen Granulosa ausgekleidet, die Theka ist in den meisten Fällen luteinisiert. Das kortikale Stroma ist hyperplastisch und schließt luteinisierte Zwischenzellen ein. Hiluszellen sind reichlich vorhanden; vereinzelte Corpora albicantia geben Zeugnis vorausgegangener sporadischer Ovulationen mit Gelbkörperbildung. Die Hyperthekosis ist eine morphologische Variante der bei hyperandrogenämischen Ovarfunktionsstörungen beobachteten Ovarveränderungen (Endzustand eines polyzystischen Ovarsyndroms: Judd et al. 1973).

Der beim Stein-Leventhal-Syndrom mehr oder weniger stark ausgeprägte Hirsutismus, z.T. mit Virilisierungszeichen reflektiert die hyperandrogenämische Situation, die alle Androgenmetabolite (Testosteron, Androstendiol, Dihydroepiandrosteronsulfat und Androstendion) umfaßt (Mahesh u. Greenblatt 1964; Dignam et al. 1964; Ito u. Horton 1971; de Vane et al. 1975). Während beim klassischen PCO-Syndrom das Ovar hauptsächlich Androstendion bildet, produziert das hyperthekotische Ovar vorzugsweise Testosteron. Nach der Hypothese von Yen et al. (1976) sowie de Vane et al. (1975) wird der Androgenüberschuß im peripheren Fettgewebe der häufig adipösen Patientinnen zu Östron und Östradiol aromatisiert. Der statisch erhöhte Östrogenspiegel bremst über den Feedbackmechanismus die FSH-Sekretion und bewirkt eine gesteigerte LH-Stimulierbarkeit durch Gonadotropin-Releasing-Hormon. Offensichtlich sind die Ovarien selbst die Quelle der erhöhten Androgenbildung. Nach Goldzieher u. Axelrod (1963) verursachen enzymatische Engpässe (Aromatase, 17-Hydroxylase und 3β-Hydroxysteroid-Dehydrogenase) einen Aufstau androgener Zwischenprodukte der Steroidbiosynthese im Ovar. In vitro-Untersuchungen von Rebar (1983) lassen vermuten, daß der Aromatasemangel eher auf eine unzureichende FSH-Stimulation als auf einen inhärenten (genetischen) Defekt des Follikelepithels beruht. FSH-Zusatz zum Inkubationsmedium von PCO-Granulosazellen bewirkt über eine Steigerung der Aromataseaktivität einen dramatischen Anstieg der Östrogenbildung. Irreversible Enzymdefekte würden auch nicht die guten Resultate der Ovulationsinduktion durch Gonadotropine und Clomiphen beim Stein-Leventhal-Syndrom erklären können. Nach gegenwärtiger Kenntnis ist somit die hypothalamisch-hypophysäre Axe beim Stein-Leventhal-Syndrom funktionell intakt, und die Störung als Resultat eines inadäquaten Östrogenfeedback anzusehen. Als Quelle der unphysiologischen Androgenproduktion kommt eine primäre Hyperplasie der Androgen-sezernierenden Zellen (Thekazellen, Hiluszellen) in Betracht. Dies würde die Tatsache erklären, daß die früher angewandte Reduktion von funktionsaktivem Ovarparenchym durch Keilresektion in manchen Fällen eine wirksame Therapie darstellt (Cohen 1979; Adashi et al. 1981; Hjörstrup et al. 1983).

5.8 Retentionszysten (funktionelle Zysten)

Retentionszysten entstehen durch Ansammlung von Flüssigkeit in präformierten Räumen. Ihre Vergrößerung erfolgt im Gegensatz zu den aktiv wachsenden echten Zystomen durch den Expansionsdruck des retinierten Sekretes. Nach der Art der epithelialen Auskleidung werden im Ovar folgende funktionelle Zysten unterschieden:

- Follikelzysten,
- Corpus luteum-Zysten,
- Thekaluteinzysten,
- Endometriosezysten (Teer- oder Schokoladenzysten),
- Inklusionszysten des Oberflächenepithels.

Retentionszysten treten fast ausschließlich im geschlechtsreifen Alter der Frau auf (funktionelle Zysten). Sie sind Folgen einer gestörten Regulation gonadotroper Hormone oder durch lokale pathomorphologische Prozesse verursacht. Gewebsdystopien, Zirkulationsstörungen oder narbige Sklerosierung nach abgelaufener Entzündung oder chirurgischen Eingriffen begünstigen ihre Entstehung. Pubertät und Klimakterium prädisponieren als physiologische Umstellungsperioden mit labiler Zyklusfunktion zur Entwicklung von in der Regel unilokulären ovariellen Retentionszysten, die mit Ausnahme der Endometriosezysten selten größer als 5 cm werden. Mit wachsendem Expansionsdruck verfällt die ursprüngliche Epithelauskleidung der Druckatrophie, so daß in manchen Fällen eine zuverlässige histogenetische Zuordnung der Zysten nicht mehr möglich ist (einfache, nicht näher spezifizierte Ovarialzysten).

5.8.1 Follikelzysten

Follikelreifung und Ovulation unterliegen einer Steuerung durch die übergeordneten hypothalamisch-hypophysären Zentren im Zusammenspiel mit intraovariellen, vom Gesamtpool der Eizellen ausgehenden Regulationsmechanismen. Störungen der Regulation können zur Persistenz und zystischen Vergrößerung der Follikel führen. Zwischen dem normalen Graaf-Follikel, dem zystischen (persistierenden) Follikel und der Follikelzyste gibt es fließende Übergänge. Eine Unterscheidung allein aufgrund morphometrischer Befunde ist nicht möglich. Nach sonographischen Untersuchungen an gesunden Frauen liegt die Größe des sprungbereiten Follikels im physiologischen Zyklus zwischen 20 und 24 mm, bei therapeutischer Stimulation durch Gonadotropine auch darüber. Im zystischen (persistierenden) Follikel wird der physiologische Maximaldurchmesser überschritten. Cumulus oophorus und Eizelle sind aber meist noch erhalten. In Follikelzysten ist dagegen die Eizelle degeneriert, das Granulosaepithel durch den erhöhten Binnendruck der Follikelflüssigkeit auf wenige Zellen oder eine einfache Schicht abgeplatteter Granulosazellen reduziert (Abb. 25). Peripher schließt sich eine mehr oder weniger breite Thekaschicht an. Auch atretische Follikel können

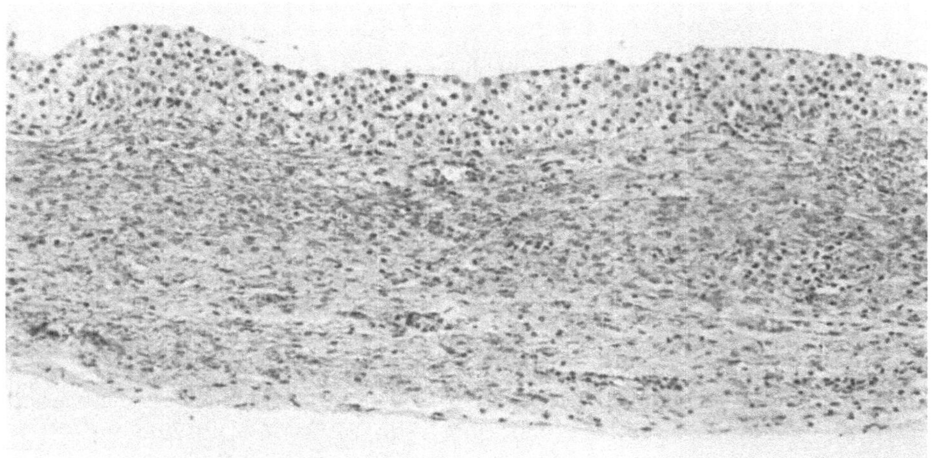

Abb. 25. Follikelzyste

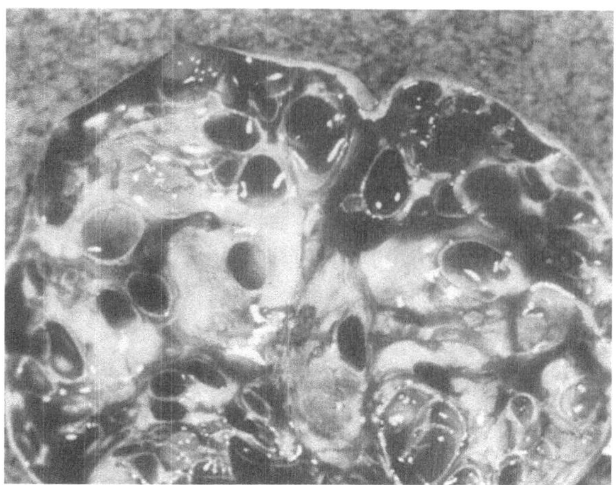

Abb. 26. Polyzystische Ovarvergrößerung und kontralaterale Follikelzyste (nicht abgebildet) bei einem 6 Jahre alten Mädchen mit Pubertas praecox

sich durch abnorm starke Flüssigkeitsansammlung zystisch vergrößern. Follikelzysten werden nur selten größer als 3–6 cm. Sie sind innen und außen glattwandig und mit klarer hellgelber Flüssigkeit angefüllt. In der Regel bilden sie sich im Verlaufe von wenigen Monaten spontan zurück. Solitäre Follikelzysten sind in seltenen Fällen bei Feten und Neugeborenen sowie im Kindes- und Postmenopausealter beobachtet worden. Im präpuberalen Kindesalter können sie durch exzessive Östrogensekretion Ursache einer Pseudopubertas praecox sein (Steiner u. Hadaw 1964; Stegner 1989) (Abb. 26). Die in einigen Fällen beobachtete Rückbildung der vorzeitigen Reifemerkmale nach Exstirpation der Zysten läßt auf ihre autonome, gonadotropinunabhängige Entstehung schließen. Im McCune-Albright-Syndrom sind Follikelzysten und Pubertas praecox mit Pigmentstörungen und polyostotischer fibröser Dysplasie vergesellschaftet.

5.8.2 Corpus luteum-Zysten

Zystische Corpora lutea sind eine Variante des Normalen und beim Schwangerschaftsgelbkörper häufiger als beim Corpus luteum menstruationis. Der zeitliche Ablauf der Luteinisierung ist auch im zystischen Gelbkörper in der Regel unbeeinflußt. Persistierende zystische Corpora lutea sind geläufige Störungen im Reproduktionszyklus verschiedener Tierarten (z. B. Rind, Hund). Im ovariellen Zyklus der Frau sind es seltene Ereignisse, die temporäre Amenorrhö und verzögerte Abstoßung des Endometriums bewirken können. Größere Gelbkörperzysten sind durch Degeneration des luteinisierten Epithels in den meisten Fällen hormonell inaktiv. Die Wandauskleidung der Gelbkörperzysten besteht aus wenigen Lagen luteinisierter Theka-Granulosalutein-Zellen mit mehr oder weniger breiter bindegewebiger Abdeckung (Abb. 27, 28). Corpus luteum-Zysten überschreiten nur selten eine Größe von 5 cm. Torsion oder Ruptur kann akute Abdominalsymptome auslösen und das klinische Bild einer Extrauteringravidität vortäuschen.

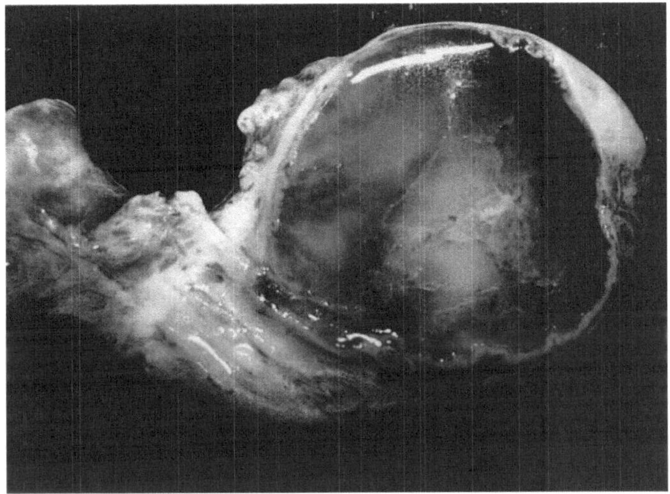

Abb. 27. Corpus luteum-Zyste

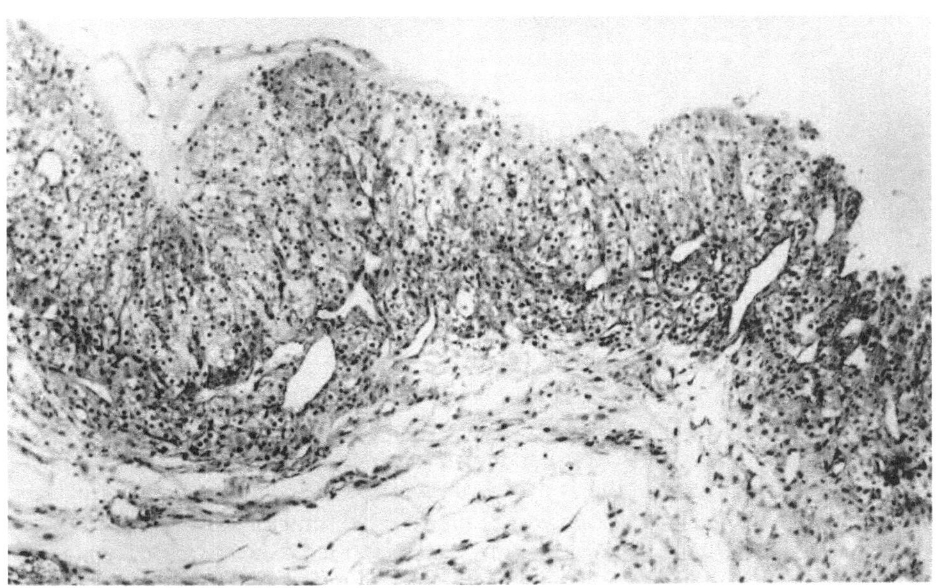

Abb. 28. Ausschnitt aus der Wand einer Corpus luteum-Zyste

5.8.3 Theka- und Thekalutein-Zysten

Die Wand der Thekazysten besteht aus einer bindegewebig abgedeckten Theca interna.

In den Thekalutein-Zysten findet sich eine hyperplastische Theka bei weitgehend reduzierter oder vollständig rückgebildeter Granulosaschicht (Abb. 29). Ursache für die Entstehung der in den meisten Fällen bilateral und multipel entwickelten Thekalutein-Zysten ist ein temporäres Überangebot an Choriongo-

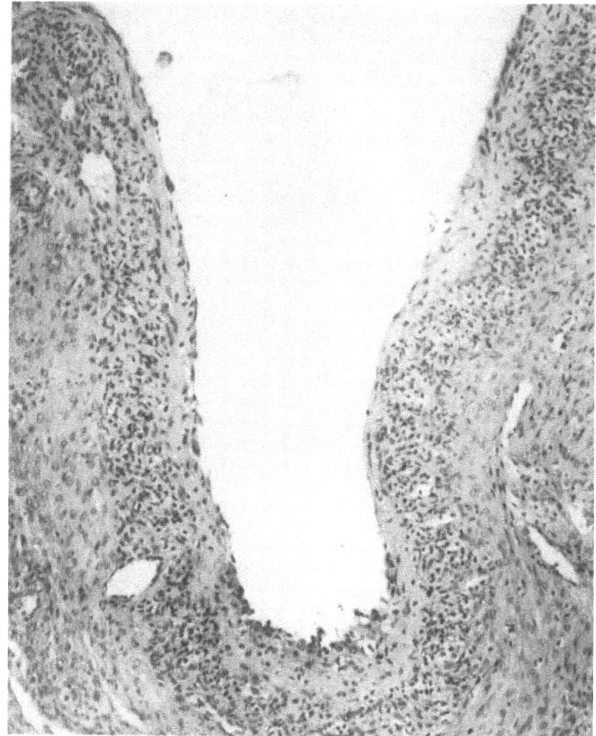

Abb. 29. Thekazyste

nadotropin. Sie sind daher häufige Begleiterscheinung bei Trophoblasttumoren (hydatiforme Mole, Chorionepitheliom) oder bei Mehrlingsschwangerschaften. Inadäquate Dosierung bei therapeutischer Ovulationsauslösung durch Gonadotropine oder andere follikulotrope Substanzen (z. B. Clomiphen) können eine Hyperreactio luteinalis mit extremer multizystischer Vergrößerung der Ovarien auslösen (s. Abschnitt 5.3 Überstimulationssyndrom). Solitäre unilokuläre Thekaluteinzysten bis zu einer Größe von 25 cm sind bei schwangeren und puerperalen Frauen beobachtet worden (CLEMENT u. SCULLY 1979). Sie sind von einer schmalen Schicht luteinisierter Zellen ausgekleidet, die fokal degenerative Atypien aufweisen können.

5.8.4 Inklusionszysten

Die Mehrzahl dieser von allem im Peri- und Postmenopausalalter zu beobachtenden Zystchen der äußeren kortikalen Zone des Ovars liegt in mikroskopischer Größenordnung. Histologisch sind sie von einem flachen endothelartigen oder (metaplastischem) zylindrischen Epithel vom tubaren oder endometrialen Typ ausgekleidet. Das Epithel kann papilläre Exkreszenzen aufweisen (Abb. 30).

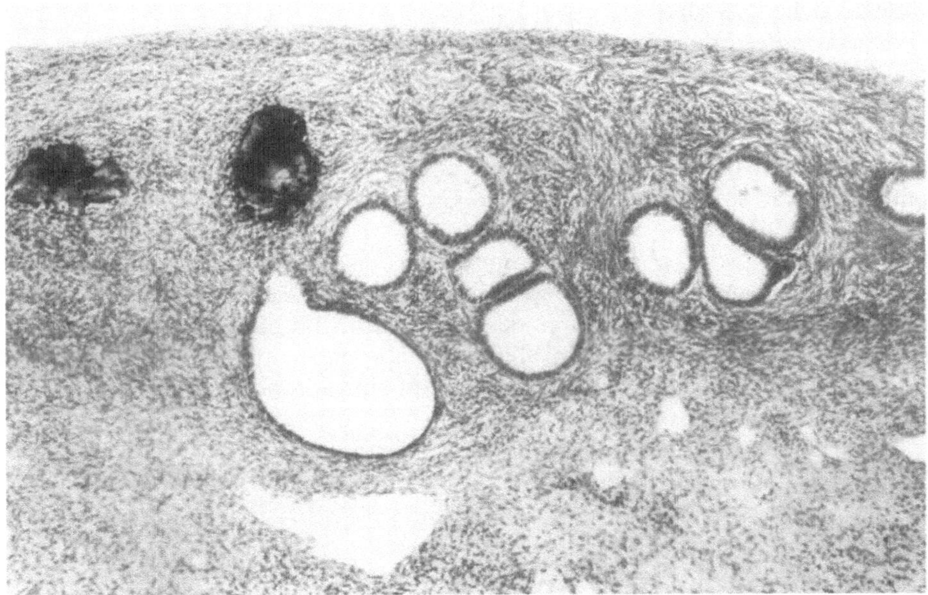

Abb. 30. Kortikale Inklusionszystchen in Assoziation mit psammomatösen Kalziumpräzipitaten im Postmenopauseovar

Intra- und parazystische Kalziumablagerungen sind häufig. Die Typenvarianten reflektieren die verschiedenen Differenzierungspotenzen des Müller- (paramesonephrogenen) Ursprungsepithels. Die Zystchen entstehen offenbar überwiegend durch Invaginationen oder Inklusionen des ovariellen Deckepithels im Gefolge repetierter Ovulationen. Der Nachweis von Inklusionszysten in fetalen und kindlichen Ovarien läßt aber darauf schließen, daß es sich zumindest in einem Teil der Fälle um angeborene Epitheldystopien handelt. Nach BLAUSTEIN et al. (1982) sind endosalpingeale und endometriale Metaplasie, die in Inklusionszysten des Prämenarchalalters nicht vorkommt, Ausdruck der Hormonabhängigkeit des Zystenepithels. Das Epithel kann in graviditate Arias Stella-ähnliche Reaktion aufweisen. Ultramikroskopisch sprechen der Gehalt an Lipiden, Lysosomen und Sekretvesikeln für eine aktive Stoffwechselleistung. Die apikalen Zelloberflächen sind durch zahlreiche Mikrovilli gegliedert und können Zilien tragen. Ovarielle Inklusionszysten sind nicht selten Teilkomponente einer multizentrischen Dystopie von Müller-Epitheleinschlüssen (Peritoneum, Omentum majus, Lymphknoten) (s. Kap. 11: Ektopien und Dystopien des Müller-Epithels).

5.8.5 Zysten und Tumoren des Rete ovarii

Das Rete ovarii besteht aus irregulären anastomosierenden Tubuli, die von einem flachen, kubischen seltener auch zylindrischen und gelegentlich zilientragenden Epithel ausgekleidet sind. Es handelt sich um im Hilusbereich gelegene, dem Rete testis homologe mesonephrische Residuen (WARTENBERG 1982; WENZEL u. ODEND'HAL 1985). Eine zölomatische (paramesonephrische) Herkunft der

Retekanälchen ist diskutiert worden (LANGMAN 1975). RUTGERS u. SCULLY (1988a) konnten immunhistochemisch den für Müller- und mesotheliale Strukturen charakteristischen Marker OC-125 in den Retezellen nachweisen.

Mikrozystische Ektasien der Retekanälchen sind nicht selten (Abb. 31). SOMMERS (1953) findet bei autoptischen Untersuchungen Retezystchen vorwiegend der mikroskopischen Größenordnung in 3,4% der Fälle. Im postmenopausalen Ovar sind sie häufiger als im Ovar jüngerer Frauen (SOMMERS 1953; SAURAMO 1954).

RUTGERS u. SCULLY (1988a) konnten bei retrospektiver Aufarbeitung von 126 Ovarialzysten 7 als Zysten bzw. Zystadenome des Rete ovarii identifizieren. Die meisten zystischen Strukturen des Rete ovarii sind offenbar nichtneoplastische Retentionszysten. In einem Teil der Fälle geben papilläre Auffaltungen und Mehrreihigkeit des Epithels Hinweise auf eine autonome Proliferation (Zystom, Zystadenom).

Über benigne meist zufällig entdeckte Adenome und Adenokarzinome des Rete ovarii gibt es einzelne Berichte (WALLART u. SCHEIDEGGER 1938; GARDNER et al. 1957; MOTLIK 1970; JANOVSKI u. PARAMANANDHAN 1973; RUTGERS u. SCULLY 1988a).

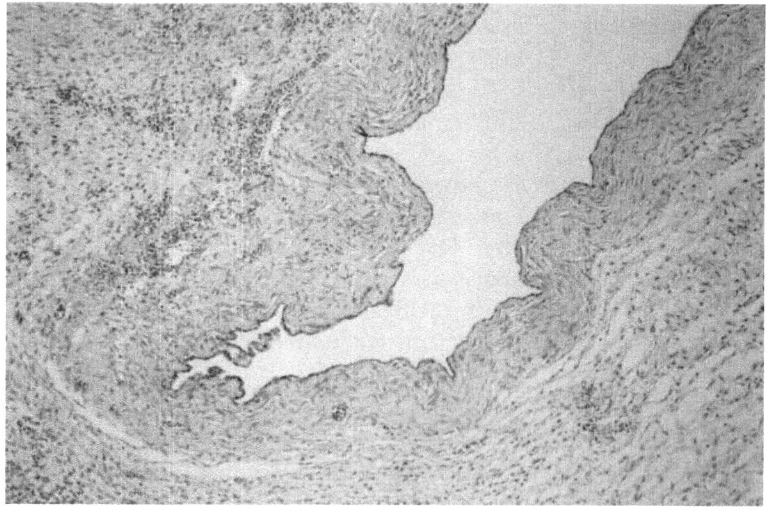

Abb. 31. Mikrozystische Ektasie der Retekanälchen

6 Intersexualität

6.1 Ovotestis (Hermaphroditismus verus)

Echte Hermaphroditen haben sowohl ovarielles als auch testikuläres Gewebe. Beide Komponenten können getrennt oder in einem Ovotestis vereint vorliegen. Nach der Seitenverteilung der Gonaden werden laterale, unilaterale und bilaterale Hermaphroditen unterschieden. Topographisch finden sich die Gonaden überwiegend im Skrotum oder aber unvollständig deszendiert in verschiedener Höhe der testikulären Wanderlinie. Das histologische Bild der Gonaden zeigt alle Reifegrade vom infantilen bzw. hypoplastischen Organ bis hin zum vollentwickelten und zyklisch funktionierenden Ovar bzw. reifen Hoden mit kompletter Spermatogenese. Im Ovotestis liegen männliche und weibliche Keimdrüsenstrukturen in enger topographischer Beziehung mit Dominanz der einen oder der anderen Komponente, die meist durch eine mehr oder weniger breite bindegewebige Membran voneinander getrennt sind; aber auch wechselseitige Durchdringung und mosaikartige Ordnung beider Teile sind möglich. Van Niekerk u. Retief (1982) finden einen Ovotestis in 44,3% der Fälle von echtem Hermaphroditismus.

Die Entwicklung des Urogenitalsystems hängt beim Hermaphroditen vom Reifegrad der Gonaden ab. Fast immer findet sich ein Uterus, eine Vagina oder ein Sinus urogenitalis und meist eine Prostata (Overzier 1961). In der definitiven Ausbildung des Urogenitalsystems lassen sich verschiedene Intersexformen zwischen der „rein weiblichen" bis zur „rein männlichen" Grundform unterscheiden. Wie die XY-Dysgenesie zeigt auch der Ovotestis eine Prädisposition zur malignen Entartung (Dysgerminom, malignes Teratom, embryonales Karzinom).

Bei 80% der Hermaphroditen findet sich ein weiblicher Karyotyp 46, XX; ein kleinerer Teil weist chromosomale Mosaike auf. Nur in einzelnen Fällen ist der Karyotyp 46, XY gefunden worden. Die Patientinnen sind H-Y positiv. Bei 46, XX Hermaphroditen besteht in der Regel ein Ovotestis mit kontralateralem Ovar. Beim Karyotyp 46, XY ist ein Testis in mehr als der Hälfte der Fälle nachweisbar (van Niekerk u. Retief 1982).

Die Entwicklung von testikulärem Gewebe in Abwesenheit eines Y-Chromosoms widerspricht der etablierten Theorie von der Notwendigkeit eines genetisch aktiven Y-Chromosoms für die Differenzierung der Gonade in männlicher Richtung. Eine schlüssige Erklärung für die exzeptionelle Entwicklung von Hodengewebe in 46, XX Hermaphroditen steht bislang aus. Translokation von testikulären Differenzierungsgenen auf die X-Chromosomen oder unentdeckt gebliebene Y-chromosomenhaltige Zellinien sind zur Deutung dieses Phänomens herangezogen worden.

Maligne Gonadentumoren finden sich in 2,6 % der Fälle (Rutgers u. Scully 1987). Vorwiegend sind es Dysgerminome (Nichter 1984) aber auch Gonadoblastome (Quigley et al. 1981) und kombinierte Keimzelltumoren (Radakrishnan et al. 1978).

6.2 Gonadendysgenesie

Bei der Gonadendysgenesie finden sich anstelle der Ovarien derbe bindegewebige Stränge sog. „Streaks" (Abb. 32). Die mikroskopische Untersuchung dieser Stränge zeigt, daß keine komplette Aplasie (Agenesie) der Keimdrüsen, sondern eine Fehlentwicklung (Dysgenesie) vorliegt. Das fibromuskuläre Matrixgewebe gleicht dem ovariellen Stroma. Es erstreckt sich bandartig unter einem flachen oder kubischen Oberflächenepithel. Keimzellen fehlen in der Regel vollständig; Persistenz einzelner ist möglich. Der keimzellfreien Kortikalzone schließt sich nach der Tiefe zu eine lockere Hiluszone mit kavernösen Gefäßkonvoluten und gelegentlich Inseln von Hilus-(Leydig-)Zellen an (Abb. 33). Häufig sind Rudi-

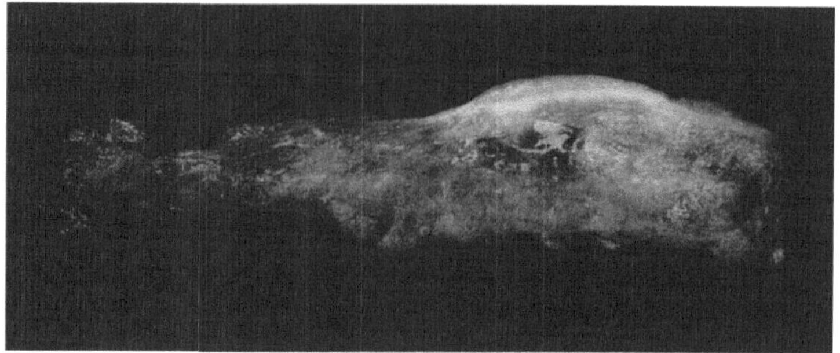

Abb. 32. Gonadendysgenesie. „Streak gonad“ mit infantiler Tube

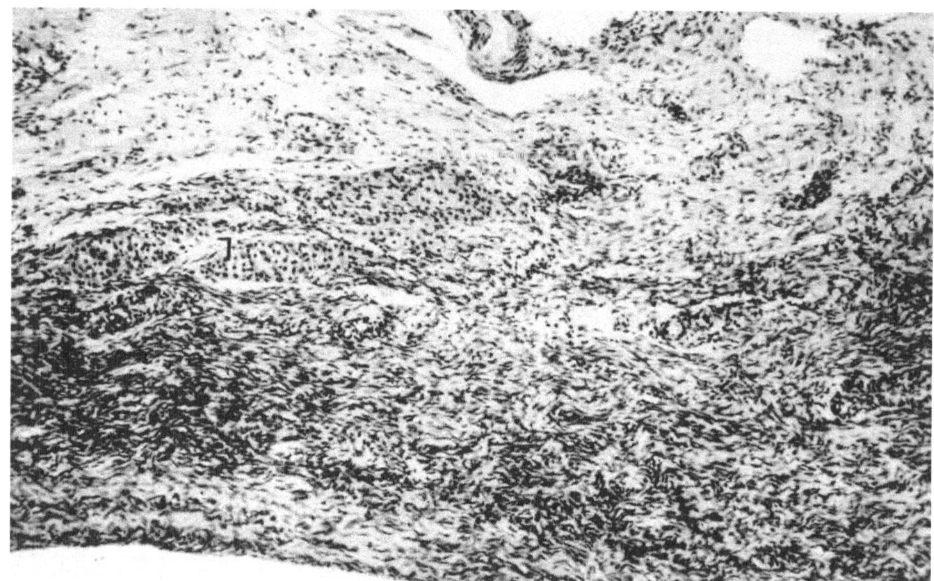

Abb. 33. Gonadendysgenesie. Keimzellfreies fibromuskuläres Ovargewebe mit Hilus-(Leydig-)Zellnestern (*L*)

mente der Urniernanlage und ihres Gangsystems nachweisbar. Die Ursache der Ovarialdysgenesie ist offenbar kein primärer Keimzellmangel, sondern eine vorzeitige Depletion der Gonade durch rapide prä- und postnatale Keimzelldegeneration infolge gestörter Follikulogenese (SINGH u. CARR 1966, 1967). Die geordnete Eingliederung in das Follikelepithel ist die conditio sine qua non für das Überleben der Eizelle und ihre Überführung in die meiotische Prophase. Bei kompletter Dysgenesie gehen alle Keimzellen zugrunde, bei inkompletter Dysgenesie können einzelne Follikel restieren und eine temporäre zyklische Funktion aufrecht erhalten. Über Graviditäten bei Ovarialdysgenesie gibt es kasuistische Berichte (KING et al. 1979).

Gonadendysgenesie findet sich nahezu ausschließlich bei genetisch abnormen Individuen. Sie ist überwiegend assoziiert mit einer Anomalie des 2. Geschlechtschromosoms. In der Hälfte der Fälle fehlt das 2. Geschlechtschromosom (X-chromosomale Monosomie). In einem Teil der Fälle ist eine strukturelle Aberration des 2. Geschlechtschromosoms die Ursache. In ca. einem Drittel der Fälle tritt die geschlechtschromosomale Anomalie als Komponente eines Mosaiks auf. Phänotypisch sind es weibliche, minderwüchsige oder hochgewachsene Individuen mit Hypoplasie des Uterus und der Mammae und infantilem äußeren Genitale. Die Symptomenkombination wird als Streaksyndrom bezeichnet.

Anatomisch werden 3 Formen der Gonadendysgenesie unterschieden:

1. Reine Gonadendysgenesie (bilaterale Streaks, Karyotyp 46, XX; weiblicher Phänotyp oder 46, XY; weiblicher Phänotyp mit Virilisierung).
2. Gemischte Gonadendysgenesie (unilateraler Streak, kontralateraler Testis, Karyotyp 46, XY oder 45, X/46, XY Mosaik; weiblicher Phänotyp mit Virilisierung).
3. Gonadendysgenesie in Kombination mit Minderwuchs und somatischen Anomalien (bilaterale Streaks, Karyotyp überwiegend 45, X oder 45, X/46, XY Mosaike.

Phänotypisch besteht beim Streaksyndrom keine regelhafte Beziehung zur chromosomalen Konstellation. Wohl aber bestehen gewisse Beziehungen zwischen mikroskopischer Struktur der Streakgonade und endokrinem Status. Entscheidend für eine funktionelle Aktivität der dysgenetischen Gonade ist das Vorhandensein von steroidaktiven, d.h. zur Biosynthese von Steroidhormonen befähigten Zellen. Zur Östrogenbildung sind ausdifferenzierte Theka- und Granulosazellen erforderlich. Progesteron wird in den luteinisierten Granulosazellen des Gelbkörpers produziert. Hilus-(Leydig-)Zellen sind unter normalen und pathologischen Zuständen als Orte der Testosteronbiosynthese identifiziert worden. Ultramikroskopisch besitzen alle zur Steroidbildung befähigten Zellen ein gleichartiges spezifisches Organellensortiment. Der direkte zelltopochemische Nachweis von Steroidhormonen ist immunhistochemisch möglich (Kurman et al. 1978, 1979a, 1981). Immunhistochemische Untersuchungen haben aber auch deutlich gemacht, daß für die Biosynthese der einzelnen Steroidhormone keine Zellspezifität besteht.

Streakgonaden zeigen nur ausnahmsweise bei inkompletter Dysgenesie ein vollständiges Kompartiment steroidaktiver Zellen. In den meisten Fällen enthalten sie lediglich Hilus-(Leydig-)Zellkomplexe als potentielle Orte einer Androgenbiosynthese (Abb. 34). Virilisierung findet sich daher auch bei der reinen Gonadendysgenesie in fast 50% der Fälle. Die gemischte Gonadendysgenesie mit unilateralem Streak und kontralateralem Testis ist praktisch immer von Virilisierung begleitet. Die Funktion des unilateralen Hodens bei gemischter Gonadendysgenesie reicht aber weder aus zur kompletten Inhibition der Müller-Derivate noch zur vollen männlichen Differenzierung der mesonephrischen Strukturen und des äußeren Genitale.

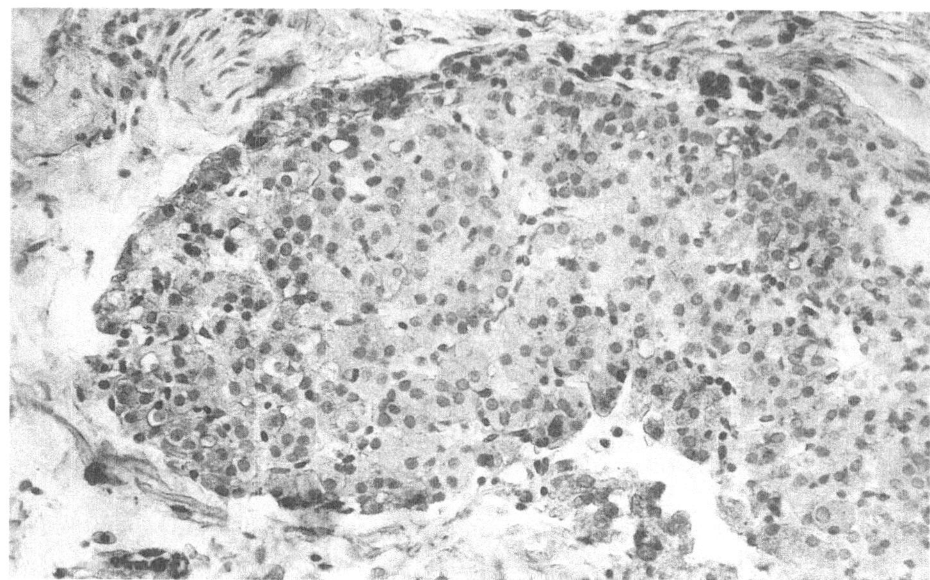

Abb. 34. Immunhistochemischer Testosteronnachweis in einem Leydig-Zellkomplex bei XY-Dysgenesie

6.2.1 Reine Gonadendysgenesie

Karyotyp 46, XX

Patientinnen mit reiner Gonadendysgenesie vom Karyotyp 46, XX sind phänotypisch weiblich und von durchschnittlicher Größe. Die sekundären Geschlechtsmerkmale sind nicht ausgebildet. Anstelle der Gonaden finden sich bindegewebige Stränge. Uterus und Tuben sind in der Regel vorhanden aber hypoplastisch. Insgesamt entspricht die Struktur des inneren Genitale dem beim Ullrich-Turner-Syndrom, es fehlen aber somatische Stigmata.

Bis zum Pubertätsalter verläuft die Entwicklung im allgemeinen unauffällig. Primäre Amenorrhö und die mangelnde Ausbildung der sekundären Geschlechtsmerkmale geben den Anlaß zur ärztlichen Konsultation.

Karyotyp 46, XY

Die reine Gonadendysgenesie vom 46, XY Karyotyp unterscheidet sich von der 46, XX Dysgenesie durch mehr oder weniger stark ausgebildete Zeichen der Virilisierung bei im allgemeinen hochwüchsigen, phänotypisch weiblichen Individuen. Uterus und Tuben sind vorhanden, epidydimale Strukturen können im Bereich der Streakgonaden nachweisbar sein. Die Streaks sind frei von Keimzellen und enthalten isoliert oder in Gruppen typische Hilus-(Leydig-)Zellen sowie in wechselnder Menge epitheliale tubuläre oder follikuläre Komponenten. Die follikulären Strukturen ähneln dem Granulosaepithel, die tubulären unreifen Sertoli-Zellen. Beide Komponenten zeigen regressive Veränderungen in Form hyaliner Degeneration oder Ablagerung gröberer Kalziumpräzipitate.

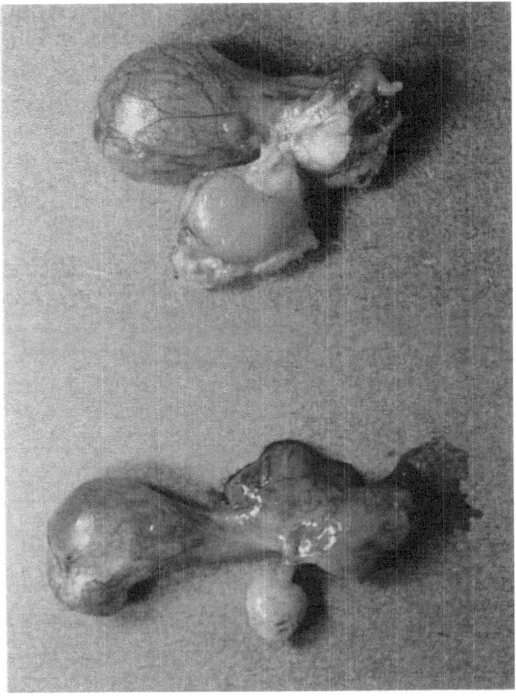

Abb. 35. XY-Gonadendysgenesie. Bilaterale „Streak gonads“ mit Gonadoblastom (oben) und gestieltem Fibrom (unten). Beidseits begleitende Mesosalpinxzystchen

Die Ursache der aberranten testikulären Differenzierung bei der männlich determinierten 46, XY Dysgenesie ist noch unvollständig geklärt. Die normale Hodenentwicklung setzt das Vorhandensein eines funktionsfähigen Y-Chromosoms und eines vermittelnden Faktors, dem Histokompatibilitätsantigen Y (H-Y-Antigen) voraus, einem Protein, das sich an spezifische Rezeptoren der somatischen Gonadenzellen bindet. In der Gruppe der 46, XY Dysgenesien sind aber sowohl H-Y positive als auch H-Y negative Fälle zu finden. Nach WOLF (1980) liegt daher der abnormen testikulären Differenzierung bei den H-Y positiven Individuen vermutlich ein Defekt des gonadalen Rezeptors für das H-Y Antigen zugrunde. Auch ein funktionell inertes H-Y Antigen ist zur Erklärung dieser Fälle herangezogen worden (PICKARTZ et al. 1980; MOLTZ et al. 1981). Bei der XY Gonadendysgenesie besteht ein hohes Risiko der malignen Entartung der aberranten Gonade. Der häufigste Tumortyp ist das von SCULLY (1953) beschriebene Gonadoblastom, eine Geschwulst, die aus neoplastischen Keimzellen und undifferenzierten Keimstrangzellen vom Sertoli-Zelltyp besteht (SCULLY 1953, 1970; TALERMAN 1974, 1980). Makroskopisch handelt es sich um kleine runde, gut konturierte Geschwülste, meistens nicht größer als kirschgroß, selten größer als 5 cm und oft auch nur mikroskopisch in den Streaks zu entdecken (Abb. 35).

Die Prognose des Gonadoblastoms ist günstig. Metastasierte Fälle sind nicht bekannt geworden. SCULLY (1953, 1979) betrachtet das Gonadoblastom als Variante eines In-situ-Karzinoms. Prognostisch ernster sind Fälle mit dispergierendem Wachstum der Tumorzellen zu bewerten. Sie zeigen direkte Übergänge in maligne Keimzelltumoren („malignant overgrowth"). Begleitende Dysgerminome finden sich in ca. 50% der Fälle. Die Progression des primären Gonadoblastoms zum Dysgerminom, bzw. die Kombination mit anderen zum Teil hochmalignen Keimzelltumoren (z. B. embryonales Karzinom, embryonales Teratom, Chorionepitheliom) bestimmt letztlich die Prognose bei der Entartung der Streakgonaden (Teter 1970; Schellhas 1974; Talerman 1974; Luzzatto et al. 1979; Bonakdar u. Peisner 1980; Stegner 1982a).

Unabhängig von der Entartungstendenz ist die beidseitige Adnektomie bei der XY Dysgenesie zur Beseitigung der pathologischen Androgenquelle indiziert. Präpuberale Adnektomie beugt der Virilisierung vor, postpuberale kann das Ausmaß der Virilisierung reduzieren und verbessert die Voraussetzungen zur Bahnung und Stabilisierung der – in der Regel weiblichen – sexuellen Identifikation.

6.2.2 Gemischte Gonadendysgenesie

Bei der gemischten Gonadendysgenesie findet sich eine asymmetrische Gonadenentwicklung mit unilateralem Hoden und kontralateralem Streak. Der Karyotyp ist 46, XY oder ein 45, X/46, XY Mosaik. Der Phänotyp ist weiblich mit unterschiedlichen Graden der Virilisierung. Somatische Fehlbildungen sind nicht vorhanden. Die Diagnose einer gemischten Gonadendysgenesie ist aus dem Karyotyp allein nicht möglich. Sie setzt immer die histologische Untersuchung der Gonaden voraus.

6.2.3 Gonadendysgenesie in Kombination mit Minderwuchs und somatischen Anomalien (Ullrich-Turner-Syndrom)

Bei dem von Ullrich (1930) und Turner (1938) beschriebenen Syndrom ist die Gonadendysgenesie von Minderwuchs und verschiedenen anderen somatischen Anomalien begleitet. Häufigkeit und Kombination der somatischen Fehlbildungen sind außerordentlich variabel. Abbildung 36 gibt einen Überblick der im Formenkreis des Turner-Syndroms auftretenden Anomalien. Hervorstechende Merkmale sind bei den kleinwüchsigen, infantil weiblichen Personen ein kurzer und plumper Hals mit Ausbildung eines Pterygium colli und tiefem Nackenhaaransatz. Der Thorax ist breit und schildförmig. Die Mamillen stehen weit auseinander. Multiple Pigmentnaevi finden sich in mehr als 60% der Fälle. Cubitus valgus ist in ca. 40%, Hypoplasie der Nägel in ca. 80% vorhanden. Kongenitales Lymphödem der Hände und Füße kann beim Neugeborenen ein erster Hinweis auf die genetische Störung sein.

Die Ursachen der X-chromosomalen Monosomie beim Ullrich-Turner-Syndrom sind noch unvollständig geklärt. Die zur Monosomie X führende Störung kann während der Oogenese oder Spermatogenese oder auch post fertilisationem auftreten. Genetische Untersuchungen lassen vermuten, daß der Verlust des männlichen X-Chromosoms häufiger als der des weiblichen ist. Wahrscheinlicher als ein Verlust des Geschlechtschromosoms in der Meiose durch „non-disjunction" ist allerdings eine nach der Fertilisation auftretende Störung der

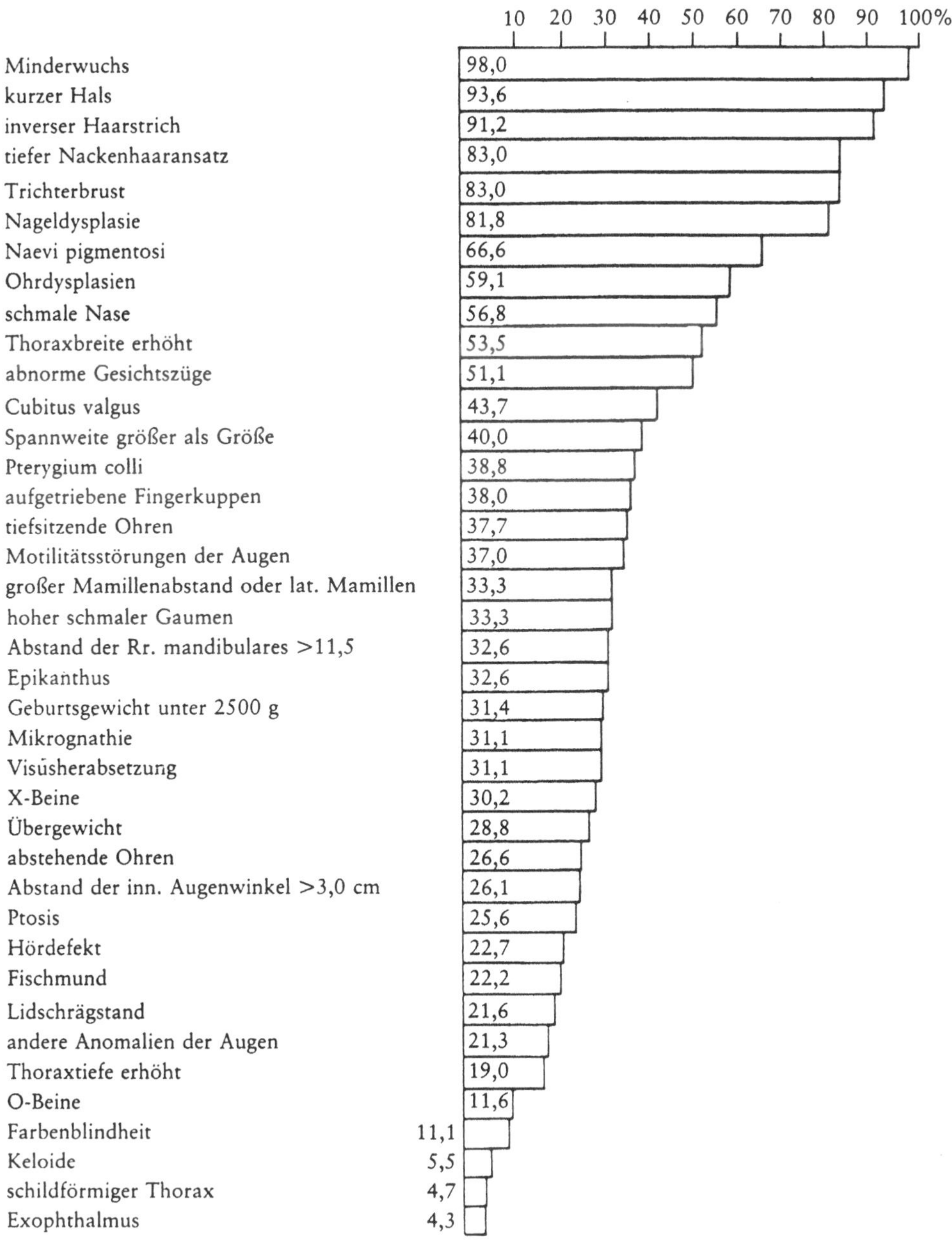

Abb. 36. Symptome beim Ullrich-Turner-Syndrom (relative Häufigkeit in %)

Zygotenbildung aus der zwei oder mehr Zellinien verschiedener Konstellation hervorgehen können. So sind bei Frauen mit Ullrich-Turner-Syndrom 45, X/46, XY; 45, X/47, XXX; 45, X/44, XX/47, XXX sowie 45, X/46, XY und 45/47, XYY Mosaike beobachtet worden.

6.3 Testikuläre Feminisierung

Bei der testikulären Feminisierung handelt es sich um genetisch männliche, phänotypisch und psychosexuell weibliche Individuen. Der Karyotyp ist 46, XY. Die Hoden liegen meist im Inguinalkanal, in einem Teil der Fälle verbleiben sie im Abdomen oder sie sind in die Labia majora deszendiert.

Histologisch weisen sie funktionsuntüchtige infantile Tubuli auf mit meist fehlender Spermatogenese. Leydig-Zellen sind dagegen reichlich vorhanden, so daß die Testosteronproduktion im Erwachsenenalter der des normalen Mannes entspricht.

Durch einen X-chromosomal vererbten Defekt der Androgenrezeptoren können sich die Androgene (Testosteron, Dihydrotestosteron) an den peripheren Erfolgsorganen nicht auswirken. Infolge fehlender Androgen-induzierter Embryonalentwicklung der Geschlechtsgänge bei normaler MIF-Funktion (MIF: Müller inhibierender Faktor) fehlen die Abkömmlinge der Wolff- wie auch der Müller-Gänge. Die mit der Pubertät in den Hoden einsetzende Östrogenproduktion führt zu einer völlig normalen Entwicklung der Mammae und des äußeren Genitale. Die Vagina ist meist verkürzt und endet blind. Äußerlich auffällig ist die spärliche oder auch gänzlich fehlende Pubes- und Axillarbehaarung („hairless women").

Im Hinblick auf die funktionale Integrität der Androgenrezeptoren sind verschiedene Defekte und Funktionsstörungen möglich: funktionelles Fehlen, verminderte Zahl normaler funktionsfähiger Rezeptoren, qualitativ unterwertige Rezeptoren und andere nicht näher definierte Defekte. Die Defektvarianten führen zu verschiedenen klinischen Kategorien von Entwicklungsstörungen in den karyotypisch männlichen Individuen z. B.:

- testikuläre Feminisierung mit blind endender Vagina infolge kompletten Rezeptordefektes,
- inkomplette testikuläre Feminisierung (phänotypisch weibliche Individuen mit minimaler Virilisierung des äußeren Genitale),
- phänotypisch männliche Individuen mit unvollständiger maskuliner Entwicklung des äußeren Genitale (Reifenstein-Syndrom),
- phänotypisch männliche infertile Individuen, gelegentlich mit Gynäkomastie.

6.4 Gonadenmorphologie bei kompletter und inkompletter testikulärer Feminisierung

Makroskopisch sind die zumeist im Leisten oder Abdomen liegenden Testes relativ klein, regelrecht kapsulär begrenzt, auf der Schnittfläche braun gefärbt mit Einschluß gelblicher Flecken (Abb. 37). Mikroskopisch finden sich spärliche, von unreifen Sertoli-Zellen ausgekleidete Tubuli bei zumeist vollständigem Fehlen von Keimzellen oder vereinzelten Spermatogonien. Die Lamina propria der Hodenkanälchen ist hyalin verbreitert (Abb. 38). Im breiten Bindegewebe vom Typ des ovariellen Stroma liegen einzeln oder in Komplexen typische Leydig-Zellen. Reinke-Kristalle sind selten nachzuweisen.

Im Hinblick auf die Organisation der epithelialen und stromalen Komponente des Parenchyms sind nach RUTGERS u. SCULLY (1991) 4 Strukturmuster zu

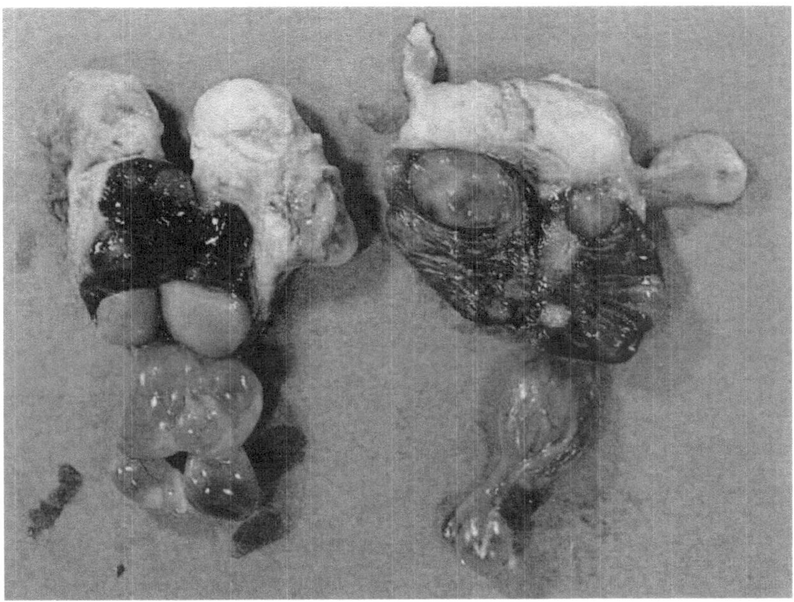

Abb. 37. Hoden bei testikulärer Feminisierung. Hodengewebe braun mit Einschluß gelblicher Knoten (Adenome). Multiple Hydatiden

unterscheiden: diffus tubulostromal, lobulär tubulostromal, gemischt tubulostromal und überwiegend stromal. Zirkumskripte hamartomartige Noduli, die unreife Tubuli und Leydig-Zellen einschließen finden sich einzeln oder multipel in 2/3 der Fälle. Geläufige assoziierte Neubildung sind Sertoli-Zelladenome, die eine Größe von mehr als 10 cm erreichen können. Mikroskopisch zeigen die Adenome geordnete, dicht gepackte Tubuli in einem schmalen Stroma (Abb. 39). Seltenere gutartige Tumoren sind Keimstrang-Stroma-Tumoren mit annulären Tubuli, Leydig-Zelltumoren sowie einfache Fibrome oder Leiomyome (RUTGERS 1991; RUTGERS u. SCULLY 1991). Maligne Gonadentumoren (Seminome, andere maligne Keimzelltumoren und Keimstrang-Stroma-Tumoren) finden sich in ca. 19% der Patienten mit testikukärer Feminisierung (O'DOWD et al. 1990; SCULLY 1991). Über intratubuläre Keimzellneoplasien (testikuläres Carcinoma in situ) bei Kindern mit testikulärer Feminisierung berichten MÜLLER u. SHAKKEBAEK (1984).

7 Kreislaufstörungen

Die häufigste Ursache lokaler Kreislaufstörungen ist die Stieldrehung der Adnexe. Bewegliche zystische oder solide, meist gutartige Tumoren der Ovarien oder der Ovarialligamente prädisponieren zur Stieldrehung bei abrupter Bewegung. Äußerst selten ist die Torsion der normalen Adnexe. Der Tumorstiel besteht fast immer aus dem Lig. ovarii proprium, dem Lig. infundibulopelvicum, Teilen der Tube und des Lig. latum. Da durch Kompression der dünnwandigen Venen zunächst der venöse Abfluß gedrosselt wird, kommt es zur hämorrhagischen

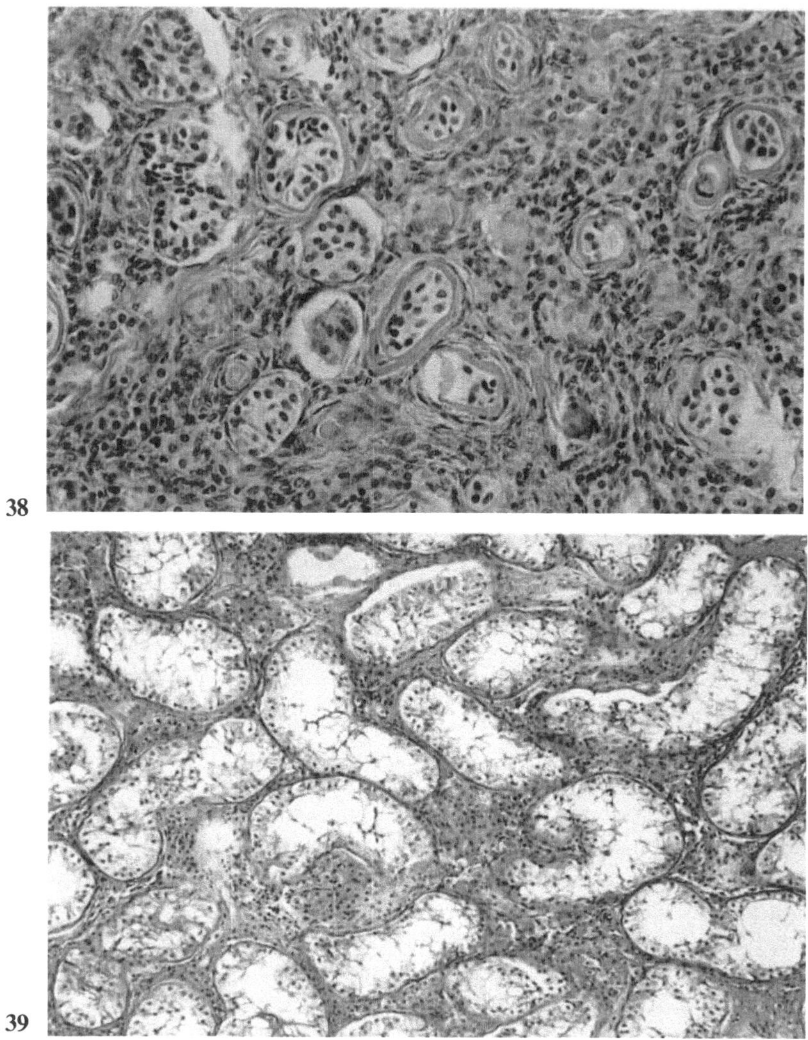

Abb. 38. Gonade bei testikulärer Feminisierung. Keimzellfreie Hodentubuli mit unreifen Sertoli-Zellen. Hyalin verbreiterte Lamina propria

Abb. 39. Sertoli-Zelladenom bei testikulärer Feminisierung

Infarzierung und hämorrhagischen Nekrose des Ovars und der in die Stieldrehung einbezogenen Strukturen. Die Stieldrehung löst in den meisten Fällen eine akute Abdominalsymptomatik aus.

Intermittierende Torsion ist möglicherweise auch die Ursache des sog. massiven Ödems der Gonaden. Ovarvergrößerungen bis zu 35 cm sind bei dieser ausschließlich im jugendlichen Alter auftretenden Störung beschrieben worden. Durch Obstruktion der Lymphdrainage entsteht eine hochgradige wässerige Quellung der zentralen Anteile des Ovars. Die komprimierten faserreichen Anteile der äußeren Kortikalregion bilden eine dünne pseudokapsuläre Hülle. Prädestiniert sind anscheinend primär infolge einer Stromahyperplasie oder Hyperthekose vergrößerte Ovarien (SCULLY 1979).

8 Traumatische Veränderungen

Durch ihre Lage an der lateralen Wand des kleinen Beckens in einer muldenförmigen Vertiefung (Fossa ovarica) sind die Ovarien gegenüber direkter oder indirekter Gewalteinwirkung weitgehend geschützt. Nur bei schweren Verletzungen (z. B. penetrierende Pfählungsverletzungen, Schußverletzungen, Kontusion und Frakturierung des kleinen Beckens) können die Ovarien beteiligt sein. Ebenso selten wie Unfallverletzungen sind chirurgische Läsionen der normalen Ovarien. Mögliche Verletzungsursachen sind Blindpunktionen bei Douglaspunktion oder laparoskopischen Eingriffen.

9 Entzündungen

Spezifische oder unspezifische Entzündungen des Ovars sind nahezu ausschließlich Teilmanifestationen einer Adnexentzündung (Salpingo-Oophoritis) oder Pelveoperitonitis. Die Infektionswege sind in der Reihenfolge ihrer Häufigkeit: aszendierend (intrakanalikulär), per continuitatem, lymphogen und hämatogen. Die Geschlechtsreife (Reproduktionsperiode) der Frau prädisponiert zu entzündlichen Adnexerkrankungen mit einem Häufigkeitsgipfel zwischen dem 25. und 35. Lebensjahr. Präpuberal und postmenopausal sind Adnexentzündungen sehr selten. Aszendierende unspezifische Infektionen machen nahezu 80% aller Adnexentzündungen aus. Die aszendierte Infektion manifestiert sich vorherrschend als primäre Salpingitis (s. Eileiter, Kap. 6). Erst im subchronischen Stadium werden in der Regel die Ovarien in den entzündlichen Prozeß einbezogen (Salpingo-Oophoritis). Doppelseitigkeit ist häufiger als einseitige Entzündung. Menses, Schwangerschaftsvorgänge, operative und diagnostische Eingriffe am Genitale (z. B. Portiobiopsien, Kürettagen, Pertubation, Hysteroskopie und Salpingographie) sowie Intrauterinpessare können aszendierende Infektionen begünstigen. Risikoreich sind mangelnde Sexual- und Menstruationshygiene oder von Laienhand durchgeführte Eingriffe z. B. zur Abortinduktion.

9.1 Akute Oophoritis

Die akute Oophoritis ist keine Indikation zur operativen Behandlung; Frühstadien der unspezifischen Oophoritis kommen dem Pathologen daher selten zu Gesicht. Makroskopisch sind die Ovarien ödematös geschwollen, durch Hyperämie rötlich verfärbt und fibrinös belegt. Schon frühzeitig treten Verklebungen mit den Nachbarorganen ein. Die Tunica albuginea gewährt einen gewissen Schutz gegen das Übergreifen einer von der Tube ausgehenden entzündlichen Affektion. In leichten Fällen bleibt die entzündliche Reaktion auf die Ovaroberfläche begrenzt mit Ödem und leukozytärer Infiltration im subserösen Bereich (Perioophoritis). Superfizial gelegene Bläschenfollikel und Corpora lutea können Eintrittspforten für die pathogenen Keime bilden. Die Manifestation der akuten Entzündung im gesamten Organ führt zu hochgradiger ödematöser Quellung des Interstitiums bei einer meist lockeren diffusen Durchsetzung des Gewebes mit Granulozyten oder auch Eosinophilen. Der Ovarhilus zeigt eine exzessive vaskuläre Ektasie und Hyperämie. Multiple Mikroabszesse sind charakteristisch für eine lymphogene Infektion.

9.2 Subchronische und chronische Oophoritis

Durch Konfluenz von Mikroabszessen oder durch primär abszedierende Entzündung entstehen große eitergefüllte Hohlräume, die sich im weiteren Verlauf der Erkrankung durch randliche granulomatöse und fibrosklerotische Prozesse demarkieren. Im Zuge der Konsolidierung treten Lymphozyten, Plasmazellen, Histiozyten, Lipo- und Makrophagen in den Vordergrund.

Im Gegensatz zum isolierten Ovarialabszeß sind beim Tuboovarialabszeß durch massive Verklebung und Verwachsung die Organgrenzen zwischen Eileiter und Ovar aufgehoben. Der entzündliche Konglomerattumor umschließt eine gemeinsame Abszeßhöhle. Durch Ruptur der Abszeßwand entsteht eine meist lokalisierte Pelveoperitonitis mit fibröser Verklebung der benachbarten Darmschlingen und Eiteransammlung zwischen den Schlingen (Schlingenabszesse).

Mit dem Abklingen des floriden entzündlichen Prozesses konsolidiert sich die Abszeßwandung. Das eitrige Sekret wird verflüssigt und es resultiert eine mit klarer seröser Flüssigkeit gefüllte Pseudozyste (Tuboovarialzyste). Multiple kleine postinflammatorische Pseudozysten und Serosazysten finden sich nicht selten an der Oberfläche chronisch-entzündlicher Konglomerattumoren der Adnexe in Verbindung mit zarten periovariellen und peritubaren z.T. vaskularisierten Narbensträngen (Adhäsionen) (Abb. 40).

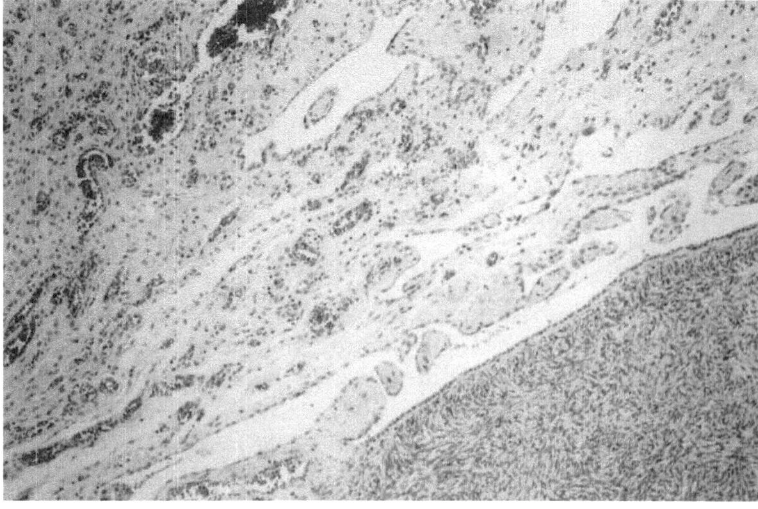

Abb. 40. Periovarielle Narben (Adhäsionen) nach abgelaufener Perioophoritis

9.3 Tuberkulöse Oophoritis

Die tuberkulöse Oophoritis im Rahmen einer hämatogen gestreuten Tuberkulose der Lungen oder des Urogenitaltraktes ist die häufigste Form einer infektiösen granulomatösen Erkrankung der Ovarien. In 90% der Fälle ist die Lunge Sitz des Primärherdes. Zum Zeitpunkt der Diagnosestellung muß der pulmonale Primärherd weder aktiv noch röntgenologisch nachweisbar sein. Bei der Genitaltuberkulose sind die Tuben in 80%, das Endometrium in 60–70% und die Ovarien in 10–20% beteiligt (Thomsen u. Humke 1972). Im Bereich der Ovarien manifestiert sich die tuberkulöse Entzündung meist nur oberflächlich als übergreifende granulomatöse Perioophoritis tuberculosa. Tiefgreifende Parenchymschäden durch nekrotisierende (verkäsende) Prozesse sind selten.

9.4 Nichttuberkulöse granulomatöse Veränderungen

Über Sarkoidose der Adnexe berichten Winslow u. Funkhauser (1968), Chalvardjian (1978) sowie Sommers (1983). Die Erkrankung kann isoliert oder im Rahmen einer systemischen Sarkoidose auftreten. Ein Übergreifen granulomatöser Prozesse auf die Ovarien bei Morbus Crohn wird von Wlodarski u. Trainer (1975) sowie Brooks u. Wheeler (1977b) beschrieben.

Seltene Ursachen einer unspezifischen granulomatösen Oophoritis sind Infektionen durch Enterobius vermicularis oder Schistosoma. Die äußerst seltene Abdominalaktinomykose hat ihre Prädilektion im Ileozökalbereich und der Appendix. Sie kann von dort auf das benachbarte Ovar übergreifen (innere, sekundäre Genitalaktinomykose). Eine kanalikuläre aszendierte Infektion mit Actinomyzes ist durch Genitalverletzungen (Pfählungsverletzungen) oder durch Intrauterinpessare möglich. Typisch für die Ovarialaktinomykose ist der granulomatöse und abszedierende Charakter der Entzündung mit Bildung dünnwandiger Ovarabszesse, welche die typischen, schon bei Lupenvergrößerung erkennbaren Drusen enthalten.

Verschiedene artefiziell in die Bauchhöhle eingebrachte Fremdmaterialien können nichtinfektiöse granulomatöse Veränderungen an den Ovarien verursachen. Subseröse Granulome durch Stärke und Talkumpartikel im Rahmen einer granulomatösen Peritonitis nach chirurgischer Intervention haben nur noch historische Bedeutung. Dagegen sind Fremdkörper- und Fadengranulome nach operativen Eingriffen an den Adnexen ein geläufiger und anhand der histologisch und polarisationsoptisch nachweisbaren Fremdmaterialien leicht zu interpretierender Befund. Der Austritt talgiger und keratinhaltiger Zystenflüssigkeit aus zystischen Teratomen durch violente oder spontane Ruptur bewirkt eine aseptisch pelvine oder diffuse granulomatöse Peritonits zumeist in Verbindung mit ausgedehnten Adhäsionen im Bereich der Abdominalorgane.

10 Hyperplasien und geschwulstähnliche Bildungen

Zu den diffusen hyperplastischen Veränderungen des Ovars zählen die Stromahyperplasie und Hyperthekosis, die luteale Hyperplasie und das Schwangerschaftsluteom sowie die Hiluszellhyperplasie.

10.1 Stromahyperplasie und Hyperthekose

Dominanz der Stromakomponente ist ein Charakteristikum des postmenopausalen Ovars. Diffuse oder noduläre Stromahyperplasie findet sich besonders im frühen Postmenopausealter. Die medullären Bereiche des Ovars sind besonders betroffen. In ausgeprägten Fällen kann auch die Kortikalzone völlig in die überschießende Proliferation einbezogen werden. Während die Wucherung undifferenzierter (inerter) Stromazellen in der Regel keine parakrine Symptomatik verursacht, kann die Hyperplasie Gonadotropin-abhängiger Stromazellen (steroidaktive Stromazellen; „encymatically active stromal cells": EASC) mit einer Überproduktion androgener und/oder östrogener Hormone einhergehen, die charakteristische endokrine Fernwirkungen auslösen können (WOODRUFF et al. 1963a; SCULLY u. COHEN 1964; PFLEIDERER u. TEUFEL 1968). Lichtmikroskopisch heben sich die Gonadotropin-sensitiven (luteinisierten) Zwischenzellen durch ihr größeres Volumen, das helle wasserklare Zytoplasma und die Lipideinschlüsse von den inerten Stromazellen ab (BOSS et al. 1965; KARAM u. HAJJ 1979; CLEMENT 1987). Ultramikroskopisch zeigen sie das typische Organellensortiment steroidbildender Zellen. Zwischen der physiologischen Vakatwucherung des Stroma im postmenopausalen Ovar und einer unphysiologischen nichtneoplastischen Stromahyperplasie gibt es fließende Übergänge. Bei der Hyperthekosis ist der Anteil an steroidaktiven (luteinisierten) Zwischenzellen innerhalb eines diffus oder nodulär gewucherten Stromas pathologisch vermehrt.

Stromahyperplasie und Hyperthekosis betreffen vorwiegend das Postmenopauseovar, können aber auch im Reproduktionsalter auftreten (EKKOLA et al. 1985). Die bilaterale diffuse Manifestation ist das wichtigste morphologische Kriterium zur Abgrenzung der Stromahyperplasie und Hyperthekose gegenüber den verschiedenen echten mesenchymalen Neubildungen des Ovars, die bevorzugt umschrieben und einseitig auftreten.

Als Sonderform der Stromahyperplasie haben YOUNG u. SCULLY (1984) sog. Ovarialfibromatosen bei jungen Frauen beschrieben. Makroskopisch sind dabei die Ovarien diffus vergrößert und von derber Konsistenz. Die kompakte solide Matrix schließt kleine Zysten ein. Mikroskopisch findet sich eine diffuse Proliferation von Fibroblasten und eine Vermehrung der Kollagenfasern, die ovarielle Residualstrukturen umschließen. Luteinisierte Zellen werden nur selten gefunden. Klinisch ist die Fibromatose von Zyklusstörungen, in Fällen mit luteinisierten Zwischenzellen auch von Virilisierung begleitet.

Stromahyperplasie und Hyperthekose sind Teilkomponenten des klinisch durch Adipositas, Hypertonie, Zyklusanomalien und gestörte Glukosetoleranz charakterisierten Stein-Leventhal-Syndroms („polycystic ovarian": PCO). Die Wucherung der steroidaktiven (luteinisierten) Zellen kann umschriebene polypöse oder diffuse Endometriumhyperplasien verursachen und die Entwicklung eines Endometriumkarzinoms begünstigen (FIENBERG 1969; KEMANN et al. 1980; MADIEDO et al. 1985; RODDICK u. GREENE 1987; SASANO et al. 1989b).

Die pathogenetisch wirksame „östrogene" Schleimhautstimulation ist dabei nach dem Ergebnis immunhistochemischer Untersuchungen mit großer Wahrscheinlichkeit das Resultat einer peripheren Konversion der im Ovar exzessiv gebildeten Androgene zu Östrogenen (SASANO et al. 1989b). Die luteinisierten stromalen Zellen enthalten das im Rahmen der Steroidbiosynthese erforderliche

Zytochrom P-45017α, jedoch nicht das zur Aromatisierung der Androgene notwendige Zytochrom P450aro (SASANO et al. 1989).

10.2 Luteale Hyperplasie und Schwangerschaftsluteom

Schwangerschaftsluteome sind hCG-abhängige noduläre tumorartige Hyperplasien luteinisierter Zellen. Sie entstehen in Zusammenhang mit normalen oder gestörten Schwangerschaften und bilden sich in der Regel post partum zurück. Die Tumoren werden meist zufällig bei einer Schnittentbindung oder anderen chirurgischen Interventionen in graviditate entdeckt. Eine direkte Beziehung zur hCG-Konzentration läßt sich nicht nachweisen, so daß vermutlich neben der gonadotropen Stimulation noch andere ätiologische Faktoren beteiligt sind (STERNBERG u. BARCLAY 1966). In einer Zusammenstellung von NORRIS u. TAYLOR (1967) findet sich in ca. 20% der Fälle bei den Patientinnen ein mehr oder weniger ausgeprägter Hirsutismus.

Makroskopisch sind die Schwangerschaftsluteome weiche, relativ gut begrenzte gelbbraune Knoten, die bis zu 20 cm groß werden können. Die größeren Tumoren sind meist von Einblutungen oder zystischen Einschmelzungen durchsetzt. Einseitige Entwicklung überwiegt. Möglicherweise bleiben aber kontralaterale Hyperplasien von mikroskopischer Größenordnung in vielen Fällen unentdeckt.

Mikroskopisch bestehen die Luteome aus voluminösen runden oder polygonalen Zellen mit einem eosinophilen, feingranulären oder vakuolisierten Zytoplasma. Die Zellen bilden solide oder lakunär durchsetzte Komplexe (Abb. 41).

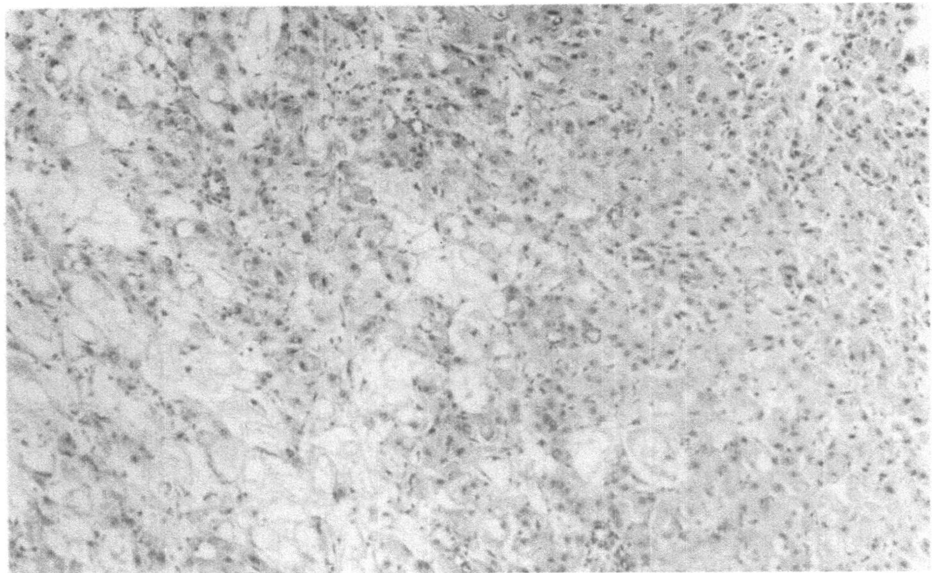

Abb. 41. Schwangerschaftsluteom. Die voluminösen zytoplasmareichen Zellen bilden solide, lakunär durchsetzte Zellkomplexe

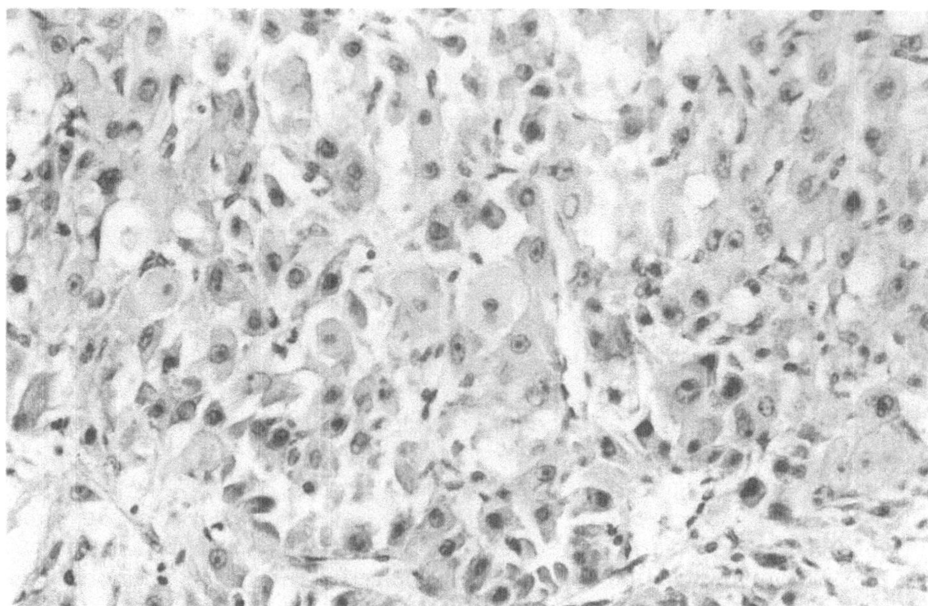

Abb. 42. Schwangerschaftsluteom. Kernpleomorphie, Mehrkernigkeit und Mitosen können maligne Atypie vortäuschen

Seltener sind strangförmiges oder glanduläres Arrangement. Die intrazytoplasmatischen Vakuolen wie die extrazellulären Hohlräume enthalten PAS-positive Kolloidglobuli, ähnlich den kolloidalen Einschlüssen des Schwangerschaftsgelbkörpers. Leichte oder auch mäßig starke Pleomorphie der Zellkerne, Mehrkernigkeit und Mitosen können maligne Atypie vortäuschen (Abb. 42). Regressive Luteome zeigen Kernpyknose, Schwellung und grobe Vakuolisation des Zytoplasmas und Einsprossung von Bindegewebe in den Zellverband. Ultrastrukturell findet sich das typische Organellensortiment luteinisierter Zellen mit einem reich entwickelten glatten endoplasmatischen Retikulum, tubolovesikulären Mitochondrien und Lipidtropfen (Abb. 43).

10.3 Hiluszellhyperplasie

Hiluszellen liegen als reguläre Bestandteile des Ovars in Strängen oder insulären Komplexen in enger anatomischer Verbindung zu marklosen Nervenfasern und Blutgefäßen des Hilus ovarii. Die voluminösen zytoplasmareichen Zellen heben sich deutlich vom undifferenzierten Stroma ab. Das Zytoplasma ist eosinophil und fein granuliert. Die Zellkerne sind rund und gut konturiert. Wie die homologen Leydig-Zellen des Hodens enthalten die Hiluszellen Reinke-Kristalle und lipochromes Pigment. Hiluszellen finden sich gehäuft im neonatalen Ovar, in der Pubertät, während der Schwangerschaft und nach der Menopause. Eine auffallende Vermehrung (Hiluszellhyperplasie) ist bei dysgenetischen Ovarien, in Assoziation mit Trophoblasttumoren sowie in Verbindung mit verschiedenen

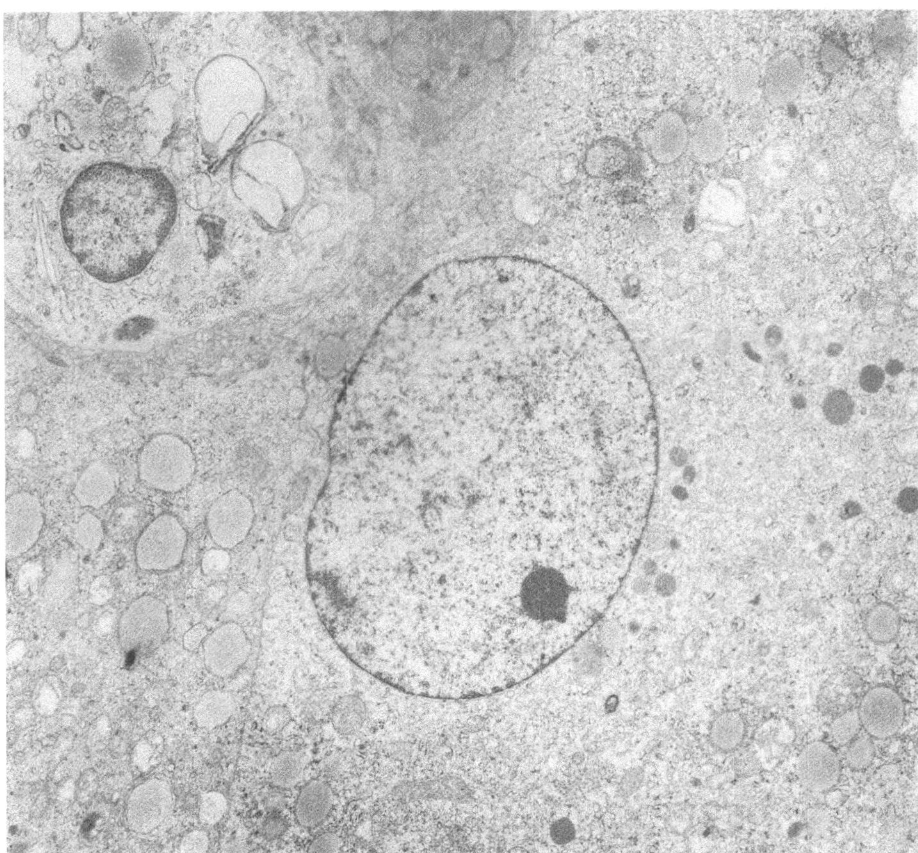

Abb. 43. Schwangerschaftsluteom. Funktionsaktive und degenerierende Zellen. Die funktionsaktiven Zellen zeigen das typische Organellensortiment luteinisierter Zellen mit reich entwickeltem glatten endoplasmatischen Retikulum und Lipiden. Elektronenmikroskopische Aufnahme ×10000

Formen der Stromahyperplasie und Thekomatose zu beobachten (Abb. 44). Nach enzym- und immunhistochemischen Untersuchungen sind die Hiluszellen neben den Thekazellen die wichtigsten Orte der Androgenbiosynthese (Kurman et al. 1978). Hiluszellhyperplasie ist daher in den meisten Fällen von Virilisierung begleitet. Die gelegentlich im Zusammenhang mit Hiluszellhyperplasie beobachteten hyperöstrogenen Manifestationen wie adenomatöse Endometriumhyperplasie und Endometriumkarzinom sind vermutlich Folgen einer sekundären (extraglandulären) Konversion der Androgene zu Östron.

10.4 Ovarialödem

Exzessive Ödembildung kann eine hochgradige diffuse Vergrößerung der Ovarien bewirken. Die Ursachen dieser seltenen uni- oder bilateralen Störung sind unbekannt. Die erste Beschreibung stammt von Kalstone et al. (1969). Behinde-

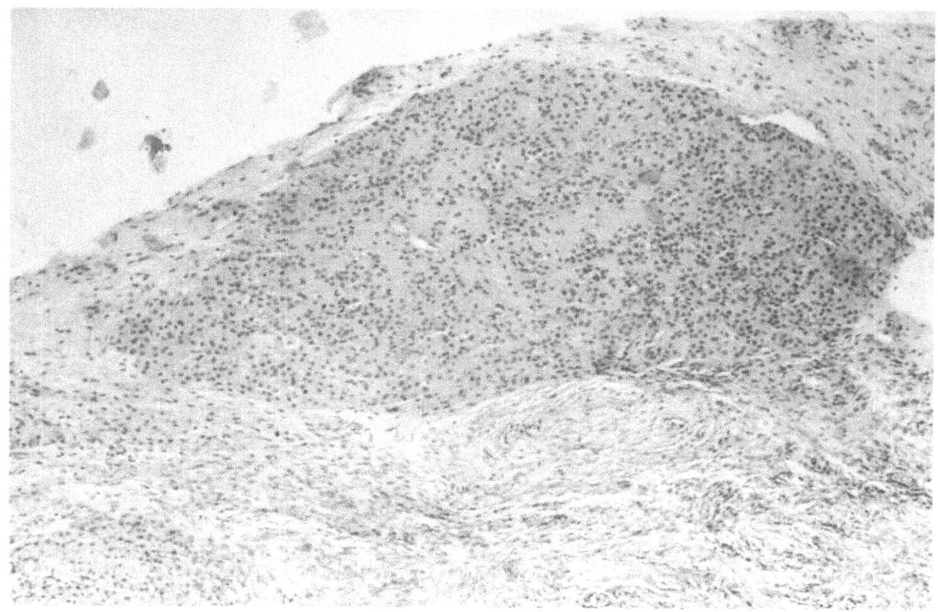

Abb. 44. Hiluszellhyperplasie bei XY-Gonadendysgenesie

rung des Lymphabflusses durch temporäre Torsion des Mesovars wird diskutiert. Nach YOUNG u. SCULLY (1984) ist die ödematöse Quellung eine sekundäre Störung im Gefolge einer Stromahyperplasie oder Thekomatose. Das Ovarialödem kann zu einer hochgradigen tumorartigen Vergrößerung eines oder beider Ovarien führen. Maximalgrößen von 35 cm sind beobachtet worden. In einem von NASSAR et al. (1976) beschriebenen Fall betrug das Gewicht des ödematösen Ovars 2400 g. Das jugendliche Alter ist bevorzugt von der Störung betroffen. Das Durchschnittsalter liegt bei 21 Jahren (NASSAR et al. 1976; CHERVENAK et al. 1980; YOUNG u. SCULLY 1984). In ca. 50 % der Fälle löst Stieldrehung der vergrößerten Ovarien akute abdominale Symptome aus. Zyklusanomalien und Zeichen der Virilisierung können initiale Symptome sein (ROTH 1971 a, VASQUEZ et al. 1982). Makroskopisch sind die tumorös vergrößerten Ovarien von einer glatten opaken Kapsel umgeben. Die Schnittfläche zeigt in einem wäßrig gequollenem Stroma zystische Hohlräume. Histologisch findet sich ein extrem ödematös aufgelockertes Interstitium mit weitgestellten Lymphräumen. Die Quellung des Bindegewebes kann der in Ovarialfibromen häufig beobachteten myxomatösen Umgestaltung sehr ähnlich sein. Im Gegensatz zum myxomatösen Fibrom ist beim diffusen Ödem des Ovars aber die Topographie der Funktionsstrukturen (Follikel) erhalten. Eine Vermehrung luteinisierter Zwischenzellen und umschriebene fibromatöse Areale sind gelegentlich zu beobachten. Hämorrhagien und Nekrosen finden sich insbesondere nach partieller oder kompletter Torsion. Klinisch ist eine zuverlässige Diagnose des nichtneoplastischen diffusen Ovarialödems in der Regel nicht möglich. Die solide tumoröse Vergrößerung weckt bei der intraoperativen Inspektion zunächst den Verdacht auf einen echten Ovarialtumor (Fibrom, Thekom, Krukenberg-Tumor) (KLEINER et al. 1978). Im Zweifel sollte zunächst

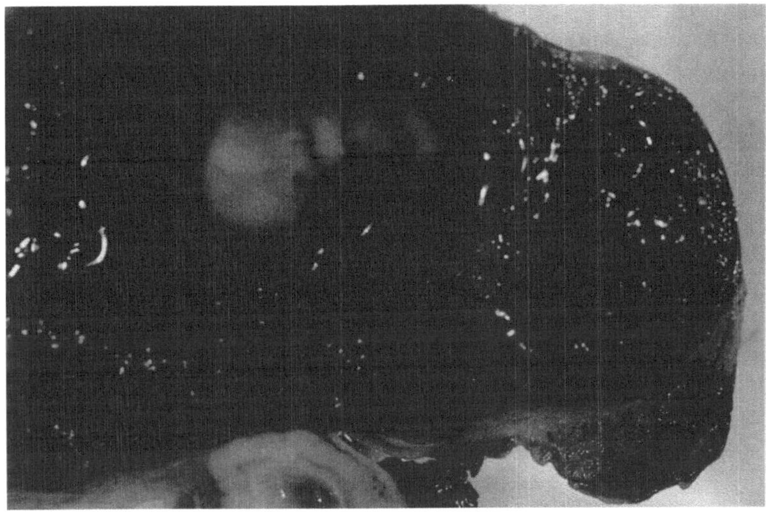

Abb. 45. Ovarialgravidität

eine Keilexzision zur klassischen histologischen Untersuchung vorgenommen werden mit Re-Laparotomie im Falle einer histologisch gesicherten Neubildung. Die intraoperative Schnellschnittuntersuchung gewährleistet keine definitive Entscheidung.

10.5 Ovarialgravidität

Ovarialgraviditäten machen ca. 1% der ektopischen Schwangerschaften aus (LEHFELD et al. 1970). Bei Anwendung von Intrauterinpessaren wird von verschiedenen Autoren ein höherer Anteil gefunden (TIETZE 1968; GRAY u. RUFFOLO 1978). Die Ätiologie ist weitgehend unbekannt. Theoretisch kommen zwei pathogenetische Mechanismen in Betracht: 1. die intrafollikuläre Befruchtung einer retinierten Eizelle (primäre Ovarialgravidität), 2. die retrograde Ausstoßung eines extrafollikulär (tubar) befruchteten Eies (sekundäre Ovarialgravidität). In der Regel findet sich das Implantat im kortikalen Bereich des Ovars oder dem Ovar aufsitzend, innerhalb eines periovariellen Hämatoms und außerhalb des Corpus luteum graviditatis (Abb. 45). Nur selten geht die Entwicklung über das erste Trimenon hinaus. Über ausgetragene Ovarialgraviditäten gibt es einzelne kasuistische Berichte (PRATT-THOMAS et al. 1974; WILLIAMS et al. 1982).

11 Ektopien und Dystopien des Müller-Epithels

11.1 Embryogenese

Das Zölomepithel ist Matrix des Peritonealepithels, aber auch des ovariellen Deckepithels und der paramesonephrischen (Müller) Gänge. Gonadenanlage und Müller-Gänge entstehen in enger Nachbarschaft auf der Plica urogenitalis, die die

Urnierenanlage enthält. Die Gonade entwickelt sich aus einem Teil des ursprünglich vom 6. Thorakal- bis zum 2. Sakralsegment ausgedehnten Keimdrüsenfeldes. Der Müller-Gang entsteht als trichterförmige Einstülpung des Zölomepithels in Höhe des 3.–5. thorakalen Segmentes, also kranial der Gonadenanlage. Durch Verschmelzung mit einer soliden Epithelknospe des benachbarten Wolff-Ganges wird ihm mesonephrogenes Zellmaterial beigemischt.

Der Müller-Gang wächst kaudalwärts zunächst lateral vom Wolff-Gang, überkreuzt diesen ventral, um in der Mittellinie auf den Müller-Gang der Gegenseite zu treffen. Die korrespondierenden, später zum Canalis uterovaginalis verschmelzenden Gänge erreichen bei Embryonen von 20–25 mm SSL (10. Woche) den Sinus urogenitalis im Bereich des Müller-Hügels. Im Anheftungsgebiet entsteht durch starke Zellproliferation eine solide Gewebsplatte, die sog. Vaginalplatte. Ob sich das Zellmaterial dieser Proliferationszone vom Müller-Epithel oder vom Epithel des Sinus urogenitalis (Bulbus sinovaginalis) herleitet, ist umstritten. Je nach Interpretation entsteht die zunächst solide Vaginalanlage vollständig oder zumindest im unteren Teil aus Zellmaterial des Sinus urogenitalis.

Im Zuge der Differenzierung entwickelt sich somit aus dem Epithel der Müller-Gänge in deszendierender Reihenfolge das einschichtige Epithel der Tube, der Uteruskorpusschleimhaut, des Zervixdrüsenfeldes und vermutlich auch die Plattenepithelauskleidung der Vagina. Die unter der Wirkung fetaler und materner Hormone ablaufenden Differenzierungsprozesse des Müller-Epithels vollziehen sich im Zusammenwirken von Epithel und subzölomischem Mesenchym. Die Mesenchymunterlage wirkt unter dem Hormoneinfluß als Induktor auf die epitheliale Morphogenese.

Den prospektiven Potenzen des zölomatischen Epithels der Plica urogenitalis entsprechend, behalten seine Derivate auch im postnatalen Organismus die Fähigkeit zur tubaren, endometroiden, muzinösen und squamösen Differenzierung, die in unterschiedlicher Ausprägung in sog. Ektopien wie auch in benignen und malignen Neoplasien des weiblichen Genitaltraktes realisiert werden können. Unter Ektopie oder Dystopie des Müller-Epithels versteht man ortsfremde Müller-Epithelspezialisierung. Sie können oberflächlich im Bereich des pelvinen und extrapelvinen Peritonealepithels oder retroperitoneal in Form glandulärer oder mikrozystischer Inklusionen auftreten, mit oder ohne begleitendes mesenchymales Gewebe. Die geläufigsten Ektopien des Müller-Epithels sind die Endosalpingeosis und die Müller-Inklusionszysten.

11.2 Endosalpingeosis

Die von Sampson (1930) als Endosalpingeosis beschriebenen ektopen Epithelinklusionen sind glanduläre oder papilläre Epithelinvaginationen vom tubaren Zelltyp. Sie können Psammomkörper einschließen (Burmeister et al. 1969; Tutschka u. Lauchlan 1980). Ovarligamente, Cortex ovarii, Perimetrium, Omentum und pelvine Lymphknoten sind die häufigsten Manifestationsorte (Abb. 46). Endosalpingeosen sind asymptomatisch; sie unterliegen keiner signifikanten zyklischen Funktion und geben infolge nur diskreter Sekretionsvorgänge keinen Anlaß zur Bildung von Retentionszysten. Ihre Entdeckung ist in der Regel

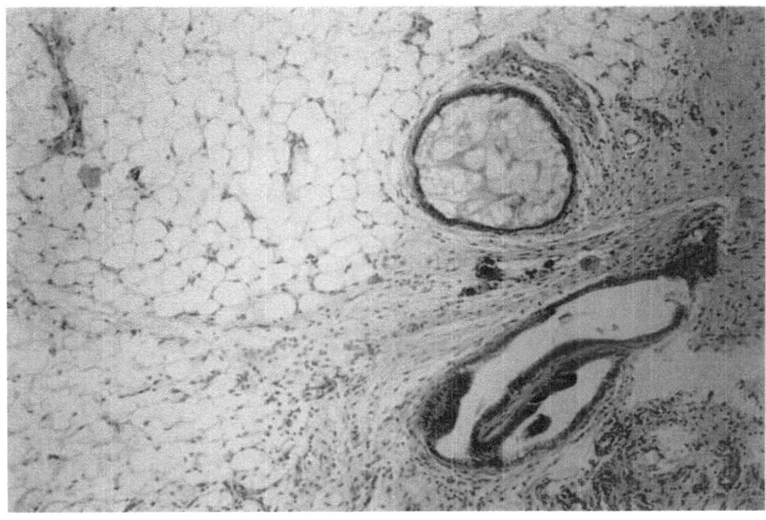

Abb. 46. Endosalpingeose im Omentum majus

zufällig. ZINSSER u. WHEELER (1980) finden sie in 12,5% chirurgisch entfernter Omenta majora. Bei prospektiver gezielter histologischer Aufarbeitung des Omentum verdoppelt sich die Entdeckungsrate endosalpingealer Netzeinschlüsse.

11.3 Müller-Inklusionszysten

Die Müller-Inklusionszysten finden sich im gleichen Ausbreitungsgebiet wie die Endosalpingeosen. Pelvines Peritoneum, Omentum majus, Ovarligamente und Tuben, Ovaroberfläche, Peri- und Parametrium, abdominale und pelvine Lymphknoten sind geläufige Fundorte. Das Epithel der Invaginationen und Inklusionen ist flach, kubisch oder zylindrisch (Abb. 47). Assoziation mit psammomatösen Verkalkungen ist häufig. In seltenen Fällen findet sich solide (squamoide), squamöse oder muzinöse Metaplasie (MILLS 1983). Immunhistochemisch zeigen die Inklusionen immer positive Keratinreaktion, gelegentlich Koexpression von Keratin und Vimentin (Abb. 48). Ultramikroskopisch sprechen Pinozytosebläschen, Lipide, Lysosomen und Sekretvesikel für aktive Stoffwechselleistungen. Die Zellen können Zilien tragen. Im Ovar steigt die Zahl der kortikalen Inklusionszysten mit dem Lebensalter. Ihr Nachweis in fetalen, kindlichen und prämenarchalen Ovarien läßt darauf schließen, daß es sich zumindest in einem Teil der Fälle um angeborene und nicht postnatal erworbene Epitheldystopien handelt (BLAUSTEIN et al. 1982). Die zunehmende Vernarbung und Gyrierung der Ovaroberfläche im Zuge ablaufender Ovulationen begünstigt die Invagination und Abschnürung des Oberflächenepithels und führt bis zum Postmenopausealter zu einer ständigen Zunahme von Inklusionszystchen, die im allgemeinen die mikroskopische Größenordnung nicht überschreiten. Eine hormonale Abhängigkeit der Inklusionen wird aus verschiedenen Indizien deutlich. Während ovarielle Inklusionszysten in prämenarchalen Ovarien meist von einem flachen oder kubischen, funktionslosen Epithel des mesothelialen Typs ausgekleidet sind, überwiegt im Reproduktionsalter der endometroide oder tubare Typ des Epithels, häufig mit Einschluß von Flimmerzellen. Die Ausbildung von Kinozilien ist östrogenabhängig.

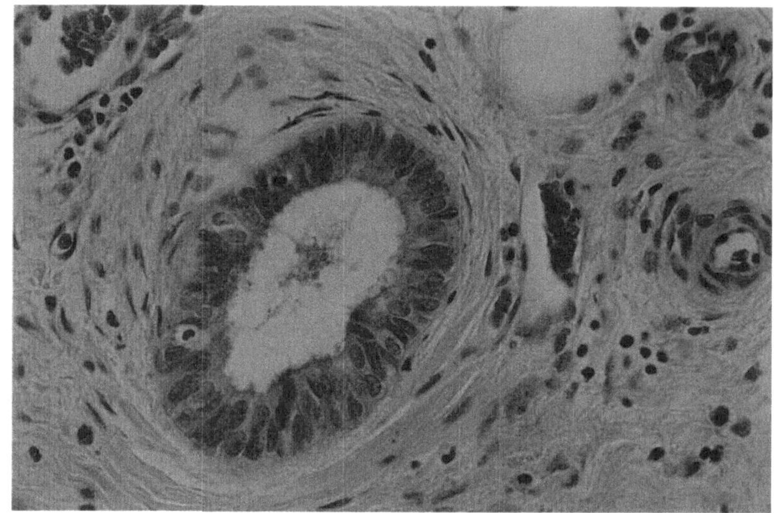

Abb. 47. Retroperitoneale Müller-Inklusion

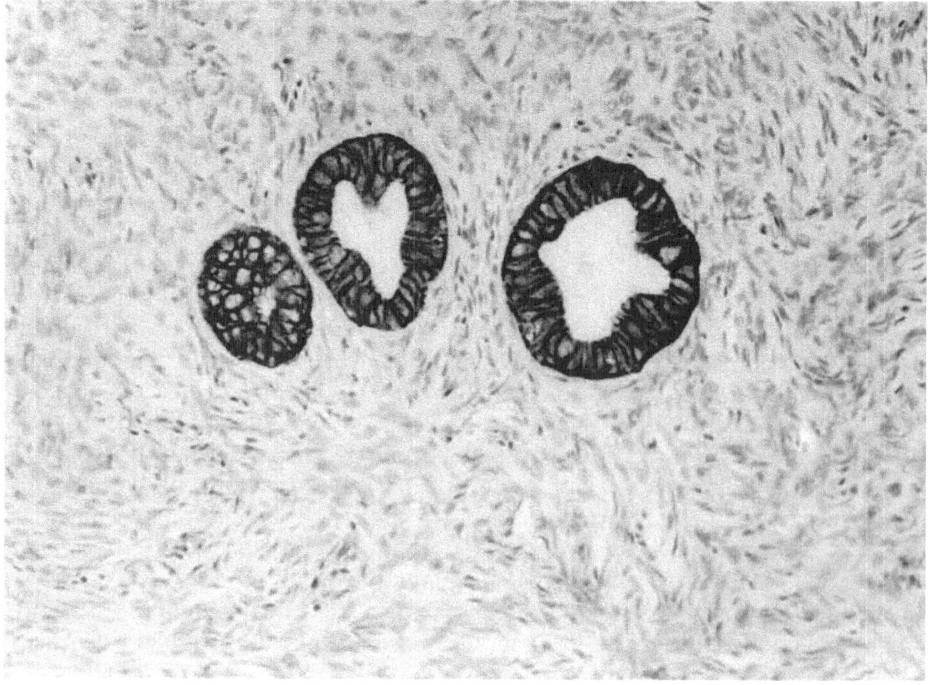

Abb. 48. Immunhistochemischer Keratinnachweis in Müller-Inklusion

In Verbindung mit ektopischer Gravidität sind bei dem Arias-Stella-Phänomen ähnliche Zellveränderungen beobachtet worden (Blaustein et al. 1982). Das angrenzende Ovarstroma kann deziduale Transformation zeigen (Russell 1945; Covell et al. 1977; Yoonessi et al. 1982; Mills 1983). Verglichen mit den im Ovar erhobenen Befunden ist über die Häufigkeit von Müller-Inklusionen in anderen abdominalen und pelvinen Organbereichen der Frau wenig bekannt. In pelvinen und paraortalen Lymphknoten, die anläßlich von Lymphonodektomien – meist bei Karzinomen der Cervix uteri – entfernt wurden, sind Inklusionen in einer Häufigkeit von 2–41 % gefunden worden. In größeren Untersuchungsserien von autoptischem wie chirurgischem Material liegt die Rate bei 15% (Karp u. Czernobilsky 1969; Schnurr et al. 1978; Ehrmann et al. 1980; Chen 1981; Yoonessi et al. 1982; Zinsser u. Wheeler 1982). Bei Männern gibt es vereinzelte Beobachtungen über Inklusionen in abdominalen Lymphknoten (Huntrakoon 1985; Tazelaar u. Vareska 1986).

Die epithelialen Einschlüsse können in unterschiedlichem Ausmaß von einem zytogenen Stroma umgeben sein. Damit gewinnen sie den Charakter genitaler und extragenitaler Endometriosen (Abb. 49). Die strukturelle Verbindung von zölomatischem Epithel und subzölomischem Mesenchym ist die Voraussetzung für die Einbeziehung der Dystopien in die zyklischen Regulationsmechanismen. Müller-Dystopien können ausschließlich aus mesenchymalen, epithelfreien Absiedelungen bestehen. Dabei ist sowohl eine Differenzierung zu spezialisiertem steroidabhängigem Stroma wie auch zu glattmuskulärem Gewebe möglich (Hsu et al. 1981; Chen et al. 1982).

Ein Beispiel für glattmuskuläre Dystopien ist die diffuse peritoneale Leiomyomatose, die durch zahlreiche myomatöse Knötchen im viszeralen und perietalen Peritoneum und Omentum majus charakterisiert ist (Tavassoli u. Norris 1982) (Abb. 50). Unter der Wirkung progestativer Hormone kommt es zu mehr oder weniger ausgeprägter dezidualer Transformation der Herde.

Die klinische Bedeutung der benignen Inklusionen (Endosalpingeosen und Müller-Einschlüsse) liegt in der differentialdiagnostischen Abgrenzung gegenüber Implantationsmetastasen und lymphogenen Metastasen maligner seröser oder auch endometroider Neoplasien. Die Therapie wird bei diesen Tumoren vom Ausbreitungsgrad bestimmt. Beim chirurgischen Staging, das Omentumresektion, Peritonealbiopsien, Lymphonodektomie und Peritoneallavage einschließt, können begleitende Endosalpingeosen, insbesondere atypische und floride Formen als Tumorabsiedelungen mißdeutet werden und Anlaß zu einer Übertherapie geben. Unter atypischen Endosalpingeosen sind Inklusionen mit mehrreihigem Epithel zu verstehen, das papilläre und pseudopapilläre Sprossen oder auch Epithelbrücken bildet bei leichter oder mäßiggradiger Zell- und Kernpleomorphie. Sie können allein als autochthone peritoneale Läsionen oder in Verbindung mit serösen und/oder endometroiden Tumoren des Ovars – benigne, Borderline oder maligne – auftreten.

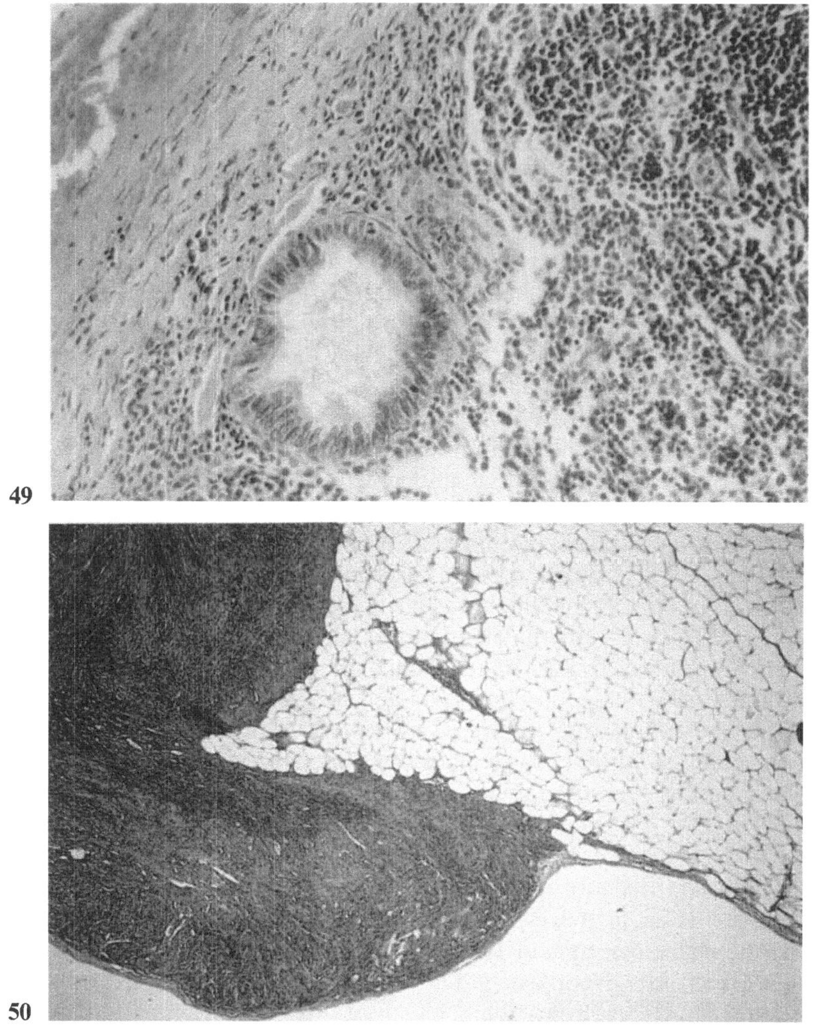

Abb. 49. Müller-Inklusion in einem pelvinen Lymphknoten

Abb. 50. Diffuse peritoneale Leiomyomatose. Glattmuskuläre Knötchen im Omentum majus

11.4 Endometriose

Zirka 80% der pelvinen Endometriosen betreffen die Ovarien. Bilateralität findet sich in ca. 40% der Fälle. Makroskopisch ist die Ovarialendometriose durch multiple braune oder braun-rote, fibrös narbige Herde und durch Blutzysten (Teer- oder Schokoladenzysten) charakterisiert. Oberflächennahe Lokalisation der Endometrioseherde führt durch die begleitenden narbig-sklerosierenden Prozesse zu Adhäsionen mit den Nachbarorganen und zur Ausbildung narbiger Konglomerattumoren. Mikroskopisch bilden intakte Endometriose-

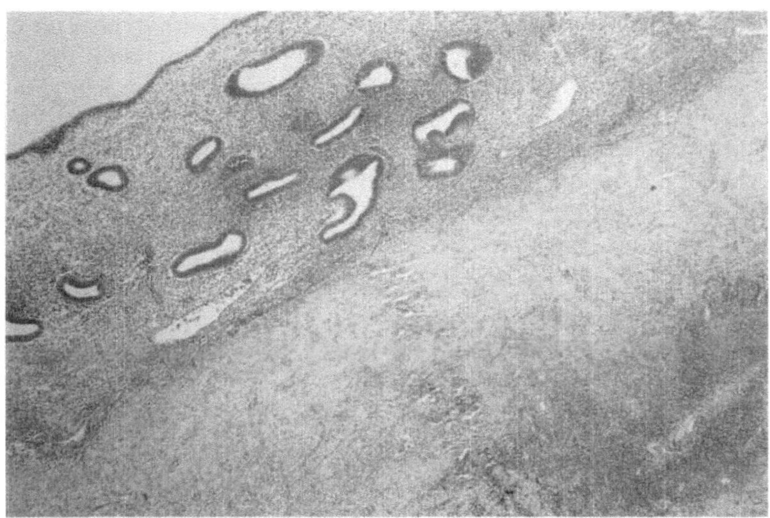

Abb. 51. Superfiziale Endometriose des Ovars

herde insuläre Einschlüsse oder oberflächlich ausgebreitete Schleimhautsäume aus endometrialen Drüsen und Stroma in unterschiedlicher Zusammensetzung (Abb. 51). Die Herde zeigen frische Einblutungen oder Ansammlungen von hämosiderinspeichernden Phagozyten (Makrophagen, Siderophagen, Pseudoxanthomzellen) als Indiz älterer Blutungen. Die zyklisch rezidivierenden Hämorrhagien führen zur Dissoziation der Schleimhaut und zur Bildung blutgefüllter Pseudozysten. Unter fortschreitender Vergrößerung der Blutzysten, die bis zu 10 cm groß werden können, bildet die endometriale Schleimhaut nur noch eine schmale Wandauskleidung oder sie verfällt vollständig der Druckatrophie. Durch lokale bindegewebige Reaktion wird die Wand der Pseudozysten fibrosiert und starr. Siderophagen durchsetzen die fibröse Zystenwand und das angrenzende Ovarparenchym. Eine sichere Diagnose der Endometriosezysten ist nur beim Nachweis endometrialer Drüsen in Verbindung mit typischem zytogenen Stroma möglich. Differentialdiagnostisch sind zölomatische Inklusionszysten sowie alte Theka- und Thekaluteinzysten mit zentralen Einblutungen abzugrenzen.

Die Reaktionsfähigkeit des heterotopen Endometrium entspricht der des Muttergewebes. Die Stromakomponente ist wichtige Voraussetzung für die hormonale Ansprechbarkeit. Immunhistochemische Untersuchungen haben eine dem eutopen Endometrium entsprechende Verteilung von Östrogenrezeptoren zeigen können (Bur et al. 1987). In Abhängigkeit von der aktuellen endokrinen Situation finden sich zyklus- oder therapieabhängige Veränderungen, metaplastische oder deziduale Transformation, Altersregression und glandulär-zystische wie auch atypisch-adenomatöse Hyperplasien. Ovarialkarzinome vom endometroiden Typ sind in ca. 15% der Fälle mit Ovarialendometriosen kombiniert. Die direkte Ableitung der Karzinome aus präexistenten Endometriosen ist nur in einem Teil der Fälle histologisch nachweisbar (Ferreira und Clayton 1958; Dockerty 1962; Ridley 1966; Czernobilsky u. Morris 1979).

Degenerative oder entzündlich-reaktive Zell- und Kernatypien im endometrialen Zystenepithel können prämaligne Läsionen vortäuschen (Czernobilsky u. Morris 1979). Andererseits sind Endometriosen mit atypischen glandulären Veränderungen verschiedentlich in unmittelbarer Assoziation mit malignen endometrialen Geschwülsten und serösen Borderlinetumoren gefunden worden (LaGrenade u. Silverberg 1988; Rutgers u. Scully 1988b). Diese Beobachtungen lassen auf ein erhöhtes Entartungspotential sog. atypischer Endometriosen schließen, vergleichbar den atypisch-adenomatösen Hyperplasien des Korpusendometriums.

12 Ovarialtumoren

Die Geschwülste des Ovars sind von großer Erscheinungsvielfalt. Zystische und solide Tumoren sowie Kombinationsformen sind zu unterscheiden. Die Zysten können unilokulär oder vielfach gekammert sein, die inneren und äußeren Oberflächen papilläre Exkreszenzen tragen. Die soliden Tumoren können von homogener Struktur sein oder durch unterschiedliche Gewebskomponenten ein buntscheckiges Bild bilden. Ovarialtumoren treten einseitig oder doppelseitig auf. Je nach Geschwulsttyp überwiegt uni- oder bilaterale Entwicklung (Tabelle 2). Die Größe der Tumoren reicht von mikroskopischen Tumorkeimen bis hin zu grotesken, das gesamte Abdomen füllenden Geschwülsten. Mit der Größe wächst die Neigung zur Nekrobiose. Durch Nekrose und myxomatöse Umwandlung entstehen pseudozystische Hohlräume. Lipidgehalt bewirkt Gelb- oder Orangefärbung, Einblutungen rote oder rot-braune Verfärbung. Teratoide Geschwülste können aufgrund organoider Bestandteile (Knochen, Knorpel, Zähne) röntgenologisch identifiziert werden. Neben der konventionellen Röntgendiagnostik hat die Entwicklung und Verfeinerung bildgebender Verfahren wie die Sonographie, Computertomographie und die nukleäre Magnetresonanz (NMR) die Möglichkeiten der präoperativen Abklärung adnexaler Tumoren erheblich verbessert. Lymphographie und Immunszinzigraphie erlauben eine genauere klinische Erfassung des Progressions- und Ausbreitungsstadiums maligner Ovarialtumoren. Unabhängig von den Fortschritten der klinischen Diagnostik bleibt die histologische Untersuchung die entscheidende und unverzichtbare Maßnahme zur Typen- und Dignitätsbestimmung der Ovarialgeschwülste. Die intraoperative Schnellschnittdiagnostik ist dabei angesichts der häufig heterogenen Strukturen von begrenztem Wert. Eine exakte Subklassifikation in benigne Tumoren, Borderlinetumoren und eindeutig bösartige Geschwülste und die Erfassung des „Atypiemaximums“ bei heterogenen Tumoren (z. B. Keimzelltumoren) oder Mischgeschwülsten (z. B. Müller-Neoplasien) ist nur bei Untersuchung multipler repräsentativer Areale am paraffineingebetteten Material möglich.

Wie kein anderes Organ ist das Ovar Matrix einer Vielzahl maligner Neubildungen mit extremen Unterschieden im malignen Potential, im biologischen Verhalten und der Sensitivität gegenüber radiologischen und chemotherapeutischen Maßnahmen. Damit gehen die Anforderungen des Klinikers an die diagnostischen Aussagen des Pathologen weit über die bloße Unterscheidung von gut- und bösartig hinaus und beziehen zunehmend ergänzende biochemische,

Tabelle 2. Relative Häufigkeit bilateraler Tumorentwicklung bei verschiedenen Geschwulsttypen

Tumortyp	Approx. (%)
Metastatische Tumoren	70
Seröse Karzinome	50
Undifferenzierte Karzinome	50
Endometroide Karzinome	30–50
Seröse Borderlinetumoren	30–40
Gonadoblastome	25–30
Muzinöse Karzinome	10–20
Muzinöse Borderlinetumoren	10–15
Dysgerminome	5–10
Fibrome	10
Brenner-Tumoren	5
Granulosazelltumoren	< 5
Androblastome	< 5
Unreife Teratome	1
Teilum-Tumoren	1
Thekome	1

immunhistochemische, zytogenetische und zellkinetische Untersuchungen von prognose- und therapierelevanter Bedeutung in die histopathologische Primärdiagnose ein. Die differenzierte klinische und morphologische Diagnostik der bösartigen Ovarialgeschwülste erweist sich mehr und mehr als richtunggebend und paradigmatisch für eine moderne und individualisierte Tumortherapie.

12.1 Klassifikation

Kliniker und Pathologen stellen unterschiedliche Ansprüche an die Systematik. Für den Kliniker haben Dignität und Prognose Vorrang. Ziel einer klinischen Klassifikation ist daher, Tumoren in Kategorien gleicher oder ähnlicher Dignität und Prognose zusammenzufassen. Die feingewebliche Tumorklassifikation des Pathologen orientiert sich dagegen am Histogeneseprinzip, d. h. der Vergleichbarkeit mit normalen Matrixstrukturen. Die Ähnlichkeit mit bestimmten embryonalen oder reifen Geweben präjudiziert nicht die direkte Ableitung des Tumors von diesen Strukturen, sondern die Fähigkeit der Geschwulstzellen bestimmte (determinierte) Differenzierungspotenzen zu realisieren. Basierend auf diesem Einteilungsprinzip ist eine Fülle von Klassifikationsvorschlägen erarbeitet und mit fortschreitenden Erkenntnissen der Embryologie und Zelldifferenzierung revidiert und erweitert worden. Seit Anfang der 60er Jahre sind Bestrebungen für eine internationale Übereinkunft der Tumorklassifikation koordiniert und gefördert worden. In der von einer Expertenkommission der WHO 1973 erarbeiteten Klassifikation der Ovarialtumoren ist das Histogeneseprinzip beibehalten und fortentwickelt worden.

Die WHO-Klassifikation unterscheidet 8 Hauptgruppen:

1. Die gewöhnlichen und häufigen epithelialen Tumoren („common epithelial tumors")
2. Die Keimstrang-Stroma-Tumoren
3. Die Lipidzelltumoren
4. Die Keimzelltumoren
5. Die gemischten Keimzell-Keimstrang-Tumoren
6. Die unspezifischen mesenchymalen Geschwülste
7. Die unklassifizierten Tumoren
8. Die sekundären (metastatischen) Tumoren.

Als 9. Gruppe angefügt sind verschiedene nicht-blastomatöse tumorähnliche Läsionen („tumor-like conditions").

Die Gruppe der epithelialen Tumoren enthält jeweils die typenidentischen benignen und malignen Geschwülste und die intermediäre Kategorie der sog. Borderlinetumoren. Die WHO-Klassifikation ist eine vorläufige Bilanz. Neue Erkenntnisse werden die Einteilung variieren und erweitern. Manche Definitionen und Zuordnungen sind streitig.

Die Bezeichnung „common epithelial tumors" ist ein vager Terminus, der „übliche und häufige" Geschwülste beschreibt. Histogenetisch umfaßt diese Gruppe die Tumoren mit Differenzierungspotenzen des zölomatischen Epithels, die präziser mit dem Begriff der mesothelialen Geschwülste bezeichnet wären (PARMLEY u. WOODRUFF 1974).

Die Kategorie der muzinösen Geschwülste ist nach dem Ergebnis immunhistochemischer Untersuchungen wahrscheinlich nicht einheitlich (KABAWAT et al. 1983).

Die in der Gruppe der endometrioiden Karzinome aufgeführten gemischten mesodermalen Tumoren (Müller-Tumoren) sind nach der Auffassung einiger Autoren Abkömmlinge des sexuell undifferenzierten Gonadenmesenchyms.

Über die Histogenese der Klarzelltumoren gab es lange Zeit kontroverse Ansichten. Ursprünglich wurde auf Grund der morphologischen Ähnlichkeit mit Hypernephromen eine mesonephrogene Herkunft angenommen. Nach den Untersuchungen von SCULLY u. BARLOW (1967) dürfte jedoch die Mehrzahl der klarzelligen Geschwülste dem paramesonephrischen (Müller-)Epithel entstammen.

TEILUM (1946, 1965, 1976) ist vor allem die Erkenntnis zu verdanken, daß in der Gruppe der Keimzelltumoren nicht nur Geschwülste mit embryonaler Differenzierung, sondern auch solche mit Nachahmung extraembryonaler (z. B. vitelliner) Strukturen vorkommen.

Die Bezeichnung Keimstrang-Stroma-Tumoren ist unbefriedigend, da die embryologische Ableitung der sog. Keimstränge in der primitiven Gonade noch unzureichend geklärt ist (LANGLEY u. FOX 1987). Die heterogenen, in der WHO-Klassifikation als selbständige Gruppe aufgeführten Lipidzelltumoren sind vor allem durch ihren Gehalt an Lipiden charakterisiert. Ein großer Teil dieser bislang wenig präzise subklassifizierten Tumoren besteht aus Geschwülsten des sexuell differenzierten Ovarmesenchyms (Scully: Steroidzelltumoren).

Unzureichend definiert sind in der etablierten Klassifikation auch mesonephrische Geschwülste, kleinzellige Karzinome und diverse Geschwülste mit paraendokrinen Eigenschaften.

Eine Revision der WHO-Klassifikation der Tumoren des Ovars, der Tube, der Ligamente und des weiblichen Peritoneums wird zur Zeit von einer Kommission der Internationalen Gesellschaft für Gynäkopathologie erarbeitet. Ihre definitive Fassung lag bei Drucklegung dieses Beitrages noch nicht vor.

Das Ziel jeder Klassifikation ist die Vereinheitlichung und Präzisierung der histologischen Diagnosen zur Gewährleistung international vergleichbarer Befunde und Daten. Im Zuge der Entwicklung einer typenspezifischen und stärker individuell adaptierten Behandlungsstrategie kommt der exakten Tumorklassifikation entscheidende Bedeutung zu. Das setzt eine hohe Reproduzierbarkeit der histologischen Diagnosen voraus. Über die Reproduzierbarkeit der WHO-Klassifikation ovarieller Tumoren („intra- und interobserver reproducibility") liegen nur wenige systematische Untersuchungen vor (BAAK et al. 1982, 1986a, b; SCULLY u. SALAZAR 1983; HERNANDEZ et al. 1984; CRAMER et al. 1987; STALSBERG et al. 1988). Insgesamt liegt die Rate übereinstimmender Diagnosen bei ca. 60%. Diskordanzen aufgrund subjektiver Interpretation sind vor allem bei (muzinösen) Borderlinetumoren, Mischtumoren und unklassifizierten Tumoren in Rechnung zu stellen (STALSBERG et al. 1988).

12.2 Epitheliale Tumoren („common epithelial tumors")

Die epithelialen Geschwülste des Ovars („common epithelial tumors") machen fast $^{2}/_{3}$ (57, 6–67,1%) aller primären Ovarialneoplasien und ca. 90% (91,2–93,9%) der malignen Tumoren des Eierstockes aus (BENNINGTON et al. 1968; WYNDER et al. 1969; WEISS 1980; WEISS et al. 1977; ANNEGERS et al. 1979; KATSUBE et al. 1982a; DIETEL u. STEGNER 1984). Das Oberflächenepithel des Ovars, die Matrix der geläufigen epithelialen Ovarialtumoren, ist ein Abkömmling des Zölomepithels. Mit den Geschwülsten des pelvinen Peritoneums, der Eileiter und des Uterus bilden die epithelialen Ovarialtumoren aufgrund ihrer gemeinsamen zölomatischen Herkunft eine histogenetische Einheit. Die Vielfalt im Erscheinungsbild der Tumoren ist Ausdruck der verschiedenen Differenzierungspotenzen des Zölomepithels. Im Klassifikationsschema von LAUCHLAN (1968, 1972, 1984) werden die im Ausbreitungsgebiet der Müller-Gänge liegenden Tumoren als primäre (interne) Müller-Tumoren den sekundären oder externen, im ovariellen und pelvinen Deckepithel entstandenen Geschwülsten gegenübergestellt (Tumoren des sekundären Müller-Epithels). Die homologen primären und sekundären Müller-Neoplasien können entsprechend der inhärenten Differenzierungspotenzen des zölomatischen Epithels endometroide oder seröse (tubare) Differenzierung aufweisen bzw. in Mischformen beide Differenzierungspotenzen realisieren. Im Formenkreis der endometroiden Tumoren sind weiterhin aufgrund der prospektiven Entwicklungspotenzen des primären Müller-Epithels muzinöse (endozervikale), squamöse, klarzellige und transitionalzellige (urotheliale) Differenzierung möglich (CZERNOBILSKY 1982).

Das Konzept der histogenetischen Verwandtschaft dieser im histologischen Erscheinungsbild vielfältigen Tumoren liegt der WHO-Klassifikation der Ovarial-

Tabelle 3. Histologische Klassifikation der Ovarialtumoren (WHO-Klassifikation: SEROV et al. 1973)

I. Epitheliale Tumoren
- A. Seröse Tumoren
  - 1. Gutartige
    - (a) Zystadenome und papilläre Zystadenome
    - (b) Oberflächenpapillome
    - (c) Adenofibrome und Zystadenofibrome
  - 2. Borderlinetumoren (Karzinome von geringem malignem Potential)
    - (a) Zystadenome und papilläre Zystadenome
    - (b) Oberflächenpapillome
    - (c) Adenofibrome und Zystadenofibrome
  - 3. Maligne
    - (a) Adenokarzinome, papilläre Adenokarzinome u. papilläre Zystadenokarzinome
    - (b) Papilläre Oberflächenkarzinome
    - (c) Maligne Adenofibrome und Zystadenofibrome
- B. Muzinöse Tumoren
  - 1. Gutartige
    - (a) Zystadenome
    - (b) Adenofibrome und Zystadenofibrome
  - 2. Borderlinetumoren (Karzinome von geringem malignem Potential)
    - (a) Zystadenome
    - (b) Adenofibrome und Zystadenofibrome
  - 3. Maligne
    - (a) Adenokarzinome und Zystadenokarzinome
    - (b) Maligne Adenofibrome und Zystadenofibrome
- C. Endometrioide Tumoren
  - 1. Gutartige
    - (a) Adenome und Zystadenome
    - (b) Adenofibrome und Zystadenofibrome
  - 2. Borderlinetumoren (Karzinome von geringem malignem Potential)
    - (a) Adenome und Zystadenome
    - (b) Adenofibrome und Zystadenofibrome
  - 3. Maligne
    - (a) Karzinome
      - (I) Adenokarzinome
      - (II) Adenoakanthome
      - (III) Maligne Adenofibrome und Zystadenofibrome
    - (b) Endometroide Stromasarkome
    - (c) Mesodermale (Müller-) Mischtumoren, homologe und heterologe
- D. Klarzellige (mesonephroide) Tumoren
  - 1. Gutartige: Adenofibrome
  - 2. Borderlinetumoren (Karzinome von geringem malignem Potential)
  - 3. Maligne: Karzinome und Adenokarzinome
- E. Brenner-Tumoren
  - 1. Gutartige
  - 2. Proliferierende
  - 3. Maligne
- F. Gemischte epitheliale Tumoren
  - 1. Gutartige
  - 2. Borderlinetumoren
  - 3. Maligne
- G. Undifferenzierte Karzinome
- H. Unklassifizierte epitheliale Tumoren

II. Keimstrang-Stromatumoren
- A. Granulosa-Stroma-Zelltumoren
  - 1. Granulosazelltumoren
  - 2. Tumoren der Thekom-Fibrom-Gruppe
    - (a) Thekome
    - (b) Fibrome
    - (c) Unklassifizierte

Tabelle 3 (Fortsetzung)

B. Androblastome; Sertoli-Leydig-Zelltumoren
  1. Hochdifferenzierte
    (a) Tubuläres Androblastom: Sertoli-Zelltumor (Pick-Adenom)
    (b) Tubuläres Androblastom mit Lipidspeicherung; Sertoli-Zelltumor mit Lipidspeicherung (Folliculoma lipidique Lecène)
    (c) Sertoli-Leydig-Zelltumor (Tubuläres Adenom mit Leydig-Zellen)
    (d) Leydig-Zelltumor; Hiluszelltumor
  2. Intermediärtypen
  3. Undifferenzierte (Sarkomatoide)
  4. Mit heterologen Elementen

C. Gynandroblastome

D. Unklassifizierte

III. Lipid(Lipoid)zelltumoren

IV. Keimzelltumoren
  A. Dysgerminom
  B. Endodermaler Sinustumor
  C. Embryonales Karzinom
  D. Polyembryom
  E. Choriokarzinom
  F. Teratome
    1. Unreife
    2. Reife
      (a) solide
      (b) zystische
        (I) Dermoidzyste (reifes zystisches Teratom)
        (II) Dermoidzyste mit maligner Transformation
    3. Monodermale und hochspezialisierte
      (a) Struma ovarii
      (b) Karzinoid
      (c) Struma ovarii und Karzinoid
      (d) Andere
  G. Gemischte Teratome

V. Gonadoblastome
  A. Reine
  B. Gemischte mit Dysgerminomen oder anderen Keimzelltumoren

VI. Unspezifische Bindegewebstumoren

VII. Unklassifizierte Tumoren

VIII. Sekundäre (metastatische) Tumoren

geschwülste von 1973 zugrunde (Tabelle 3). Die Hauptgruppen A–E reflektieren das Differenzierungsspektrum der epithelialen (zölomatischen) Geschwülste (seröse, muzinöse, endometroide, klarzellige und transitionalzellige ⟨Brenner-Tumoren⟩). Im Hinblick auf die Dignität der Tumoren sind die Hauptgruppen in benigne, Borderline und maligne Tumoren untergliedert. Damit wird das Klassifikationsschema sowohl dem histogenetischen Ordnungsprinzip des Pathologen als auch den Erfordernissen des Klinikers gerecht.

Die gemeinsame histogenetische Herkunft der primären und sekundären Müller-Tumoren ist eine Bedingung der relativ häufigen multifokalen Neoplasien des weiblichen Genitale (Systemgeschwülste) (LAUCHLAN 1968, 1972; RUSSELL et al. 1985). In Abb. 52 sind die Kombinationsmöglichkeiten von Müller-Tumoren schematisiert dargestellt. Drei Komponenten werden unterschieden: A das ovarielle, B das externe (peritoneale) und C das interne (duktale) Kompartiment. Müller-Tumoren können isoliert in einem Kompartiment oder in Kombination mit Geschwülsten der beiden anderen Kompartimente auftreten. Über die relative Häufigkeit multifokaler autochthoner Neoplasien gibt es nur wenige systematische Untersuchungen.

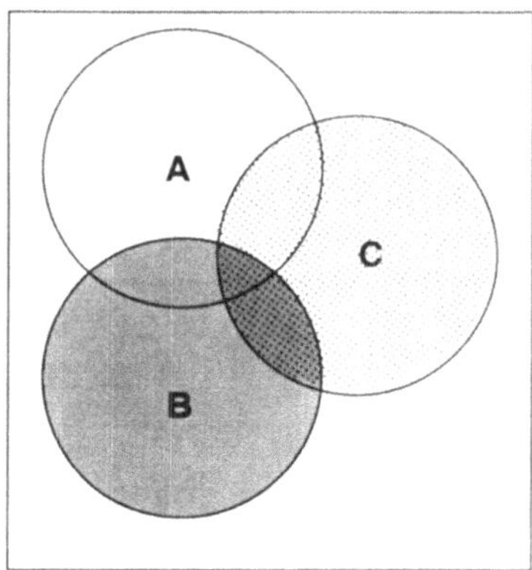

Abb. 52. Kombinationsmöglichkeiten der Müller-Neoplasien. *A* ovarielle Neoplasien, *B* peritoneale (externe) Neoplasien, *C* duktale (interne: tubare, uterine) Neoplasien

Bei den serösen Karzinomen des Ovars wie auch den serösen Borderlinetumoren ist in ca. 50% mit multifokaler (bilateraler) Entwicklung zu rechnen. Subklinische Manifestationen eines Tubenkarzinoms finden sich in 5–10% der serösen Ovarialkarzinome. Durch die im allgemeinen nur orientierende histologische Untersuchung der Eileiter bei operierten Ovarialgeschwülsten entgehen diese in den meisten Fällen der Entdeckung.

Bei endometroiden Ovarialtumoren ist multifokale Entwicklung in ca. 40% zu erwarten, wobei synchrone Karzinome des Corpus uteri mit ca. 30% am häufigsten auftreten (Carcinoma corporis uteri et ovarii).

12.2.1 Seröse Tumoren

Die serösen Geschwülste bilden mit 30–40% das größte Kontingent aller Ovarialtumoren und ca. 50% der bösartigen Geschwülste des Eierstockes. Innerhalb der Gruppe der serösen Tumoren sind ca. 60% benigne und 20–25% maligne, 10–20% sind den Borderlinetumoren zuzurechnen (Katsube et al. 1982a). Die benignen Tumoren dominieren im Reproduktionsalter mit einem Häufigkeitsgipfel im 3. Dezennium. Der Häufigkeitsgipfel der serösen Borderlinetumoren liegt im 3. bis 4. Dezennium, der des serösen Karzinoms im 5. bis 6. Dezennium.

12.2.1.1 Benigne seröse Tumoren (Seröse Zystadenome, Zystadenofibrome, Adenofibrome)

Makroskopie: Die serösen Zystadenome sind uni- oder multilokuläre, äußerlich zumeist glattwandige zystische Tumoren, die beachtliche Größe erreichen können. Bilateralität findet sich in ca. 20% der Fälle. Die Zysten enthalten seröse, gelegentlich fadenziehende, klare Flüssigkeit. Die innere Oberfläche zeigt in unterschiedlich großen Arealen papilläre Exkreszenzen. Die Papillen sind aufgrund ihres kräftigen, oft hyalinisierten Bindegewebsstockes von derber bis knorpelartiger Konsistenz.

In den Zystadenofibromen dominiert der Bindegewebsanteil. Die Zystenkammern sind durch breite fibröse Septen getrennt.

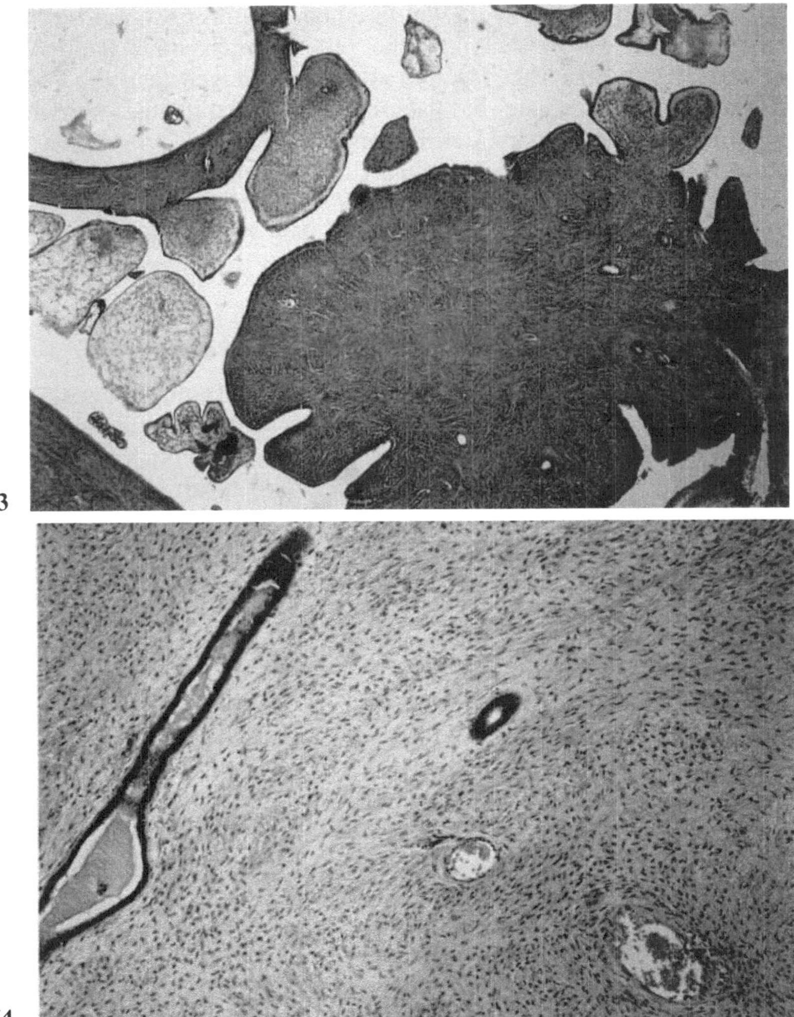

Abb. 53. Benignes Zystadenofibrom **Abb. 54.** Solides seröses Adenofibrom

Seröse Adenofibrome sind seltene solide Varianten benigner seröser Tumoren. Makroskopisch ähneln sie einfachen Fibromen.

Mikroskopie: Mikroskopisch sind die einfachen serösen Zystadenome und Zystadenofibrome durch ein einschichtiges, flaches, kubisches oder zylindrisches Epithel charakterisiert, das ähnlich dem normalen Tubenepithel, zilientragende und sekretorische Zellen sowie basale helle Zellen enthält. In seromuzinösen Mischformen sind schleimbildende Zellen eingeschlossen. Mitosen sind nur äußerst selten nachweisbar. Die Papillenstöcke bestehen aus einem faserreichen oft ödematös gequollenen gefäßführenden Stroma. In den Zystadenofibromen zeigen die breiten fibrösen Stromapapillen stärkere Zelldichte, oft auch Hyalinisation (Abb. 53). Die Stromapapillen können Psammomkörper einschließen. Subepithelial ist häufig eine schmale zellfreie Zone nachzuweisen.

Die soliden Adenofibrome enthalten in einem breiten fibromatösen Stroma spaltförmig komprimierte Epithelschläuche, seltener auch runde glanduläre und mikrozystische Strukturen (Abb. 54). Ultrastrukturell zeigen die Epithelzellen der benignen serösen Geschwülste basalständige Kerne mit relativ homogener Chromatinverteilung und irregulärer Kernmembran. Das Zytoplasma enthält Mitochondrien, endoplasmatische Vesikel, Ergastoplasmaschläuche und supranukleär gelegene Golgi-Felder. Die apikale Zellmembran ist durch Mikrovilli gegliedert oder mit Kinozilien besetzt. Die seitlichen Zellmembranen sind durch Membranverzahnung und sog. Schlußleisten mit den Nachbarzellen verbunden.

12.2.1.2 Oberflächenpapillome („Surface Papilloma")

Oberflächenpapillome sind umschriebene papilläre Tumoren der Ovaroberfläche ohne endophytisch-endozystische Komponente. Sie finden sich einzeln, seltener multipel und zeigen histologisch das typische Baumuster der benignen serösen Ovarialgeschwülste. Die oberflächliche Lokalisation und die starke Verzweigung der Papillen begünstigt die Desquamation und intraabdominale Verschleppung von Zellmaterial mit Bildung peritonealer und omentaler Implantate.

12.2.1.3 Seröse Borderlinetumoren

Zehn bis 20% der serösen Tumoren des Ovars fallen in die Gruppe der Borderlinetumoren („tumors of low malignant potential") (Purola 1963; Hart 1977, 1981; Katzenstein et al. 1978; Russell 1979b, 1984; Katsube et al. 1982a; Langley 1982; Dietel u. Stegner 1984; Fox 1983, 1989). Borderlinetumoren sind proliferierende metastasierungsfähige Intermediärformen der geläufigen epithelialen Geschwülste mit geringem malignen Potential. Nach der Definition der WHO (Serov et al. 1973) sind es Tumoren, die einige, wenn auch nicht alle morphologischen Charakteristika der Malignität aufweisen, aber keine offensichtliche Stromainfiltration erkennen lassen. Diese Definition enthält weder eine Aussage über den Grad der zytomorphologischen Atypie, noch wird aus der Definition präzise klar, was mit dem offensichtlichen Fehlen einer Stromainfiltration gemeint ist. Subtypen der Ovarialkrebse von weniger bösartigem Verhalten sind dem Pathologen und Kliniker seit langem bekannt und als semimaligne, fakultativ bösartige oder proliferierende Tumoren registriert worden. Die erstmalige gesonderte Erfassung dieser Geschwülste in der UICC Tumorklassifikation von 1964 (Santesson u. Kottmeier 1968) hat die Verlaufsstatistiken und die Behandlungsstrategie beim Ovarialkarzinom tiefgreifend verändert. So betrug die 5-Jahres-Überlebensrate bei serösen Karzinomen im klinischen Stadium I in älteren „ungereinigten" Statistiken 75–85%, nach Herausnahme der Borderlinetumoren sank sie auf 45–65% (Malloy et al. 1965; Munnell 1969; Nieminen u. Purola 1970; Aure et al. 1971a). Der Annual Report der Berichtsjahre 1982–1986 ermittelt für Borderlinetumoren der Stadien Ia–IV eine 5-Jahres-Überlebensrate von 89,1% verglichen mit 40,9% der eindeutig malignen Tumoren. Daraus erhellt die klinische und prognostische Bedeutung einer klaren diagnostischen Abgrenzung der Borderlinetumoren von den ordinären Karzinomen. Die

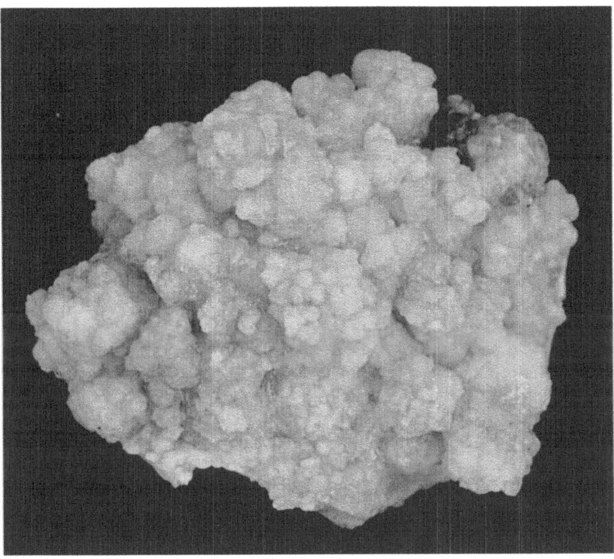

Abb. 55. Oberflächenstruktur bei proliferierendem serösen papillären Zystadenofibrom (Borderlinetumor)

Zuordnung eines Tumors zur Grupppe der Borderlinetumoren stützt sich ausschließlich auf histo- und zytomorphologische Kriterien (SANTESSON u. KOTTMEIER 1968; SEROV et al. 1973; CZERNOBILSKY 1982; NORRIS 1982; KATZENSTEIN et al. 1978; FOX 1983, 1989). Makroskopische Befunde, insbesondere auch das Fehlen oder Vorhandensein von intraabdominalen Implantationsmetastasen sind ohne Einfluß auf die Klassifikation. Die Heterogenität der histologischen Struktur in ein und demselben Tumor sowie Mischformen erschweren die Diagnose. So finden sich bei den geläufigen serösen, stärker noch bei den muzinösen Geschwülsten oft erhebliche lokale Unterschiede im Reifegrad. Damit ist die Zuordnung und Dignitätsbestimmung eines Tumors anhand eines oder nur weniger intraoperativer Gefrierschnitte unmöglich. Eine endgültige Beurteilung kann nur nach sorgfältiger Aufarbeitung des Gewebes unter Berücksichtigung der am stärksten entdifferenzierten Komponente erfolgen. Die DNA-Zytometrie hat sich in Grenzfällen als wichtige komplementäre Untersuchungsmethode zur Dignitätsbeurteilung erwiesen.

Makroskopie: Aus dem makroskopischen Erscheinungsbild sind keine zuverlässigen Rückschlüsse möglich. Gegenüber den benignen serösen Zystadenomen und Zystadenofibromen ist das Ausmaß der superfizialen (exophytischen) und endozystischen papillären Proliferate größer, die Papillenstruktur feiner und von stärkerer Komplexität und Dichte (Abb. 55). Bilateralität ist mit 26–50% häufiger als bei den benignen serösen Tumoren, im Durchschnitt aber seltener als bei den ordinären serösen Karzinomen (PUROLA 1963; JULIAN u. WOODRUFF 1972; RUSSELL 1979a, b; TASKER u. LANGLEY 1985; KLIMAN et al. 1986; PADBERG et al. 1992). Die Bilateralität reflektiert bei den Borderlinetumoren eine überwiegend synchrone Tumorentwicklung, bei den fortgeschrittenen serösen Karzinomen ist sie dagegen häufiger Folge einer kontralateralen Metastasierung. Peritoneale und

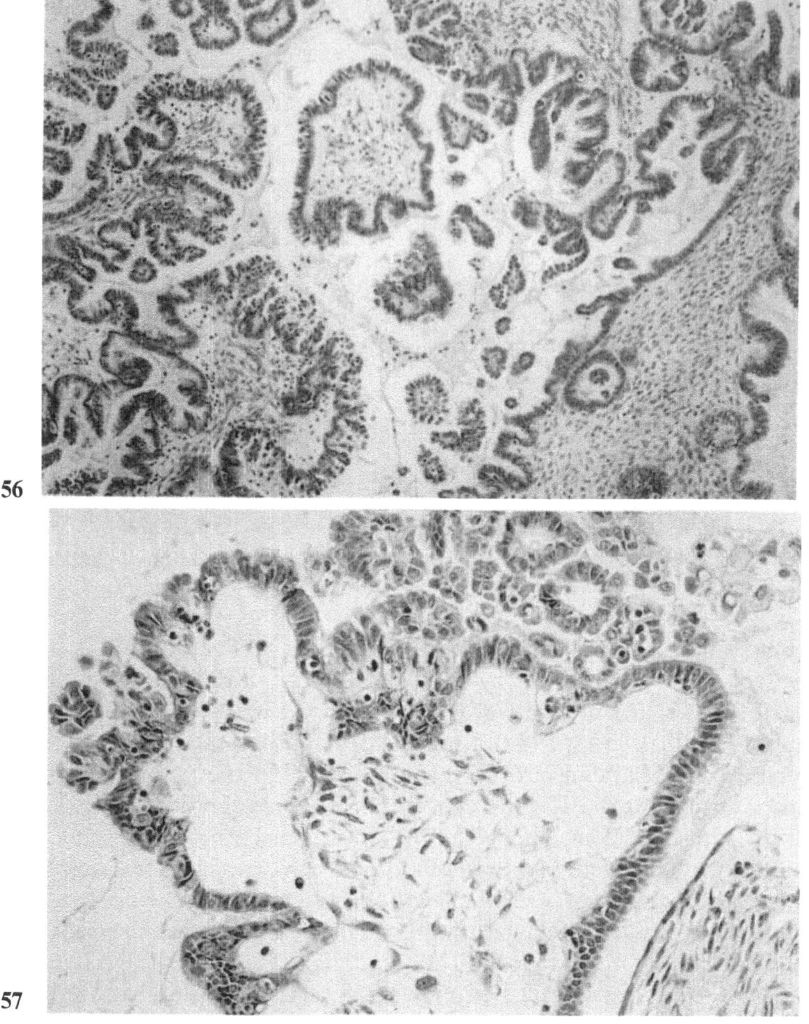

Abb. 56. Proliferierendes seröses papilläres Zystadenofibrom (Borderlinetumor)

Abb. 57. Proliferierendes seröses papilläres Zystadenofibrom; pseudopapilläre Sprossen mit Zellatypien; Bildung von Epithelbrücken

omentale Absiedelungen werden in 16–48% der serösen Borderlinetumoren gefunden (AURE et al. 1971a; JULIAN u. WOODRUFF 1972; KATZENSTEIN et al. 1978; RUSSELL 1979a, b; GENADRY et al. 1981; TASKER u. LANGLEY 1985; KLIMAN et al. 1986; FOX 1989; PADBERG et al. 1992).

Mikroskopie: Histologisch finden sich relativ zarte verzweigte, bei proliferierenden Zystadenofibromen auch plumpe faserreiche Papillen, die von einem mehrreihigen Epithel vom tubaren Typ bedeckt sind (Abb. 56). Das Epithel bildet pseudopapilläre Sprossungen, gelegentlich auch Epithelbrücken (Abb. 57). Es besteht in der Regel eine nur mäßig starke Zell- und Kernpleomorphie, z.T. mit

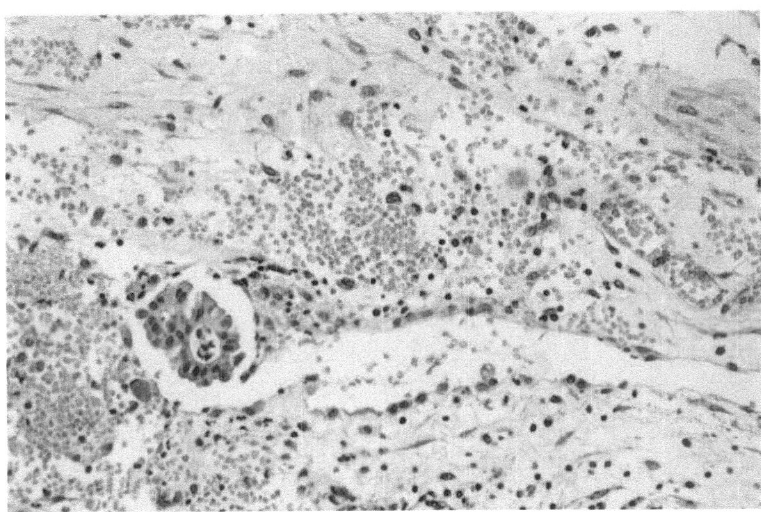

Abb. 58. Freie papilläre Tumorzellkomplexe in periovariellen mesothelialen Spalträumen

Verlust der Zellpolarität. Die Zellen können Zilien tragen. Mitosen sind relativ selten, atypische Kernteilungsfiguren fehlen. Abgestoßene Zellkomplexe können frei im interpapillären Bereich und im Zystenlumen liegen. Sie finden sich weiterhin, eine lymphangische Karzinose vortäuschend, in subperitonealen, mesothelial ausgekleideten zystischen Räumen (Abb. 58). Psammomkörper sind häufig nachweisbar. Das Epithel bildet irreguläre, z. T. verzweigte Einstülpungen (Invaginationen) in das unterliegende Tumorstroma. Zeichen einer destruktiven Stromainvasion mit Neovaskularisation, desmoplastischer Reaktion und zellulärer Stromainfiltration durch immunkompetente Zellen fehlen. Ultramikroskopisch zeigt sich bei den serösen Borderlinetumoren ein „tubarer" Differenzierungstyp mit hochzylindrischen, dicht aufgeschlossenen Zellen, reichlich Mikrovilli, einzelnen Kinozilien und Sekretgranula. Basal ist das proliferierende Epithel durch eine kontinuierliche Basallamelle vom Stroma getrennt (Abb. 59, 60).

Klinische Aspekte: Die Prognose der serösen Borderlinetumoren ist günstig. Die 5-Jahres-Überlebensrate liegt bei Einbeziehung aller Stadien zwischen 88 und 98%, die 10-Jahres-Überlebensrate zwischen 81 und 90% (Aure et al. 1971a; Julian u. Woodruff 1972; Annual Report 1979; Russell u. Merkur 1979; Tang et al. 1980; Nikrui 1981; Scully 1982; Colgan u. Norris 1983; Russell 1984; Barnhill et al. 1985; Stiller 1990; Padberg et al. 1992).

Zwischen den klinischen Stadien I a/b und II a bestehen nur geringe Unterschiede im Hinblick auf die Überlebensraten. Im Stadium II überleben 93–100% der Patientinnen 5 Jahre. Im Stadium II b und III sinkt die 5-Jahres-Überlebensrate auf 65–87% ab (Katzenstein et al. 1978; Julian et al. 1974; Tang et al. 1980; Russell 1984; Tasker u. Langley 1985). Der Annual Report der Jahre 1979–1981 gibt, gestützt auf eine Gesamtzahl von 295 Fällen für das Stadium I a eine Überlebensrate von 92,2%, für das Stadium I b und I c 86,8 und 81,0% an. Im Stadium III sinkt die Rate auf 77,8%. Kurman et al. (1993) finden in einer Sammelstatistik aus 22 Literaturberichten eine Überlebensrate von 99% für das

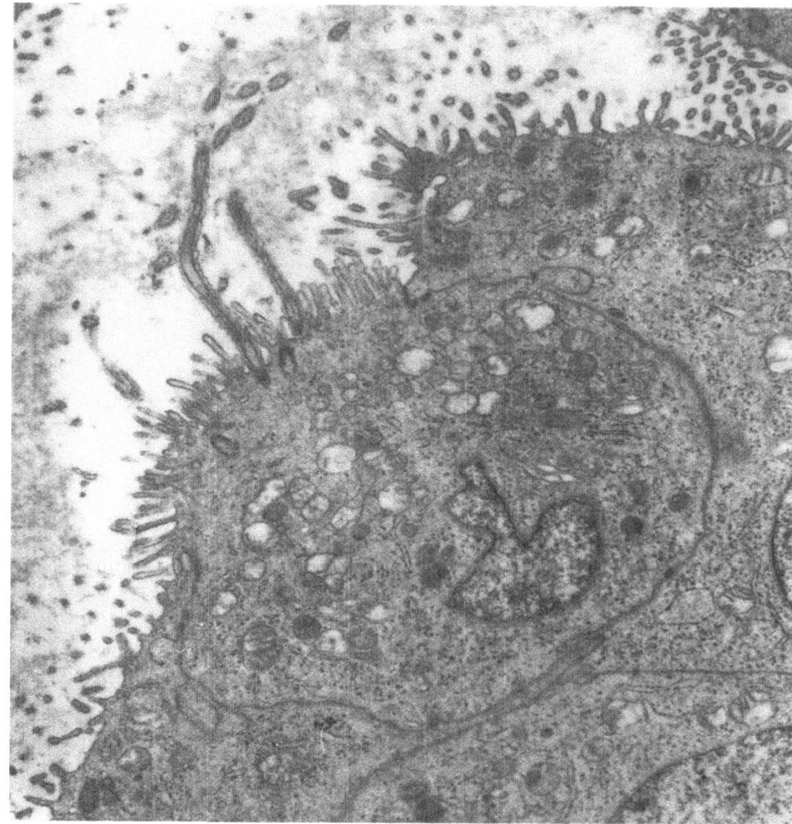

Abb. 59. Apikale Zellbereiche bei serösem Borderlinetumor; reichlich Mikrovilli, vereinzelt Kinozilien

Stadium I und 96% für die Stadien II und III bei mittleren Nachbeobachtungszeiten zwischen 2,9 und 11,7 Jahren. Die Mehrzahl der Verlaufsberichte geht von der herkömmlichen, nicht durch chirurgisches Staging präzisierten klinischen Stadieneinteilung aus. Im Krankengut der Stadien I und II dürfte eine nicht geringe Zahl von Tumoren mit subklinischer intraabdominaler Ausbreitung verborgen sein, die nur durch das chirurgische Staging zu erfassen sind. Spontanrückbildung der Implantate ist beschrieben worden (TAYLOR u. ALSOP 1932; GAUDRAULT 1961; KLIMAN et al. 1984; TASKER u. LANGLEY 1985). Die retrospektive histologische und zytophotometrische Analyse fatal verlaufener Fälle zeigt, daß nicht alle als Borderlinetumoren rubrizierten Fälle einer Reklassifikation standhalten. Diese unterbewerteten Tumoren – de facto ordinären Karzinome – belasten die klinischen Verlaufsstatistiken der Borderlinetumoren.

Trotz der generell günstigen Prognose sind die Borderlinetumoren in den meisten Fällen progrediente und nach dem Ergebnis von Langzeituntersuchungen in einem Teil der Fälle durch Metastasierung zum Tode führende Neoplasien. Das steht im Widerspruch zu der Tatsache, daß es sich definitionsgemäß um nicht destruktiv infiltrierend wachsende Geschwülste, d.h. um Varianten eines „In situ

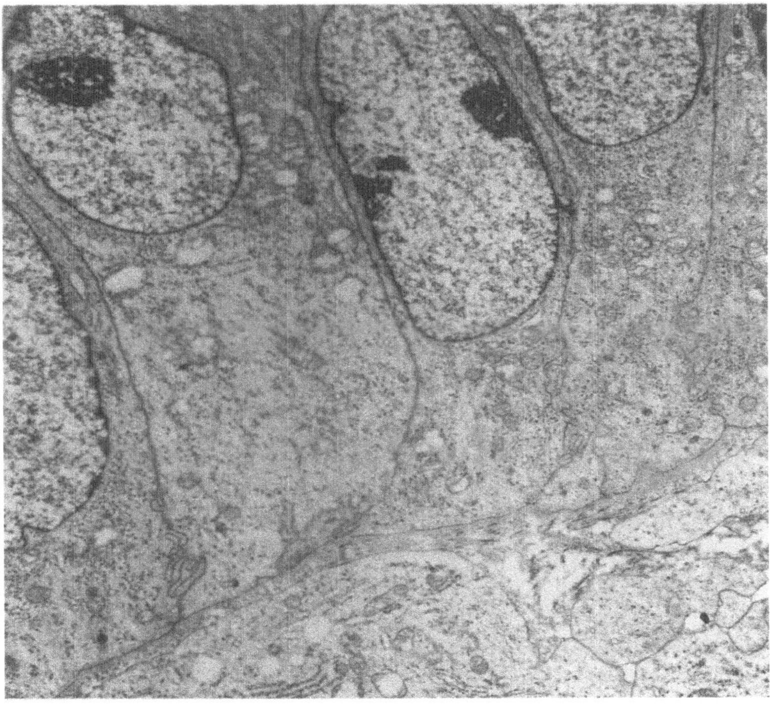

Abb. 60. Basale Zellbereiche bei serösem Borderlinetumor; intakte elektronenmikroskopische Basalmembran

Karzinoms" handelt. Okkulte, bei der Untersuchung des Primärtumors nicht erkannt invasive Foci könnten theoretisch Ausgangspunkt einer Metastasierung sein und fatal verlaufende Fälle erklären. Bell u. Scully (1990) berichten über 21 Fälle von mikroarchitektonisch typischen Borderlinetumoren mit fokaler Mikroinvasion. Fast ein Drittel der betroffenen Frauen waren schwanger. Die mikroinvasiven Zellnester und papillären Formationen waren bis zu 3 mm groß und zeigten keine desmoplastische Stromreaktion. Der Nachweis einer Mikroinvasion schließt die Zuordnung zur Gruppe der Borderlinetumoren, die allein von der typischen Mikroarchitektur der papillären Neubildung bestimmt wird, nicht aus. Trotz der Möglichkeit fokaler Entartung erscheint das Risiko der sekundären Verkrebsung eines primären Borderlinetumors im Lichte neuerer Untersuchungen geringer als ursprünglich angenommen. Gegen die Hypothese einer schrittweisen Entartung spricht die in der Regel im Rezidivtumor gleichbleibende mikroskopische Struktur (Katzenstein et al. 1978; Tang et al. 1980; Kjorstad u. Abeller 1983). Nach Lauchlan (1972) ist Spätmortalität in Verbindung mit einem (nichtinvasiven) Borderlinetumor eher die Folge einer unabhängig vom Primärtumor synchron oder metachron entstandenen malignen peritonealen Neoplasie als das Resultat einer Spätmetastasierung des vorangehenden Borderlinetumors.

Borderlinetumoren können mit serösen Karzinomen, weitaus häufiger aber mit autochthonen extraovariellen Neubildungen des gleichen histologischen Typs

Tabelle 4. Unterscheidungskriterien zwischen benignen Müller-Dystopien und Metastasen maligner (seröser und endometroider) Neoplasien

Benigne Dystopien	Metastasen
– Mikrozystische Inklusionen	– Glandulopapilläre Herde
– Kubisches oder zylindrisches Epithel	– Mehrreihigkeit, pseudopapilläre Sprossen
– Zilien	– Fehlende Zilien
– Keine Mitosen	– Mitosen
– Deutliche Basalmembran	– Unscharfe Basalmembran
– Keine zelluläre Atypie	– Zelluläre Atypie
– Reichlich psammomatöse Kalziumpräzipitate	– Desmoplastische und zelluläre Stromareaktion

kombiniert sein. Das macht die Bedeutung eines konsequenten chirurgischen Stagings mit differenzierter histologischer Untersuchung deutlich. Die Dignitätsbeurteilung und das histologische Grading sollten in Grenzfällen entgegen den Regularien der FIGO-Klassifikation nicht am „Primärtumor", sondern bei allen multifokalen Neoplasie an der Läsion mit dem höchsten Atypiegrad erfolgen (Russell et al. 1985). Das setzt die sorgfältige Untersuchung möglichst vieler Gewebsproben voraus, u. U. in Kombination mit DNA-zytometrischen Verfahren (Dietel 1982; Dietel et al. 1986; Padberg et al. 1992). Die serösen Borderlinetumoren zeigen bei DNA-zytometrischen Analysen diploid/euploide wie auch aneuploide Varianten, die Unterschiede im malignen Potential reflektieren. In der Verlaufsstudie von Padberg et al. (1992) finden sich Rezidive und Todesfälle ausschließlich in den nichteuploiden bzw. aneuploiden Varianten. Differentialdiagnostisch sind von Implantationsmetastasen aus Borderlinetumoren autochthone extraovarielle Neoplasien und benigne Müller-Dystopien (Endosalpingeosen, Müller-Inklusionen) abzugrenzen. Für die Abgrenzung der benignen Müller-Dystopien und Endosalpingeosen von serösen Neoplasien des Borderlinetyps wie auch echten serösen Karzinomen gibt es eine Reihe differentialdiagnostisch verwertbarer histologischer und immunhistochemischer Kriterien (Ehrmann et al. 1980; Hsu et al. 1980; Farhi u. Silverberg 1982; McCaughey et al. 1984; Wick et al. 1984; Michael u. Roth 1986; Manivel et al. 1989) (Tabellen 4, 5).

Die benignen Läsionen (Endosalpingeosen, Müller-Inklusionen) bestehen aus einfachen tubulären oder mikrozystischen subperitoneal gelegenen Einschlüssen (Abb. 61). Das Epithel ist einschichtig, vom „tubaren" Typ mit kubischen oder zylindrischen z. T. zilientragenden Zellen. Es kann mikropapilläre Auffaltungen bilden. Häufig finden sich begleitende Psammomkörper.

Abb. 61. Retroperitoneale benigne Müller-Inklusionen

Abb. 62. Freie Tumorzellkomplexe in mesothelialen Spalten bei multifokaler seröser Neoplasie

Abb. 63. Omentale Implantationsmetastase eines serösen Borderlinetumors

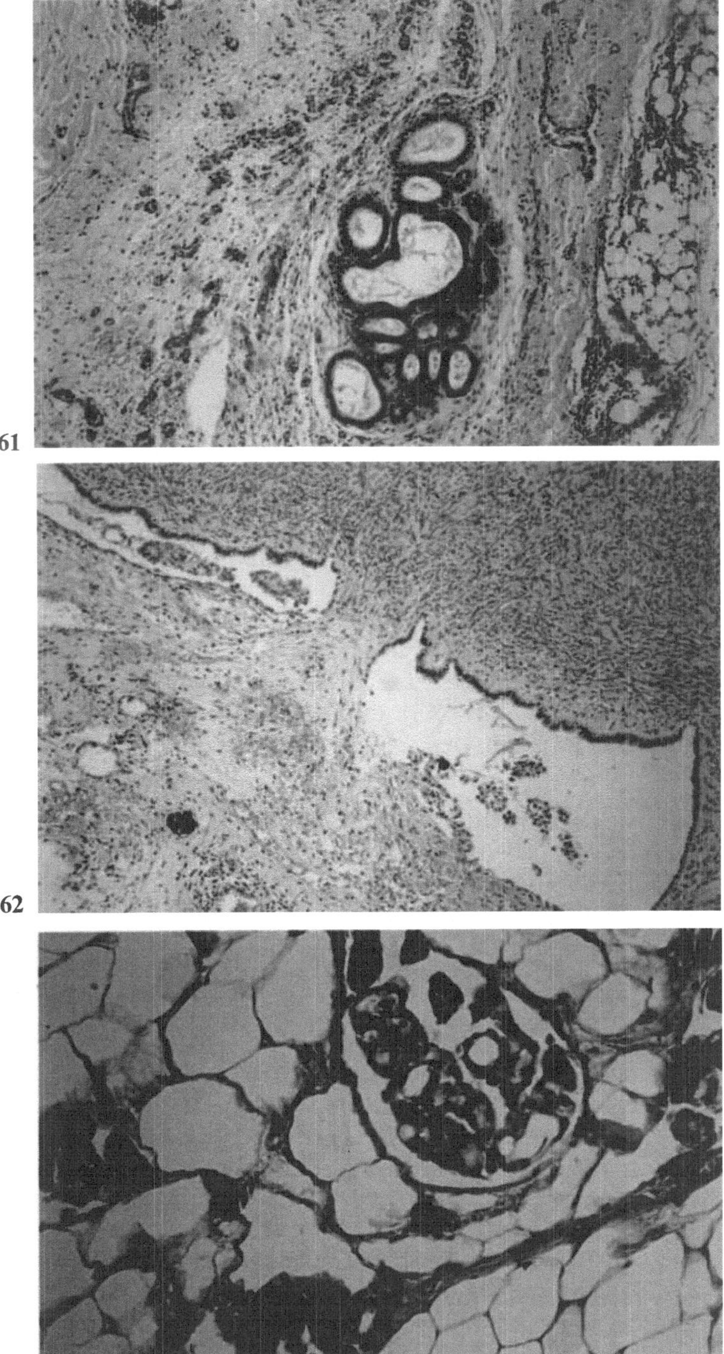
61
62
63

Tabelle 5. Immunhistochemische Befunde bei mesothelialen Hyperplasien, benignen Müller-Inklusionen und malignen Müller-Neoplasien

	Mesotheliale Hyperplasien	Benigne Müller-Inklusionen	Maligne Müller-Neoplasien
CK	++	+++	+++
EMA	++	++	+++
CEA	–	–	++
HMFG	–	+	+++
Leu-M 1	–	–	++
B 72.3	–	+	+++
CA 12-5	+	+	+++
S 100	–	+	+++
LN 1	–	–	+++
LN 2	(+)	+++	+++

Die nichtinvasiven (autochthonen) Läsionen finden sich in Form papillärer Exkreszenzen, die in direkter Kontinuität mit dem Peritonealepithel stehen oder als drüsig-papillärer Zellkomplexe, die frei in zystischen, mesothelbegleiteten subperitonealen Spalträumen liegen (Abb. 62). Psammomkörper sind meist reichlich vorhanden. Eine zuverlässige Abgrenzung autochthon entstandener von intraabdominal verschleppten und „implantierten" Herden ist oft nicht möglich.

Echte invasive Läsionen haben in der Regel den Atypiegrad eines invasiven glandulopapillären Karzinoms und induzieren eine desmoplastische wie auch häufig zelluläre Stromareaktion (Abb. 63). Immunhistochemisch bestehen keine qualitativen Unterschiede zwischen den serösen Borderlinetumoren und Karzinomen des Ovars (Tabelle 6).

Therapie: Im Hinblick auf die Behandlungsstrategie der serösen Borderlinetumoren fehlt bislang ein einhelliges Konzept. Im klinischen Stadium I ist die abdominale Hysterektomie mit bilateraler Adnektomie die Methode der Wahl. Sie liefert ausgezeichnete Resultate. Adjuvante radiologische oder chemotherapeutische Maßnahmen sind in diesem Stadium nicht indiziert. Sie vermögen die Ergebnisse der Therapie nicht zu verbessern und bewirken durch Behandlungskomplikationen eher noch ungünstigere Resultate (Kolstad et al. 1977; Piver 1983).

Im Reproduktionsalter ist bei unilateralen Tumoren und noch nicht abgeschlossener Familienplanung konservierende Chirurgie, d.h. Belassung des Uterus und der kontralateralen Adnexe vertretbar. Wegen des hohen Risikos der kontralateralen Tumorentwicklung sollte aber nach Realisation des Kinderwunsches in einem zweiten Eingriff die Hysterektomie mit Entfernung des verbliebenen Ovars nachgeholt werden.

Bei serösen Borderlinetumoren mit extraovarieller (peritonealer) Ausbreitung wird die Therapieentscheidung von individuellen Kriterien und vom zytomorphologischen Atypiegrad bestimmt. Die Basistherapie ist chirurgisch. Sie besteht in der abdominalen Hysterektomie mit beiden Adnexen in Verbindung mit Entfernung resezierbarer peritonealer Läsionen (Debulking, zytoreduktive Chirurgie) und chirurgischem Staging zur exakten Ermittlung des Ausbreitungsgrades der Tumorkrankheit. Die Histomorphologie und der Atypiegrad der peritonealen

Tabelle 6. Immunhistochemische Befunde bei serösen Borderlinetumoren und Karzinomen des Ovars (Angabe der positiven Fälle (np) bezogen auf die Gesamtzahl der untersuchten Tumoren (n) und der relativen Häufigkeit (%)

Antigen	Seröse Ovarialtumoren			
	Borderline		Karzinome	
	np/n	(%)	np/n	(%)
Zytokeratin, hochmol.	20/21	(95)	3/3	(100)
Zytokeratin, niedermol.	30/30 (g, j, l, n)	(100)	135/135 (c, f, g, i, j, n, s, t)	(100)
Vimentin	12/21 (j, n)	(57)	14/33 (f, n, s)	(42)
EMA	24/24 (j, l)	(100)	121/121 (c, i, q, s, t)	(100)
CEA	14/55 (i, g, j, k, p, r)	(35)	60/290 (b, c, d, e, f, g, h, i, k, o, s)	(21)
CA125	11/23 (j, p)	(49)	130/145 (a, c, m, q, t)	(89)
Ca19-9	18/37 (e, j, p)	(49)	4/29 (a, e)	(14)
Leu-M1	6/18 (j)	(33)	64/88 (c, s, t)	(73)

Literatur: [a] Bertschuck et al. 1990, [b] DeBoer u. Nayman 1981, [c] Bollinger et al. 1989, [d] Casper et al. 1984, [e] Charpin et al. 1982, [f] Dabbs u. Geisinger 1988, [g] Dienemann u. Pickartz 1987, [h] Fleuren u. Nap 1988, [i] Hammond et al. 1991, [j] Padberg et al. 1994, [k] Heald et al. 1979, [l] Manivel et al. 1989, [m] Moll et al. 1991, [o] Nagell van et al. 1978, [p] Nouven et al. 1987, [q] Rubin et al. 1991, [r] Szalay et al. 1980, [s] Truong et al. 1990, [t] Wick et al. 1989.

Herde haben für die Entscheidung über zusätzliche chemotherapeutische Maßnahmen größere Bedeutung als das Ausmaß der intraperitonealen Ausbreitung (Staging). Neben dem subjektiven Grading der peritonealen Läsionen gewinnt die DNA-Zytometrie mehr und mehr an Bedeutung für die Unterscheidung von Low- und High risk-Fällen und als Entscheidungshilfe für eine adjuvante systemische Therapie (Abb. 64a, b; 65a, b). Obgleich ein normoploides DNA-Muster einen progredienten Verlauf der Erkrankung nicht ausschließt, ist klinisch Progression vornehmlich bei Tumoren mit zytomorphologisch ausgeprägter Atypie bzw. nukleärer Aneuploidie zu finden (Bell et al. 1988; Padberg et al. 1992).

12.2.1.4 Maligne seröse Tumoren

Die malignen serösen Tumoren sind mit ca. 40% der epithelialen Tumoren die größte und prototypische Gruppe der Ovarialtumoren. Die allgemeine klinische Erfahrung und die statistischen Erkenntnisse über die Ovarialkarzinomkrankheit stützen sich letztlich auf diese Gruppe.

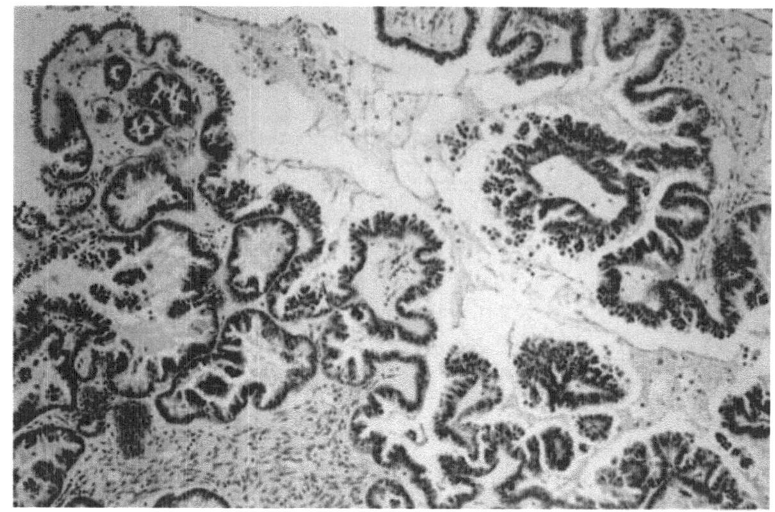

a

Cytometrische DNS-Analyse: AHRENS ACAS System

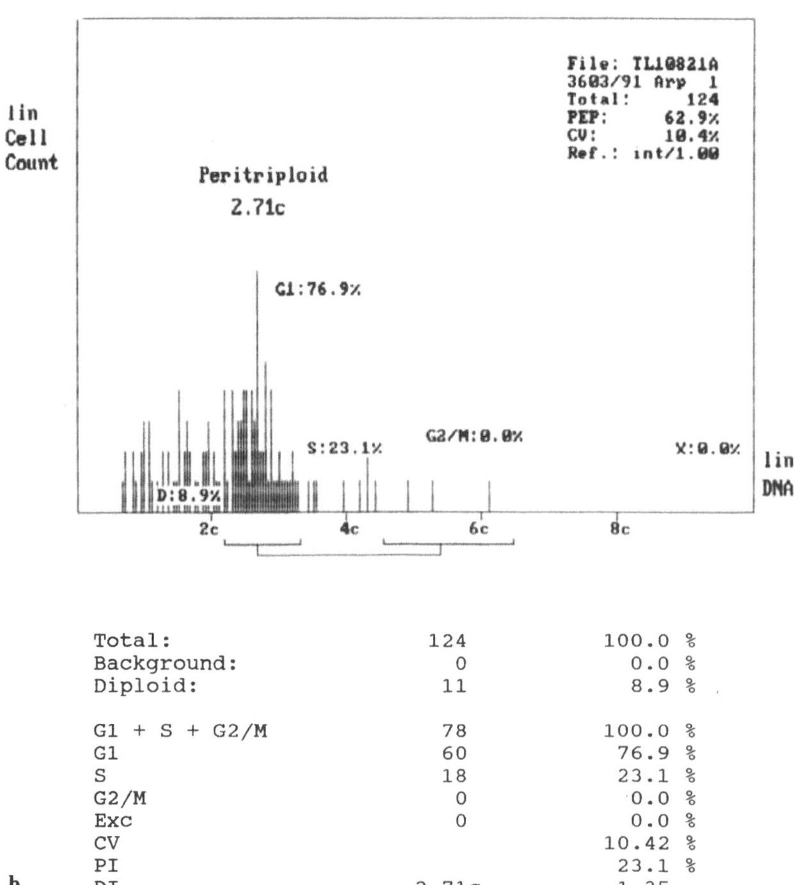

Total:	124	100.0 %
Background:	0	0.0 %
Diploid:	11	8.9 %
G1 + S + G2/M	78	100.0 %
G1	60	76.9 %
S	18	23.1 %
G2/M	0	0.0 %
Exc	0	0.0 %
CV		10.42 %
PI		23.1 %
DI	2.71c	1.35

b

Abb. 64. **a** Seröser papillärer Borderlinetumor; **b** DNA-Histogramm: Aneuploide (peritriploide) DNA-Verteilung

a

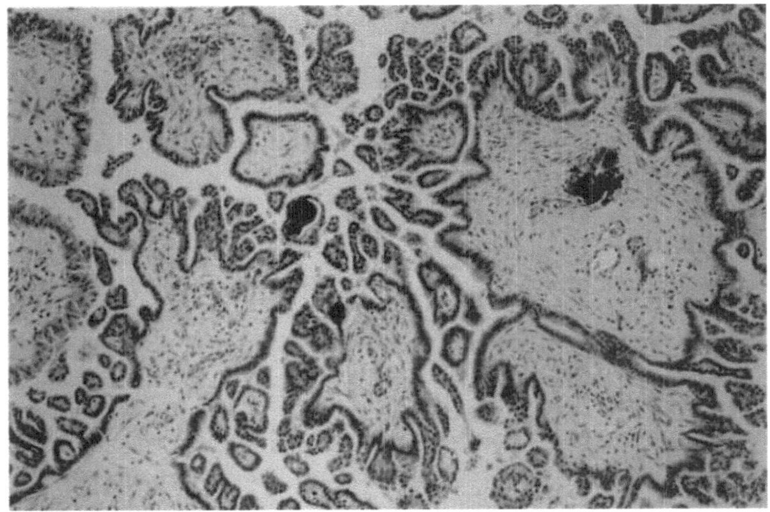

Cytometrische DNS-Analyse: AHRENS ACAS System

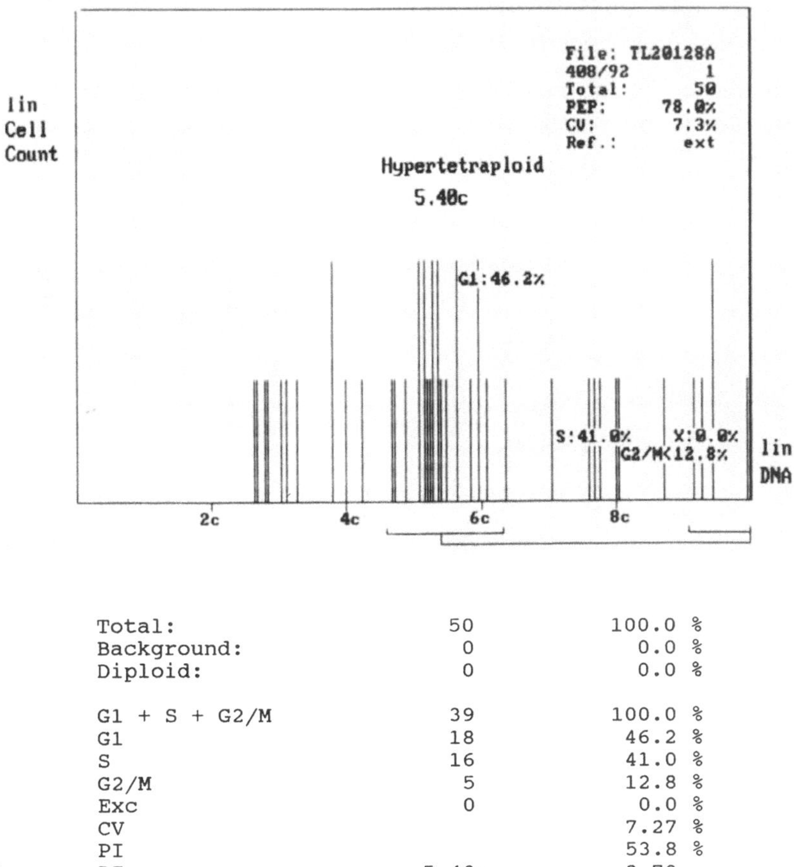

Total:	50	100.0 %
Background:	0	0.0 %
Diploid:	0	0.0 %
G1 + S + G2/M	39	100.0 %
G1	18	46.2 %
S	16	41.0 %
G2/M	5	12.8 %
Exc	0	0.0 %
CV		7.27 %
PI		53.8 %
DI	5.40c	2.70

b

Abb. 65. a Seröser papillärer Borderlinetumor; **b** DNA-Histogramm: Aneuploide DNA-Verteilung mit hypertetraploidem Gipfel und breiter Streuung der Meßwerte

Adenokarzinome, papilläre Adenokarzinome und Zystadenokarzinome sowie Psammokarzinome sind Varianten der malignen serösen Tumoren. Mit Ausnahme der prognostisch etwas günstiger einzuschätzenden Psammokarzinome (seröse Karzinome mit massiver psammomatöser Verkalkung) zeigen die architektonischen Varianten der malignen serösen Geschwülste im Hinblick auf Dignität und biologisches Verhalten keine signifikanten Unterschiede (Aure et al. 1971a; Kühn et al. 1988; Schulz et al. 1985; Gilks et al. 1990).

Makroskopie: In ca. 50% der Fälle besteht Bilateralität. Mehr als die Hälfte der überwiegend multilokulären zystischen Geschwülste haben bei der Primärdiagnose eine Größe von mehr als 15 cm. Die Oberfläche ist glatt oder mit papillären Exkreszenzen bedeckt. Im Anschnitt finden sich mehr oder weniger ausgedehnte endozystische papilläre Wucherungen. Die Zysten enthalten blutige oder klare seröse Flüssigkeit. Die Papillen sind feiner, die Konsistenz ist oft weniger derb als in den benignen serösen Tumoren. Einblutungen und Nekrosen stärken bei der makroskopischen Beurteilung den Verdacht auf Malignität, obgleich anhand der äußeren Beurteilung eine zuverlässige Unterscheidung der gutartigen von den malignen Formen wie auch von den Borderlinetumoren nicht möglich ist. Psammokarzinome zeigen bereits makroskopisch fokale Kalziuminkrustationen oder im Schnitt eine harte körnige Konsistenz. Nekrosen und Hämorrhagien finden sich bei diesem Tumortyp seltener.

Mikroskopie: Im serösen Adenokarzinom und Zystadenokarzinom dominiert der parenchymatöse Anteil. Je nach geweblichem Differenzierungsgrad ist das Ovargewebe von tubuloglandulären, papillären oder solidanaplastischen Tumor-

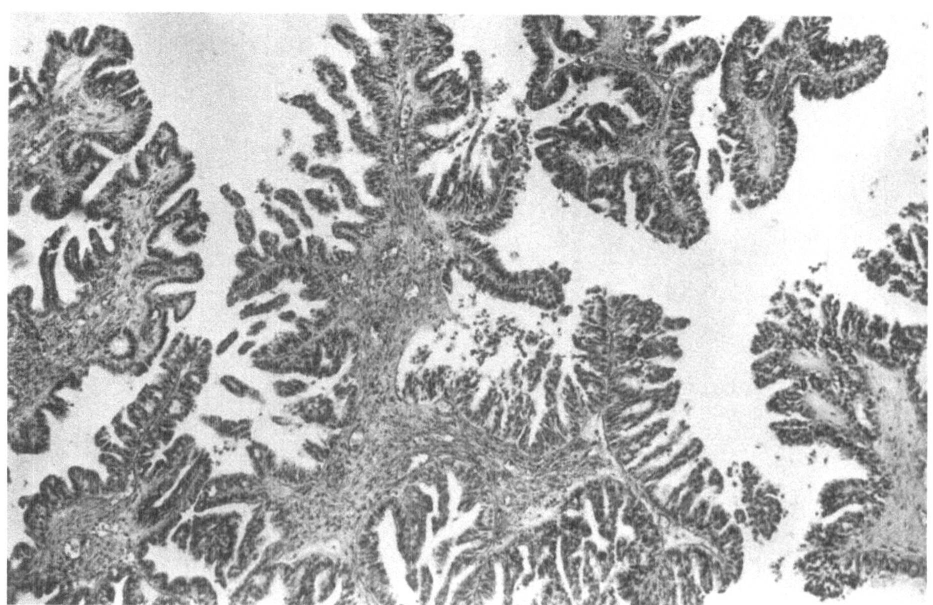

Abb. 66. Seröses papilläres Zystadenokarzinom

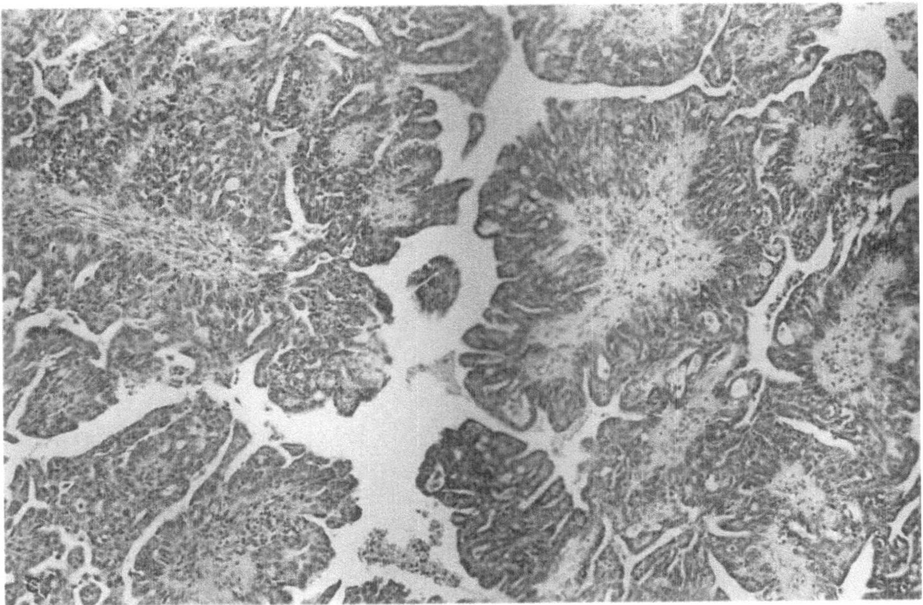

Abb. 67. Seröses papilläres Zystadenokarzinom, mittelgradig differenzierter Tumor

formationen durchsetzt (Abb. 66, 67). Zytomorphologisch besteht ein breites Spektrum im Ausmaß der Zell- und Kernpleomorphie, von relativ gleichförmigen zylindrischen Zellen des tubaren Typs bis hin zu bizarren Zell- und Kernformen. PAS-, Muzin- und Alcianblaureaktion sind positiv im apikalen Bereich der Tumorzellen. Reguläre und atypische Mitosen sind reichlich nachzuweisen. Das Stroma ist locker und häufig von mononukleären Zellen durchsetzt. Die verzweigten bindegewebigen Papillenstöcke sind schmal.

Ultrastrukturelle Untersuchungen zeigen in den malignen serösen Tumoren nicht selten abortive endometriale oder endozervikale Differenzierung (FERENCZY u. RICHART 1974). Fokale squamöse Differenzierung ist möglich (ULBRIGHT et al. 1990).

Psammomkörper finden sich in unterschiedlichem Ausmaß in allen Varianten der malignen serösen Tumoren. Beim Psammokarzinom beherrschen laminierte und aggregierte Psammomkörper das histologische Bild. Die in der Regel hochdifferenzierten Tumorzellen bilden ringförmige Strukturen oder umgeben rosettenartig die Psammomkörper. Das Bindegewebe zeigt meist ausgeprägte desmoplastische Reaktion mit fibröser Verödung des Tumorparenchyms.

12.2.1.5 Maligne seröse Adenofibrome und Zystadenofibrome

Maligne Varianten der gutartigen serösen Adenofibrome und Zystadenofibrome sind seltene Tumoren des Ovars. Makroskopisch dominiert der derbe solide bindegewebige Anteil (Abb. 68). Die fibromatöse Komponente ist in diesen Tumoren Teil der geschwulstbildenden Matrix. Das Epithel zeigt unterschiedliche

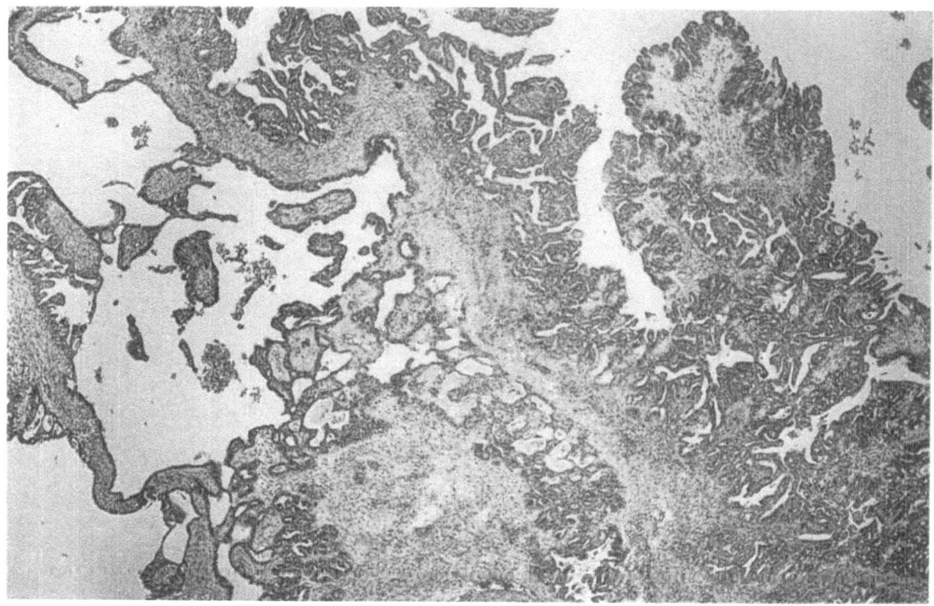

Abb. 68. Malignes seröses papilläres Zystadenofibrom. Die breite fibromatöse Komponente ist Teil der geschwulstbildenden Matrix

Grade der Zell- und Kernpleomorphie. Mischformen seröser und endometroider Differenzierung sind nicht selten. Nach CZERNOBILSKY (1987) sollten nur solche Tumoren den malignen Adenofibromen und Zystadenofibromen zugerechnet werden, die Residualstrukturen ihrer benignen Gegenstücke enthalten.

12.2.1.6 Maligne seröse Oberflächenpapillome

Die seltenen malignen serösen Oberflächenpapillome sind ausschließlich im Bereich der Ovarkapsel lokalisierte papilläre Neubildungen. Ihre Abgrenzung von benignen Oberflächenpapillomen stützt sich auf zytomorphologische Kriterien der malignen Atypie (WHITE et al. 1985). Destruktive Infiltration des Ovarparenchyms ist in der Regel nicht nachzuweisen. Bilaterale Entwicklung ist häufig, Kombination mit extraovariellen typengleichen peritonealen Neubildungen möglich (GOONERATINE et al. 1982a, b).

Klinische Aspekte: Die serösen Karzinome machen mehr als die Hälfte der malignen epithelialen Geschwülste des Ovars aus. Sie zeigen frühzeitige peritoneale Metastasierung. Zirka 60% der Fälle sind bei der Primärdiagnose bereits im klinischen Stadium III und IV. Das Durchschnittsalter der Patientinnen beträgt 49,6 Jahre. Die 5-Jahres-Überlebensrate beträgt nach dem Annual Report der Jahre 1979–1981 für das Stadium Ia 77,2%, für das Stadium IIa 50%. Im Stadium III sinkt die 5-Jahres-Überlebensrate drastisch auf 19,6%.

12.2.2 Muzinöse Tumoren

Zirka 20% aller Ovarialtumoren sind schleimbildende Geschwülste. Der größte Teil ist histogenetisch den paramesonephrischen (Müller-) Geschwülsten zuzurechnen, ein kleinerer Teil ist möglicherweise teratogener Herkunft. Für die teratogene Ableitung spricht der intestinale Epitheltyp mit argentaffinen Granula und endodermalen Paneth-Zellen in schleimbildenden Tumoren (Garneau u. Cabanne 1968; Janovski u. Paramanandhan 1973; Klemi 1978; Fenoglio 1980). Im Lektinmuster zeigen die ovariellen muzinösen Zystadenome – auch die mit Becher- und Paneth-Zellen – größere Übereinstimmung mit dem zervikalen als mit dem intestinalen Schleimepithel (Teh u. Lee 1991). Übereinstimmung findet sich auch im Gehalt an α-Amylase (Griffin u. Wells 1990). Muzinöse Geschwülste finden sich nicht selten als Teilkomponenten zystischer Teratome (Dermoidzysten). Price et al. (1990) beschreiben einen offenbar teratoiden Kombinationstumor aus muzinösem Kystom und Granulosazelltumor.

Die seltene Kombination mit Leio- und Rhabdomyosarkomen wird histogenetisch als synchrone Entartung der epithelialen und (pluripotenten) mesenchymalen Matrixstrukturen gedeutet (Prat u. Scully 1979a, b; Bruijn et al. 1987; Tsujimura u. Kawano 1992).

Solide stromale Tumorknoten (mural nodules) oder pseudosarkomatöse anaplastische Krebsherde können ein begleitendes Sarkom vortäuschen (Prat u. Scully 1979a, b; Prat et al. 1982a; Czernobilsky et al. 1983; Fujii et al. 1985).

Die Mehrzahl der muzinösen Tumoren tritt in der 3.–5. Lebensdekade auf. Bezogen auf die Gesamtzahl der gutartigen Ovarialgeschwülste ist der Anteil muzinöser Tumoren im Kindes- und Adoleszentenalter bis zum 20. Lebensjahr mit 47% relativ hoch (Norris u. Jensen 1972).

Fünfzig bis 85% aller muzinösen Geschwülste sind gutartig, 10–40% maligne und 10–15% den Borderlinetumoren zuzurechnen (Aure et al. 1971a; Fox 1990). Der Häufigkeitsgipfel der proliferierenden und bösartigen Typen liegt im Peri- und Postmenopausalalter (Hart u. Norris 1973; Chenevrat u. Gloor 1980; Björkholm et al. 1982; Bostwick et al. 1986; Chaitin et al. 1985). Mit fortschreitendem Alter wächst die Wahrscheinlichkeit, daß ein schleimbildender Ovarialtumor maligner Natur ist.

12.2.2.1 Benigne muzinöse Tumoren

Muzinöse Zystadenome

Die meist multilokulären muzinösen Zystadenome liegen überwiegend in der Größenordnung von 15–30 cm. Sie können extreme Größe erreichen und das gesamte Abdomen füllen. Bilateralität ist mit 5% bei den gutartigen und ca. 25% bei den bösartigen Tumoren weitaus seltener als bei den serösen Geschwülsten. Die Tumoroberfläche ist meist glatt. Die Zysten enthalten visköse, milchig getrübte oder mißfarbene Flüssigkeit, manchmal auch gelierte gallertige oder fadenziehende Substanz (Abb. 69). Die gutartigen muzinösen Zystadenome sind dünnwandig und bindegewebsarm. Seltene Varianten benigner muzinöser Tumoren sind muzinöse Adeno- und Zystadenofibrome.

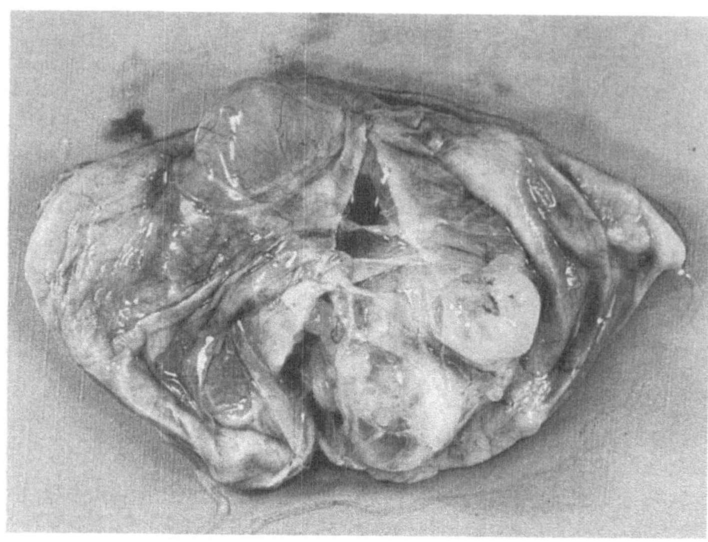

Abb. 69. Muzinöses Zystadenom

Mikroskopie: Die benignen muzinösen Zystadenome sind von einem geordneten schleimbildenden Zylinderepithel vom endozervikalen oder intestinalen Typ mit basalständigen Kernen ausgekleidet (Becherzellkystom) (Abb. 70). Unter dem hochprismatischen Epithel liegt nicht selten ein lockeres zytogenes Stroma. Die äußeren Anteile der Zystenwände sind fibrös oder hyalinisiert. Das Epithel kann zu kleinen Falten oder Papillen aufgeworfen sein. Mitosen sind sehr selten. Das gesamte Zytoplasma gibt bei Muzinfärbung positive Reaktion. Über die chemische Zusammensetzung der muzinösen Substanz gibt es widersprüchliche Angaben (Fisher et al. 1955; Wynn 1962). Elektronenmikroskopisch lassen sich Muzingranula vom Typ endozervikaler Schleimzellen wie auch vom Typ schleimsezernierender intestinaler Zellen nachweisen (Langley et al. 1972; Fenoglio et al. 1975) (Abb. 71).

Klinische Aspekte: Die Prognose der benignen muzinösen Zystadenome ist günstig. Das Wachstum der meist großen äußerlich glatten Tumoren ist verdrängend. Adhäsionen sind im allgemeinen nicht ausgebildet. Unilaterale Adnektomie ist besonders im jugendlichen Alter die ausreichende therapeutische Maßnahme, zumal die Tendenz zur bilateralen Entwicklung der Tumoren mit ca. 5% relativ gering ist.

12.2.2.2 Muzinöse Tumoren vom Borderlinetyp

Zehn bis 15% der muzinösen Tumoren des Ovars sind der Gruppe der Borderlinetumoren zuzurechnen („tumors of low malignant potential").

Die Tumoren treten in jedem Lebensalter auf. Doppelseitige Entwicklung ist etwas häufiger als bei den gutartigen muzinösen Geschwülsten des Ovars.

Makroskopie: Die muzinösen Borderlinetumoren gleichen im makroskopischen Erscheinungsbild den benignen muzinösen Zystomen und Zystadenomen.

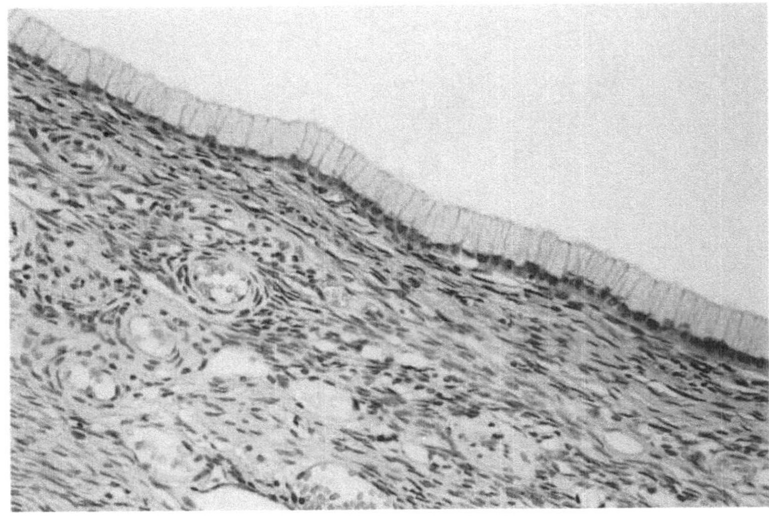

Abb. 70. Muzinöses Zystadenom. Geordnetes Schleimepithel vom endozervikalen Typ

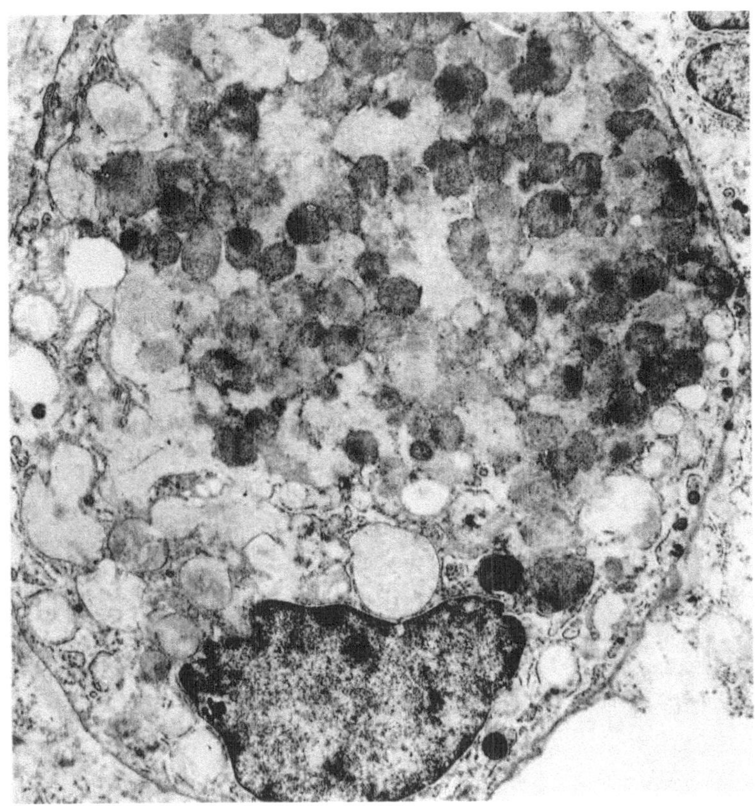

Abb. 71. Schleimbildende Zelle eines benignen muzinösen Zystadenoms. Sekretvesikel von unterschiedlicher Elektronendichte. Elektronenmikroskopische Aufnahme ×10000

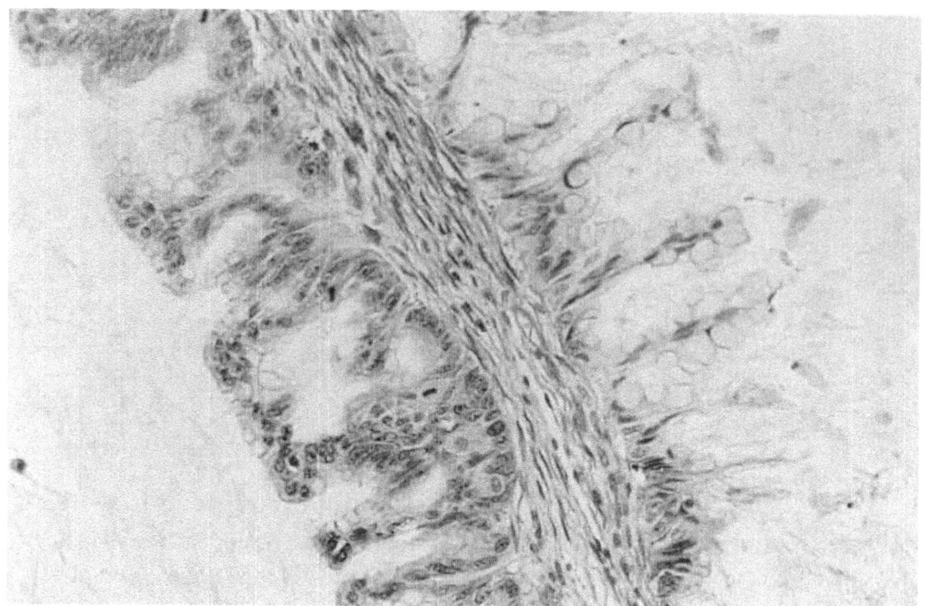

Abb. 72. Proliferierendes muzinöses Zystadenom (muzinöser Borderlinetumor); intestinaler Zelltyp

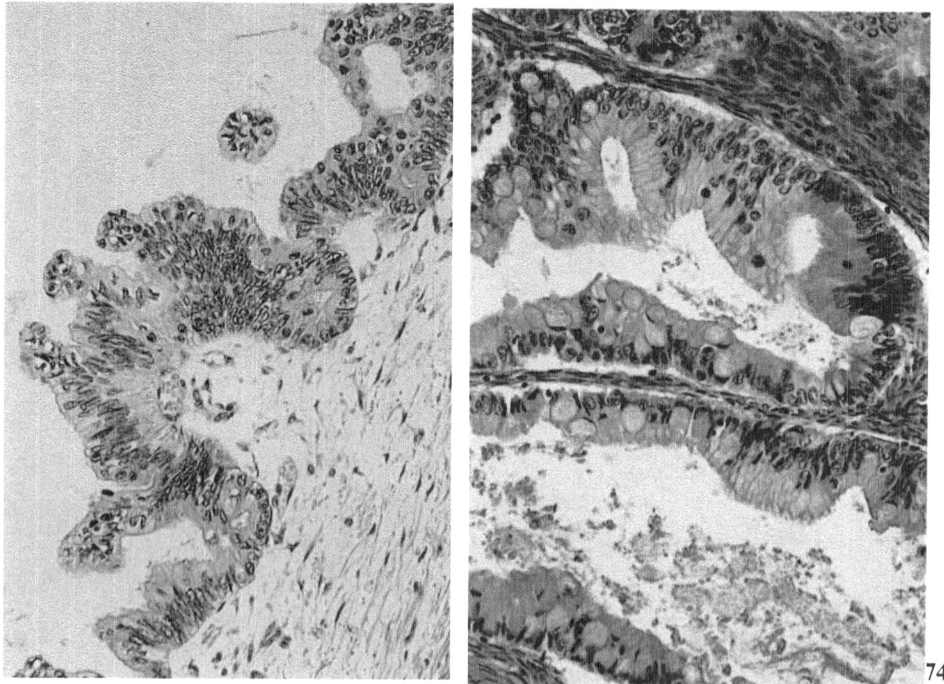

73 74

Abb. 73. Muzinöser Borderlinetumor; Bildung von Pseudopapillen und Epithelbrücken

Abb. 74. Muzinöser Borderlinetumor; intestinaler Zelltyp

Die Tumoren sind von einer glatten Kapsel begrenzt. Im Anschnitt zeigen sie verglichen mit den gutartigen Zystadenomen breitere bindegewebige Septen und solide mikrozystisch durchsetzte Areale von wabenartiger Struktur, gelegentlich auch endophytische papilläre Exkreszenzen.

Die Primärbehandlung besteht in der abdominalen Hysterektomie mit bilateraler Adnektomie, Omentektomie und Lymphonodektomie (iliakale und paraortale Region). Im Zuge der operativen Primärtherapie ist ein sorgfältiges chirurgisches Staging zur exakten Bestimmung der intraabdominalen Ausbreitung der Geschwulst erforderlich. Bei fortgeschrittenen, nicht operativ sanierbaren Fällen wird eine Verkleinerung der Tumormasse (Debulking) angestrebt, um günstigere Voraussetzungen für die nachfolgende additive Chemotherapie zu schaffen. Radiologische Zusatztherapie ist gegenüber den systemisch angreifenden chemotherapeutischen Maßnahmen in den Hintergrund getreten.

Mikroskopie: Die Mehrzahl der muzinösen Borderlinetumoren zeigt eine glandulär-zystische Mikroarchitektur. Das Epithel ist überwiegend vom intestinalen Typ, von höherer Zelldichte als in den benignen Tumoren, mehrreihig oder durch Mikropapillen und pseudopapilläre Sprossungen aufgeworfen (Abb. 72–74). Durch die eingeschränkte Mukogenese ist das Zytoplasma dunkler gefärbt. Mitosen treten gehäuft auf. Nach der Tiefe senkt sich das Epithel in Form irregulärer z. T. verzweigter glandulärer Invaginationen. Die Invaginate können eine Stromainfiltration vortäuschen. Die Abgrenzung gegenüber einer destruktiven Stromainvasion kann schwierig sein. Eine zelluläre Stromainfiltration durch immunkompetente Zellen wie auch eine desmoplastische Reaktion des Bindegewebes wie bei maligner Infiltration sind nicht nachweisbar. Hart u. Norris (1973) sowie Hart (1977) betrachten Konfluenz benachbarter Drüsen und cribriforme Muster als Indizien einer destruktiven Stromainfiltration und klassifizieren Tumoren mit diesen Kriterien als hoch-differenzierte muzinöse Komponente. Insgesamt ist die Heterogenität im Differenzierungsgrad des Epithel bei den muzinösen stärker als bei den serösen Borderlinetumoren. Neben geordneten Arealen mit einem einschichtigen Schleimepithel finden sich proliferierende Bezirke bis hin zu fokalen Arealen mit vollständigem Differenzierungsverlust und Übergang in infiltrierendes muzinöses Karzinom (Abb. 75). Der Übergang in Invasion kann sich in Form monozellulärer Aussprossung vollziehen (Abb. 76).

Mehr noch als bei den serösen Tumoren ist eine sorgfältige histologische Aufarbeitung der Tumoren zur Ermittlung des Atypiemaximums erforderlich. Orientierende Schritte sind nicht repräsentativ für den Gesamttumor. Große multizystische und überwiegend benigne Tumoren mit nur fokaler karzinomatöser Entartung können Ausgangspunkt massiver lymphogener Metastasierung sein.

Seltenere Varianten der muzinösen Borderlinetumoren sind papillär wachsende Formen – ähnlich den serösen papillären Borderlinetumoren. Ihre histogenetische Verwandtschaft zu den endometroiden Geschwülsten wird aus der zervikalen Differenzierung des Schleimepithels und der häufigen Kombination mit Endometriosen deutlich (Rutgers u. Scully 1988b). Die Prognose ist günstig. Die Tumoren induzieren kein peritoneales Pseudomyxom.

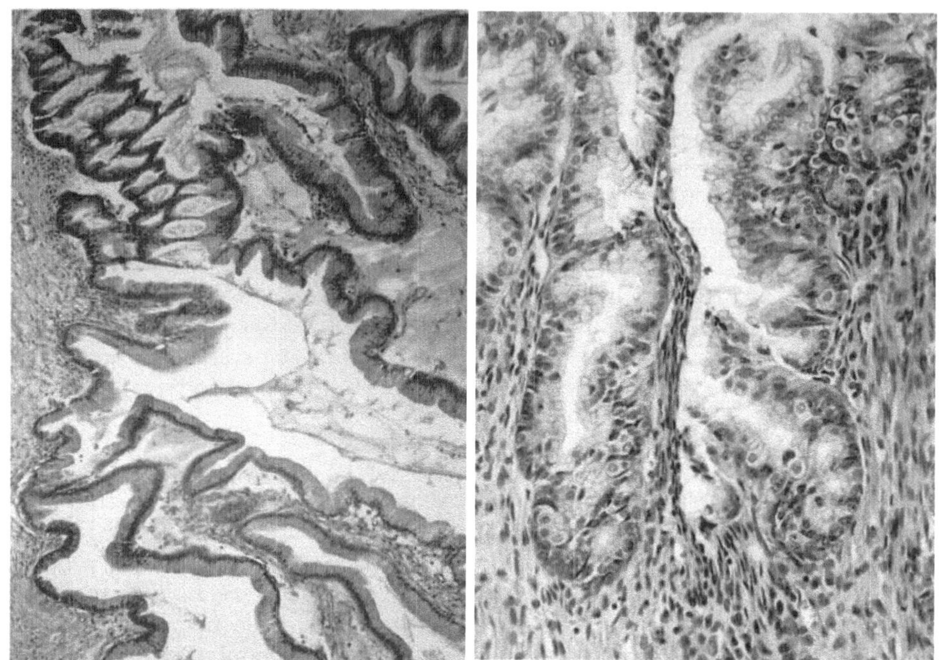

Abb.75. Heterogene Zusammensetzung eines muzinösen Borderlinetumors. Neben geordnetem Schleimepithel finden sich proliferierende Bezirke mit Differenzierungsverlust und eingeschränkter Mukogenese

Abb. 76. Muzinöser Borderlinetumor mit Verdacht auf beginnende Stromainfiltration

Klinische Aspekte: Die 5- und 10-Jahres-Überlebensraten sind bei den muzinösen Borderlinetumoren – alle Stadien eingeschlossen – mit 87 und 85% weitgehend identisch (AURE et al. 1971 a; RUSSELL u. MERKUR 1979). Im klinischen Stadium I betragen sie 98% respektive 96% (HART u. NORRIS 1973). Nach dem Annual Report der Jahre 1979–1981 beträgt die 5-Jahres-Überlebensrate bei muzinösen Borderlinetumoren im Stadium Ia 86,8% gegenüber 92,2% der serösen Borderlinetumoren desselben Stadiums. Gegenüber stadiengleichen hoch-differenzierten muzinösen Karzinomen bestehen im Hinblick auf die Prognose keine signifikanten Unterschiede (DE NICTOLIS et al. 1994). Bei jungen Patientinnen genügt im Stadium I im allgemeinen die unilaterale Adnektomie obgleich manifeste wie auch okkulte, nur mikroskopisch nachweisbare kontralaterale Tumoren häufiger als bei den benignen muzinösen Geschwülsten auftreten.

Bei älteren Frauen ist die Hysterektomie mit bilateraler Adnektomie die Methode der Wahl. Bei intakter Tumorkapsel sind peritoneale oder omentale Implantationsmetastasen äußerst selten. Die typische Form der intraabdominalen Ausbreitung ist das Pseudomyxoma peritonei. Es ist häufiger bei muzinösen Boderlinetumoren als in Assoziation mit benignen oder malignen muzinösen Tumoren des Ovars zu finden.

12.2.2.3 Maligne muzinöse Tumoren (muzinöse Karzinome, maligne muzinöse Zystadenome und Zystadenofibrome)

Maligne muzinöse Ovarialtumoren treten in allen Altersgruppen auf mit Bevorzugung des Peri- und Postmenopausealters. Unter den (seltenen) malignen epithelialen Ovarialtumoren junger Frauen und Adoleszentinnen bilden sie das größte Kontingent. Maligne muzinöse Adenofibrome und Zystadenofibrome sind seltene Varianten der schleimbildenden Krebse des Ovars.

Makroskopie: Die in ca. 25% bilateral auftretenden muzinösen Karzinome und Zystadenokarzinome sind häufig beachtlich große, multilokuläre, oberflächlich meist glatt begrenzte Tumoren. Solide, mikrozystische und papilläre Anteile wie auch nekrotische Areale sind häufiger als in den benignen und proliferierenden muzinösen Tumoren (Abb. 77). Die Zystenkammern enthalten klare oder trübe visköse Flüssigkeit.

Mikroskopie: Histologisch sind hochdifferenzierte, mäßig differenzierte und undifferenzierte Tumoren zu unterscheiden. In den hochdifferenzierten Tumoren sind die irregulär verzweigten Drüsen und zystischen Räume von einem relativ geordneten zylindrischen schleimbildenden Epithel ausgekleidet (Abb. 78). Mitosen sind nur spärlich vorhanden. In den mäßig differenzierten Formen ist die Zelldichte erhöht, die Kernpleomorphie stärker ausgeprägt und die Mukogenese mehr oder weniger stark eingeschränkt (Abb. 79). Mitosen sind häufiger zu finden. In das Stroma übertretendes muzinöses Sekret kann dort „resorbierende Entzündung" und Fremdkörperreaktion auslösen (Abb. 80). Die undifferenzierten Tumoren sind durch ausgeprägte Atypie der glandulären Formationen und durch hohe Mitosezahl charakterisiert. Das zylindrische Epithel ist mehrreihig,

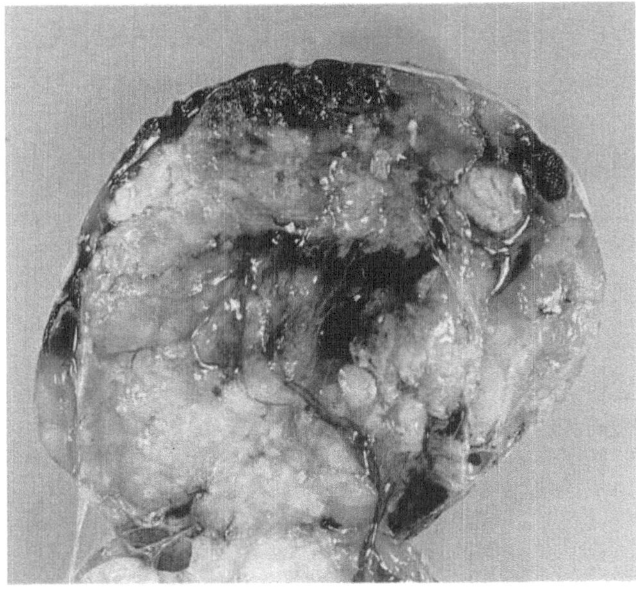

Abb. 77. Muzinöses Zystadenokarzinom

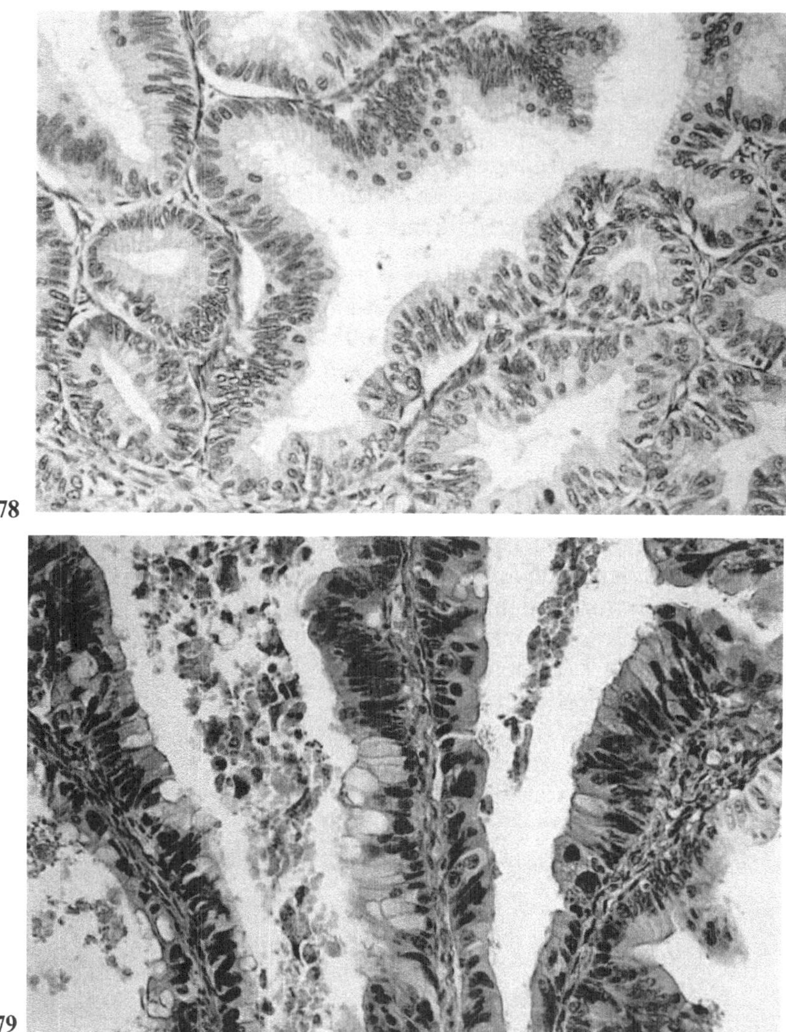

78

79

Abb. 78. Hochdifferenziertes muzinöses Zystadenokarzinom; erhöhte Zelldichte, eingeschränkte Mukogenese, vermehrt Mitosen, dos-à-dos-Stellung der glandulären Formationen

Abb. 79. Mäßiggradig differenziertes muzinöses Zystadenokarzinom vom intestinalen Typ

die Kerne sind pleomorph und hyperchromatisch. Das die Zysten auskleidende Epithel bildet pseudopapilläre Sprossen und Epithelbrücken. Gelegentlich findet sich solide oder squamöse Epithelmetaplasie. Das invasive Wachstum zeigt sich in der hohen Dichte der atypischen glandulären Formationen mit dos-à-dos Stellung der Drüsen, der desmoplastischen und zellulären Stromareaktion und Nekrotisierungsneigung. Im Gegensatz zu den in der Regel gleichförmig strukturierten serösen Karzinomen des Ovars zeigen die muzinösen Adenokarzinome in den meisten Fällen histologisch eine Komposition von unterschiedlich differenzierten

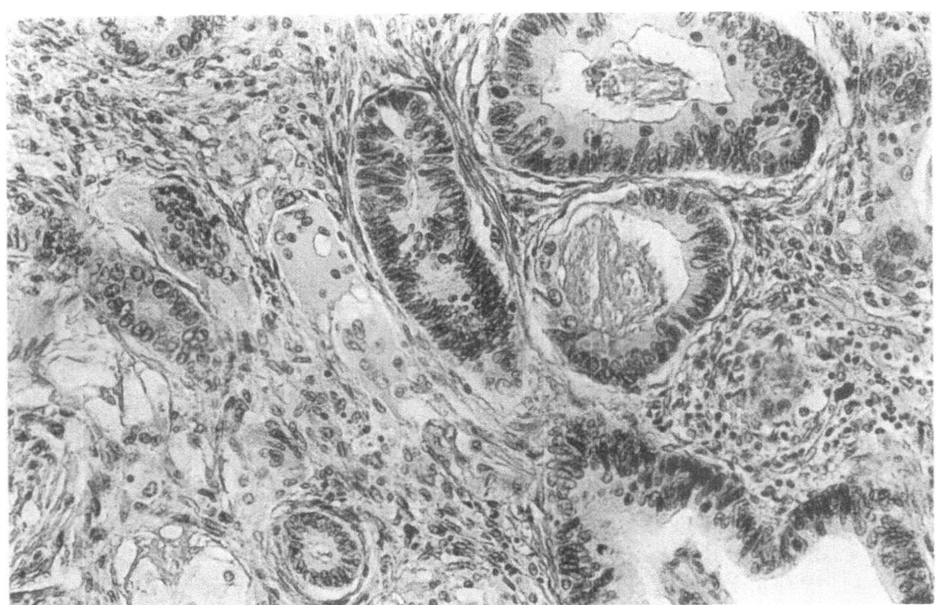

Abb. 80. Mittelgradig differenziertes muzinöses Zystadenokarzinom. Fremdkörperreaktion mit mehrkernigen Riesenzellen durch Übertritt des Sekretes in das Stroma

Arealen. Neben eindeutig malignen Formationen finden sich glanduläre und zystische Strukturen mit geordnetem zylindrischen Schleimepithel wie auch proliferierende Areale vom Borderlinetyp. In ca. 50% der Fälle sind im Epithel der muzinösen Zystadenokarzinome argyrophile neuroendokrine Zellen nachzuweisen (Fox et al. 1964; Sporrong et al. 1981; Takeda et al. 1982b; Julkunen et al. 1983; Aguirre et al. 1984; Scully et al. 1984; Inoue et al. 1986; Sasaki et al. 1989). Neben Serotonin, Chromogranin und unspezifischer Enolase konnte immunhistochemisch ein großes Spektrum weiterer neurohormonaler Peptide nachgewiesen werden (Somatostatin, Gastrin, Glukagon, ACTH, pankreatisches und intestinales Polypeptid, Neurotensin, Met- und Enkephalin). Die Verteilung der immunreaktiven Neurohormone unterscheidet sich von der in ovariellen Karzinoiden, zeigt aber gewisse Parallelen zum Sortiment neuroendokriner Zellen in intestinalen Karzinomen und schleimbildenden Krebsen der Brustdrüse (Hull u. Warfel 1987; Iwafuchi et al. 1987).

Klinische Aspekte: In mehr als 90% der Fälle sind bei der Primäroperation die malignen muzinösen Tumoren noch auf eines oder beide Ovarien beschränkt. Gegenüber den malignen serösen Tumoren besteht eine weitaus geringere Tendenz zur peritonealen Ausbreitung. Charakteristisch sind dagegen extraabdominale (z.B. pulmonale) Spätmanifestationen.

Die 5-Jahres-Überlebensrate beträgt für alle Stadien ca. 40%. Im Stadium I liegt die 5-Jahres-Überlebensrate bei 66%, die 10-Jahres-Überlebensrate bei 59% (Hart u. Norris 1973). Nach dem Annual Report der Jahre 1979–1981 beträgt die 5-Jahres-Überlebensrate für das Stadium Ia 80,4% gegenüber 77,2% der serösen Karzinome desselben Stadiums. Im Stadium III sinkt sie auf 21,1% ab.

Die Behandlung besteht wie bei den serösen Karzinomen in der Hysterektomie mit bilateraler Adnektomie. Additive Chemotherapie ist bei organübergreifender Ausbreitung indiziert.

12.2.2.4 Pseudomyxoma peritonei

Über die Entstehung des Gallertbauches gibt es zwei verschiedene Theorien:

1. durch Implantation muzinöser Tumorzellen im parietalen und viszeralen Peritoneum (Rosenfeld 1949),
2. durch muzinöse Metaplasie des Peritonealmesothels (Malpas 1959a, b; Sandenbergh u. Woodruff 1977).

Bei der Implantationstheorie ist der Gallertbauch (Pseudomyxoma peritonei) die Folge einer Verschleppung zellhaltigen muzinösen Sekretes aus zystischen Schleimgeschwülsten in die freie Bauchhöhle. Jede intraabdominale muzinöse Neoplasie kann zum Ursprungsort eines Pseudomyxoms werden (Cariker u. Dockerty 1954; Malpas 1959a, b; Woodruff et al. 1960; Jones 1965; Long et al. 1969; Limber et al. 1973; Osborn 1973; Sandenbergh u. Woodruff 1977; Russell 1979a, b; Piver et al. 1984). Die nicht seltenen muzinösen Borderlinetumoren des Ovars und die Mukozele der Appendix vermicularis sind aber die häufigste Ursache (Shanks 1961; Michael et al. 1987). Benigne Tumoren und Borderlinetumoren des Ovars sind häufiger als maligne schleimbildende Geschwülste mit einem Pseudomyxoma peritonei assoziiert. Unabhängig von der Dignität des primären muzinösen Tumors verschlechtert das begleitende Pseudomyxom die Prognose (Kahn u. Demopoulos 1992).

Nicht immer ist bei den muzinösen Tumoren ein Kapselaufbruch oder eine direkte Infiltration der Tumorkapsel erkennbar. Ebensowenig führt der Kapselaufbruch muzinöser Tumoren konsequenterweise und regelhaft zu einem Pseudomyxoma peritonei (Colgan u. Norris 1983).

Nach Michael et al. (1987) handelt es sich beim Pseudomyxoma ovarii et peritonei um eine spezielle Form der malignen Infiltration von in der Regel niedrig malignen schleimbildenden Karzinomen („ovarian carcinoma with extracellular mucin production").

Makroskopisch ist beim Pseudomyxom die Bauchhöhle mit traubigen gelatinösen Massen angefüllt, die zu oberflächlichen Verklebungen des viszeralen und parietalen Peritoneums führen. Histologisch erkennt man eine Kompartimentierung der Schleimpools durch feine bindegewebige Septen. Schleimepithel – überwiegend vom intestinalen Typ – ist nur in Fragmenten oder in Form peritonealer Implantate nachzuweisen. Im Gegensatz zum aggressiven Verhalten steht der hohe Reifegrad des neoplastischen Epithels und die fehlende nukleäre Atypie. Mitosen sind nur selten nachzuweisen.

Die Therapie ist chirurgisch, komplette Entfernung der Implantate ist in der Regel nicht möglich. Daraus resultiert eine hohe Rezidiv- und Komplikationsrate. Die intraabdominale Instillation mukolytischer und alkylierender Substanzen wie auch die intraabdominale Radiogold- und Radioittrikumapplikation haben keine befriedigenden Behandlungsresultate erbracht. Im Krankengut von Michael et al. (1987) verstarben 8 von 11 Patientinnen mit Pseudomyxoma peritonei im Zeitraum von 8 Monaten bis 13,5 Jahren nach Diagnosestellung. Die mittlere Überlebenszeit betrug 4,2 Jahre. Intestinale Obstruktion ist die häufigste Todesursache.

12.2.3 Endometrioide Tumoren

Die endometroiden Tumoren sind durch die Anwesenheit reiner epithelialer wie auch epithelialer und stromaler Elemente charakterisiert, die beide den typischen Strukturkomponenten des uterinen Korpusendometriums gleichen. Im Gegensatz zu den anderen Kategorien der epithelialen Ovargeschwülste („common epithelial tumors“) sind in der Gruppe der endometroiden Tumoren der WHO-Klassifikation epitheliomesenchymale Mischtumoren (Müller-Sarkome, Adenosarkome, maligne Müller-Mischtumoren) aufgenommen. Die mehr oder weniger stark ausgebildete Stromakomponente der endometroiden Tumoren reflektiert das Reaktions- und Differenzierungsmuster des subzölomatischen Mesenchyms.

Zehn bis 25% der malignen Ovarialtumoren zeigen endometroide Differenzierung. In einigen europäischen Statistiken wird eine Inzidenz von mehr als 30% angegeben (Santesson u. Kottmeier 1968; Fox u. Langley 1976a). Bei Diagnosestellung ist die Mehrzahl der Tumoren auf eines oder beide Ovarien und die unmittelbar angrenzenden pelvinen Strukturen beschränkt. Bilateralität findet sich in ca. 30% der Fälle. Kombination mit homologen Geschwülsten des Corpus uteri ist häufig. Nicht immer ist in diesen Fällen eine Unterscheidung multizentrisch entstandener, typenidentischer Tumoren von metastasierten Geschwülsten möglich (Carcinoma uteri et ovarii). Aus prognostischen und therapeutischen Gründen entscheidet in Kombinationsfällen der klinisch im Vordergrund stehende Prozeß über die Zuordnung; die Therapie wird vom Ausbreitungsgrad bestimmt.

Der Altersgipfel des endometrioiden Ovarialkarzinoms liegt im Perimenopausealter (Long u. Taylor 1964; Czernobilsky et al. 1970b).

12.2.3.1 Benigne endometrioide Tumoren

Adenome, Adenofibrome, Zystadenome und Zystadenofibrome sind Varianten benigner endometrioider Geschwülste des Ovars, die sich vor allem durch die grobmorphologische Architektur unterscheiden. Bei unterschiedlicher Ausprägung der stromalen Komponente besitzen alle Subtypen ein typisches endometrioides Epithel, das glanduläre und mikrozystische Formationen bildet und fokal solide Proliferationsknötchen oder squamöse Metaplasie aufweisen kann (Abb. 81, 82). Die einfachen Adenome und Adenofibrome sind solide Geschwülste mit fibromatöser Grundstruktur. Darin finden sich irregulär verstreut, von einem typischen endometroiden Epithel ausgekleidete glanduläre Formationen oder mikrozystische Strukturen mit abgeplattetem Epithel, das Zilien tragen kann (Abb. 83). In Müller-Zystadenofibromen bildet das Epithel, ähnlich einem phylloiden Tumor, tiefe und verzweigte Spalträume. Das Epithel ist meist niedrig. Das breite Stroma zeigt besonders subepithelial hohe Zelldichte (Abb. 84a, b). Im Hinblick auf Zelldichte und mitotische Aktivität sind graduelle Übergänge von zellreichen Zystadenofibromen in Müller-Adenosarkome zu beobachten (Kao u.

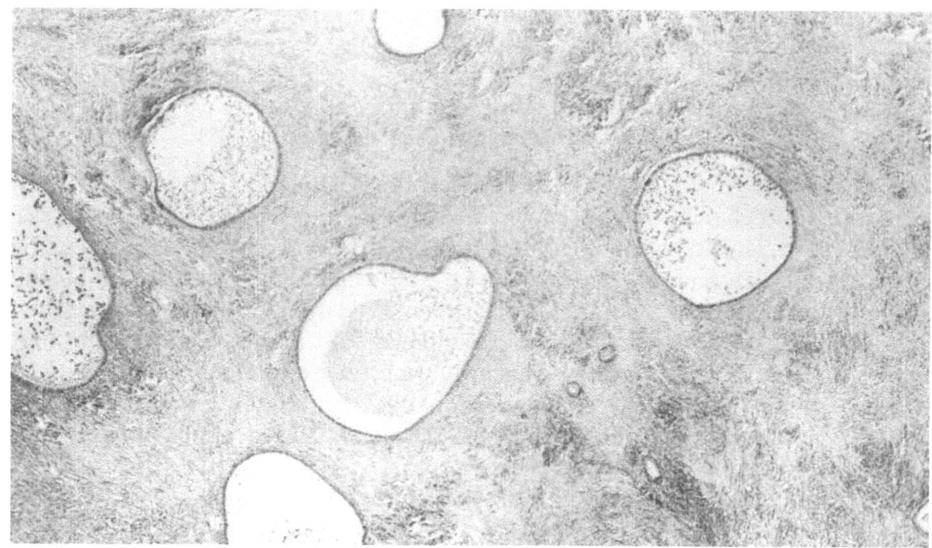

Abb. 81. Benignes endometrioides Adenofibrom

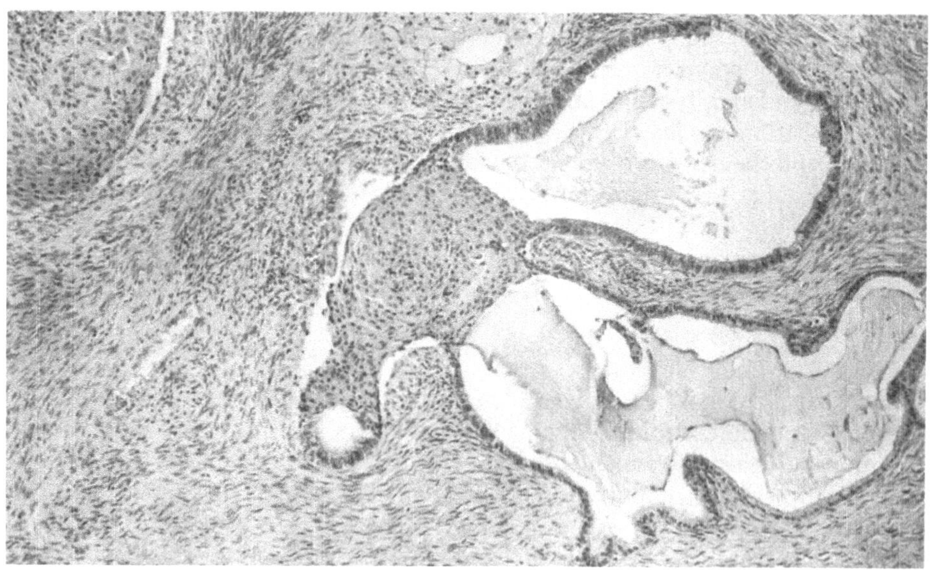

Abb. 82. Benignes endometrioides Adenofibrom mit soliden Proliferationsknötchen

NORRIS 1978a). Über klarzellige benigne Adenome und Zystadenome des Ovars gibt es kasuistische Berichte (ROTH et al. 1981a; BELL u. SCULLY 1985a, b). Die klarzelligen Varianten zeigen in einem breiten fibrösen Stroma tubuläre und mikrozystische Drüsen, die von einem hellen, zuweilen flachen Epithel ausgekleidet sind. Die apikal vorspringenden Zellkerne sind hyperchromatisch und pleomorph („hob nail cells") (Abb. 85).

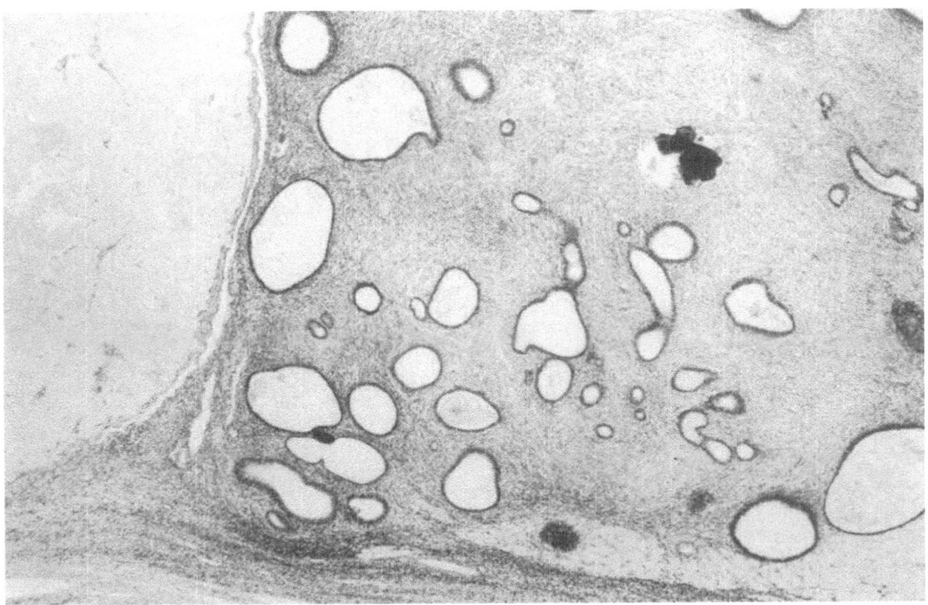

Abb. 83. Benignes Adenofibrom des Ovars der mikroskopischen Größenordnung mit zentraler Verkalkung

12.2.3.2 Proliferierende endometrioide Adenome, Zystadenome und Zystadenofibrome

Tumoren dieser in der WHO-Klassifikation aufgeführten Intermediärgruppe sind verglichen mit den homologen serösen Borderlinetumoren Raritäten. Klare Unterscheidungskriterien für die Abgrenzung gegenüber den benignen endometroiden Tumoren und vor allem den hochdifferenzierten endometroiden Karzinomen sind nicht definiert. Zystische und solid-papilläre Varianten sind zu unterscheiden. Feinstrukturelle Charakteristika sind die nur geringfügige zelluläre Atypie bei erhöhter Dichte der glandulären Strukturen und die fehlende Invasion (COLGAN u. NORRIS 1983; KAO u. NORRIS 1985a; BELL u. SCULLY 1985a) (Abb. 86, 87). Das Epithel kann squamöse Differenzierung aufweisen.

Das klinische Verhalten der wenigen bisher beobachteten Fälle ist gutartig. Metastasierte Fälle sind nicht bekannt geworden.

12.2.3.3 Maligne endometrioide Tumoren

Die endometroiden Karzinome des Ovars gleichen histomorphologisch den homologen Geschwülsten des Uterus. Nach den serösen Karzinomen bilden sie mit einer relativen Häufigkeit von 10–24% die zweitgrößte Gruppe der malignen epithelialen Ovarialgeschwülste. Histogenetisch sind der Klasse der malignen endometroiden Tumoren auch die gemischten epithelialen und stromalen (Müller-)Geschwülste des Ovars wie auch reine stromale Sarkome und Adenosarkome zuzurechnen.

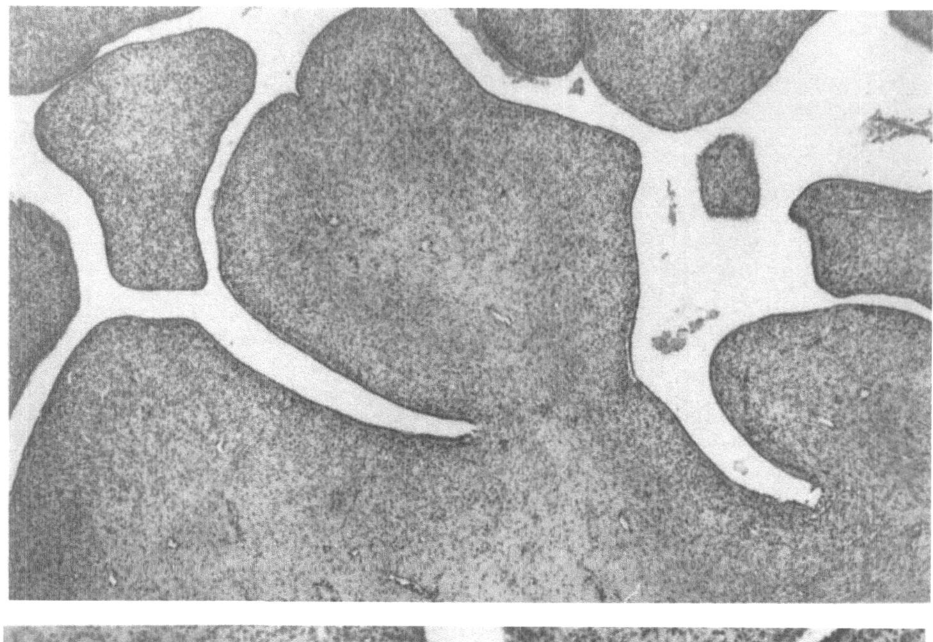

a

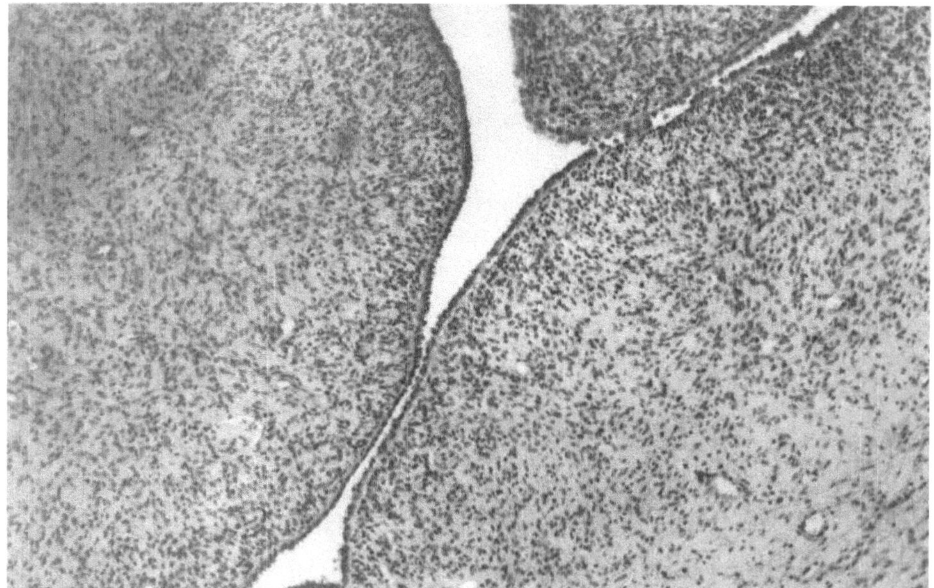

b

Abb. 84 a, b. Müller-Zystadenofibrom des Ovars. Phylloide Architektur (**a**); plumpe Papillen, die von einem abgeplatteten Epithel bedeckt sind (**b**); verstärkte subepitheliale Zelldichte der fibromatösen Komponente

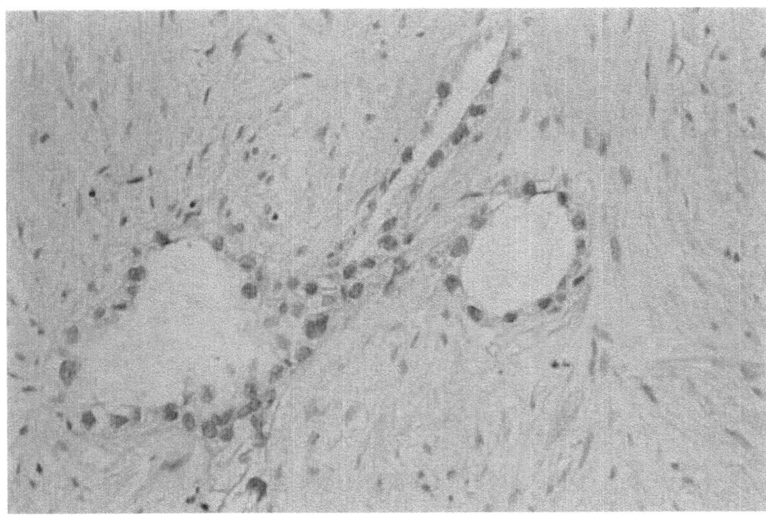

Abb. 85. Klarzelliges Adenofibrom. Hellzellige glanduläre Formationen in einem breiten fibrösen Stroma; pleomorphe apikal vorspringende Zellkerne

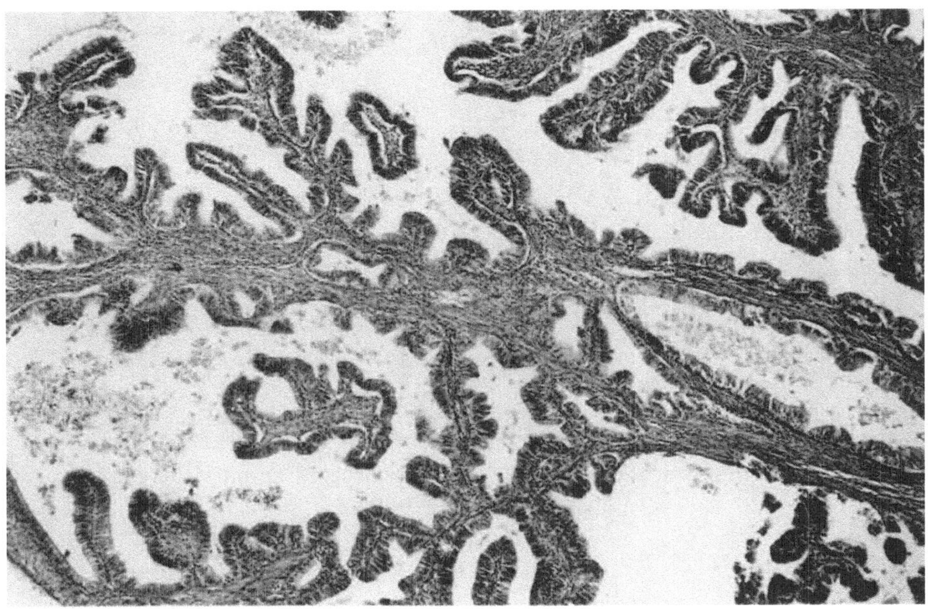

Abb. 86. Proliferierendes endometrioides Zystadenom; papilläre Variante

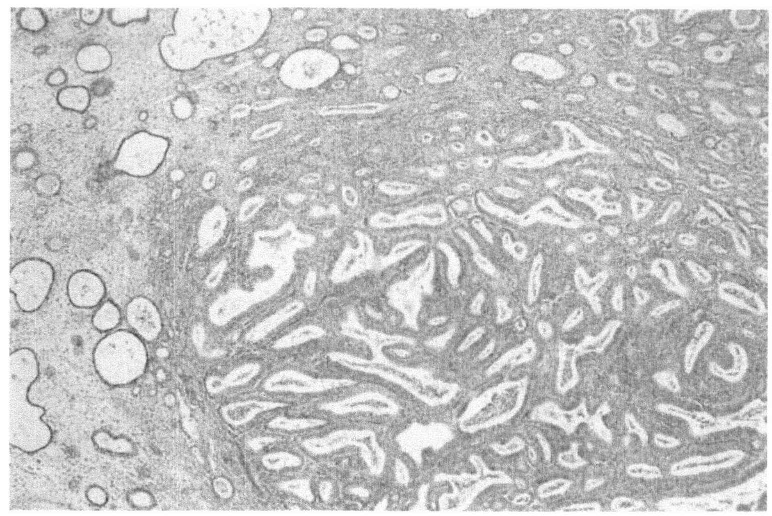

Abb. 87. Proliferierendes endometrioides Zystadenom, solide Variante

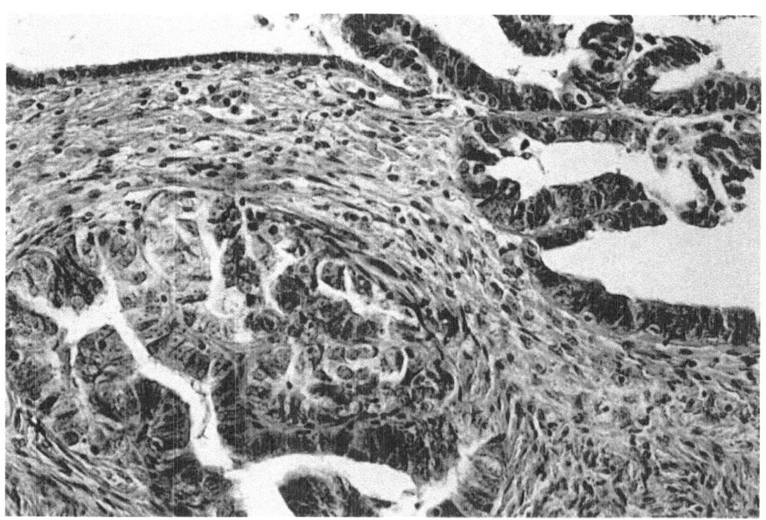

Abb. 88. Fokale Entartung des ovariellen Oberflächenepithels mit Übergang in endometrioides Karzinom

In 10–17% der Fälle entstehen die endometrioiden Krebse des Ovars auf dem Boden einer präexistenten Endometriose (AURE et al. 1971a; BROOKS u. WHEELER 1977; CZERNOBILSKY u. MORRIS 1979; MOSTOUFIZADEH u. SCULLY 1980). Klarzellkarzinome finden sich häufiger in Assoziation mit Endometriosen als der klassische endometrioide Karzinomtyp. Direkte Übergänge der Endometriosen in ein endometrioides Karzinom sind nur äußerst selten zu beobachten. Die überwiegende Zahl der malignen endometrioiden Tumoren des Ovars entwickelt sich offenbar direkt und ohne Zwischenschaltung einer benignen Endometriose aus dem Oberflächenepithel des Ovars (Abb. 88). Atypische Endometriosen sind als mögliche Vorstufen endometrioider Karzinome wie auch seröser Borderlinetumoren von CZERNOBILSKY u. MORRIS (1979); LAGRENADE u. SILVERBERG (1988) sowie RUTGERS u. SCULLY (1986) beschrieben worden.

Die Definition des endometrioiden Ovarialkarzinoms bezieht sich ausschließlich auf das Differenzierungsmuster der Geschwulst und ist unabhängig vom Vorhandensein einer begleitenden Endometriose. Synchrone Entwicklung homologer endometrioider Karzinome des Ovars und des Uterus findet sich in 14,6–50% (DOCKERTY 1954, CZERNOBILSKY et al. 1970b).

12.2.3.4 Endometrioide Karzinome

Makroskopie: Makroskopisch handelt es sich um teils solide, teils zystische, in 30–50% bilateral auftretende Tumoren, die beachtliche Größe erreichen können. Die soliden Anteile zeigen meist ausgedehnte Nekrosen und hämorrhagische Infarzierung. Die multilokulären zystischen Anteile können endozystische papilläre Exkreszenzen aufweisen. Kapseldurchbruch und breitflächige Verwachsung mit den Nachbarorganen sind nicht selten zu beobachten.

Mikroskopie: Histologisch finden sich glanduläre, drüsig-papilläre, solide und mikrozystische Strukturen von unterschiedlichem Reifegrad. In den reifen Formen ist die Diagnose aufgrund des typischen endometrioiden Zellbildes leicht zu stellen (Abb. 89, 90). In den selteneren soliden anaplastischen Varianten kann die histogenetische Zuordnung Schwierigkeiten bereiten. Ultramikroskopische Analysen zeigen auch in „reinen" endometrioiden Karzinomen fokal unterschiedlich differenzierte Zellen (Abb. 91, 92).

Wie in den pathogenetisch verwandten Uteruskarzinomen kann die epitheliale Komponente squamöse, muzinöse oder klarzellige, selten auch einmal urotheliale (Brenner-artige) Differenzierung aufweisen (Abb. 93, 94, 95). Unter den verschiedenen Differenzierungspotenzen des Müller-Epithels wird die squamöse Differenzierung am häufigsten realisiert, entweder als benigne Metaplasie, entsprechend dem Adenoakanthom des Uterus oder als maligne Komponente der endometrioiden Geschwulst (FU et al. 1979; adenosquamöses Karzinom).

CZERNOBILSKY et al. (1970a) finden in einer Serie von 75 endometrioiden Karzinomen des Ovars in 18 Fällen klarzellige Elemente und in 7 Fällen seröspapilläre Strukturkomponenten. Die papillären Varianten können wie das seröse Karzinom des Ovars Psammomkörper enthalten. Seltener als in muzinösen Adenokarzinomen sind in den endometrioiden Karzinomen argyrophile (neuroendokrine) Granula nachzuweisen (UEDA et al. 1984).

Das mehr oder weniger breite Stroma der endometrioiden Karzinome ist ödematös und von mononukleären Zellinfiltraten durchsetzt. Weitaus seltener als in den serösen Karzinomen findet sich eine stärker ausgeprägte fibromatöse Komponente (malignes endometrioides Zystadenofibrom) (Abb. 96).

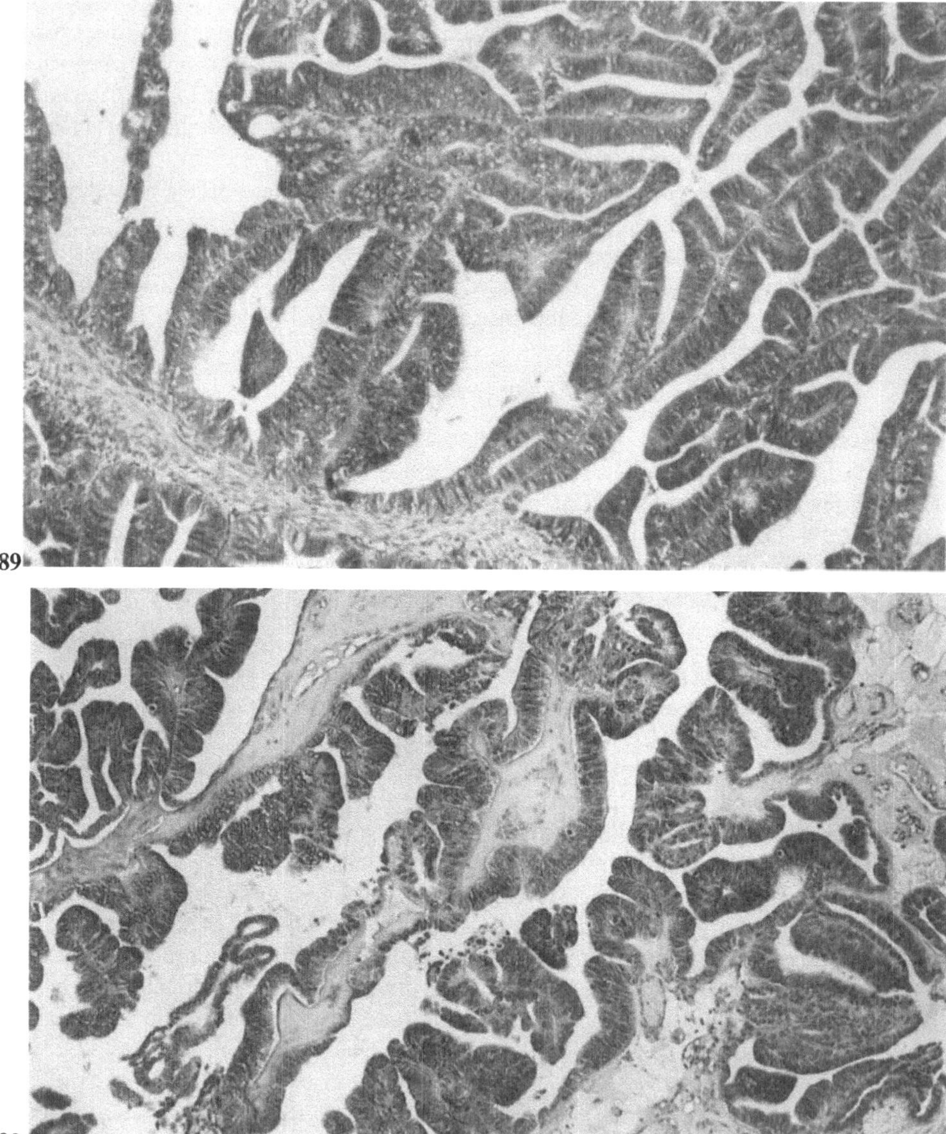

Abb. 89. Hochdifferenziertes (G 1) endometrioides Adenokarzinom

Abb. 90. Papilläre Variante eines hochdifferenzierten endometrioiden Karzinoms

Ungewöhnliche Varianten endometrioider Karzinome sind Tumoren mit tubulären Strukturen, ähnlich den Keimstrang-Stromatumoren (AGUIERE et al. 1989). Immunhistochemische Untersuchungen können in der Abgrenzung gegenüber der Gruppe der echten Keimstrang-Stromatumoren hilfreich sein. Koexpression von Vimentin und Keratin findet sich allerdings sowohl in undifferenzierten endometroiden Karzinomen als auch in Androblastomen.

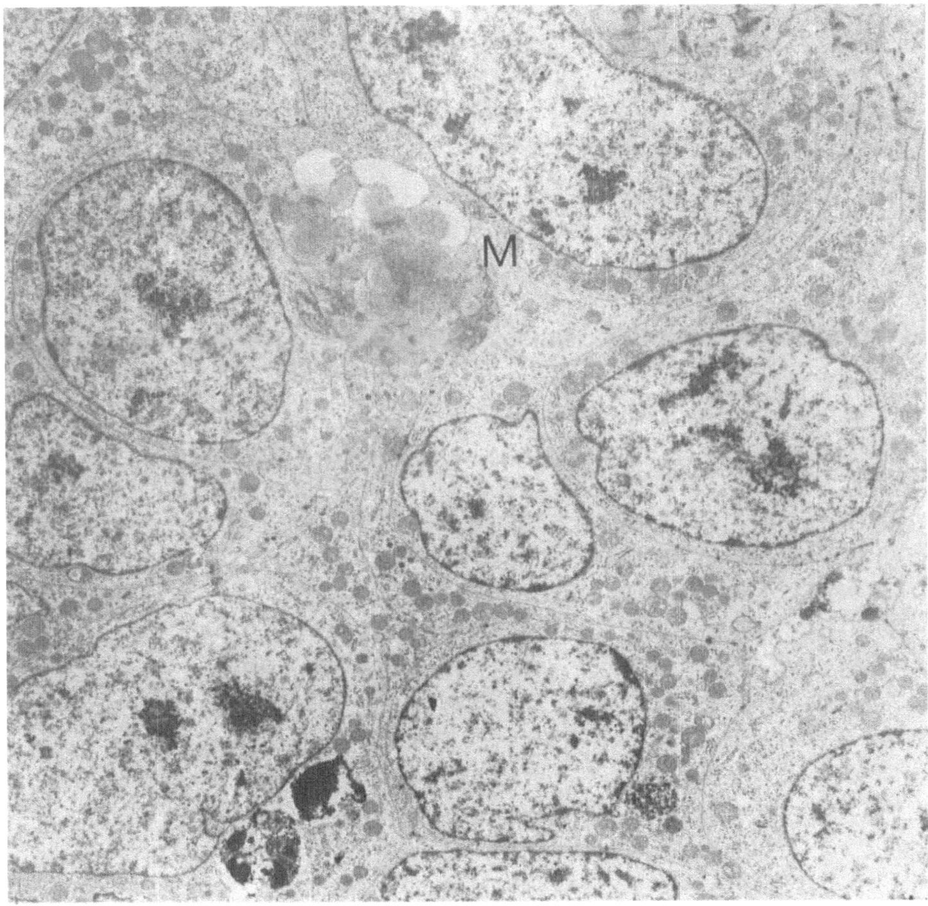

Abb. 91. Fokale Muzinbildung (*M*) in einem endometrioiden Karzinom. Elektronenmikroskopische Aufnahme ×6000

Klinische Aspekte: Nach älteren Untersuchungen ist die Prognose der malignen endometrioiden Tumoren günstiger als die der serösen Geschwülste (LONG u. TAYLOR 1964; SCHULLER u. KIROL 1966; SANTESSON u. KOTTMEIER 1968). In der Zusammenstellung von BRESCIA et al. (1989) liegt die 5-Jahres-Überlebensrate beim endometrioiden Karzinom des Ovars zwischen 40 und 50%, im Stadium I zwischen 69 und 82%. Nach dem Annual Report der Jahre 1979–1981 bestehen keine signifikanten typenabhängigen Unterschiede in der 5-Jahres-Überlebensrate bei den Hauptklassen der malignen epithelialen Ovarialtumoren (serös, muzinös, endometrioid, klarzellig). Squamöse (benigne oder maligne) Differenzierung, histologisches Grading wie auch der Nachweis synchroner Endometriumkarzinome sind ohne signifikanten Einfluß auf die Prognose (CZERNOBILSKY et al. 1970b; BRESCIA et al. 1989).

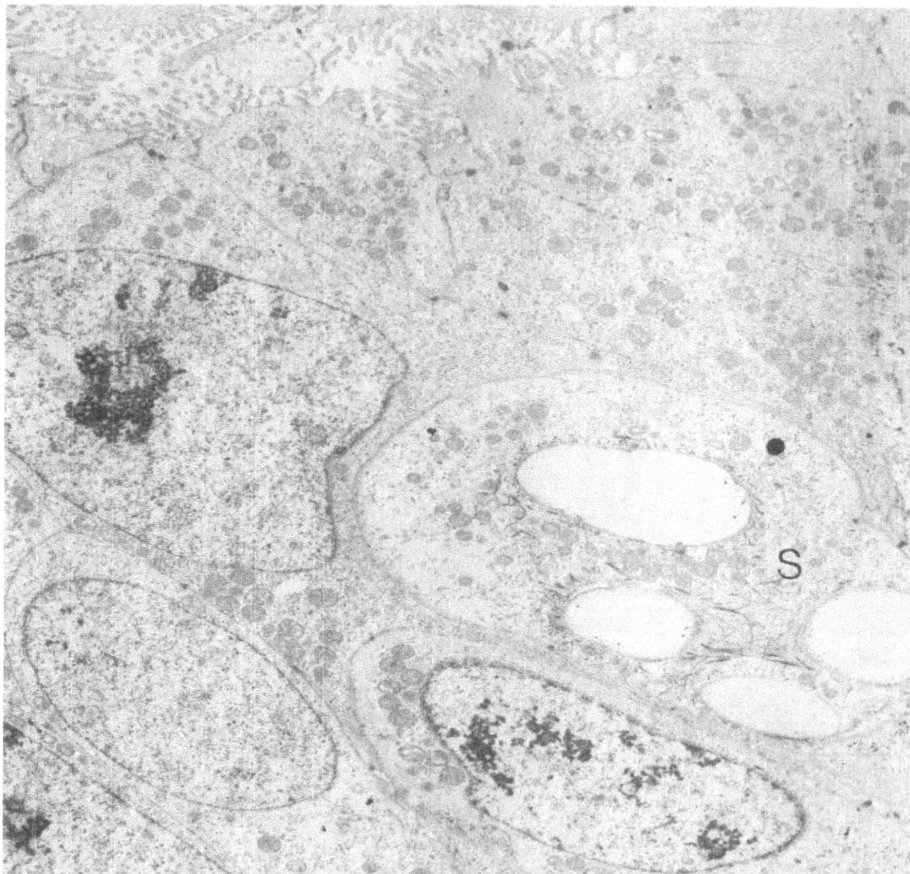

92

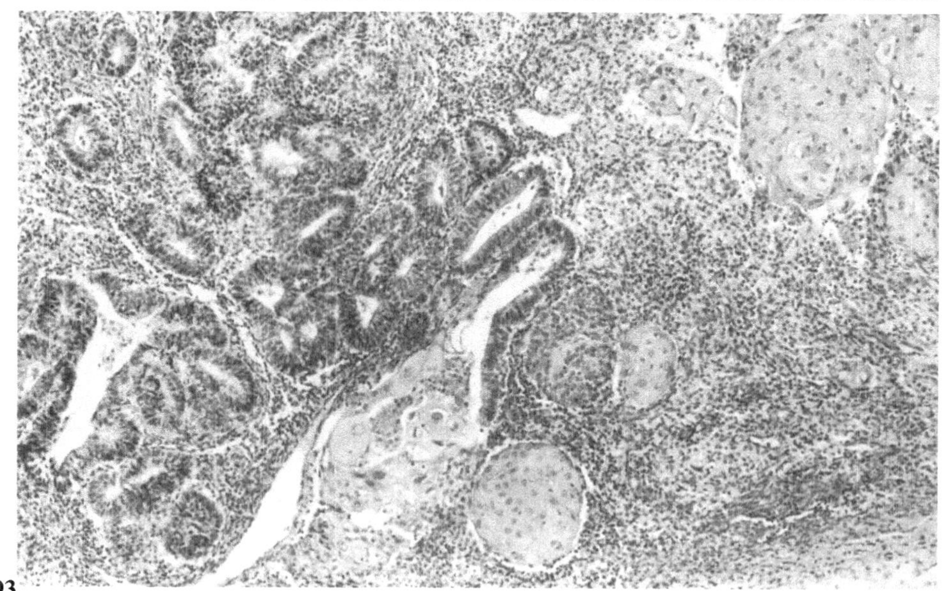

93

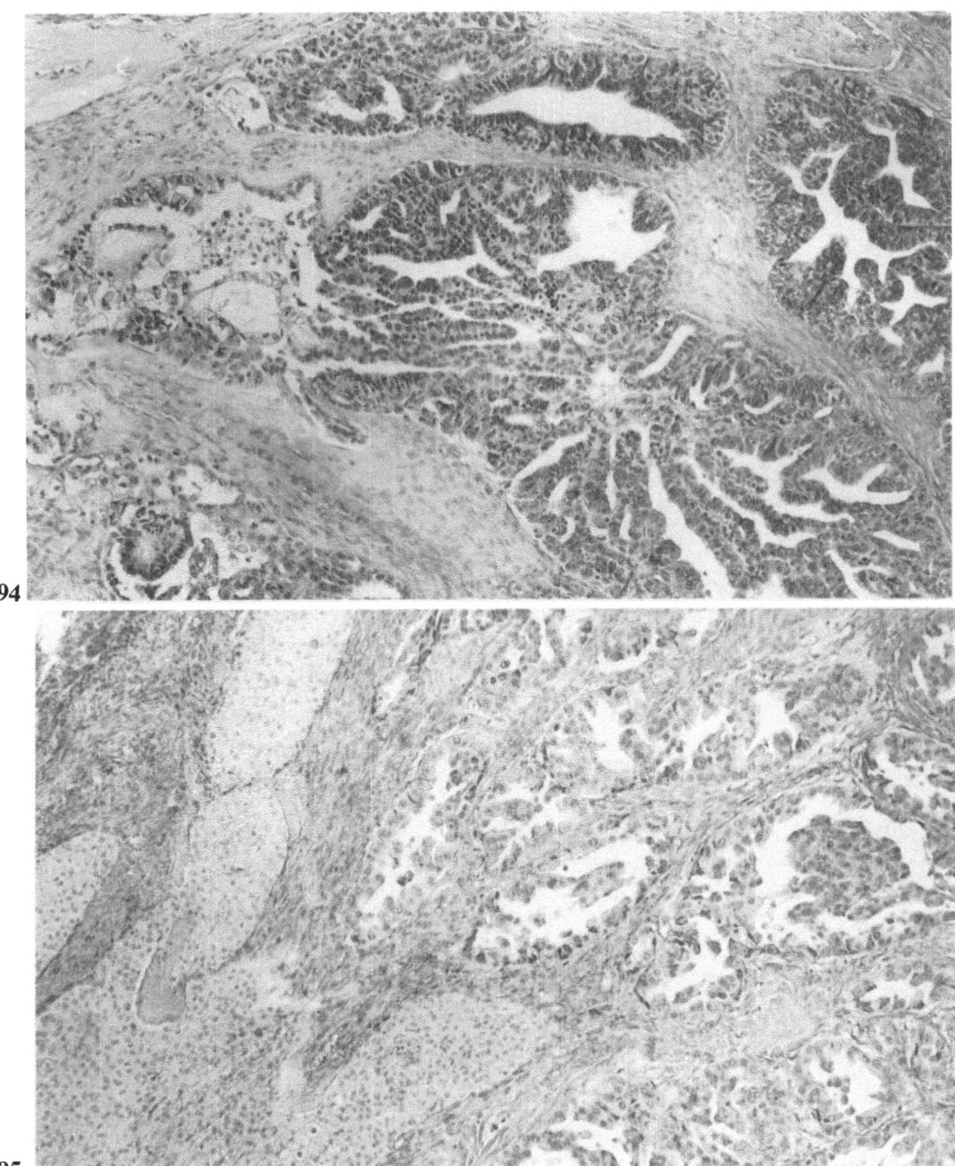

94

95

Abb. 94. Mittelgradig differenziertes endometrioides Adenokarzinom mit partieller klarzelliger Differenzierung

Abb. 95. Urotheliale (Brenner-artige) Differenzierung in einem endometrioiden Karzinom

←

Abb. 92. Fokale squamöse Differenzierung (*S*) mit Ausbildung von Tonofilamenten in einem endometrioiden Karzinom. Elektronenmikroskopische Aufnahme ×6000

Abb. 93. Endometrioides Karzinom mit squamöser Metaplasie (Adenoakanthom)

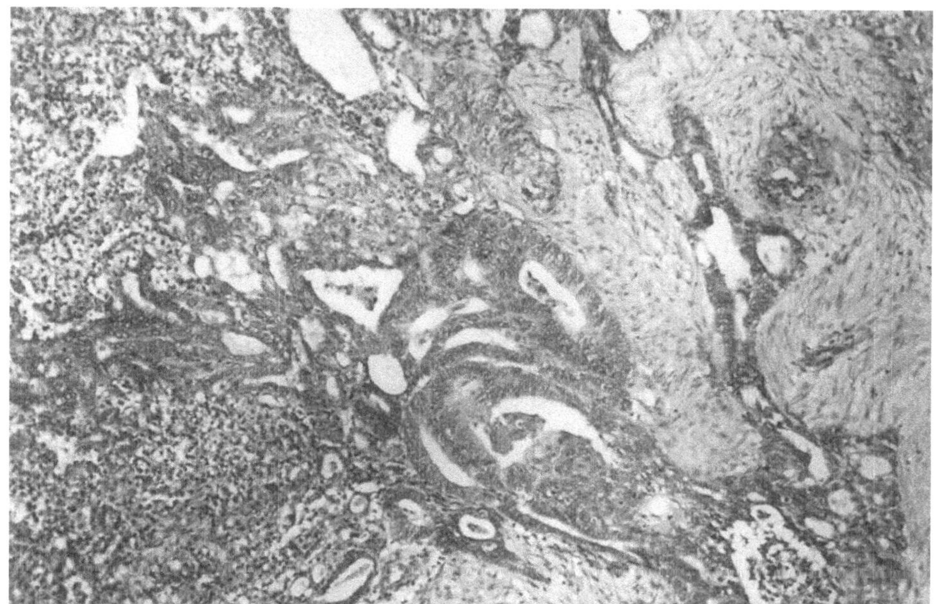

Abb. 96. Malignes endometrioides Zystadenofibrom; stark ausgebildete fibromatöse Komponente; fokal solide klarzellige Epithelformationen

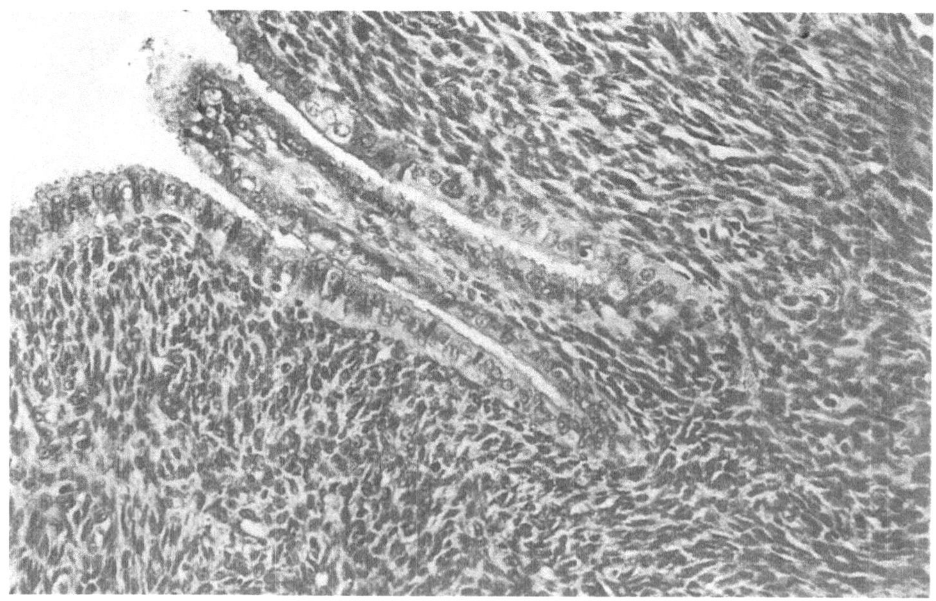

Abb. 97. Adenosarkom des Ovars; geordnetes endometrioides Epithel, sarkomatöse mesenchymale Komponente

12.2.3.5 Adenosarkome (homologe und heterologe)

Adenosarkome enthalten benigne glanduläre Strukturen vom endometrioiden Typ in einem entarteten Stroma (Abb. 97). Die im Ovar beobachteten Fälle sind typenidentisch mit den Müller-Adenosarkomen des Uterus (CLEMENT u. SCULLY 1978; KAO u. NORRIS 1978b; BORELLO et al. 1979; VADEZ et al. 1979).

Das Epithel ist flach, kubisch oder zylindrisch. Es kleidet verzweigte spaltförmige Räume aus oder bedeckt plumpe papilläre Strukturen. Die sarkomatöse Komponente zeigt unterschiedliche Grade der Pleomorphie, häufig mit verdichteter Struktur im subepithelialen Bereich. Die Sarkomzellen können rosettenförmige oder mikroglanduläre (pseudoepitheliale) Anordnung zeigen (Abb. 98). In homologen Tumoren kann angesichts der relativ gleichförmigen stromalen Komponente die Abgrenzung gegenüber benignen Adenofibromen

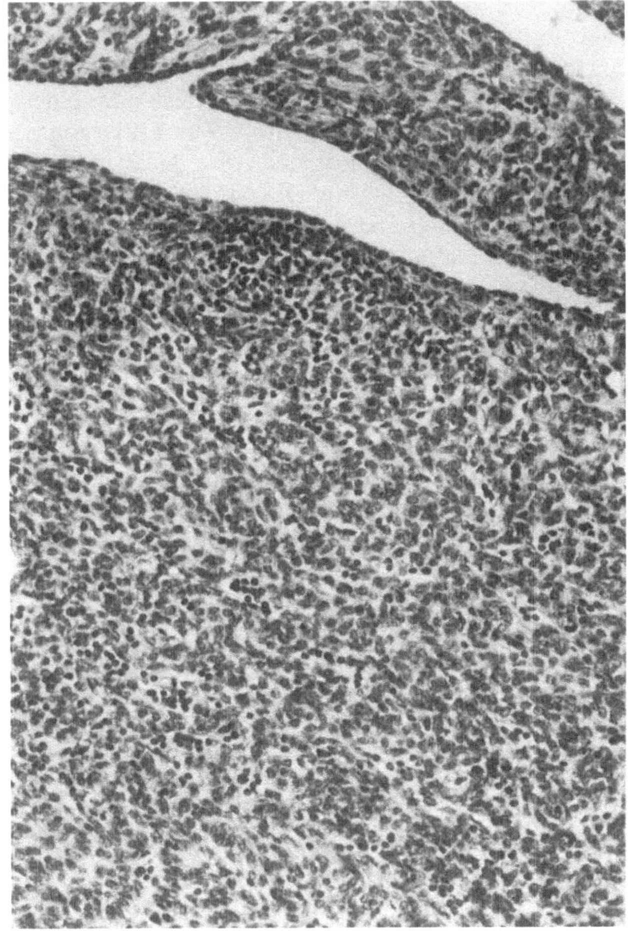

Abb. 98. Adenosarkom des Ovars; das Epithel ist flach bis kubisch, die dicht gelagerten Sarkomzellen bilden andeutungsweise rosettenförmige oder mikroglanduläre Muster

Schwierigkeiten machen. Die Mitosezahl ist in diesen Fällen der entscheidende Diskriminator zwischen benignen und malignen Geschwülsten (KAO u. NORRIS 1978b; ZALOUDEK u. NORRIS 1987). In benignen Adenofibromen finden sich weniger als 4 Mitosen per 10 Hochauflösungsfelder.

Die heterologen Varianten des Adenosarkoms zeigen rhabdomyoblastische, chondroide oder lipomatöse Differenzierung.

12.2.3.6 Gemischte mesodermale (Müller-)Tumoren

Die malignen mesodermalen (Müller-)Mischtumoren sind eine spezielle Gruppe der endometrioiden Tumoren mit synchroner Entartung der epithelialen und mesenchymalen Komponente. Die mesenchymale Komponente kann homologe (organtypische) oder heterologe (organfremde) Gewebsbestandteile enthalten. Die Geschwülste sind histomorphologisch identisch mit den gleichnamigen Tumoren des Uterus und anderen im Ausbreitungsgebiet des Müller-Epithels (z. B. pelvines Peritoneum) entstandenen Tumoren (DELIGDISCH et al. 1988). Die Beimengung heterologer Gewebe wie Skelettmuskulatur, Knorpel und Knochen etc. hat seit Jahrzehnten Stoff für die verschiedensten histogenetischen Erklärungen geliefert. Hypothesen über eine direkte Metaplasie oder eine Ableitung von versprengten embryonalen Zellen sind überholt. Zur Erklärung der heterologen Bestandteile ist weder ein Rückgriff auf persistente embryonale Zellen noch auf verschlepptes ortsfremdes Material nötig. Das Müller-Epithel und sein umgebendes Mesenchym verfügen über ein breites Spektrum von Differenzierungspotenzen, die offenbar auch im reifen Organ latent vorhanden bleiben und unter der Wirkung transformativer Impulse realisiert werden können.

Die homologen epithelialen und mesenchymalen Komponenten sind als Derivate einer gemeinsamen zur biphasischen Differenzierung fähigen Stammzellen anzusehen (GEISINGER et al. 1987; BITTERMAN et al. 1990; SILVERBERG et al. 1990; GORENSTEIN u. ANDERSON 1991). Immunhistochemisch findet sich in unterschiedlichem Ausmaß eine Koexpression von Zytokeratin und Vimentin in beiden Komponenten (DELIGDISH et al. 1988, GEORGE et al. 1991) sowie eine Konkordanz zahlreicher weiterer Differenzierungsmarker (z. B. Leu M1, S100, Leu 7, Neuronspezifische Enolase, α-1-Antichymotrypsin). Die Entwicklung heterologer Bestandteile wie Knorpel, Knochen und quergestreifter Muskulatur aus undifferenzierten Stammzellen konnte auch in elektronenmikroskopischen Analysen gemischter Müller-Tumoren deutlich gemacht werden (BÖCKER u. STEGNER 1973; 1975a, b).

Makroskopie: Makroskopisch handelt es sich bei den meist unilateralen Tumoren um teils solide, teils zystische, pseudokapsulär begrenzte Geschwülste mit bunter Schnittfläche. Die Konsistenz ist markig bis fest, die Färbung gelblich, rötlich-braun oder mißfarben. Meist finden sich ausgedehnte nekrotische Areale und Einblutungen. Knorpel- und Knochensubstanz kann makroskopisch erkennbar sein.

Mikroskopie: Mikroskopisch findet sich ein Gemisch verschiedener geweblicher Bestandteile. Die epitheliale Komponente besteht im allgemeinen aus einem Adenokarzinom vom endometroiden oder serösen Typ mit unterschiedlichem

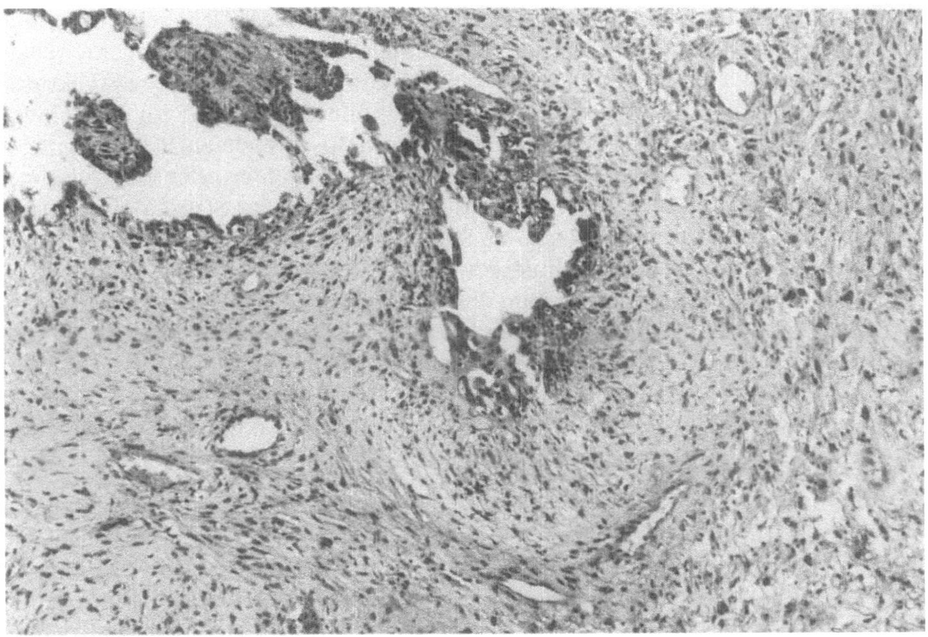

Abb. 99. Maligner mesodermaler (Müller-)Mischtumor; homologe Variante (Karzinosarkom). Die karzinomatöse Komponente ist vom serösen Typ, die sarkomatöse Komponente zeigt ausgeprägte Zell- und Kernpleomorphie

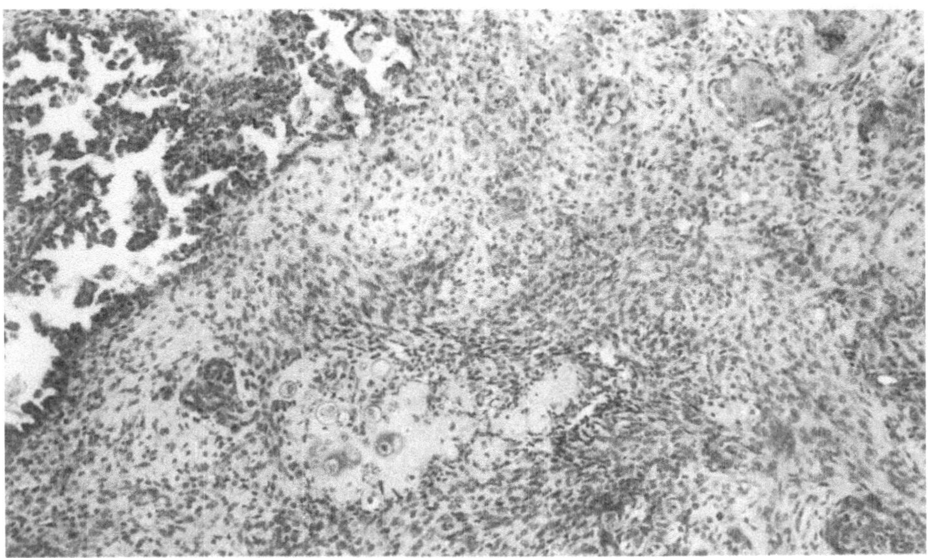

Abb. 100. Maligner mesodermaler (Müller-)Mischtumor mit chondroider Metaplasie des Stroma

Reifegrad (Abb. 99). Squamöse und muzinöse Metaplasie können vorhanden sein. In den meisten Fällen setzt sich die maligne epitheliale Komponente scharf gegen das Stroma ab aber auch fließende Übergänge zwischen beiden Strukturen sind zu beobachten. Die bindegewebige Komponente besteht im homologen Mischtumor (Karzinosarkom) aus einem sarkomatös entarteten Mesenchym mit stromaler oder glattmuskulärer Differenzierung bei leichter oder mittelgradiger Zellpleomorphie. In heterologen Mischtumoren enthält das Stroma pleomorphe Riesenzellen, chondroide und osteoide Strukturen sowie Rhabdomyoblasten mit eosinophilem granulierten oder quergestreiften Zytoplasma (Abb. 100, 101 a, b).

In metastatischen Absiedelungen der malignen Müller-Mischtumoren dominiert nach BITTNER et al. (1990) die epitheliale Geschwulstkomponente. Grundsätzlich sind beide Komponenten der biphasischen Geschwülste metastasierungsfähig (NORRIS u. TAYLOR 1966; DELIGDISH et al. 1988). GEORGE et al. (1991) finden in den Metastasen von 21 untersuchten Mischtumoren in 62% sowohl epitheliale als auch eindeutig mesenchymale Anteile.

Differentialdiagnose: Die homologen Mischtumoren sind abzugrenzen gegenüber undifferenzierten (sarkomatoiden) Adenokarzinomen. Der immunhistochemische Nachweis von Keratin und epithelialem Membranantigen (EMA) kann hilfreich sein. Die Eigenschaft des Müller-(zölomatischen) Epithels und seiner Derivate zur Koexpression von Vimentin und Keratin macht eine sichere Abgrenzung unreifer (sarkomatoider) epithelialer Strukturen von malignen mesenchymalen Strukturen äußerst schwierig.

Heterologe Mischtumoren weisen aufgrund ihrer geweblichen Komposition prima vista Ähnlichkeiten mit unreifen Teratomen auf. Gegenüber den teratoiden Geschwülsten fehlt den mesodermalen Mischtumoren aber das organoide Muster der geweblichen Komponenten (Tabelle 7). Gliomatöse und neuroektodermale

Tabelle 7. Unterscheidungskriterien zwischen malignen mesodermalen (Müller-) Mischtumoren und malignen Teratomen

Differentialdiagnose	
Malignes Teratom	Maligner mesodermaler Mischtumor
Solider Tumor mit kleinen Zysten (solides Teratom)	Meist großer solider Tumor
Bilateralität 5–10%	Überwiegend unilateral
Derivate aller 3 Keimblätter (Neuroektoderm!)	Maligne epitheliale und mesenchymale Komponente
Prognostisch entscheidet der am niedrigsten differenzierte Anteil	Differenzierung entsprechend den Potenzen des Müller-Epithels, keine neuroektodermalen Anteile!
Häufigkeitsgipfel 2. Lebensdekade	Häufigkeitsgipfel postmenopausal
10-Jahres-Überlebensrate Grad I : ca. 80% Grad II : ca. 60% Grad III: ca. 30%	5-Jahre-Überlebensrate ca. 20%, mittlere Überlebenszeit 12 Monate

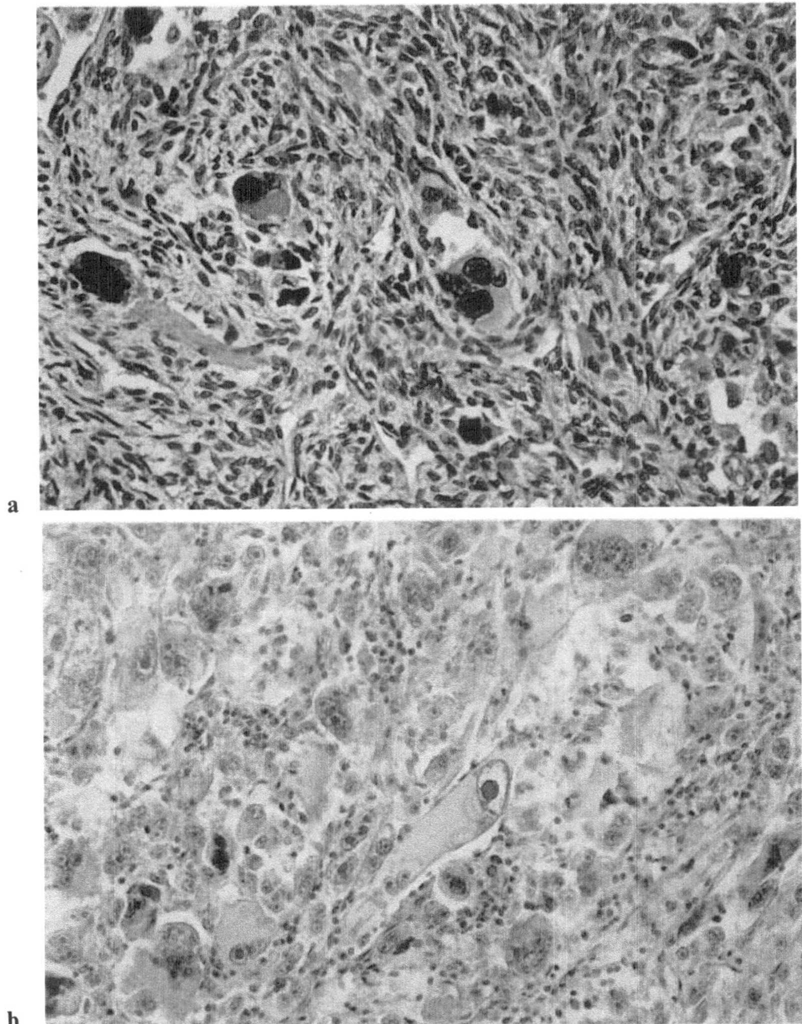

Abb. 101 a, b. Beispiele rhabdomyoblastischer Differenzierung in einem malignen mesodermalen (Müller-)Mischtumor

Strukturen fehlen in den Müller-Mischtumoren, ihr Vorhandensein beweist in Zweifelsfällen die teratoide Natur der Geschwulst.

Über eine teratoide Variante maligner Müller-Mischtumoren berichteten EHRMANN et al. (1990). Es handelt sich um einen massiv im Bauchraum metastasierten Ovarialtumor einer 62 Jahre alten Frau. Die histologische Analyse ergab ein Karzinosarkom mit maligner squamöser und adenoider Komponente in Kombination mit einem Rhabdomyosarkom. Zusätzlich waren maligne neuroektodermale Anteile nachweisbar. Die Autoren deuten die Geschwulst als Hybride bzw. Intermediärform zwischen unreifem Teratom und Karzinosarkom entsprechend den von SHANMUGARATNAM et al. (1983) sowie HEFFNER u. HYAMS (1984) als Terato-Karzinosarkom beschriebenen Nasopharyngealtumoren.

Klinische Aspekte: Die gemischten mesodermalen (Müller-) Tumoren zählen zu den aggressivsten Geschwülsten des Ovars. Dies gilt insbesonders für Tumoren mit heterologen Gewebsanteilen (NORRIS u. TAYLOR 1966; NORRIS et al. 1966; KEMPSON u. BARI 1970). Nach DEHNER et al. (1971) beträgt die mittlere Überlebenszeit beim heterologen Mischtumor 6 Monate, beim homologen (Karzinosarkom) 12 Monate. In der Studie von GEORGE et al. (1991) beträgt die mittlere Überlebenszeit für alle Subtypen 12 Monate, die Wahrscheinlichkeit, 5 Jahre zu überleben liegt bei 20%. Die Anwesenheit heterologer Elemente (rhabdomyoblastische und/oder neuroendokrine Differenzierung) zeigte keinen signifikanten Einfluß auf die Überlebensrate. Tendenziell sind aber Dominanz der sarkomatösen Tumorkomponente und rhabdomyoblastische Differenzierung morphologischer Faktoren, die auf ein stärker aggressives Verhalten schließen lassen (GAGNÉ et al. 1989; BOUCHER u. TÈTU 1994).

12.2.4 Klarzelltumoren

Die Histogenese der Klarzelltumoren des weiblichen Genitale ist über viele Jahre Gegenstand kontroverser Ansichten gewesen. Die histogenetische Ableitung von Urnierenresten (SCHILLER 1939; Mesonephrome) gründete sich auf die mikroskopische Ähnlichkeit mit klarzelligen Nierenkarzinomen und auf die dem Verlauf der Urnierengänge entsprechende Verteilung der Tumoren (Ovar, Lig. latum, Uteruswand, Vagina). SCULLY u. BARLOW (1967) konnten anhand verschiedener Indizien deutlich machen, daß die Mehrzahl der charakteristischen klarzelligen Geschwülste des Genitaltraktes paramesonephrogener Herkunft ist, d.h. sich vom Müller-Epithel ableitet. Die Fähigkeit der endometrialen Drüsenzelle zur klarzelligen Transformation wird unter nichtneoplastischen Bedingungen im sog. Arias-Stella-Phänomen deutlich.

Die paramesonephrogene (Müller-) Herkunft der Klarzelltumoren stützt sich auf folgende Beobachtungen:

1. Häufige Kombination mit pelvinen Endometriosen (AURE et al. 1971a: 24%; MONTAG et al. 1989: 33%).
2. Koexistenz von endometrialen und klarzelligen Karzinomen.
3. Direkter Ursprung klarzelliger Karzinome im Endometrium und in Endometriosen (SCULLY et al. 1966; CZERNOBILSKY et al. 1970b; MOSTOUZIZADEH u. SCULLY 1980).
4. Fähigkeit zur Mukogenese.
5. Ultrastrukturelle Ähnlichkeit zum endometrialen Drüsenepithel (SILVERBERG 1973; SALAZAR et al. 1972).

12.2.4.1 Benigne Klarzelltumoren (Klarzellige Zystadenome, Adenofibrome und Zystadenofibrome)

Gutartige Klarzelltumoren des Ovars sind Raritäten (ROTH et al. 1984; BELL u. SCULLY 1985b). Makroskopisch sind es, ähnlich den benignen endometroiden Tumoren, überwiegend solid, teils zystisch wachsende Tumoren (Abb. 102). In den Adenofibromen dominiert die fibromatöse Komponente. Der epitheliale Teil besteht aus tubulären und mikrozystischen Formationen. Die Zellen des einschichtigen Epithels sind wasserklar, die Zellgrenzen deutlich. Die unregelmäßig geformten Zellkerne liegen apikal, z. T. in das Lumen der Drüsen vorspringend („hob nail cells"). Mitosen sind selten.

12.2.4.2 Proliferierende Klarzelltumoren

Die proliferierenden Klarzelltumoren stehen aufgrund ihrer stärkeren Zell- und Kernpleomorphie und verstärkter proliferativer Tendenz zwischen den benignen Formen und dem Klarzellkarzinom. Über das biologische Verhalten atypischer oder proliferierender Klarzelltumoren gibt es wegen der Seltenheit dieser Entität keine ausreichende Erfahrung. Die Abgrenzung gegenüber den stromareichen klarzelligen Adenokarzinofibromen – einer Variante des Klarzell-

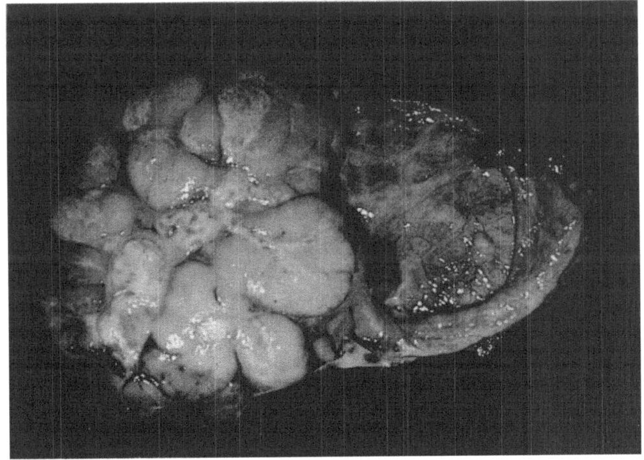

Abb. 102. Klarzellkarzinom des Ovars

karzinoms – ist schwierig. Die sorgfältige histologische Aufarbeitung der Tumoren zeigt nicht selten Übergänge der proliferierenden Formen in eindeutige Klarzellkarzinome.

12.2.4.3 Klarzellkarzinome

Klarzellkarzinome machen 5–10% der primären Ovarialkarzinome aus. Sie sind in allen Altersgruppen, einschließlich des Kindesalters beobachtet worden. Der Häufigkeitsgipfel liegt im Perimenopausealter.

Makroskopie: Makroskopisch sind es uni- oder multilokuläre zystische Tumoren mit soliden nodulären, in die Zystenräume vorgewölbten Anteilen. Die Konsistenz der soliden Anteile ist weich oder markig. Die Schnittfläche zeigt grauweiße, gelbliche oder gelbbraune Färbung (Abb. 102). Bilateralität findet sich in 40% der Fälle.

Mikroskopie: Hervorstechende Charakteristika sind die wasserklare Beschaffenheit der Tumorzellen und die bizarr geformten hyperchromatischen Kerne, die in das Lumen der tubuloglandulären Strukturen vorspringen („hob nail cells"). Gelegentlich finden sich papilläre und glomeruloide Formationen (Abb. 103–105). MONTAG et al. (1989) unterscheiden nach der Mikroarchitektur tubulozysti-

103
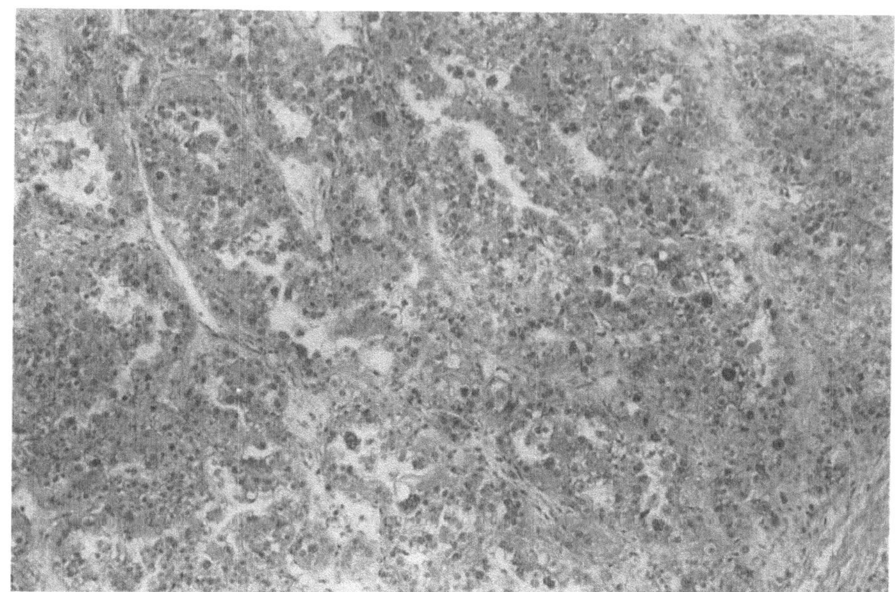

104
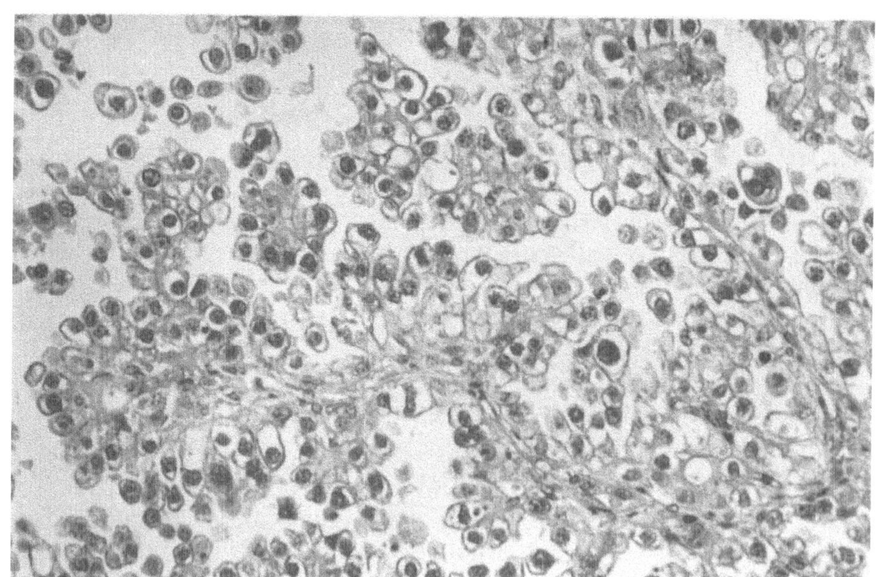

Abb. 103. Klarzellkarzinom des Ovars

Abb. 104. Klarzellkarzinom des Ovars; papilläre Variante

sche, papilläre und solide Subtypen. Mischformen mit endometrioidem, muzinösem oder serösem Zellmuster sind nicht selten (Czernobilsky et al. 1970b; Kurman u. Craig 1972). Die Mehrzahl der Geschwülste ist stromaarm, lediglich

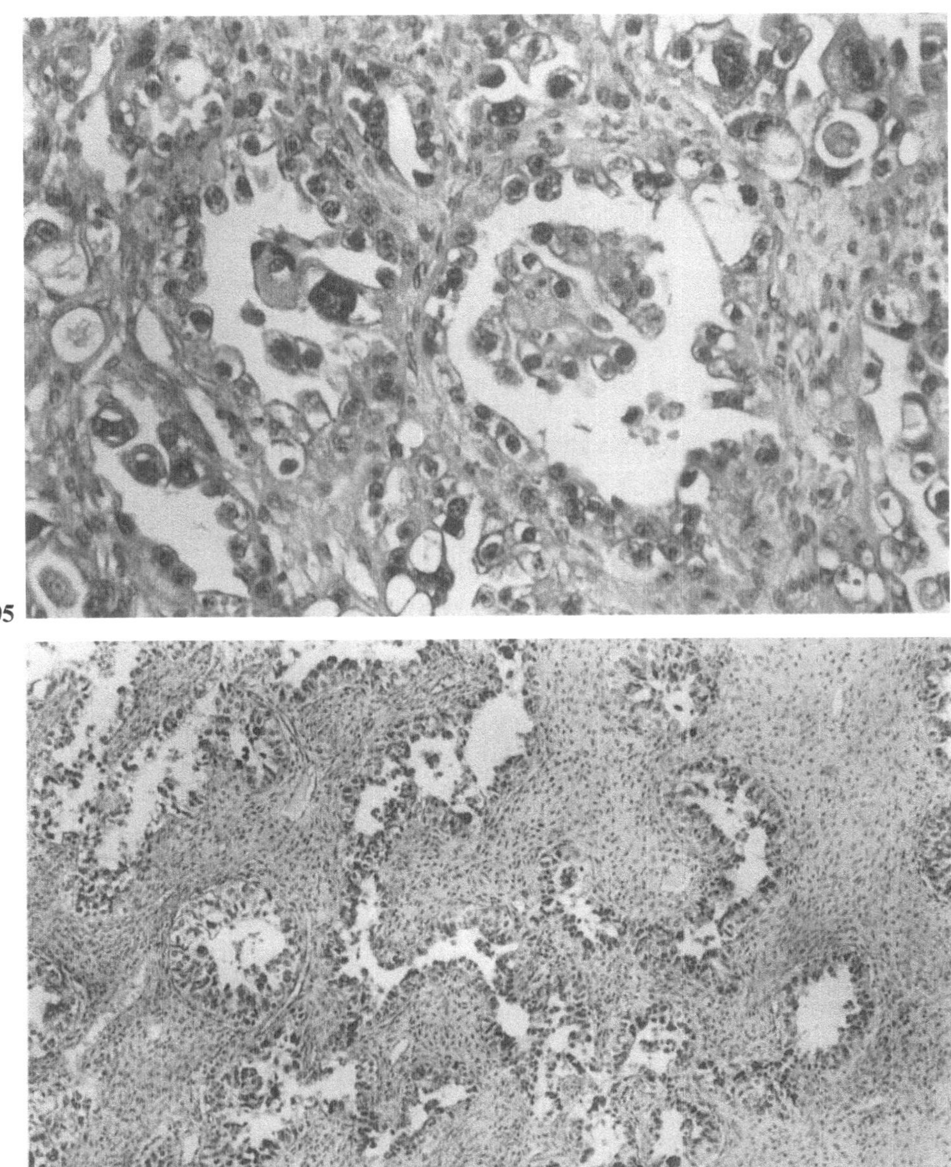

Abb. 105. Klarzellkarzinom des Ovars; pleomorphe hyperchromatische, apikal vorspringende Zellkerne („hob nail cells")

Abb. 106. Klarzelliges Adenokarzinofibrom

in dem seltenen adenofibromatösen Typ (klarzelliges Adenokarzinofibrom) dominiert das Stroma (Abb. 106). Histochemisch geben die Klarzellkarzinome positive Reaktion mit Muzikarmin und Alcianblau. Ultramikroskopisch und histochemisch sind reichlich Glykogen und in geringerer Menge Lipide nachzuweisen (SILVERBERG 1973; SALAZAR et al. 1972). In einzelnen Fällen finden sich intrazelluläre PAS-positive, diastaseresistente Hyalinglobuli (KLEMI et al. 1982).

Differentialdiagnostisch abzugrenzen sind:

1. Echte mesonephrogene Karzinome.
2. Keimzelltumoren (Teilum-Tumor).
3. Lipidzelltumoren.
4. Metastatische Tumoren (Nierenkarzinom, Krukenberg-Tumoren).

Echte mesonephrogene Tumoren des Ovars sind äußerst selten. Klarzelligkeit gehört nicht zu ihrem typischen Erscheinungsbild. Bei glomerulusähnlichen Formationen ist an Keimzelltumoren zu denken (Teilum-Tumor). Die für den endodermalen Sinustumor (Teilum-Tumor) typischen PAS-positiven Hyalinglobuli können in seltenen Fällen auch in Klarzellkarzinomen auftreten (KLEMI et al. 1982). Im Gegensatz zum Teilum-Tumor ist aber die Reaktion auf α-Fetoprotein negativ. Der positive Glykogennachweis, das Fehlen von typischen Schiller-Duval-Körpern und das meist höhere Erkrankungsalter sind weitere Kriterien für die Abgrenzung des Klarzellkarzinoms vom endodermalen Sinustumor.

In Lipidzelltumoren fehlt die wasserklare Beschaffenheit der Tumorzellen. Der Lipidgehalt ist weitaus größer als in den Zellen des klarzelligen Karzinoms.

Unter den sekundären (metastatischen) Tumoren des Ovars kommt differentialdiagnostisch das primäre Nierenkarzinom in Betracht. Die Abgrenzung kann bei gleichförmiger Struktur und dem Fehlen von anderen Müller-Differenzierungen (endometroid, serös, squamös) schwierig sein. Im Gegensatz zum Klarzellkarzinom zeigt das renale Karzinom keine Muzinbildung. Die charakteristische Kernkonfiguration („hob nail cell“) ist beim Nierenkarzinom nicht oder nur angedeutet vorhanden.

Klinische Aspekte: Die Prognose der Klarzellkarzinome entspricht weitgehend der des endometrioiden Karzinoms. Die 5-Jahres-Überlebenszeit liegt nach einer Literaturzusammenstellung von BRESCIA et al. (1989) für alle Stadien bei 45% (25–69%), für das klinische Stadium I bei 75% (50–100%). MONTAG et al. (1989) finden eine 5-Jahres-Überlebensrate von 34%, im Stadium I von 55%. Tendenziell zeigen reine Formen des Klarzellkarzinoms günstigere Verläufe als Mischformen (BRESCIA et al. 1989). Unter den 3 geläufigen Varianten der Klarzellkarzinome (papillär, tubulozystisch, solid) hat der tubulozystische Typ die günstigste Prognose (MONTAG et al. 1989). Im Gegensatz zu den serösen und endometrioiden Karzinomen kommt dem histologischen Grading bei den Klarzellkarzinomen keine Bedeutung zu.

12.2.5 Brenner-Tumoren

Der Begriff des Brenner-Tumors (BRENNER 1907: Oophoroma folliculare) ist auch in der neuen WHO-Nomenklatur beibehalten worden. Brenner-Tumoren sind gemischte epitheliomesenchymale Tumoren, die sich histogenetisch über eine transitionalzellige Metaplasie vom Zölomepithel ableiten. Die epitheliale Komponente zeigt morphologisch, ultrastrukturell und histochemisch große Ähnlichkeit mit dem Transitionalepithel der sog. Walthard-Zellinseln (ROTH 1971b). Beiden gemeinsam ist der Glykogenreichtum und die intrazelluläre Verteilung von sauren und neutralen Muzinen (MONIS u. DORFMAN 1967; SHEVCHUK et al. 1980a, b; SANTINI et al. 1989). Immunhistochemisch sind die Zellen des Brenner-Epithels wie die des Urothels Keratin-, EMA- und CEA-positiv (SHEVCHUK et al. 1981; MOLL et al. 1983; HEYDENMAN et al. 1984; WAHLSTRÖM u. VIRTANEN 1989; LIFSCHITZ-MERCER et al. 1988). Übereinstimmungen finden sich auch in der Verteilung neuroendokriner argyrophiler (NSE- und Chromogranin-positiver) Zellen (KLEMI 1977; SCULLY et al. 1984; SANTINI et al. 1989). AGUIERRE et al. (1986) konnten in argyrophilen Zellen benigner, proliferierender und maligner Brenner-Tumoren Serotonin, Neurotensin und Somatostatin nachweisen. Die immunhistochemischen Befunde stützen die auch aufgrund ultrastruktureller Ähnlichkeiten vertretene Annahme einer urothelialen (transitionalzelligen) Differenzierung der Brenner-Tumoren (BRANSILVER et al. 1974; ROTH 1971b, 1974; HAID et al. 1983; SELDENRIJK et al. 1986; SANTINI et al. 1989).

Brenner-Tumoren machen ca. 2% aller Ovarialgeschwülste aus. Mehr als 95% davon sind gutartig.

Die Tumoren entstehen überwiegend unilateral, sind aber in 15–30% mit kontralateralen Tumoren anderen Typs assoziiert. Am häufigsten besteht Koinzidenz mit muzinösen und serösen Zystadenomen und Zystadenokarzinomen desselben oder des gegenseitigen Ovars (SILVERBERG 1971; WACHSMANN 1979).

In 10–46% der Patientinnen mit Brenner-Tumoren des Ovars, insbesondere bei den malignen Varianten, findet sich eine Assoziation mit endometrialen Hyperplasien oder Endometriumkarzinomen (FOX u. LANGLEY 1976). Auf Grund der Koinzidenz mit hyperplastischen Veränderungen am Endometrium wie auch aus Ergebnissen biochemischer und histochemischer Untersuchungen ist von verschiedenen Autoren eine östrogene oder androgene Aktivität der Brenner-Tumoren postuliert worden (FARRAR et al. 1960; MING u. GOLDMAN 1962; BESCH 1963; HAMWI et al. 1963; IDELSON 1963; GUPTA u. LEVINE 1967; PAALMAN u. VLIET 1969; PUNNONEN et al. 1971; SHINADA et al. 1973; SHEVCHUK et al. 1980a, b; SELDENRIJK et al. 1986; KÜHNEL et al. 1987). HAMEED (1972) beschreibt einen Fall von Leydig-Zellhyperplasie auf dem Boden eines Brenner-Tumors als Quelle androgener Aktivität.

Nach RUSSELL (1979a, b) zeigen 10–15% der Brenner-Tumoren stromale Luteinisation als Substrat einer möglichen steroidbildenden Zellaktivität. Immunhistochemische Analysen von Zytochrom P450 Aromatase und Zytochrom P450 17α-Hydroxylase, als Katalysatoren der Östrogen- bzw. Androgenbiosynthese, machen aber in Verbindung mit einer kritischen Bewertung älterer morphologischer, histo- und biochemischer Studien eine spezifische Steroidbildung – von wenigen Ausnahmen abgesehen – in Brenner-Tumoren unwahrscheinlich (SASANO et al. 1989a).

12.2.5.1 Benigne Brenner-Tumoren

Makroskopie: Makroskopisch sind es derbe, glatt begrenzte Tumoren mit einem mittleren Durchmesser von 5 cm. Zystische Anteile sind insbesondere bei proliferierenden Brenner-Tumoren und bei Mischgeschwülsten vorhanden. Nicht selten finden sich Tumoren der mikroskopischen Größenordnung bei histologischer Routineaufarbeitung der Ovarien. In Einzelfällen sind Tumoren bis zu einer Größe von 30 cm beobachtet worden, gelegentlich von Aszites begleitet (Meigs-Syndrom). Bilateralität besteht in ca. 5% (3,7–6,5%).

Mikroskopie: Histologisch finden sich in einem faserreichen faszikulären Stroma insuläre Komplexe aus relativ hellen, dem Urothel ähnlichen Zellen (Abb. 107). Die Zellen sind von geordneter Struktur, die Kerne oval, oft kaffeebohnenartig gekerbt. Mitosen sind in der Regel nicht nachweisbar. Die soliden Zellinseln können mikrozystische Strukturen mit schleimbildenden zylindrischen Zellen oder sekrethaltige Hohlräume einschließen.

Brenner-Tumoren der mikroskopischen Größenordnung können als Teilkomponente anderer epithelialer (vorwiegend muzinöser) wie auch teratoider und kleinzelliger Geschwülste auftreten (Abb. 108).

12.2.5.2 Proliferierende (Borderlinetumoren) und maligne Brenner-Tumoren

Proliferierende und eindeutig maligne Varianten des Brenner-Tumors sind äußerst selten (Roth u. Sternberg 1971; Hallgrimson u. Scully 1972; Miles u. Norris 1972; Pratt-Thomas et al. 1976; Chang et al. 1977; Woodruff 1981; Roth u. Czernobilsky 1985).

In den proliferierenden Formen bildet das Epithel zellreiche solide Zellkomplexe oder girlandenartige und papilläre Formationen, die Ähnlichkeit mit papillären Transitionalzellkarzinomen der Harnblase aufweisen (Abb. 109). Es zeigt nur leichte Zellpleomorphie und vermehrt Mitosen. Zeichen der destruktiven Invasion fehlen. Gelegentlich bilden muzinöse Zylinderzellen die oberflächliche Schicht der Papillen (Abb. 110a, b).

In der WHO-Nomenklatur werden die proliferierenden Tumoren den sog. Borderlinetumoren zugerechnet. Roth et al. (1985) trennen die Gruppe der proliferierenden Geschwülste als klinisch benigne Variante von den niedrig malignen Borderlinetumoren. Gemessen an DNA-Ploidie und S-Phase Fraktion nehmen die als metaplastisch, proliferierend oder niedrig maligne (Borderline) bezeichneten Varianten der Brenner-Tumoren eine Mittelstellung zwischen den eindeutig gutartigen und den malignen Brenner-Tumoren ein (Martin et al. 1992).

Klinisch zeigen die proliferierenden Tumoren und die Borderlinetumoren in der Regel gutartigen Verlauf (Miles u. Norris 1972; Hallgrimson u. Scully 1972). Rezidivierende (McKenna u. Ansford 1976) wie auch metastasierte Fälle (Pratt-Thomas et al. 1976) sind aber beschrieben worden.

Maligne Brenner-Tumoren ähneln im histologischen Erscheinungsbild Adenokarzinomen vom Übergangszelltyp (Grad I Transitionalzellkarzinom). Sie zeigen zystische Anteile, komplexe glanduläre Formationen und papilläre Strukturen bei mäßiger bis starker Zellpleomorphie und eindeutig infiltrativem Wachstum. Etwa 40–50 akzeptierte Fälle sind publiziert worden (Rybak et al. 1981).

Außer der transitionalzelligen ist squamöse Differenzierung, vereinzelt mukoide Metaplasie oder weitgehende Entdifferenzierung der Tumorzellen zu beobach-

107 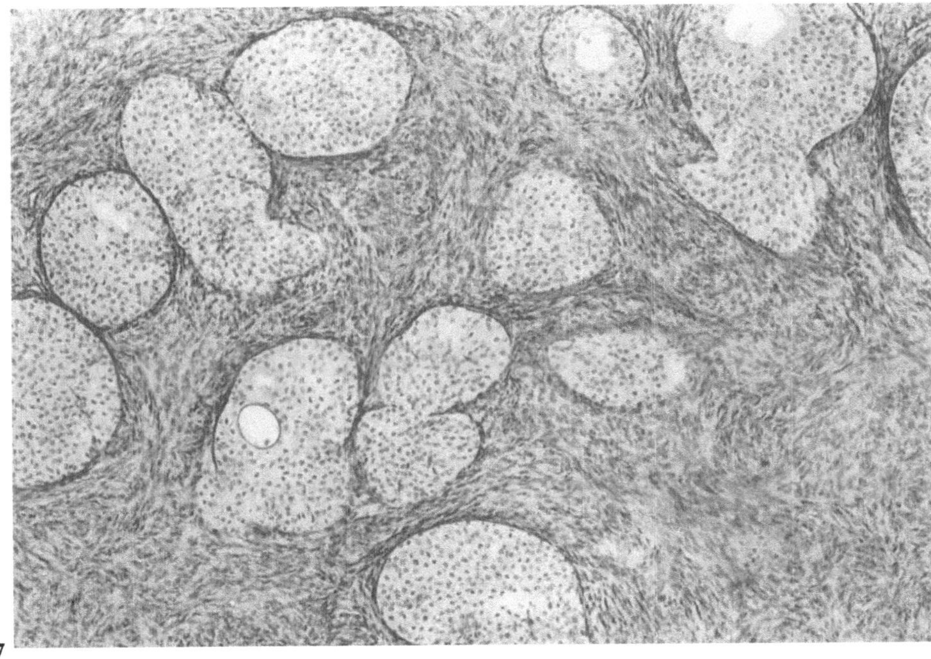

108 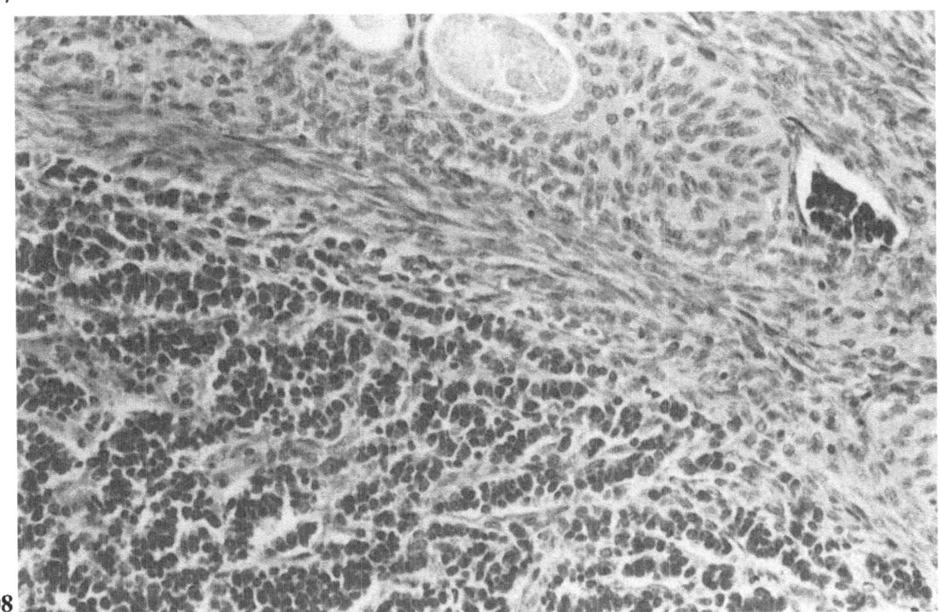

Abb. 107. Brenner-Tumor; insuläre Komplexe aus hellen, dem Urothel ähnlichen Zellen in einem faserreichen, faszikulären Stroma

Abb. 108. Brenner-Tumor als Teilkomponente eines kleinzelligen (neuroendokrinen) Karzinoms

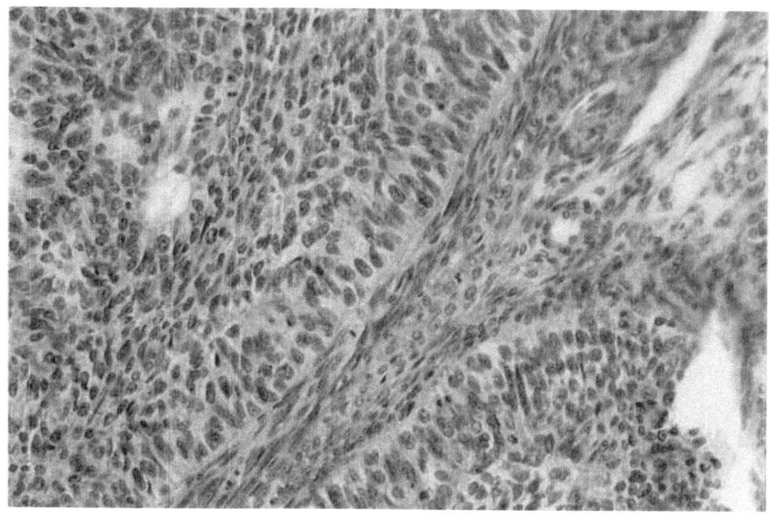

Abb. 109. Proliferierender Brenner-Tumor; zellreiche insuläre Komplexe mit vermehrt Mitosen

ten. Voraussetzung für die Zuordnung eines Brenner-Tumors zur malignen Variante ist neben der stärkeren Zellpleomorphie, die Konfluenz der neoplastischen Formationen und die eindeutige destruktive Stromainfiltration. Nach HULL u. CAMPELL (1973) sowie ROTH et al. (1985a) sollten nur solche Geschwülste den malignen Brenner-Tumoren zugerechnet werden, die assoziierte Strukturen eines benignen Brenner-Tumors aufweisen.

Differentialdiagnostisch vom maligen Brenner-Tumor abzugrenzen sind undifferenzierte Karzinome wie auch Metastasen von Transitionalzellkarzinomen der Harnblase und der Ureteren.

12.2.5.3 Transitionalzellkarzinome

Urotheliale Differenzierung charakterisiert die benignen, proliferierenden und malignen Varianten der Brenner-Tumoren oder tritt als Teilkomponente der verschiedenen Geschwülste des ovariellen Oberflächenepithels in Erscheinung. Reine, den Transitionalzellkarzinomen des Harntraktes homologe Geschwülste machen ca. 1 % der Ovarialkarzinome aus (SILVA et al. 1990). Der Altersgipfel der Tumoren liegt zwischen dem 51. und 58. Lebensjahr.

Mikroskopie: Histologisch zeigen die Tumoren solide irreguläre Zellnester oder plump papillär, teils intrazystisch wachsende Formationen. Die Tumorzellen sind polygonal, das Zytoplasma ist zart eosinophil. Fokal kann glanduläre oder squamöse Differenzierung auftreten. Nach dem Ausmaß der Pleomorphie und Zellreife sind wie beim Transitionalzellkarzinom der Harnblase 3 Malignitätsgrade zu unterscheiden.

Transitionalzellkarzinome sind aggressive Geschwülste. Häufiger noch als der maligne Brenner-Tumor finden sie sich bei Primärdiagnose bereits in fortgeschrittenen, ovarübergreifenden Stadien. Soweit aus der bisher bekannten klinischen

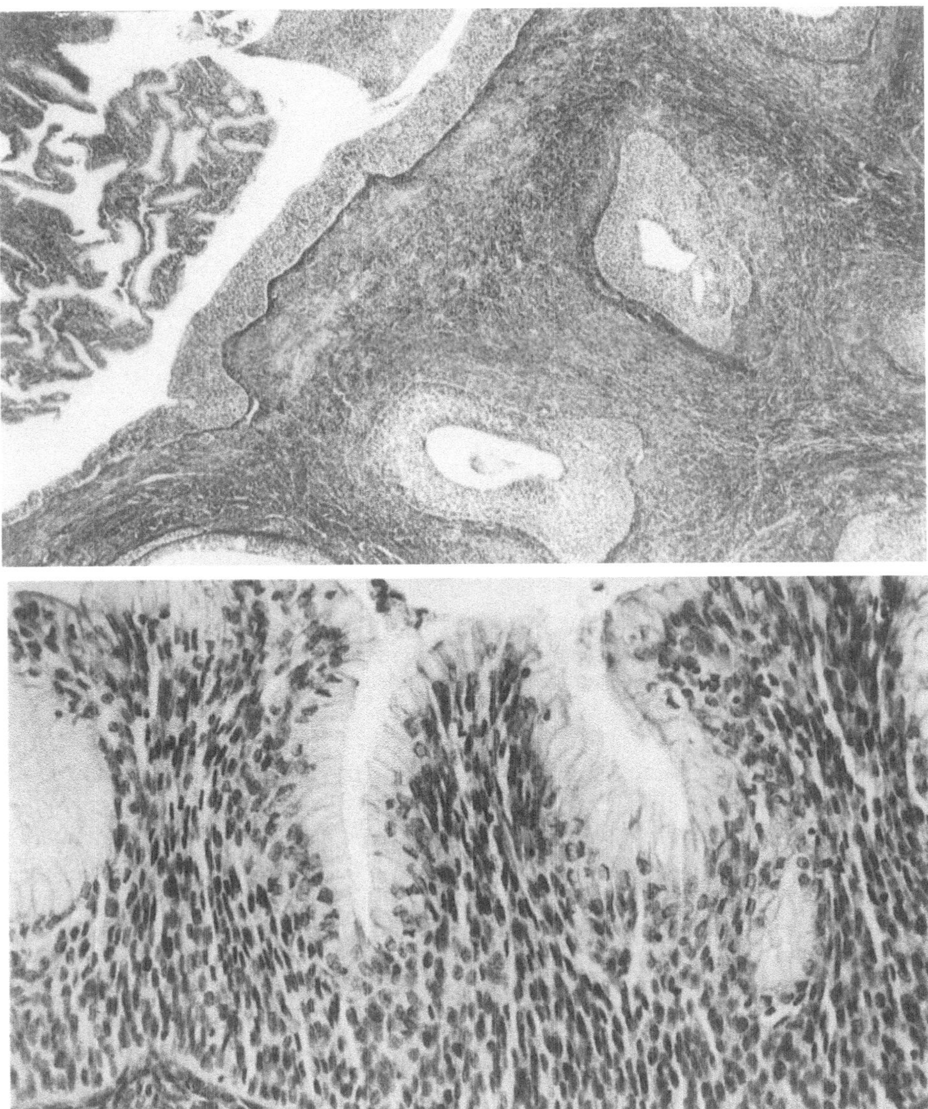

Abb. 110. **a** Proliferierender Brenner-Tumor mit soliden insulären und papillären Formationen und oberflächlicher muzinöser Metaplasie. **b** stärkere Vergrößerung

Erfahrung an kleinen Serien zu schließen, zeigen sie relativ hohe Chemosensitivität (AUSTIN u. NORRIS 1987; ROBBEY et al. 1989; SILVA et al. 1990).

Differentialdiagnose: Die Abgrenzung eines metastatischen von einem primären Transitionalzellkarzinom des Ovars ist wegen der weitgehend strukturellen Übereinstimmung allein aufgrund mikroarchitektonischer und zytologischer Merkmale nicht möglich. Dominanz der Neoplasie im Bereich des Harntraktes in

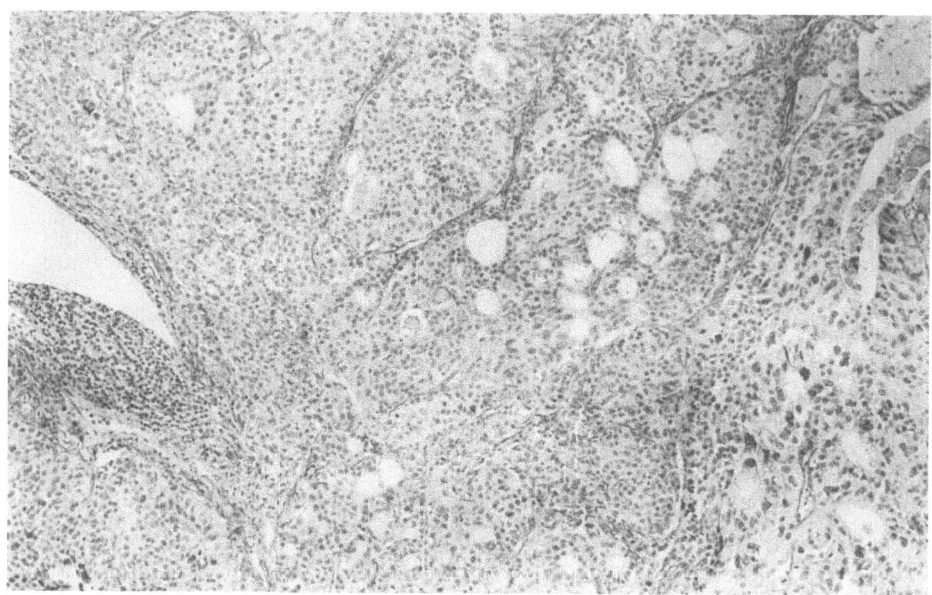

Abb. 111. Undifferenziertes Ovarialkarzinom; solide Tumorzellkomplexe, durch schmale Bindegewebssepten getrennt; stellenweise glanduläre Differenzierung; unterschiedliche Grade der Zell- und Kernpleomorphie

Verbindung mit bilateralen Tumoren des Ovars sprechen für die metastatische Natur der Ovargeschwülste. Die differentialdiagnostische Abgrenzung der Transitionalzellkarzinome vom malignen Brenner-Tumor stützt sich hauptsächlich auf das Fehlen einer benignen Brenner-Komponente. Offensichtlich entstehen die malignen Brenner-Tumoren in der Regel durch sekundäre Entartung eines primär gutartigen Brenner-Tumors, während die ovariellen Transitionalzellkarzinome als eigenständige Varianten einer malignen Neoplasie des ovariellen Oberflächenepithels mit urothelialer Differenzierung anzusehen sind.

12.2.6 Undifferenzierte Karzinome

Die undifferenzierten Karzinome des Ovars bestehen aus stromaarmen soliden, anaplastischen Tumorzellkomplexen. Angedeutete Differenzierung („minimal differentiation") findet sich in Form fokaler glandulärer, papillärer oder squamöser Strukturen (Abb. 111). Auch fokale Schleimbildung ist zu beobachten. Die meisten undifferenzierten Karzinome sind offensichtlich extrem unreife Varianten seröser oder endometroider Karzinome. Die Prognose der meist bilateralen, zur Nekrose neigenden Tumoren ist schlecht.

Differentialdiagnostisch sind die diffusen Typen der Keimstrang-Stromatumoren (Granulosazelltumoren, Androblastome) wie auch adenosquamöse Karzinome und die äußerst seltenen malignen Brenner-Tumoren und malignen Lipidzelltumoren abzugrenzen. Immunhistochemisch zeigen die undifferenzierten Karzinome positive Reaktion auf Zytokeratin und epitheliales Membranantigen

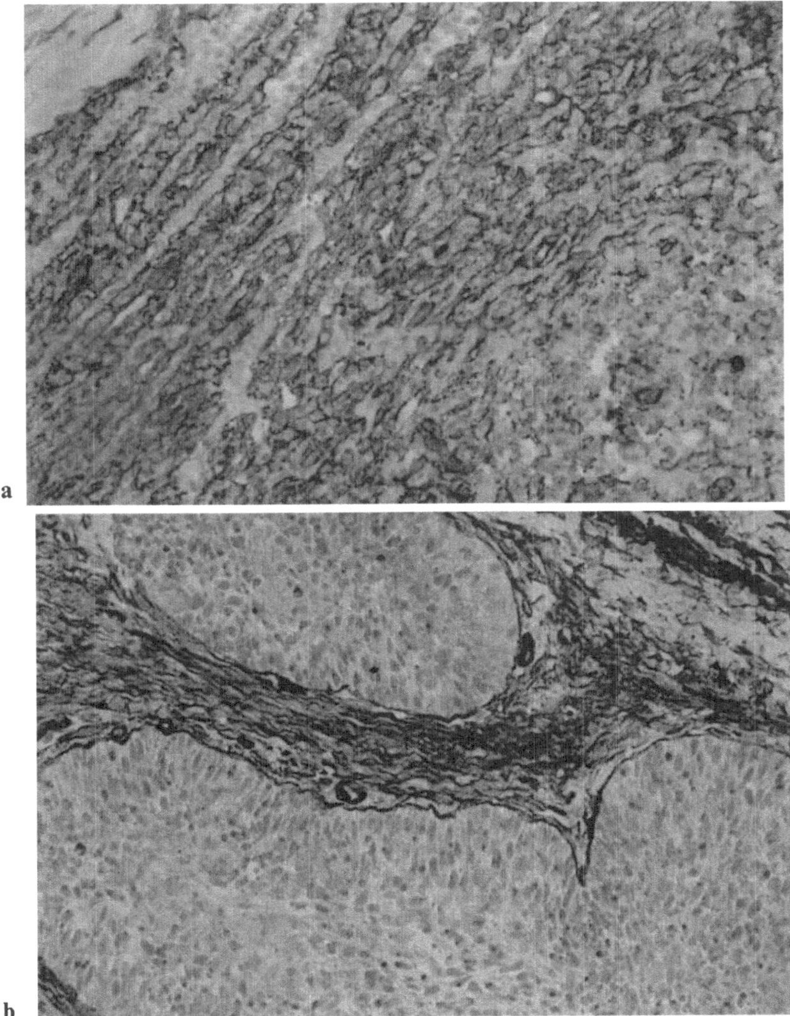

Abb. 112a, b. Immunhistochemischer Nachweis von Präkollagen (Kollagen Typ IV), **a** in einem undifferenzierten Keimstrang-Stroma-Tumor, **b** in einem undifferenzierten Karzinom. Der Keimstrang-Stromatumor zeigt ein feines zirkumzelluläres Faserwerk, die Zellkomplexe des undifferenzierten Karzinoms sind frei von Präkollagenfasern

(EMA). In diffusen (sarkomatoiden) Keimstrang-Stromatumoren ist die EMA-Reaktion negativ. Der immunhistochemische Nachweis von Typ IV Kollagen zeigt in zellreichen Arealen der Keimstrang-Stromatumoren ein feines zirkumzelluläres Fasernetz, die soliden Zellkomplexe undifferenzierter Karzinome sind dagegen faserfrei (Abb. 112a, b).

12.2.6.1 Hepatoides Karzinom

Hepatoidzellige Differenzierung kann als Teilkomponente oder Variante beim endodermalen Sinustumor (Teilum-Tumor) auftreten. Als Variante maligner Keimzelltumoren manifestiert sich der hepatoidzellige Teilum-Tumor vorwiegend im Kindes- und Jugendalter. Ishikura u. Scully (1987) sowie Matsuda et al. (1991) beschreiben als vermutlich eigenständige Entität dem hepatoidzelligen Teilum-Tumor ähnliche, aber im Postmenopausealter auftretende Geschwülste. Ähnlichkeiten in der mikroskopischen Struktur bestehen auch zum soliden und trabekulären Muster hepatoidzellulärer Karzinome. Gelegentlich können bizarre Riesenzellen auftreten, Mitosen sind relativ häufig. In Assoziation mit den hepatoiden Strukturen finden sich gelegentlich tubuloglanduläre Komponenten vom serösen Typ. Die PAS-Reaktion zeigt wie im endodermalen Sinustumor PAS-positive, diastaseresistente Hyalinglobuli mit intra- wie auch extrazellulärer Lokalisation. Immunhistochemisch ist in den Hyalinglobuli α-Fetoprotein nachzuweisen.

Die Kombination mit serösen Karzinomen, die typische Feinstruktur und das Fehlen vitelliner oder anderer für maligne Keimzelltumoren typischer Strukturen lassen auf eine nicht germinale Genese der hepatoiden Ovarialkarzinome des höheren Lebensalters schließen.

12.2.7 Unklassifizierte epitheliale Tumoren

Die WHO-Klassifikation der Ovarialtumoren ergänzt die Gruppe der epithelialen Geschwülste durch die Kategorie der unklassifizierten Geschwülste als Sammeltopf maligner epithelialer Tumoren, bei denen eine zuverlässige Zuordnung zu den verschiedenen Subtypen der epithelialen Tumoren nicht möglich ist.

In der Regel sind es wenig differenzierte Mischformen seröser oder endometroider Karzinome oder undifferenzierte (diffuse), histogenetisch der Keimstrang-Stroma-Gruppe zuzuordnende Geschwülste. Die Möglichkeit der differenzierten Analyse des Zytoskeletts durch immunhistochemische Untersuchungen erleichtert heute eine genauere histogenetische Einordnung bislang unklassifizierter Tumoren, so daß ein Ausweichen auf die Kategorie der unklassifizierten Geschwülste nur noch selten erforderlich sein wird. In Mischtumoren seröser und endometroider Karzinome sollte die dominierende Komponente bzw. – aus prognostischen und therapeutischen Konsequenzen – der am stärksten entdifferenzierte Anteil die Klassifikation bestimmen.

12.2.8 Mesotheliale Neoplasien

Die Abgrenzung primärer Neoplasien des Mesothels (Mesotheliome) von peritoneal metastasierten Ovarialkarzinomen ist von prognostischer und therapeutischer Bedeutung. Die peritonealen Mesotheliome und die geläufigen epithelialen Tumoren des Ovars sind homologe Geschwülste. Auf Grund gleicher embryonaler Abstammung von Zellen des primitiven Zölomepithels besitzen Peritoneal- und ovarielles Deckepithel übereinstimmende Differenzierungspotenzen, die in unterschiedlichem Ausmaß in den von ihnen ausgehenden Neubildungen realisiert werden können.

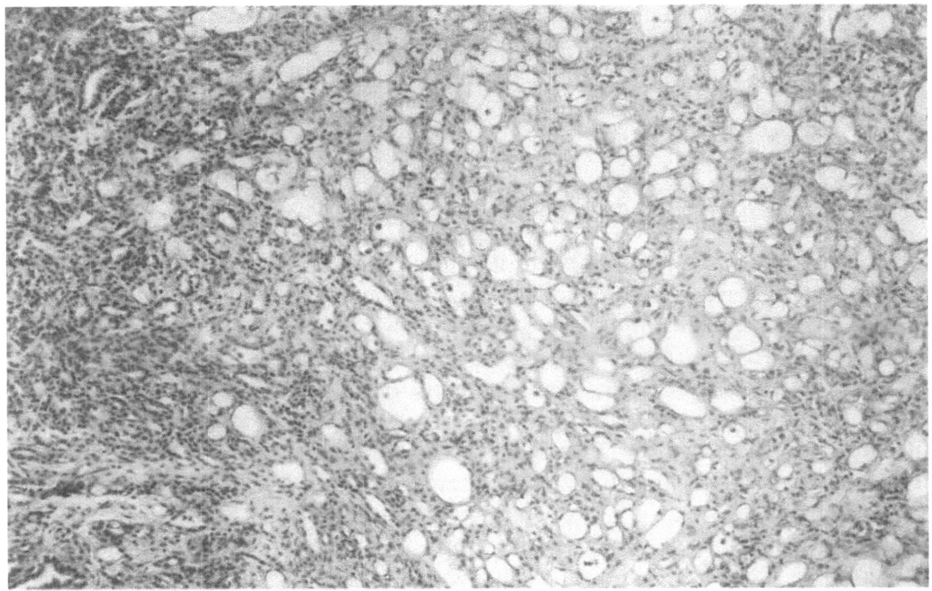

Abb. 113. Adenomatoidtumor des Ovars

Die mesothelialen Neoplasien lassen sich in 5 Hauptgruppen unterteilen:

- Adenomatoidtumoren,
- hochdifferenzierte papilläre Mesotheliome,
- benigne zystische Mesotheliome,
- maligne Mesotheliome,
- extraovarielle peritoneale Müller-Neoplasien.

12.2.8.1 Adenomatoidtumoren

Adenomatoidtumoren sind singulär auftretende gut konturierte, rundliche Geschwülste von grauweißer Farbe und mäßig fester Konsistenz. Etwa 100 Fälle sind im Bereich der weiblichen Beckenorgane beschrieben worden; mehr als die Hälfte sind im Eileiter lokalisiert. Im Ovar sind es seltene, überwiegend im Hilusbereich, gelegentlich juxtaovariell lokalisierte Tumoren mit einem Durchmesser von nur wenigen Zentimetern, in Einzelfällen bis 8 cm (Lee et al. 1950; Williamson u. Moore 1964; Young et al. 1991 b). Bei Männern (Skrotumtumoren liegt die Inzidenz der Adenomatoidtumoren 2–3mal höher (Remmele u. Lewin 1973).

Mikroskopisch besteht der adenomatöse Tumor aus irregulären glandulären oder gefäßartigen Hohlräumen, die von kubischen oder endothelartigen Zellen ausgekleidet sind (Abb. 113). Die Zellen sind häufig vakuolisiert. In den gefäßartigen Lumina und mikrofollikulären Räumen ist histochemisch Alcianblau-positives Sekret nachzuweisen. Das Zwischengewebe enthält Kollagen, elastische und retikuläre Fasern sowie glattmuskuläre Elemente. Die histogenetische Ableitung der Tumoren vom Mesothel stützt sich auf unmittelbare topographische Beziehungen zum Serosamesothel und auf feinstrukturelle und immunhistochemische Kriterien (McKay et al. 1971; Ferenczy et al. 1972; Salazar et al. 1972; Bell u. Flotte 1982; Hirakawa et al. 1988). Die Tumoren sind klinisch symptomlos und in der Regel Zufallsbefunde. Über sekundäre maligne Transformation gibt es keine Berichte.

12.2.8.2 Hochdifferenzierte papilläre Mesotheliome

Hochdifferenzierte papilläre Mesotheliome sind einzeln oder multipel auftretende noduläre Peritonealgeschwülste, die überwiegend bei Frauen im Reproduktionsalter gefunden werden und in der Regel asymptomatisch verlaufen (Goepel 1981; Daya u. McCaughey 1990). Ihre Entdeckung erfolgt daher eher zufällig anläßlich chirurgischer Eingriffe aus anderen Indikationen als gezielt auf Grund klinischer Hinweise. Prädilektionsorte der grauweißen soliden oder papillären Tumoren sind das Omentum majus, das Mesenterium und der Peritonealüberzug des Magens. Mikroskopisch sind es verzweigte papilläre und tubulopapilläre Neubildungen von relativ geordneter Architektur. Die fibrösen Papillenstöcke sind von einem einschichtigen flachen endothelartigen oder kubischen Epithel bedeckt. Die Zellkerne sind rund und gleichförmig (Abb. 114). Mitosen sind selten. In proliferierenden Formen finden sich glanduläre oder solide Invaginationen des Oberflächenepithels (Abb. 115). Zilien werden nicht ausgebildet. Gelegentlich finden sich Psammomkörper; auch schaumzellige Transformation der Stromazellen ist zu beobachten (Abb. 116). Der klinische Verlauf ist nach bisheriger Erfahrung benigne (Foyle et al. 1981; Goebel 1981; McCaughey 1985; McCaughey et al. 1984, 1985). Nach Burrig et al. (1990) sind die hochdifferenzierten papillären Mesotheliome angesichts der in der Regel langen Persistenz und nur in Einzelfällen malignen Verläufe den Borderlinetumoren zuzurechnen. Ätiologische Beziehungen zur Asbestose konnten nicht nachgewiesen werden.

12.2.8.3 Benigne zystische Mesotheliome

Die benignen zystischen Mesotheliome des Abdomens sind eine seltene, im mikroskopischen Erscheinungsbild höchst charakteristische Entität. Die wenigen in der Literatur beschriebenen Fälle betreffen ausschließlich Frauen vorwiegend im Reproduktions- und Perimenopausealter. Im Gegensatz zu den malignen Mesotheliomen sind ätiologische Beziehungen zur Asbestose nicht nachzuweisen. Unspezifische Abdominalsymptome liefern die ersten klinischen Hinweise auf die Erkrankung. Bei der Laparotomie finden sich multiple solitäre Tumoren oder multizystische vom pelvinen und abdominalen Peritoneum sowie vom Netz ausgehende Tumormassen. Die Zysten sind mit wasserklarer Flüssigkeit gefüllt. Der Bereich des kleinen Beckens ist bevorzugt betroffen, so daß prima vista der Eindruck zystischer Ovarialtumoren entsteht.

Histologisch erkennt man konfluierende zystische Hohlräume, die von einem flachen, endothelartigen oder kubischen Epithel ausgekleidet sind. Die Zellen können Zilien tragen. Das Epithel ist geordnet und bietet keine Zeichen maligner Atypie. Mitosen sind äußerst selten. Die Zystenwände sind meist zart, gelegentlich aber auch verbreitert und hyalinisiert (Abb. 117).

114
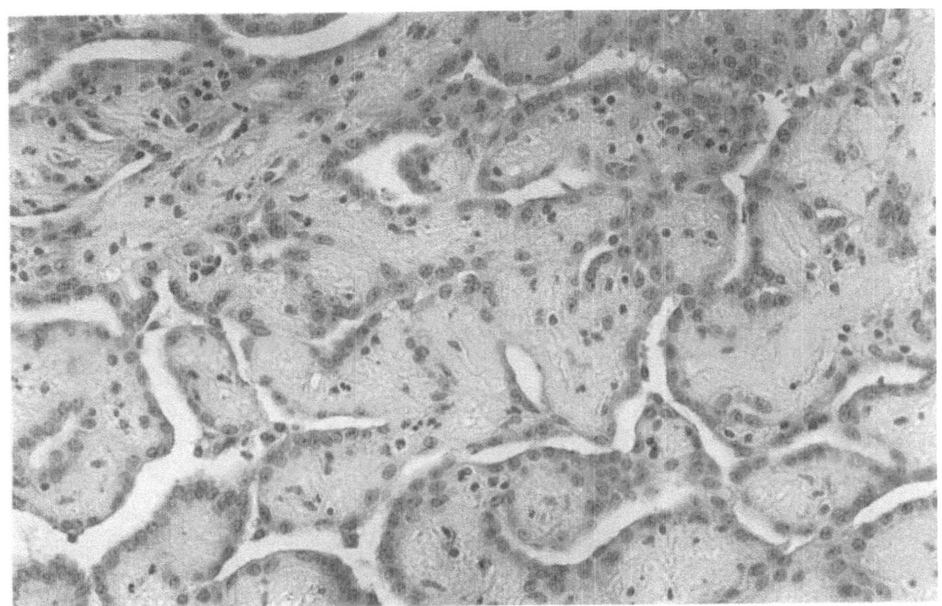

115
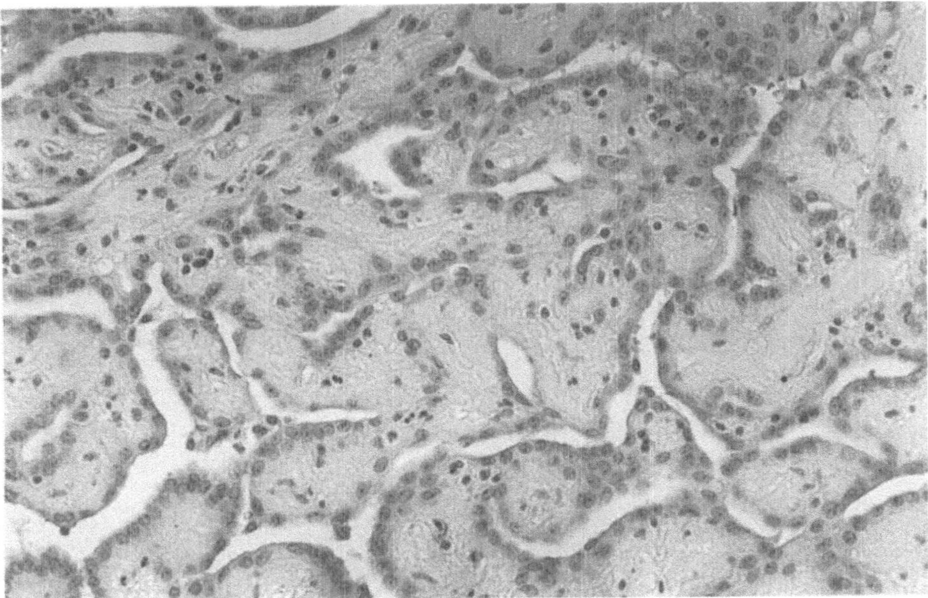

Abb. 114. Hochdifferenziertes papilläres Mesotheliom

Abb. 115 Hochdifferenziertes papilläres Mesotheliom mit verstärkter Zellproliferation

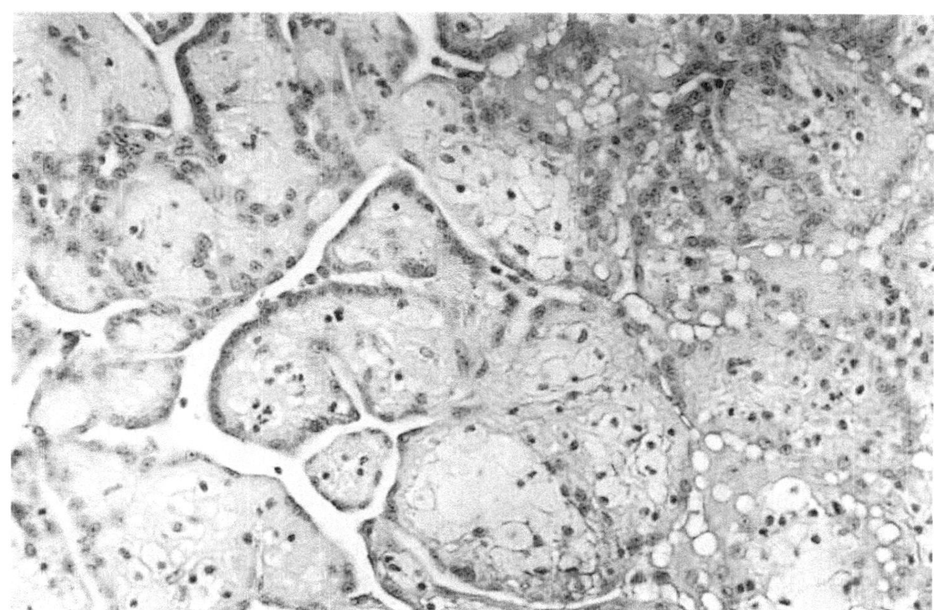

Abb. 116. Hochdifferenziertes papilläres Mesotheliom; schaumzellige Transformation der Stromazellen

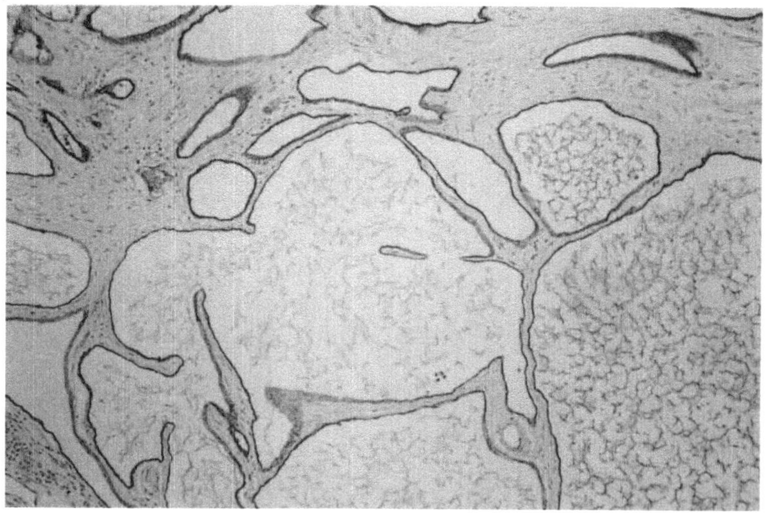

Abb. 117. Benignes zystisches Mesotheliom

Elektronenmikroskopisch sind die flachen oder kubischen mesothelialen Zellen durch eine distinkte Basallamelle vom kollagenreichen Stroma getrennt. Die Zellen stehen in desmosomaler Verbindung mit einstrahlenden Tonofilamenten (MENNEMEYER u. SMITH 1979; MOORE et al. 1980; KATSUBE et al. 1982b). Die

Zelloberfläche ist durch Mikrovilli gegliedert. Das spärliche Organellensortiment besteht aus Mitochondrien, Ergastoplasmalamellen und freien Ribosomen.

Differentialdiagnostisch sind von den zystischen Mesotheliomen embryonale (dysontogenetische), degenerative und postinflammatorische Zysten sowie Lymphangiome und Lymphangioendotheliome abzugrenzen. Lymphangiome exprimieren die Endothelzellmarker Faktor-VIII-assoziiertes Antigen und Ulex-europaeus-Agglutinin (BÖHLING et al. 1981; ORDONEZ 1989; ORDONEZ et al. 1984).

Nach ROSS et al. (1989) sowie THOR et al. (1991) sind reaktive bzw. postinflammatorische multilokuläre peritoneale Inklusionszysten weitaus häufiger als echte zystische Mesotheliome. Anamnestische Hinweise auf vorausgegangene Laparotomien, Pelveoperitonitiden oder Endometriosen stützen den Verdacht auf einen entzündlich-reaktiven Prozeß. Die Prognose der zystischen Mesotheliome ist gut. Die Therapie besteht in der chirurgischen Entfernung der Tumoren. In Anbetracht der diffusen Ausbreitung der zystischen Geschwülste im pelvinen und abdominalen Peritoneum ist eine komplette chirurgische Resektion in den meisten Fällen nicht möglich. Rezidive sind daher häufig. Wegen der benignen Natur der Neoplasie sind radiologische oder chemotherapeutische Verfahren bislang nicht eingesetzt worden; ihre mögliche Bedeutung als adjuvante Verfahren zur Verhütung von Rezidiven und intestinalen Komplikationen ist daher nicht geprüft.

12.2.8.4 Maligne Mesotheliome

Diffuse maligne Mesotheliome des Peritoneums sind weitaus seltener als Pleuramesotheliome. Bei Frauen sind sie Raritäten. In der überwiegenden Zahl der Fälle weist die Vorgeschichte eine Asbestexposition als ätiologischen Faktor auf (GODWIN 1957; KEAL 1960; WINSLOW u. TAYLOR 1960; ENTICKNAP u. SMITHER 1964; HOURIHANE 1964; MANN et al. 1966; SMITH et al. 1968; ROBERTS u. IRVINE 1970; KANNERSTEIN et al. 1977; KANNERSTEIN u. CHURG 1977; RÜTTNER et al. 1990). Eine unmittelbare Assoziation von Mesotheliom und Asbestose wird in 15–20% gefunden (CRAIGHER 1987; RÜTTNER et al. (1990).

Die klinische Symptomatik ist uncharakteristisch. Unklare Abdominalbeschwerden, Völlegefühl und Verdauungsstörungen sind Primärsymptome der in der Regel fortgeschrittenen Krankheit. Palpable Abdominaltumoren sind in Anbetracht der Tendenz der Neoplasie zur diffusen Ausbreitung nur selten vorhanden.

Makroskopisch findet sich bei der Laparotomie das viszerale und parietale Peritoneum von Tumorknoten übersät. Die vorwiegend das Omentum und das pelvine Peritoneum einnehmende neoplastische Infiltration reicht von einer beetartigen Peritonealverdickung über multinoduläre Herde bis hin zu großen Tumoragglomerationen.

In fortgeschrittenen Stadien sind Netz- und Intestinalorgane zu großen Konvoluten miteinander verbacken. Aszites ist meist nicht vorhanden.

Histologisch sind epitheliale (ca. 35–75%), gemischt epithelialsarkomatoide (ca. 20–45%) und sarkomatoide Formen zu unterscheiden. Bei den epithelialen Formen finden sich vorwiegend tubulopapilläre, tubuläre oder papilläre Wachstumsformationen, seltener zeigen die Tumorzellen solides strangförmiges oder fusiformes Arrangement. Seltene Varianten sind durch Zytoplasmavakuolisation mit Ausbildung von Siegelringzellen und Vakuolisation des Zwischengewebes charakterisiert, die an Adenomatoidtumoren erinnern. Zytomorphologisch besteht bei den malignen Mesotheliomen ein breites Spektrum unterschiedlicher Zellreife, von hochdifferenzierten Zellen, ähnlich denen benigner mesothelialer Hyperplasien, bis hin zu pleomorphen anaplastischen Tumoren. Mäßig und hochdifferenzierte Formen überwiegen. Sarkomatoide Mesotheliome bestehen aus spindeligen oder fusiformen Zellen mit ovalen oder elongierten Zellkernen. Die Tumorzellen sind parallel geordnet, bilden aber nur selten faszikuläre Strukturen. Die Zell- und Kernpleomorphie ist gering; nur ausnahmsweise finden sich Tumoren mit bizarren, mehrkernigen rhabdomyoblastenähnlichen Zellen.

Ultrastruktur, Histochemie und Immunhistochemie liefern Entscheidungshilfe bei der Abgrenzung diffuser maligner Mesotheliome von peritoneal metastasierten Adenokarzinomen des weiblichen Genitaltraktes insbesondere des Uterus und der Ovarien.

In Anbetracht der grundsätzlich gleichen Differenzierungspotenzen des gemeinsamen zölomatischen Matrixepithels ist aber eine strenge Abgrenzung – insbesondere bei den niedrig differenzierten Formen – nicht immer möglich.

Feinstrukturell sind Tonofilamente nahezu regelmäßige Bestandteile peritonealer Mesotheliomzellen. Mikrovilli sind häufig gut ausgebildet; intrazytoplasmatische Lumina nicht selten nachzuweisen. Andererseits sind Differenzierungsprodukte des Müller-Epithels wie Kinozilien und Muzine typische zytologische Attribute genitaler Adenokarzinome (Warhol et al. 1982).

Histochemisch stützt der negative Ausfall der PAS-Reaktion bei positiver Hyaluronidase-empfindlicher Kolloid-Eisen-Reaktion die Diagnose eines malignen Mesothelioms. Eine positive PAS-Reaktion in einem wenig differenzierten Tumor spricht dagegen für ein Karzinom paramesonephrogener Herkunft.

Immunhistochemisch sind der Nachweis von karzinoembryonalem Antigen (CEA) und Zytoskelettproteinen die wichtigsten Diskriminanten in der Abgrenzung peritonealer und pleuraler Mesotheliome von einer Peritoneal- oder Pleurakarzinose. Eine Koexpression von Keratin und Vitamin ist typisch für Mesotheliome und nur selten bei Karzinomen zu finden (Corson u. Pinkus 1982; Blobel et al. 1985; Bejui-Thivolet et al. 1984; Gatter et al. 1986; Duggan et al. 1987; Pfaltz et al. 1987). Der immunzytochemische Nachweis von CEA ist ein relativ starker Diskriminator gegen die Diagnose eines Mesothelioms, da CEA bei diesen Neoplasien mit den verschiedensten Methoden nur in 1–9% der Fälle nachgewiesen werden konnte (Dienemann u. Pickartz 1987; Bollinger et al. 1989; Mezger u. Lamerz 1989; Khoury et al. 1990; Rüttner et al. 1990; Vortmeyer et al. 1991). Dabei sind mögliche Kreuzreaktionen der jeweils verwendeten mono- und polyklonalen Antiseren mit anderen CEA-ähnlichen Glykoproteinen noch in Rechnung zu stellen. Ob die Bestimmung weiterer tumorassoziierter Antigene zusätzliche Unterscheidungshilfen liefert, ist noch unzureichend untersucht. Die Glykoproteine TAG-72 (Johnston et al. 1985; Otis et al. 1987; Szpak et al. 1986), OC-125 (Bhattacharya u. Barlow 1975; Koelma et al. 1988), EGP-34 (Hastka u. Pfiester 1988; Lüttges et al. 1988; Momburg et al. 1987), MSN-1 (Poropatich et al. 1990), Leu-M1 (Khodury et al. 1990) und SPT („pregnancy-specific antigen") (Pfaltz et al. 1987) werden, ähnlich wie

CEA, nicht oder nur selten in Mesotheliomen exprimiert, dagegen sehr häufig in Adenokarzinomen.

12.2.8.5 Extraovarielle (peritoneale) Müller-Neoplasien

Papilläre Neoplasien vom Typ papillärer Ovarialtumoren können autochthon, zumeist multizentrisch außerhalb des ovariellen Deckepithels im Bereich des parietalen Peritoneums und des Omentum majus entstehen. Makroskopisch und histologisch strukturidentisch mit den homologen serösen papillären, muzinösen wie auch endometroiden Tumoren des Ovars bilden sie unterschiedlich große papilläre Tumoren, Zysten und Exkreszenzen im parietalen Peritoneum vorwiegend des kleinen Beckens. Die Ovarien sind ausgespart oder nur durch feine oberflächliche rasenartige Proliferate in die Neoplasie einbezogen. Über Fälle mit ausschließlich retroperitonealer Ausbreitung berichten FEARN (1969); WILLIAMS et al. (1971); ROTH u. EHRLICH (1977); ULBRIGHT et al. (1983) sowie ROTHACKER (1990). Benigne, proliferierende (Borderlinetumoren) und maligne Formen sind zu unterscheiden. Die Typenidentität mit den papillären Tumoren des Ovars läßt bei der Untersuchung bioptischen Materials zunächst an einen primären Ovarialtumor denken. Die definitive Diagnose einer extraovariellen papillären Neoplasie ist nur im Zusammenhang mit dem abdominalen Situs möglich (multifokale papilläre Tumoren des pelvinen Peritoneums, keine tumoröse Vergrößerung der Ovarien). Die Histogenese der extraovariellen papillären Neoplasien wird unterschiedlich gedeutet. GOONERATNE et al. (1982) betrachten sie als spezielle Form „seröser papillärer Ovarialtumoren". Die Mehrzahl der Untersucher deutet sie als multifokale (autonome) Geschwülste des Peritonealepithels mit verschiedenen Formen der Müller-Differenzierung (AUGUST et al. 1985; RUSSELL et al. 1985). Nach LAUCHLAN (1968, 1972) bildet das pelvine peritoneale Mesothel bei der Frau ein „sekundäres" Müller-System mit der inhärenten Potenz zur Realisation der verschiedenen Entwicklungspotenzen des Müller-Epithels. Histochemisch und ultrastrukturell erweisen sich Peritonealmesothel und ovarielles Oberflächenepithel als homologe weitgehend übereinstimmende Deckepithelien (BLAUSTEIN u. LEE 1979; BLAUSTEIN 1984). Im Hinblick auf die Topographie werden die im Ausbreitungsgebiet der Müller-Gänge liegenden Tumoren als (primäre) interne Geschwülste den (sekundären) externen, im pelvinen und abdominalen Peritoneum entstandenen Tumoren gegenübergestellt (LAUCHLAN 1968). Die homologen internen und externen Tumoren können seröse, seltener auch endometrioide Differenzierung aufweisen oder in Mischformen beide Differenzierungspotenzen verwirklichen. Zu den endometroiden Peritonealgeschwülsten zählen auch solche mit muzinöser, squamöser oder klarzelliger Struktur.

Auch Mischformen mit endometroider und mesothelialer Differenzierung sind beobachtet worden (Abb. 118). Primäre retroperitoneale Entwicklung ist möglich (Abb. 119).

Die mikroskopische Übereinstimmung der primär peritonealen und der primär ovariellen serös-papillären Neoplasien ist von zahlreichen Untersuchern bestätigt worden (SWERDLOFF 1959; LAUCHLAN 1968, 1972; KANNERSTEIN et al. 1977; BLAUSTEIN 1981; FOYLE et al. 1981; GOONERATNE et al. 1982; AUGUST et al. 1985; MCCAUGHEY 1985; TRUONG et al. 1990). Die klassischen histologischen

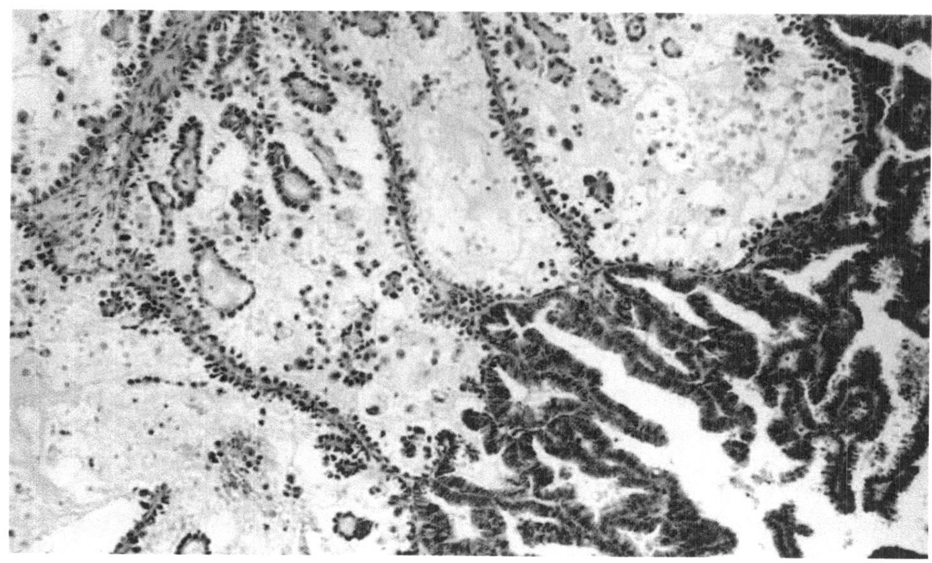

Abb. 118. Extraovarieller peritonealer Borderlinetumor mit gemischter mesothelialer und endometrioider Differenzierung

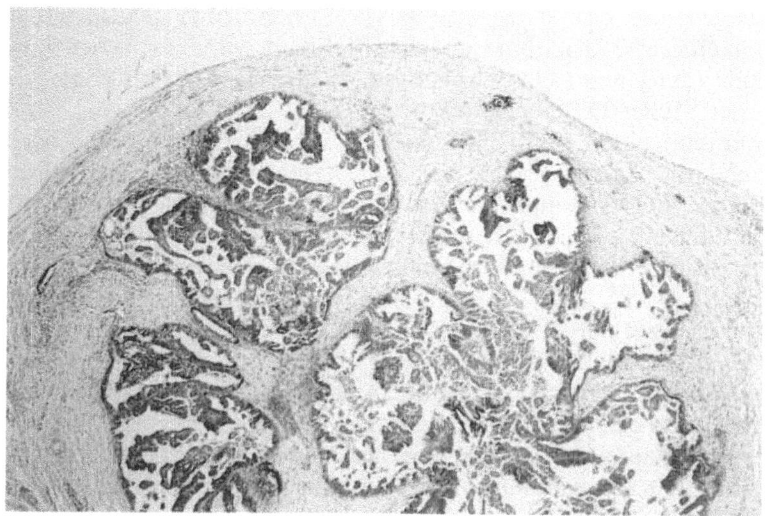

Abb. 119. Retroperitoneal entwickeltes seröses papilläres Adenokarzinom

Kriterien der extraovariellen serösen Geschwülste sind die papilläre Architektur, der „tubare" Zelltyp des Deckepithels, der Nachweis von Psammomkörpern und das Fehlen spindelzelliger (sarkomatoider) Formen. Histochemisch sind neutrale Mukosubstanzen nachweisbar. Der Nachweis diastaseresistenter PAS-positiver

Substanzen wird von KANNERSTEIN et al. (1985) als Kriterium zur Abgrenzung gegenüber den histologisch ähnlichen tubulopapillären malignen Mesotheliomen gewertet.

Ultramikroskopisch finden sich weder in der Feinstruktur noch im Organellengehalt der Zellen signifikante Unterschiede zwischen den homologen ovariellen und extraovariellen Tumoren. Die Oberfläche der kubischen oder zylindrischen Zellen ist durch Mikrovilli gegliedert, einzelne Zellen tragen Zilien. Das Zytoplasma enthält osmiophile Granula, Lipide und Glykogen. Tonofilamente als typische feinstrukturelle Attribute mesothelialer Tumoren sind bei den extraovariellen serösen Geschwülsten nur spärlich vorhanden, sie fehlen nahezu immer in den serösen papillären Tumoren des Ovars.

Immunhistochemisch zeigen die ovariellen wie die extraovariellen serösen papillären Karzinome in der Mehrzahl der Fälle übereinstimmend positive Reaktion auf Zytokeratin, epitheliales Membranantigen (EMA), CA-125 Antigen u. S100 Protein. Karzinoembryonales Antigen (CEA), Leu M1, Ca 19-9 und Vimentin wurden in einem Teil der Fälle exprimiert. Mit konventionellen histochemischen Methoden sind plazentale alkalische Phosphatase und Amylase nachzuweisen (RAJU et al. 1989; WICK et al. 1989).

Klinisch entsprechen die extraovariellen papillären Neoplasien den fortgeschrittenen (ovarübergreifenden) Stadien der homologen ovariellen Tumoren (GOONERATNE et al. 1982; MCCAUGHEY et al. 1985; WHITE et al. 1985; RAJU et al. 1989).

12.2.9 Mesonephrogene Geschwülste

Obgleich mesonephrische Residualstrukturen zu den regulären Komponenten des Ovars gehören, sind benigne und maligne Geschwülste mesonephrogener Herkunft äußerst stelten bzw. histogenetisch nicht immer eindeutig zu definieren. YOUNG u. SCULLY (1983) beschreiben 11 Beispiele maligner Ovarialtumoren von vermutlich mesonephrogener Herkunft. Die Tumoren zeigen eine tubulo-mikrozystische (siebartige) Mikroarchitektur. Die drüsigen und mikrozystischen Formationen enthalten eosinophiles kolloidartiges Sekret. Histochemisch und immunhistochemisch gleichen sie den häufigeren homologen Geschwülsten der Mesosalpinx und Plica lata („female adnexal tumors of probably wolffian origin“: KARIMINEJAD u. SCULLY 1973).

DEMOPOULOS et al. (1980) sowie BRESCIA et al. (1985) beschreiben eine Reihe histologischer und ultrastruktureller Merkmale, die als Entscheidungshilfe bei der Abgrenzung paramesonephrogener (Müller-) von mesonephrogenen (Wolff-) Tumoren dienen können. Dazu zählen das Fehlen oder seltene Auftreten von Zilien, Sekretgranula und Glykogen in mesonephrogenen Tumoren. Immunhistochemisch zeigen mesonephrogene Tumoren überwiegend negative Reaktion auf EMA, B72.3, CEA und S100 Protein (TAVASSOLI et al. 1990).

12.3 Keimstrang-Stromatumoren

Die Gruppe der Keimstrang-Stromatumoren umfaßt Ovarialgeschwülste aus Zellabkömmlingen der primären Keimstränge und des sexuell determinierten

Mesenchyms. Dazu gehören Sertoli- und Granulosazellen, Theka- und Thekaluteinzellen sowie Hilus- und Leydig-Zellen.

Die homologen Sertoli- und Granulosazellen sind Abkömmlinge der sekundären Keimstränge, die Theka- und Hilus-(Leydig-)Zellen Derivate des gonadalen Mesenchyms.

Epitheliale und mesenchymale Strukturen können in den Keimstrang-Stromazellen allein oder in Kombination auftreten. Im Granulosa- und Thekazelltumor ist der weibliche Typ des sexuell determinierten Gonadengewebes ausgebildet. Im Androblastom bilden Zellen vom Sertoli- und Leydig-Typ die Basisstruktur. Neben hochdifferenzierten eindeutig weiblich oder männlich polarisierten Geschwülsten gibt es Misch- und Übergangsformen (Intermediärformen). In diffusen (sarkomatoiden) Varianten ist eine Abgrenzung weiblich und männlich determinierter Tumoren u. U. nicht möglich. Im Gynandroblastom sind männliche und weibliche Keimdrüsenstrukturen miteinander kombiniert (Tabelle 8).

Keimstrang-Stromatumoren machen ca. 8% der Ovarialtumoren aus (Yaker u. Benirschke 1975; Gee u. Russell 1981; Katsube et al. 1982a). Die Mehrzahl besitzt die Fähigkeit zur Biosynthese von Steroidhormonen (funktionelle oder hormonell aktive Tumoren). Dabei dominieren die physiologischen gonadalen Steroidhormone: Progesteron, Hydroxyprogesteron, Androstendion, Testosteron und Östron, aber auch atypische Metabolite sind beobachtet worden (Laatikanen et al. 1972; Targett 1974; Lisboa et al. 1978; Toscano et al. 1981; Stegner u. Lisboa 1984).

Die von den Tumorzellen produzierten Hormone stören die Homöostase und führen zu endokrinen Fernwirkungen an den hormonempfindlichen Organen. Androgenüberschuß verursacht Defeminisierung und Virilismus, Östrogenüberschuß ein in Abhängigkeit von Lebensalter und endokriner Ausgangslage unterschiedliches Erscheinungsbild. So kann bei alten Frauen die Postmenopauseblutung durch Endometriumhyperplasie, ausgelöst durch einen noch sehr kleinen Granulosazelltumor, zum Früh- und Leitsymptom der Geschwulstkrankheit werden (Fathalla 1967).

In 15–25% entsteht durch die kontinuierliche östrogene Stimulation der Uterusschleimhaut ein Endometriumkarzinom (Fox et al. 1975, Scully 1977b).

Tabelle 8. Systematik der Keimstrang-Stromatumoren

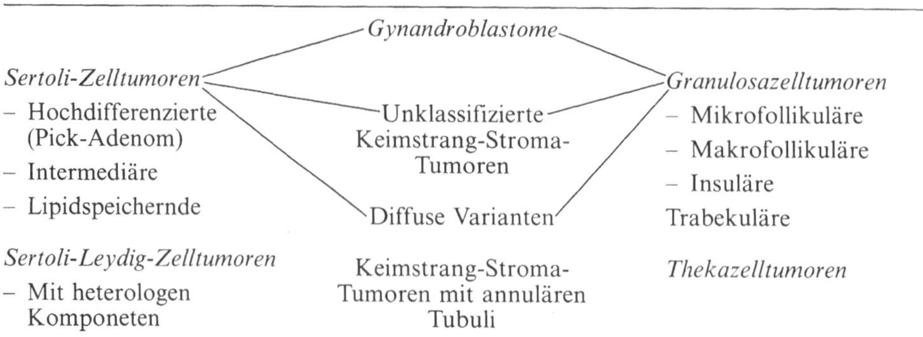

Im Kindesalter verursacht die paraneoplastische Östrogenbildung eine Pseudopubertas praecox, im geschlechtsreifen Alter irreguläre Blutungen, sekundäre Amenorrhö durch Hemmung der hypophysären Gonadotropinfreisetzung oder Endometriumhyperplasie.

Zwischen Reifegrad der Tumoren und endokriner Aktivität besteht keine regelhafte Beziehung. Zirka $^1/_3$ aller Keimstrang-Stromatumoren ist funktionell inert. „Reine" Geschwulsttypen sind häufiger endokrin stumm als Mischformen. Bei Granulosazelltumoren bestimmt der Anteil stromatogener Zellen, bei Androblastomen das Leydig-Zell-Kompartiment im allgemeinen die endokrine Wirksamkeit. Die Hormonbildung kann im Gegensatz zur morphologischen Geschlechtsdetermination stehen (paradoxe Hormonbildung). Durch immunhistochemische Untersuchungen ist eine genauere Identifikation der steroidbildenden oder -speichernden Zellen in den verschiedenen Typen der Keimstrang-Stromazellen ermöglicht worden. So ist in Granulosazelltumoren sowohl Östradiol als auch Testosteron lokalisiert worden (Gaffney et al. 1983). In Sertolizelltumoren ist Testosteron in Leydig-Zellen nachzuweisen.

Sertoli-Zellen enthalten in den meisten Fällen Östradiol aber auch Testosteron (Kurman et al. 1978, 1979a, b; 1981, 1984). Der immunhistochemische Nachweis mit Antihormonen erlaubt aber keine sichere Unterscheidung zwischen hormonproduzierenden oder lediglich hormonbindenden Zellen. Komplementierende Untersuchungen zielen daher auf den zellulären Nachweis essentieller Enzyme der Hormonbildung. Ein wichtiger Marker der zellulären Steroidbiosynthese ist die zur Konversion von Pregnenolon zu Progesteron notwendige 3β-Hydroxysteroid-Dehydrogenase. Die Verteilung der enzymtragenden Zellen in den klassischen hormonal aktiven Geschwülsten deckt sich mit zyotomorphologischen und ultrastrukturellen Indizien der Steroidbiosynthese. So finden Sasano et al. (1990) 3β-Hydroxysteroid-Dehydrogenase immunhistochemisch in „luteinisierten" bzw. vakuolosierten Zellen der Thekome und in thekomatösen Komponenten von (juvenilen und adulten) Granulosazelltumoren, nicht aber in den typischen Granulosazellen dieser Geschwülste.

Detaillierte Einblicke in die Prozesse der Steroidgenese von Keimstrang-Stromatumoren sind aus dem immunhistochemischen Nachweis steroidogener Enzyme gewonnen worden. Im Steroidstoffwechsel des Ovars sind P450 Zytochrome – 17α-Hydroxylase (P450 17α) Aromatase (P450aro) und das zur Abspaltung der Cholesterinseitenkette erforderliche Enzym (P450scc) – Katalysatoren für die Konversion von Cholesterol zu Pregnenolon, von Pregnenolon zu Androgenen und von Androgenen zu Östrogenen. Der zelluläre Nachweis von einem der P450 Zytochrome ist ein Indiz, daß die Zelle über die Kapazität zur Produktion eines der zytochromabhängigen Enzyme verfügt. Gestützt auf dieses Prinzip sind immunhistochemische Analysen von P450scc, P450 17α und P450aro an verschiedenen stromalen Tumoren und Keimstrang-Stromatumoren durchgeführt worden (Sasano et al. 1989a–c). P450scc und P450 17α wurden ausschließlich in luteinisierten Thekazellen als Hinweis auf die zelluläre Progesteron- und Androgensynthese nachgewiesen. Das Fehlen von P450aro in luteinisierten Thekomen läßt vermuten, daß die im Zusammenhang mit Thekomen bekannte Östrogenaktivität wahrscheinlich auf eine periphere Konversion der tumorigenen Androgene zurückzuführen ist.

In Granulosazelltumoren zeigt sich dagegen eine schwache Reaktion auf P450aro bei negativem Nachweis von P450scc und P45017α. Die spezifischen funktionellen Unterschiede im Steroidmetabolismus des normalen Granulosa- und Thekazellkompartiment werden demzufolge in den jeweiligen Neoplasien dieser Zelltypen beibehalten. In Steroidzelltumoren und Leydig-Zelltumoren sind in unterschiedlich starker Ausprägung alle 3 steroidogenen Enzyme nachzuweisen (Sasano et al. 1989c). In Fibromen sind immunhistochemisch keine P450 Zytochrome zu finden.

In der Dignität stehen die Keimstrang-Stromatumoren als semimaligne Geschwülste zwischen den benignen und malignen Tumoren des Ovars. Hochmaligne Verläufe in Einzelfällen zeigen, daß eine pauschale Zuordnung zu den Tumoren von niedrigem Malignitätsgrad nicht gerechtfertigt ist.

Die DNA-Zytometrie zeigt in einem hohen Prozentsatz der Keimstrang-Stromatumoren ein aneuploides Verteilungsmuster, den Typen Auer III und IV entsprechend (Arps et al. 1991; von Oertzen 1992). Diese Befunde stehen in einem gewissen Widerspruch zur erfahrungsgemäß günstigen Prognose der meisten dieser Tumoren. Ob eine genauere Diskriminierung im Hinblick auf die prognostische Einschätzung der Keimstrang-Stromatumoren mit Hilfe DNA-zytometrischer Analysen möglich ist, läßt sich anhand der bisher vorliegenden Daten noch nicht beantworten.

12.3.1 Granulosazelltumoren

Häufigkeit: Granulosazelltumoren sind unter den Ovarialtumoren mit ca. 2%, unter den malignen mit ca. 10% vertreten. Sie kommen in allen Altersgruppen vor, jedoch nur selten vor der Pubertät. Die Mehrzahl der Granulosazelltumoren bildet Östrogene. Androgenbildung, z. T. in Verbindung mit den Zeichen der Virilisierung, ist in einzelnen Fällen beobachtet worden (Norris u. Taylor 1969; Giuntoli et al. 1976; Wilansky et al. 1976; Jarabak u. Talerman 1983). Drei Viertel der im Präpubertätsalter auftretenden Granulosazelltumoren sind mit mehr oder weniger ausgeprägten Zeichen der Pseudopubertas praecox verbunden (prämature Thelarche und Pubarche, Fluor vaginalis, Genitalblutung). Im Reproduktionsalter bewirkt die paraneoplastische Hormonbildung azyklische Blutungen oder durch Hemmung der hypophysären Gonadotropinfreisetzung eine sekundäre Amenorrhoe. Die anhaltende, nicht durch zyklische progestative Phasen kompensierte Östrogenwirkung löst am Endometrium eine glandulär-zystische oder auch atypisch-adenomatöse Hyperplasie aus, die zum Adenokarzinom entarten kann. Kombination mit Endometriumkarzinomen findet sich in 5–25% ovarieller Granulosazelltumoren. Hohe Raten assoziierter Endometriumkarzinome können aus der Überschätzung reversibler adenomatöser Hyperplasien resultieren („overdiagnosis of malignancy"). Bei strenger Auslegung der diagnostischen Kriterien des Endometriumkarzinoms beträgt die Kombinationsrate ca. 5% (Stenwig et al. 1979; Scully 1979).

Makroskopie. Granulosazelltumoren entwickeln sich überwiegend unilateral. Makroskopisch sind es meistens solide lobulierte, nicht selten aber auch

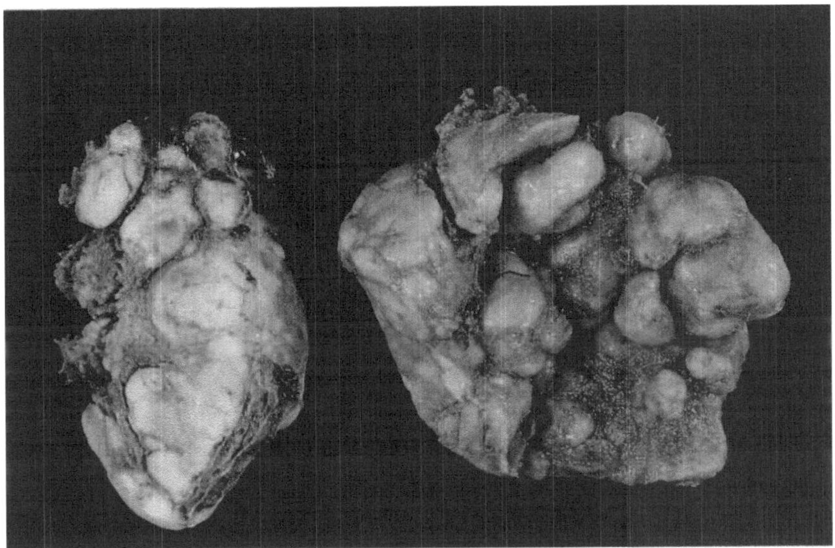

Abb. 120. Granulosazelltumor; solider lobulierter Tumor, gelbliche Färbung

multizystische Tumoren. Die solide Komponente ist in Abhängigkeit vom Kollagen- und Lipoidgehalt von weicher oder fester Konsistenz, auf der Schnittfläche grau-weiß oder gelblich gefärbt (Abb. 120). Größere Tumoren sind meist von Blutungen und Nekrosen durchsetzt. Geschwülste der mikroskopischen Größenordnung können bereits endokrine Fernwirkungen auslösen.

Mikroskopie: Histologisch findet sich ein großes Spektrum von Subtypen, die meist in gemischter Form vorliegen.

Der *mikrofollikuläre* Typ repräsentiert den klassischen und häufigsten Typ des Granulosazelltumors. Er ist aus relativ gleichförmigen, dem Granulosaepithel ähnlichen Zellen aufgebaut, die rosettenförmige Muster und auch sog. Call-Exner-Körper bilden (Abb. 121, 122). Die Zellkerne sind oval, unimorph, von gleicher Größe, nicht selten kaffeebohnenartig gefurcht (Abb. 123). Das Zwischengewebe besteht aus schmalen bindegewebigen Septen.

Der *makrofollikuläre* Typ bildet größere, von nur wenigen Zellagen ausgekleideten Zysten, ähnlich den Bläschenfollikeln oder zystisch degenerierten Follikeln (Abb. 124). Die Zysten enthalten homogenes eosinophil gefärbtes Sekret.

Im *trabekulären* Typ ordnen sich die Tumorzellen in soliden anastomosierenden Zellbalken oder in tubulären Formationen ähnlich unreifer Hodentubuli.

Der *insuläre* Typ bildet runde oder ovale, peripher gut konturierte Zellkomplexe, die von einer bindegewebigen Theka umschlossen sind. Die konzentrische Theka kann luteinisiert sein.

Der *sarkomatoide* (diffuse) Typ besteht aus dicht liegenden, manchmal faszikulär geordneten rundlichen oder spindeligen Zellen von geringer Pleomorphie (Abb. 125). Mitosen sind häufiger als in den höher differenzierten Formen. Verwechslung mit anaplastischen Karzinomen ist möglich.

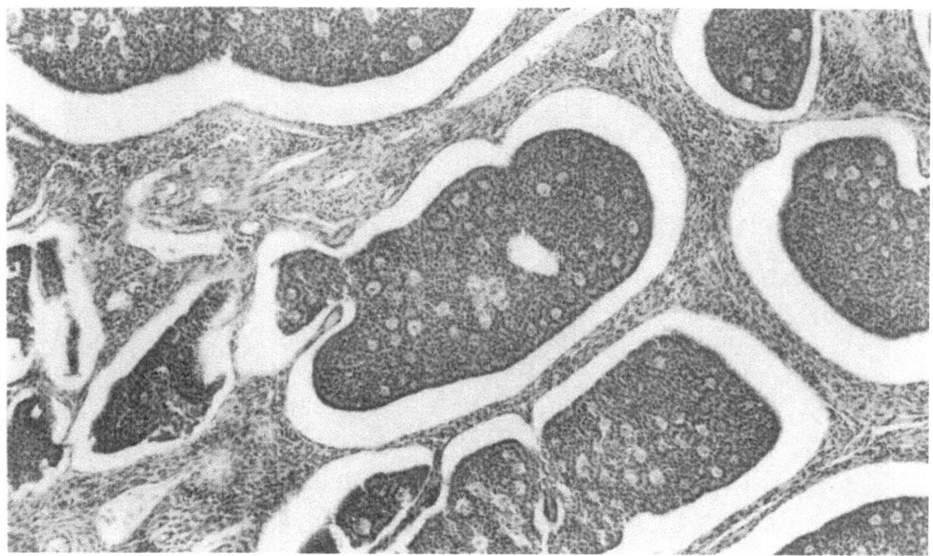

Abb. 121. Granulosazelltumor; mikrofollikuläre Variante

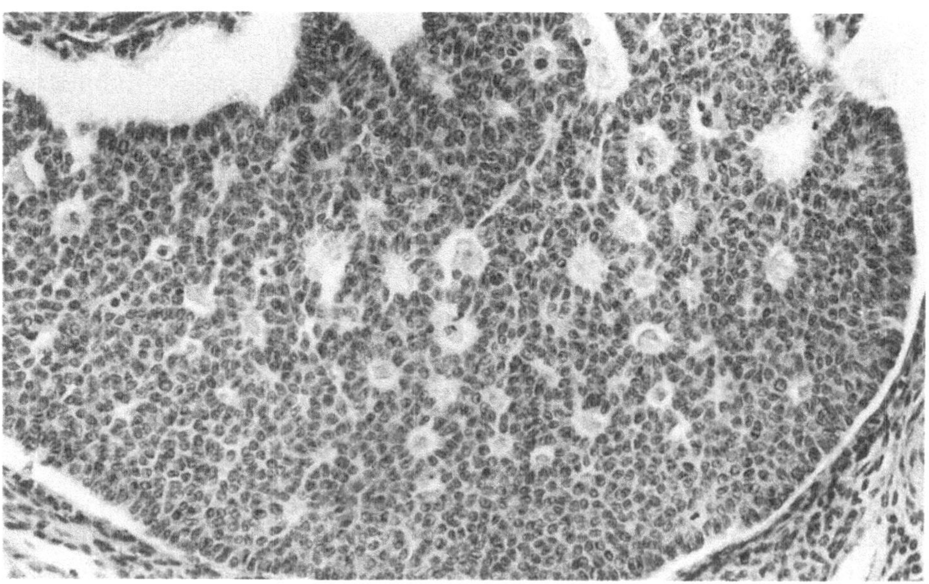

Abb. 122. Granulosazelltumor; mikrofollikuläre Variante mit typischem rosettenförmigen Arrangement der Tumorzellen (Call-Exner-Körper)

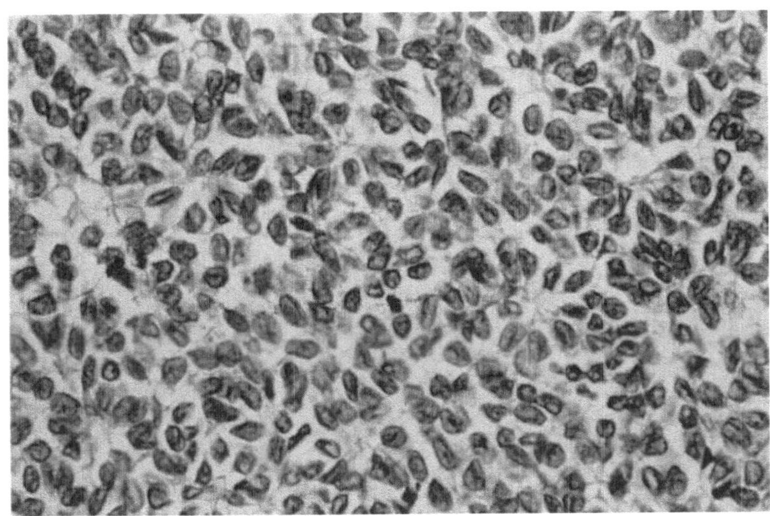

Abb. 123. Granulosazelltumor; typische kaffeebohnenartige Kerbung der Zellkerne

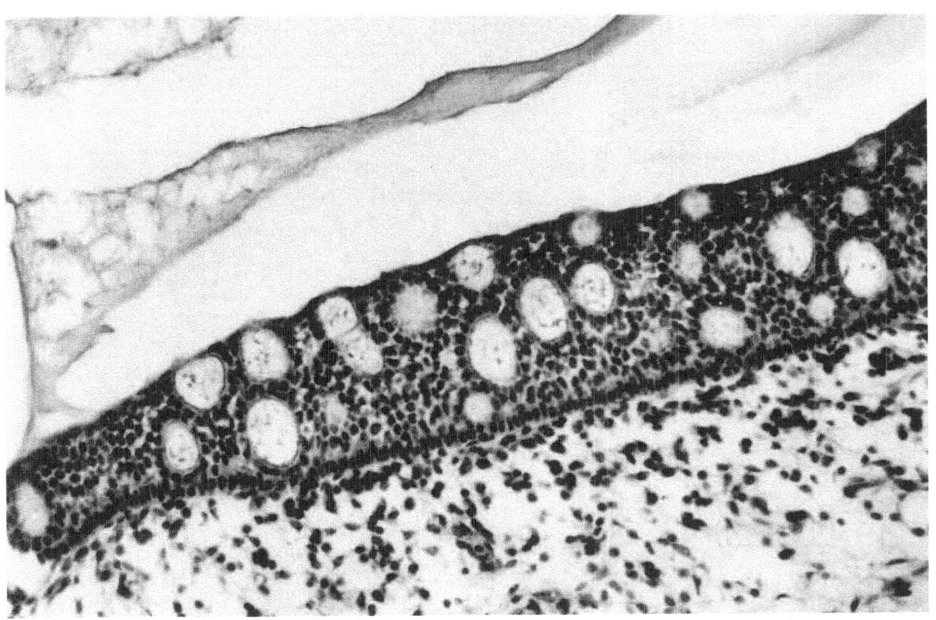

Abb. 124. Granulosazelltumor; makrofollikuläre Variante

Eine spezielle Form ist der durch stärkere Pleomorphie ausgezeichnete *juvenile Typ* des Granulosazelltumors (YOUNG u. SCULLY 1982). Die ausgeprägte Zellpolymorphie in Verbindung mit abnormem DNA-Muster und hoher Mitosezahl stehen im Widerspruch zu dem meist gutartigen klinischen Verlauf (YOUNG et al. 1984a; SWANSON et al. 1990) (Abb. 126).

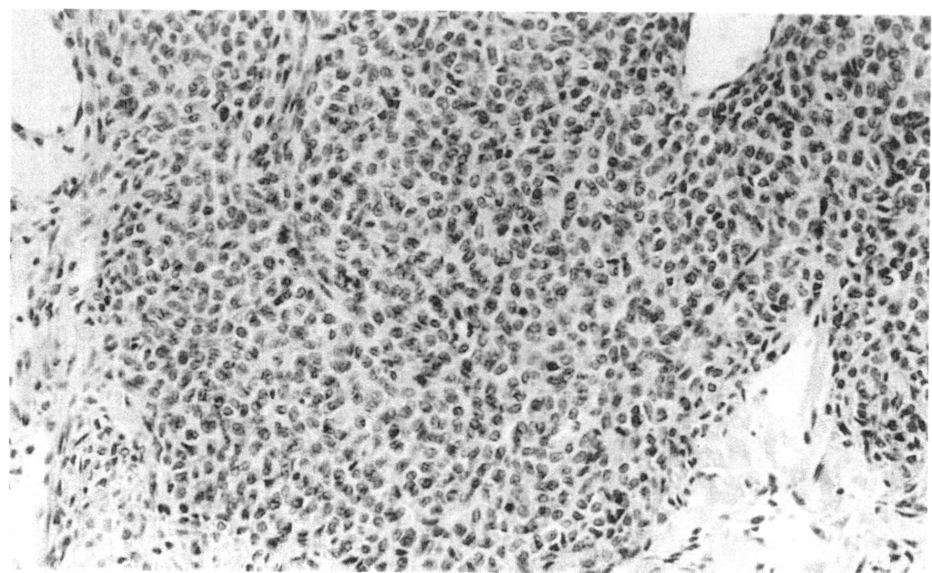

Abb. 125. Granulosazelltumor; diffuse (sarkomatoide) Variante. Relativ monomorpher Zelltyp; kaffeebohnenartig gekerbte Zellkerne

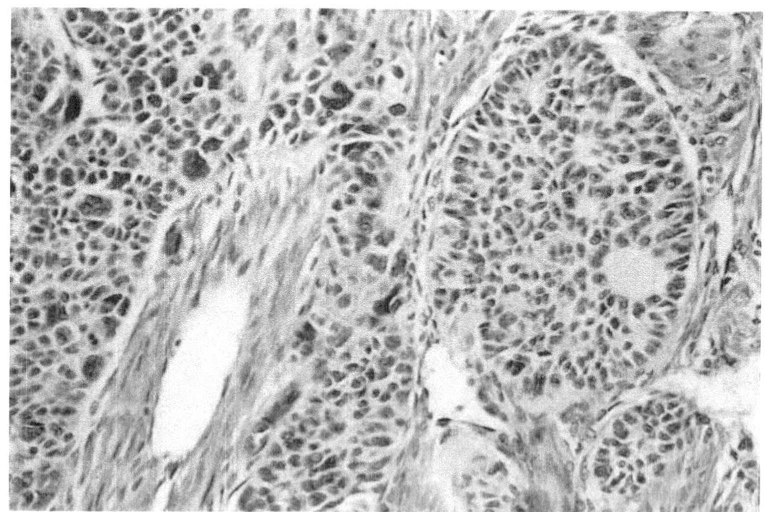

Abb. 126. Pleomorpher juveniler Typ des Granulosazelltumors

Bizarre Kernpleomorphie kann fokal in typischen Granulosazelltumoren wie auch in anderen Tumoren der Keimstrang-Stroma-Gruppe auftreten und zu einer Überschätzung des Malignitätsgrades führen. Nach bisher vorliegender Erfahrung ist die fokale bizarre Pleomorphie ohne nachteiligen Einfluß auf die generell günstige Prognose der Granulosazelltumoren und kein Indiz eines erhöhten malignen Potentials (YOUNG u. SCULLY 1983c).

Immunhistochemische Untersuchungen des Zytoskeletts zeigen in Granulosazelltumoren nach den Befunden von CZERNOBILSKY et al. (1985, 1986); DÜE et al. (1986) und BENJAMIN et al. (1987) eine Koexpression epithelialer und mesenchymaler Marker. MIETTINEN et al. (1983, 1985) sowie WEYLAND (1990) (Abb. 124) konnten eine Koexpression von Zytokeratin und Vimentin nur in einzelnen Fällen bei Granulosazelltumoren nachweisen. Die Verwendung von Keratin-Antikörpern mit unterschiedlicher Spezifität gibt eine Erklärung für die diskrepanten Befunde. Vimentin und Desmoplakin sind wie in normalen Granulosazellen regelhaft nachzuweisen (MIETTINEN et al. 1983, 1985; MOLL et al. 1983; WEYLAND 1990). In höher differenzierten Tumoren mit follikulärem und trabekulärem Bau finden CZERNOBILSKY et al. (1985, 1986) sowie COSTA et al. (1994) bei differenzierter Analyse der Keratine die Zytokeratine 8 und 18. Actin ist nahezu regelmäßig, S 100 Protein in 30–50% der Granulosazelltumoren nachzuweisen. Die negative Reaktion auf epitheliales Membranantigen (EMA) ist ein wichtiges Unterscheidungskriterium gegenüber undifferenzierten Karzinomen (WEYLAND 1990; COSTA et al. 1994).

Die Mehrzahl der Granulosazelltumoren enthält Thekazell-ähnliche Anteile in unterschiedlicher Menge mit oder ohne Zeichen der Luteinisierung. Geschwülste mit deutlicher Thekakomponente werden als Granulosa-Thekazelltumoren bezeichnet. Sie sind in einem hohen Prozentsatz endokrin aktiv. Lipidgehalt, Enzymmuster und ultrastrukturelle Organisation der thekomatösen Zellen sprechen für ihre Fähigkeit zur Steroidbiosynthese. Neoplastische Granulosazellen enthalten dagegen in der Regel nicht die zur Steroidbildung erforderlichen Organellen, wie tubuläre Mitochondrien, Lipide und glattes endoplasmatisches Retikulum (GONDOS 1969b; TOKER 1968a; GONDOS u. MONROE 1971; BJERSING et al. 1973; FERENCZY 1976; ROTH et al. 1979; GAFFNEY et al. 1983). Metastatische Herde „reiner“ Granulosazelltumoren sind in den meisten Fällen endokrin inert (FATHALLA 1967). Von Kombinationstumoren, die Theka- und Granulosaelemente enthalten sind Intermediärtypen zu unterscheiden, bei denen die strukturelle Zuordnung der Geschwulstzellen zum normalen Zelltyp schwierig ist. In den Intermediärtypen finden sich graduelle Übergänge zwischen spindeligen (fibromatösen) Arealen und rundlichen (epitheloiden) Zellformen (Abb. 127). Die Zellen speichern Lipide. Die Pleomorphie ist gering, Mitosen sind nur vereinzelt nachweisbar. Auch ultrastrukturell finden sich Übergänge zwischen Granulosa- und Thekazellen, die die Hypothese der histogenetischen Verwandtschaft beider Zelltypen stützen (BJERSING et al. 1973).

Differentialdiagnose: Beim makrofollikulären Granulosazelltumor kann aufgrund der hohen Zellreife des neoplastischen Granulosaepithels die Abgrenzung von einfachen Follikelzysten schwierig sein, insbesondere wenn nur Biopsiematerial zur Untersuchung gelangt. Beim mikrofollikulären Typ kann die drüsenähnliche Struktur der Call-Exner-Körper in Verbindung mit der relativ monomorphen Struktur der Geschwulstzellen Anlaß zur Verwechslung mit insulären Karzinoiden oder hochdifferenzierten Adenokarzinomen geben. Differentialdiagnostisch abzugrenzen sind weiterhin tubuläre Androblastome, Gonadoblastome und Keimstrang-Stromatumoren mit annulären Tubuli. Der eosinophil gefärbte

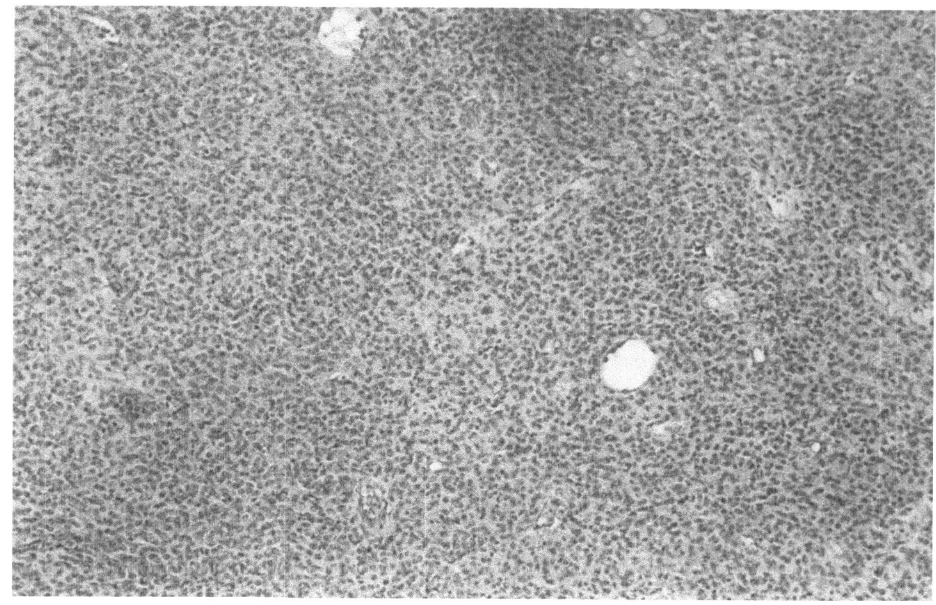

Abb. 127. Granulosa-Thekazelltumor; Intermediärtyp

Inhalt der Call-Exner-Körper besteht aus Konvoluten von Basallamellen mit Einschluß ausgestoßener Zellkerne. Karzinoide sezernieren eosinophiles verkalkendes Sekret in die glandulären Lumina. Muzinöses Sekret chrakterisiert drüsige Karzinome. Beim Gonadoblastom und in den annulären Tubuli der Keimstrang-Stromatumoren enthalten die runden Kavitäten hyalinisiertes Material. Der trabekuläre Granulosazelltumor zeigt mikroarchitektonisch Ähnlichkeit mit dem trabekulären Karzinoid und mit Intermediärformen des Androblastoms. Die immunhistochemische Analyse des Zytoskeletts sowie der Nachweis neurosekretorischer Granula ermöglichen die Eingrenzung der Diagnose. Sarkomatoide Granulosazelltumoren weisen große strukturelle Ähnlichkeit mit dem diffusen sarkomatoiden Blastem unreifer Androblastome (Sertoli-Leydig-Zelltumoren) auf. Der Nachweis von oft nur spärlich, einzeln oder in Komplexen vorhandenen Leydig-Zellen sichert die Zuordnung zur Gruppe der Androblastome. Weniger problematisch ist die Abgrenzung des diffusen sarkomatoiden Granulosazelltumors von unspezifischen benignen wie malignen mesenchymalen Tumoren, diffusen Stromahyperplasien und Thekomatosen.

Undifferenzierte Karzinome zeigen im Gegensatz zu den Granulosazelltumoren in der Regel positive Reaktion auf CEA und epitheliales Membranantigen (EMA) (Chadha et al. 1989; Weyland 1990).

Beim juvenilen Granulosazelltumor sind differentialdiagnostisch Klarzellkarzinome sowie undifferenzierte und kleinzellige Karzinome abzugrenzen. Ähnlichkeit mit den tubulozystischen Varianten der Klarzellkarzinome haben insbesondere die von einem pleomorphen Epithel ausgekleideten mikrozystischen Strukturen des juvenilen Granulosazelltumors. Mikrozystische follikuläre Formationen finden sich auch in den überwiegend bei jungen Frauen auftretenden Kleinzellkarzinomen. Der juvenile Granulosazelltumor wie das Kleinzellkarzinom des Ovars manifestiert sich in mehr als 90% der Fälle in den ersten 3 Lebensdekaden.

Prognose und Therapie: Die Prognose der Granulosazelltumoren ist relativ günstig. Hämatogene Metastasen sind sehr selten. Die 10-Jahres-Überlebensrate liegt bei Geschwülsten im Stadium I zwischen 86 und 96% (SANTESSON u. KOTTMEIER 1968; NORRIS u. TAYLOR 1968; BJÖRKHOLM u. SILFVERSWÄRD 1981; STENWIG et al. 1979). Ungünstigere Verläufe zeigt der diffuse sarkomatoide Typ. Die Abgrenzung dieses Typs von undifferenzierten Karzinomen kann schwierig sein. Die fälschliche Einbeziehung anaplastischer Karzinome in die Gruppe der Granulosazelltumoren kann deren prognostische Einschätzung belasten.

Der histologische Reifegrad der Granulosazelltumoren steht nicht immer in klarer Beziehung zum biologischen Verhalten. Spätrezidive nach mehr als 20 Jahren sind auch bei den hochdifferenzierten, als semimaligne eingeschätzten Formen möglich.

Die Therapie besteht bei den reifen Formen in den klinischen Stadien I a und I b in der einfachen Hysterektomie mit bilateraler Adnektomie. Da die Geschwülste in mehr als 90% unilateral auftreten, ist bei jungen Frauen im Reproduktionsalter die einseitige Adnektomie vertretbar. Additive Strahlen- oder Polychemotherapie ist in den Frühstadien nicht erforderlich, wohl aber bei Tumoren mit Kapseldurchbruch und organübergreifendem Wachstum.

12.3.2 Thekome (Thekazelltumoren, Löffler-Priesel-Tumoren)

Häufigkeit und Altersverteilung: Thekome sind der zweithäufigste Typ endokrin aktiver Ovarialtumoren. Sie treten in allen Altersgruppen auf mit Bevorzugung des Peri- und Postmenopausealters. Im Kindesalter sind sie selten. Zehn bis 16% finden sich vor dem 30. Lebensjahr. Unilaterale Entwicklung überwiegt (BJÖRKHOLM u. SILFVERSWÄRD 1980).

Makroskopie: Thekome sind kapsulär begrenzte, glatte, überwiegend solide und derb-fibröse Tumoren, die beachtliche Größe erreichen können. Die Schnittfläche zeigt faserig hyaline Struktur und gelb-weiße bis gelb-braune Färbung. Die Tumoren können von Pseudozysten mit myxoidem Inhalt durchsetzt sein. Nekrosen sind selten.

Mikroskopie: Reine Thekome bestehen aus gebündelten Zellen von spindeliger Form. Die Geschwulstzellen sind zytoplasmareicher als die der einfachen Fibrome (Abb. 128). Das Zytoplasma ist durch seinen Lipidgehalt vakuolisiert. Die Thekomzellen bilden faszikuläre Strukturen oder sternförmige hyalinisierte, nicht selten verkalkende Plaques (Feuerradstruktur) (YOUNG et al. 1988) (Abb. 129). Sie können helle luteinisierte Zelle oder auch granulosazellähnliche epitheloide Zellen einschließen (luteinisierte Thekome). Retikulumfärbung zeigt ein feines, die einzelnen Geschwulstzellen umschließendes Netz von Retikulinfasern. Das Zytoplasma enthält sudanophile Lipidtropfen (Abb. 130).

Ultramikroskopische Charakteristika der Thekomzellen sind ein reich entwickeltes glattes endoplasmatisches Retikulum, große Golgi-Felder und dicht stehende Lipidvakuolen. GAFFNEY et al. (1984) unterscheiden feinstrukturell 2 Zelltypen: Typ I entspricht undifferenzierten mesenchymalen Zellen, Typ II ist reich an Mikrofilamenten, runden Mitochondrien und Lipiden. Immunhistochemisch sind Thekomzellen Vimentin-positiv (Czernobilsky et al. 1985). Die Mehrzahl der Thekome sowie andere Tumoren aus der Thekom-Fibrom-Gruppe zeigt positive Desminreaktion (Lastarria et al. 1990; Costa et al. 1994). Gaffney et al. (1984) konnten in einem unterschiedlichen Kontingent der Thekomzellen Östradiol immunhistochemisch nachweisen.

Klinische Aspekte: Thekome sind benigne, nahezu immer östrogenaktive Tumoren. Im Untersuchungsgut von Björkholm u. Silfverswärd (1980) waren 84% der Patientinnen mit Thekomen postmenopausal. In 60% der postmenopausalen Frauen wurden Blutungen als Zeichen einer unphysiologischen postmenopausalen Endometriumstimulation registriert. In 21% fanden sich begleitende Endometriumkarzinome.

Androgene Manifestation (Virilisierung) findet sich in ca. 2% der Fälle. Ein höherer Anteil androgen aktiver Tumoren (11%) findet sich in der Gruppe der überwiegend bei jungen Frauen auftretenden luteinisierten Thekome (Zhang et al. 1982) (Abb. 131a–c). Die Tumoren enthalten in Gruppen und unregelmäßig verteilt typische luteinisierte (steroidaktive) Zellen. In seltenen Fällen sind in diesen Zellen Reinke-Kristalle nachzuweisen. Diese Varianten sind von Sternberg u. Roth (1973) als stromale Leydig Zelltumoren bezeichnet worden.

Über maligne Thekome gibt es vereinzelte Berichte (Waxman et al. 1979).

Die Abgrenzung der Thekome gegenüber einfachen Fibromen, Fibrosarkomen und sarkomatoiden Granulosazelltumoren kann schwierig sein.

Die Therapie der fast immer einseitigen Geschwülste besteht in der einfachen Tumorektomie bzw. Adnektomie.

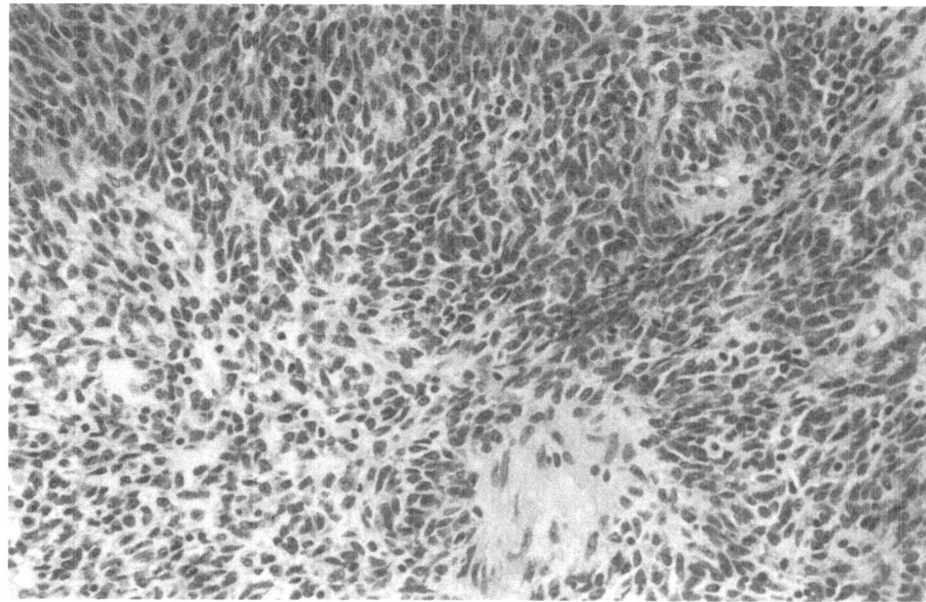

Abb. 128. Thekom (Thekazelltumor); faszikuläre Zellbündel; spindelige oder ovale Zellkerne

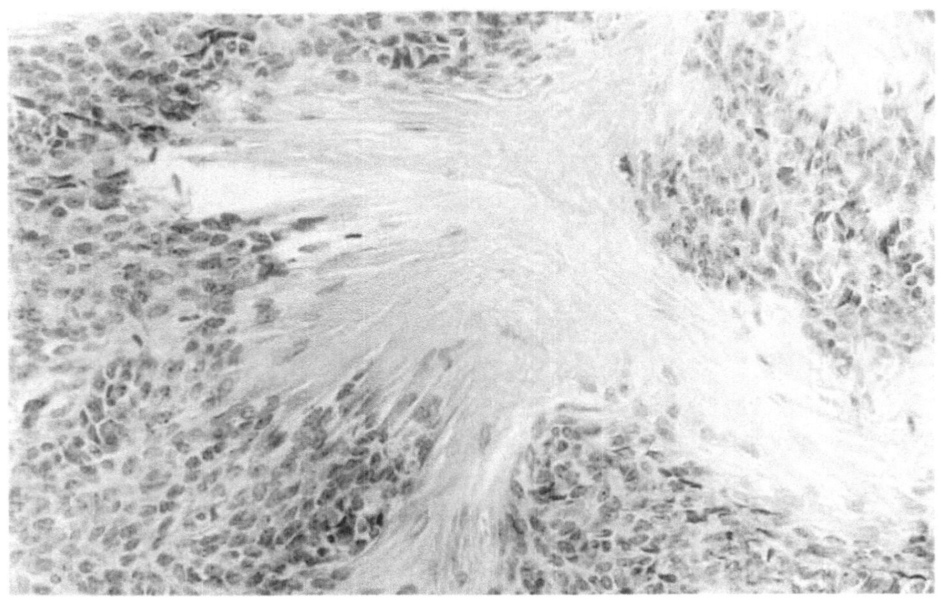

Abb. 129. Thekom (Thekazelltumor); sternförmige hyaline Faserstrukturen (Feuerradstruktur)

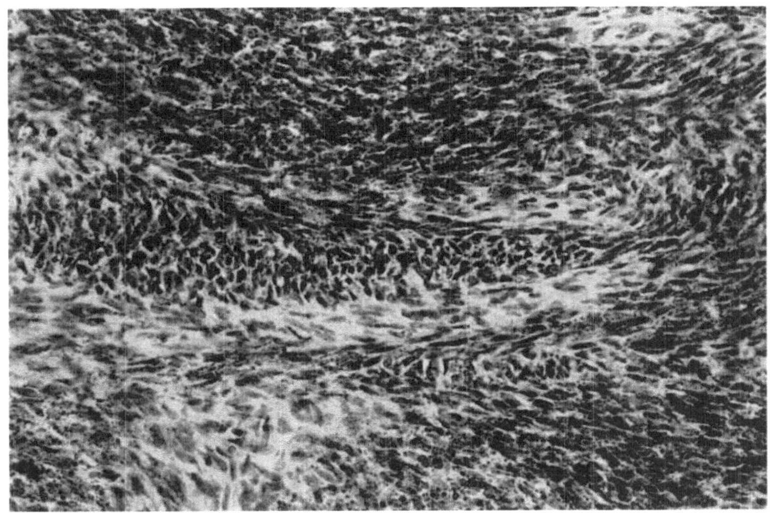

Abb. 130. Thekom (Thekazelltumor); Lipidfärbung

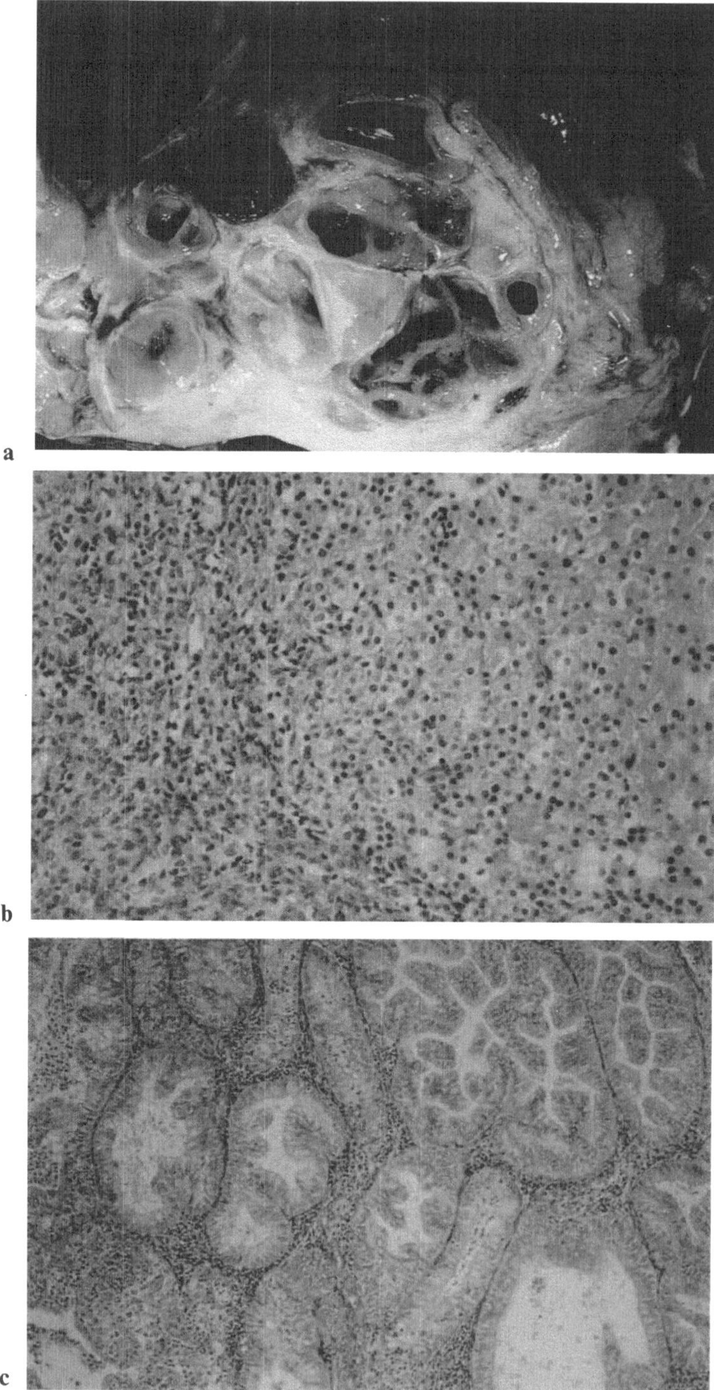

Abb. 131 a–c. Luteinisiertes Thekom. **a** Makroskopie: Teils solider, teils zystischer Tumor von gelblicher Färbung; Einblutung in die zystischen Räume. **b** Voluminöse Leydigzell-artige Zellkomplexe in den thekomatösen faszikulären Strukturen; (Sternberg u. Roth 1993: Stromaler Leydig-Zelltumor) **c** begleitendes hochdifferenziertes Endometrium-karzinom

12.3.3 Androblastome (Arrhenoblastome, Sertoli-Zelltumoren; Sertoli-Leydig-Zelltumoren)

Häufigkeit und Altersverteilung: Androblastome machen ca. 0,2% aller Ovarialtumoren aus. Sie sind in allen Altersgruppen vertreten. Im Material von NOVAK u. LONG (1965) war die jüngste Patientin ein $2^1/_2$ Jahre altes Mädchen. GENTON (1978) berichtet über einen Sertoli-Leydig-Zelltumor als Zufallsbefund bei einer 72 Jahre alten Frau. Die jüngeren Altersgruppen sind bevorzugt betroffen. Der Häufigkeitsgipfel liegt im 3. Dezennium. Fünfzig Prozent treten vor dem 25. Lebensjahr, 5% im Präpubertätsalter auf (MORROW u. TOWNSEND 1981). Mehr als die Hälfte der erkrankten Frauen sind Nulliparae. Über famililäre Häufungen berichten ACCARDO u. CONDORELLI (1966) sowie GOLDSTEIN u. LAMB (1970).

Makroskopie: Androblastome sind wie die Granulosazelltumoren überwiegend unilaterale, solide, lobulierte, teils auch mehrkammerig zystische Geschwülste von weicher bis fester Konsistenz und grauweißer oder gelblicher Färbung der Schnittfläche. Die Mehrzahl der Geschwülste liegt in der Größenordnung von 5–15 cm. Die Tumoren sind in der Regel von einer glatten Kapsel umgeben. In den malignen Varianten finden sich häufig Nekrosen und Einblutungen, Kapseldurchbrüche und Verwachsungen mit den Nachbarorganen.

Mikroskopie: In Abhängigkeit vom Reifegrad besteht ein breites Spektrum histologischer Typenvarianten. Hochdifferenzierte Formen machen ca. 25%, Intermediärformen 50% aus. Weitere 25% sind undifferenzierte sarkomatoide Geschwülste. Kombination mit retiformen Strukturen, ähnlich dem Rete testis findet sich in ca. 15% der Androblastome (YOUNG u. SCULLY 1983b; ROTH et al. 1985b; TALERMAN 1987).

Die *hochdifferenzierten* Formen enthalten neoplastische Sertolizellen, entweder allein oder in Kombination mit Leydig-Zellen. Der klassische reife Sertoli-Zelltumor (tubuläres Pick-Adenom) (PICK 1905) besteht aus irregulär angeordneten Tubuli, die von einem reifen hochprismatischen Epithel ausgekleidet sind (Abb. 132). Das Zytoplasma der Tubuluszellen ist hell oder eosinophil. Die basalständigen ovalen Kerne sind hyperchromatisch. Das Zellplasma kann feine Lipidtropfen einschließen. Sertoli-Zelltumoren mit starker Lipidspeicherung werden als Sonderformen rubriziert (Folliculoma lipidique: Lecene) (Abb. 133).

Die Lipidspeicherung führt am fixierten Präparat zur Vakuolisation der auffallend hellen Zellen. Die Tumoren können weniger differenzierte Areale mit soliden „Tubuli“ bzw. trabekulären Zellsträngen enthalten.

Typische granulierte eosinophile oder gelb-braun gefärbte zytoplasmareiche Leydig-Zellen finden sich vereinzelt oder in kleinen Gruppen, oft in Gefäßnähe liegend. Nur selten enthalten sie Reinke-Kristalle. Tumoren mit deutlicher Ausprägung beider Zellkomponenten werden als Sertoli-Leydig-Zelltumoren bezeichnet (Abb. 134).

Intermediärtypen des Androblastoms bestehen aus undifferenzierten Sertoli-Zellen, die in Form solider Stränge und Trabekel, ähnlich unreifer Hodenkanälchen angeordnet sind (Abb. 135, 136). Sie können sich auch zu weitlumigen Tubuli ordnen, in irregulär begrenzten Nestern wachsen oder zystische Hohlräume auskleiden. Auch rosettenförmiges Arrangement wie in Granulosazelltumoren ist

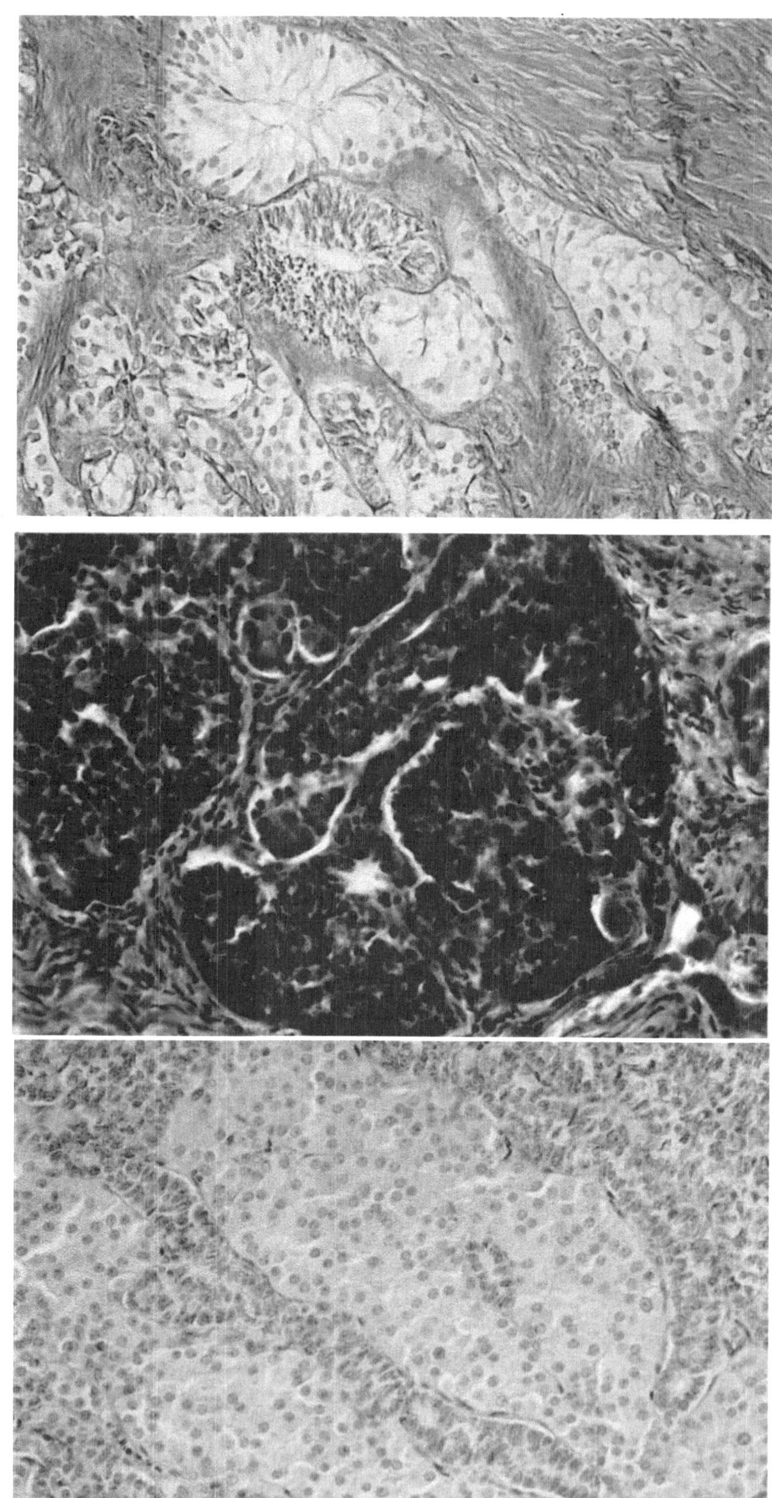
132
133
134

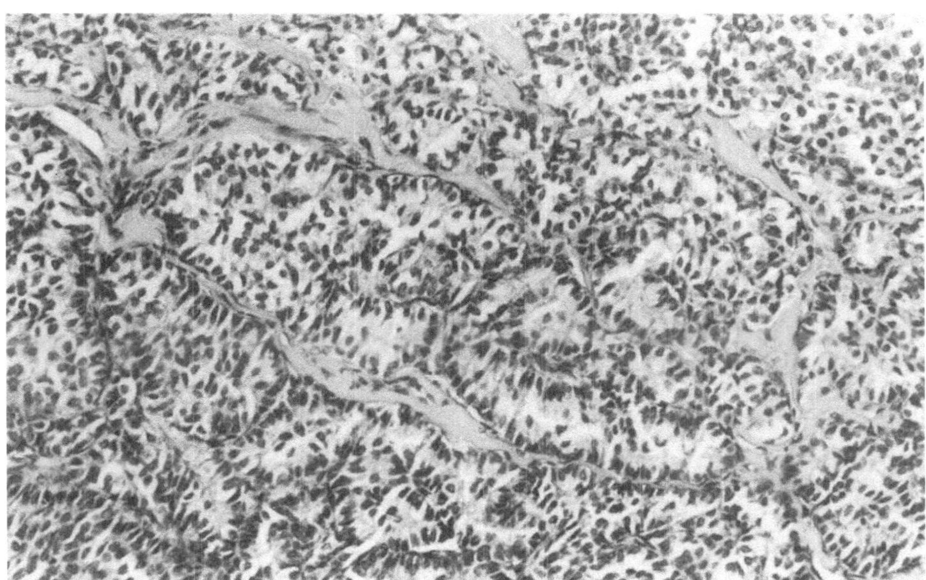

Abb. 135. Androblastom (Sertoli-Zelltumor); Intermediärtyp; tubuläre Formationen ähnlich unreifen Hodentubuli

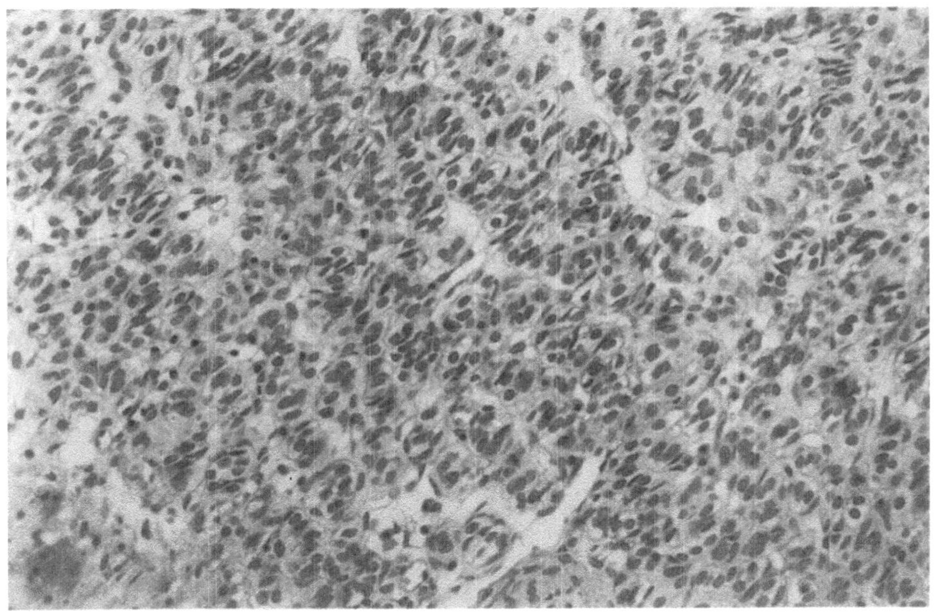

Abb. 136. Androblastom (Sertoli-Zelltumor); trabekuläre Variante

Abb. 132. Hochdifferenzierter Sertoli-Zelltumor

Abb. 133. Sertoli-Zelltumor mit Lipidspeicherung (sog. Folliculoma lipidique)

Abb. 134. Sertoli-Leydig-Zelltumor; ausgeprägte Leydig-Zellkomponente

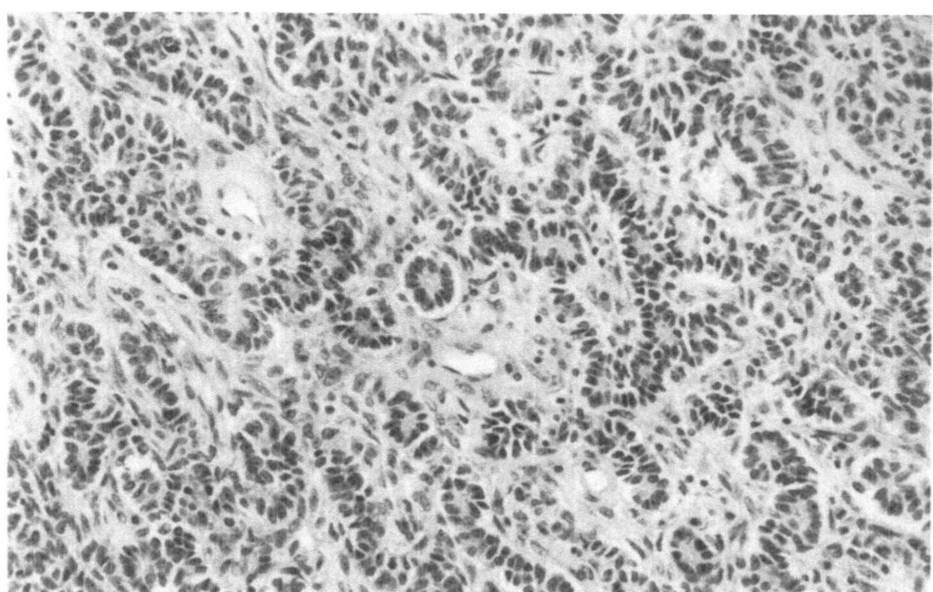

Abb. 137. Androblastom (Sertoli-Zelltumor); teils trabekuläres, teils rosettenförmiges Zellarrangement

zu beobachten (Abb. 137). Es besteht stärkere Zellpleomorphie als in den tubulären Androblastomen. Die Geschwulstzellen und das reich entwickelte Stroma enthalten Lipid-Einlagerungen. Leydig-Zellen sind fast immer vorhanden. Sie enthalten distinkte runde oder auch bizarr geformte Kerne. Die Leydig-Zellen liegen als umschriebene Komplexe oder solide Stränge im Zwischengewebe. Ultramikroskopisch findet sich im Organellenbestand der höher differenzierten Formen eine mehr oder weniger große Ähnlichkeit mit den Sertoli-Zellen des Hodens. In unreifen Formen zeigen die Geschwulstzellen keine spezifischen Zellmerkmale. Das Zytoplasma enthält die zur zellulären Grundausrüstung gehörenden Organellen. Die Kerne sind rund oder oval und gut konturiert (Abb. 138). Die Leydig-Zellen zeigen die charakteristische Binnenstruktur steroidaktiver Zellen. Kristalloide Einschlüsse oder filamentäre Vorstufen von Reinke-Kristallen sind in der Regel nicht nachweisbar (Abb. 139).

Androblastome können heterologe (teratoide) Gewebskomponenten wie Schleimzysten, papilläre Strukturen, Knochen, Fett- und Muskelzellen einschließen (Hartz 1945; Scully 1979; Young et al. 1982) (Abb. 140a, b; 141). Nach Young u. Scully (1982, 1987b) enthalten ca. 20% der Sertoli-Zelltumoren heterologe Gewebsanteile, überwiegend Schleimepithel des gastrointestinalen Typs. In argyrophilen Zellen des Schleimepithels sind immunhistochemisch Serotonin, Somatostatin, ACTH, Gastrin, Neurotensin und Glukagon nachgewiesen worden (Aguierre et al. 1985). Die argyrophilen Zellen des muzinösen Epithels können Ursprungsort begleitender Karzinoide sein (Sweeney et al. 1983). Anteile unreifer Skelettmuskulatur und/oder Knorpel finden sich in ca. 5% der Sertoli-Leydig-Zelltumoren. Hepatozelluläre und retiforme Differenzierung mit Expression von α-Fetoprotein finden sich in den von Young et al. (1984) sowie Tetu et al. (1986) beschriebenen Fällen.

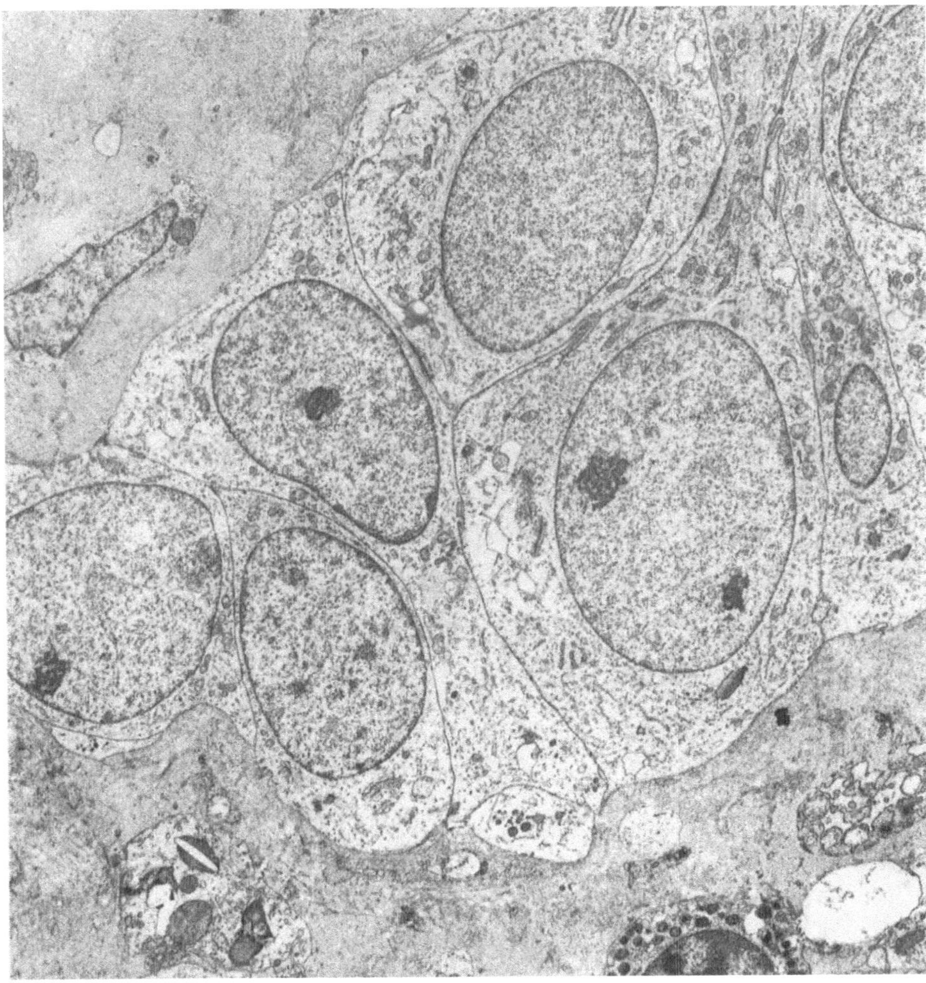

Abb. 138. Sertoli-Zelltumor; undifferenzierte Tumorzellen ohne spezifische ultrastrukturelle Merkmale

Die *undifferenzierten* (sarkomatoiden) Androblastome bestehen aus einem sarkomartigen, gefäßreichen Blastem mit irregulär angeordneten Tumorzellen. Nur andeutungsweise ist faszikuläres, trabekuläres oder rosettenartiges Arrangement erkennbar (Abb. 142, 143). Das Stroma kann zystische und kavernöse Strukturen enthalten. Die Geschwulstzellen zeigen verschiedene Grade der Zell- und Kernpleomorphie. Mitosen sind häufiger als in den hochdifferenzierten Androblastomen. Im Zwischengewebe, das die Struktur von Ovarialstroma hat, sowie in der Peripherie der Blastemherde liegen in streifiger oder insulärer Anordnung, meist in Kapillarnähe, typische Leydig-Zellen (Abb. 144). Der Nachweis von Leydig-Zellen ist die entscheidende diagnostische Hilfe bei der Diagnose des sarkomatoiden Androblastoms.

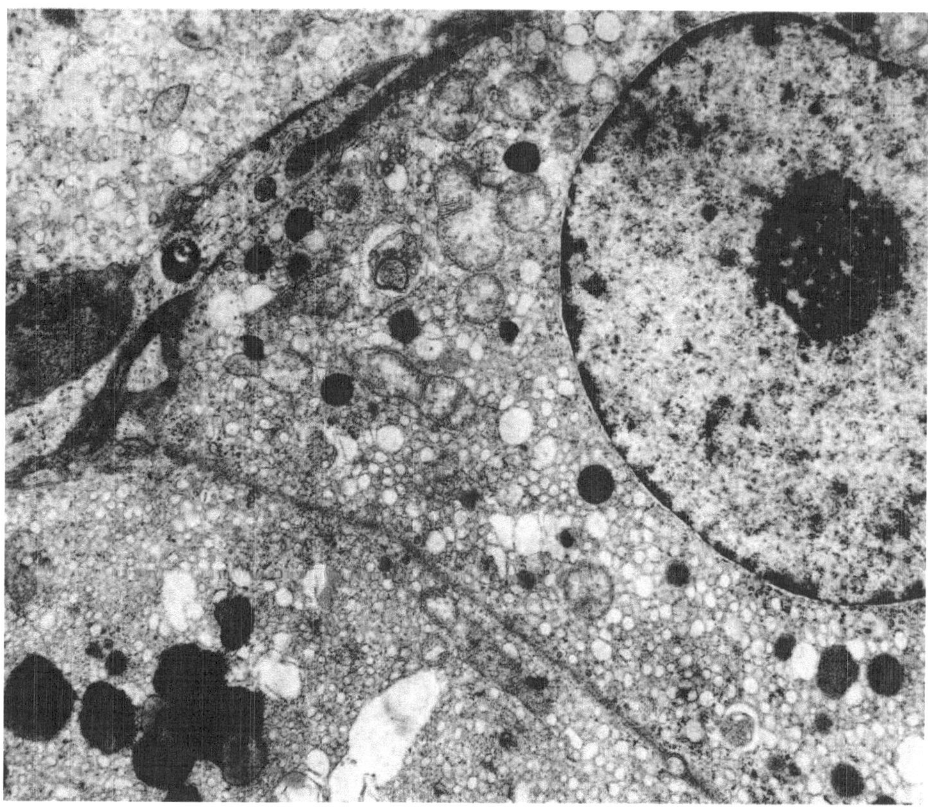

Abb. 139. Ultrastruktur einer Leydig-Zelle aus einem undifferenzierten Sertoli-Leydig-Zelltumor

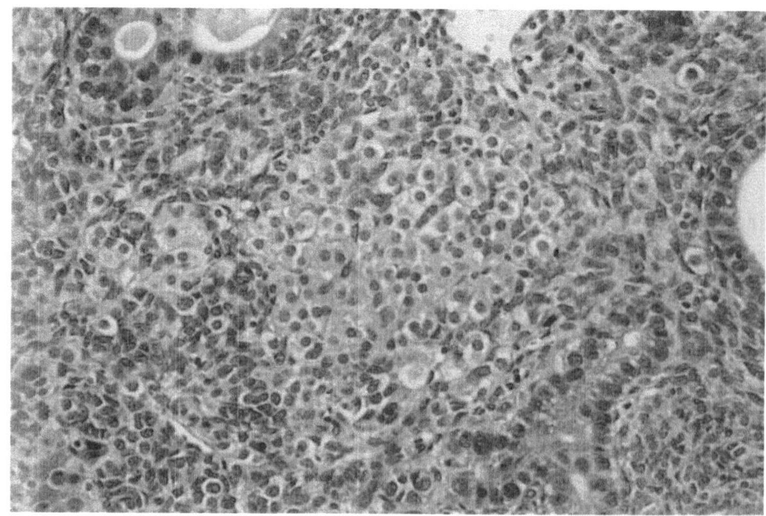

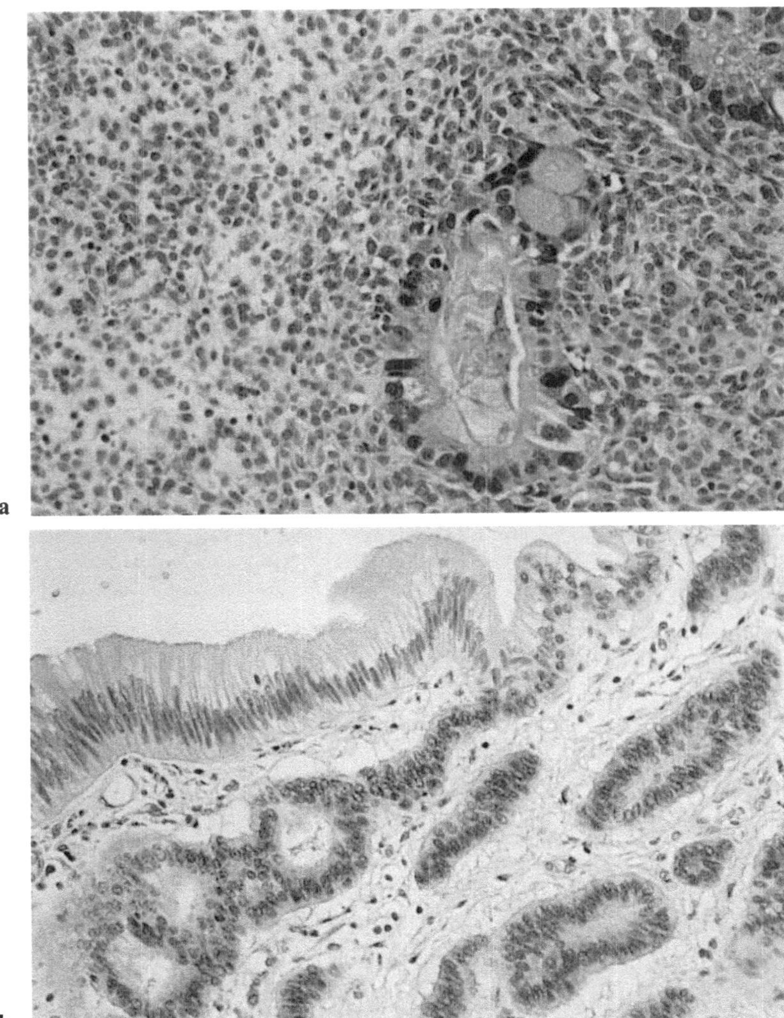

Abb. 140. **a** Androblastom (Sertoli-Leydig-Zelltumor) mit heterologer (muzinöser) Komponente. **b** Hochdifferenziertes Androblastom (Sertoli-Zelltumor) mit heterologer (muzinöser) Komponente. Gradueller Übergang trabekulärer Sertoli-Zellformationen in das heterologe schleimbildende Epithel

Abb. 141. Androblastom (Sertoli-Leydig-Zelltumor). Eosinophile Leydig-Zell-Komplexe im sarkomatoiden Blastem sowie heterologe glanduläre Einschlüsse

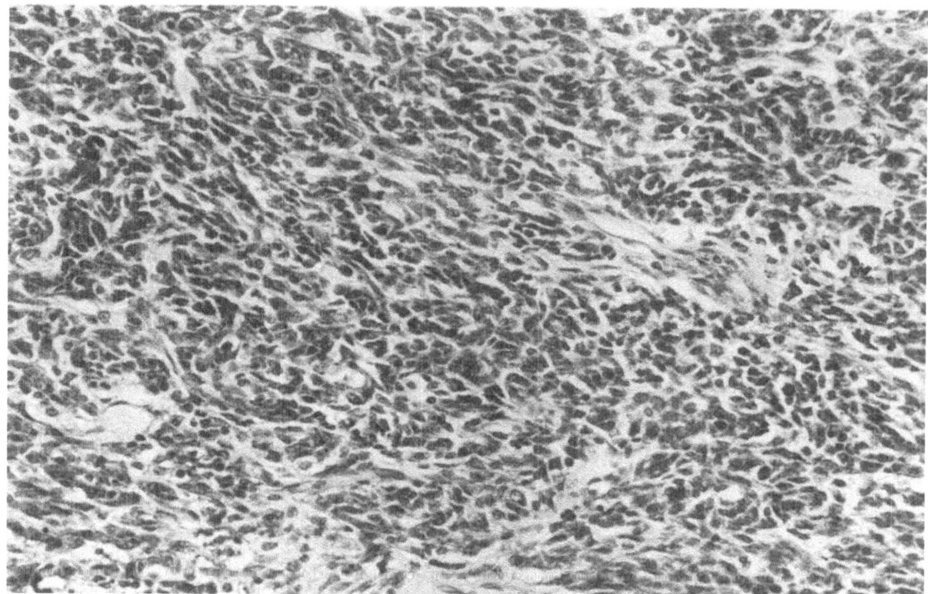

Abb. 142. Undifferenziertes (sarkomatoides) Androblastom

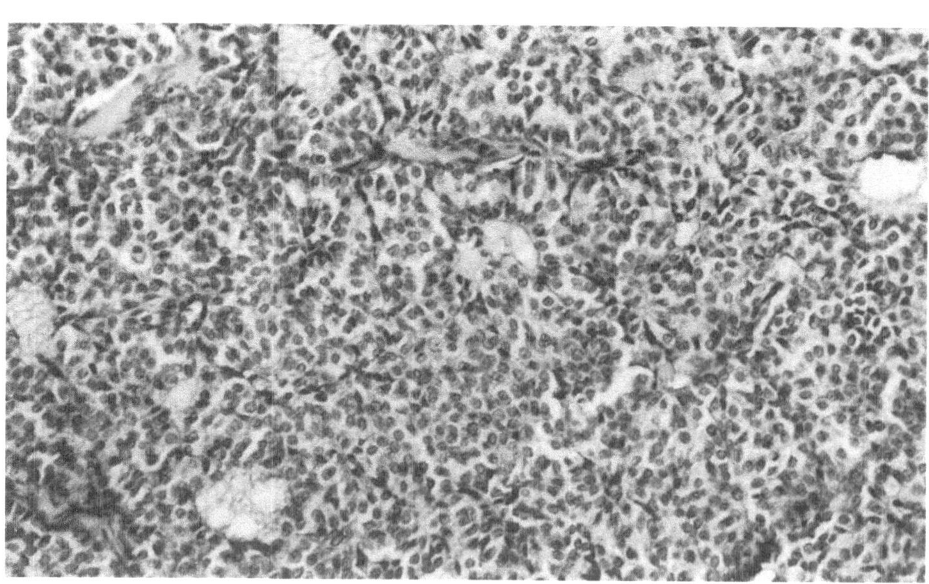

Abb. 143. Undifferenziertes Androblastom mit nur andeutungsweise tubulärem oder rosettenförmigem Arrangement

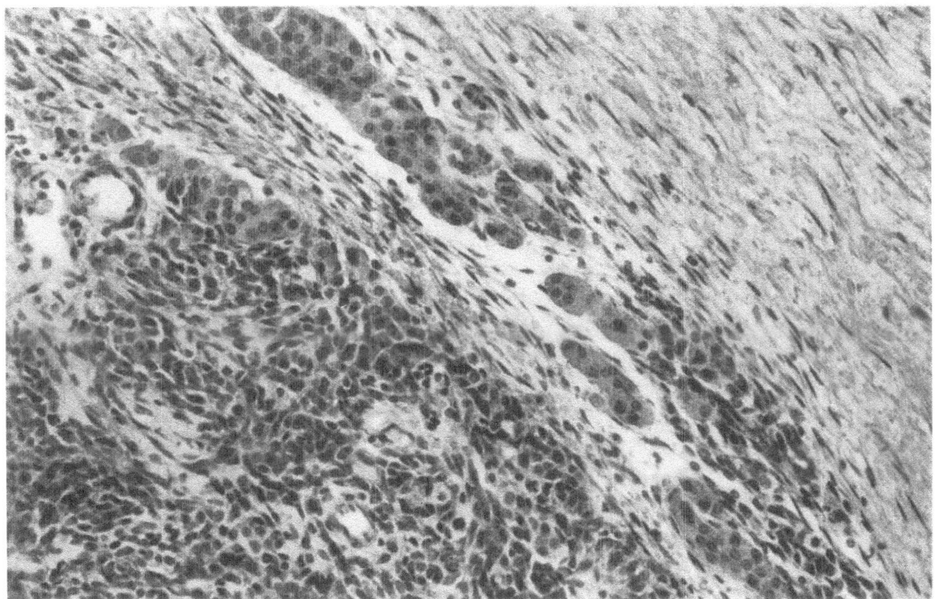

Abb. 144. Undifferenziertes (sarkomatoides) Androblastom; Leydig-Zellen in der Peripherie des undifferenzierten Blastems

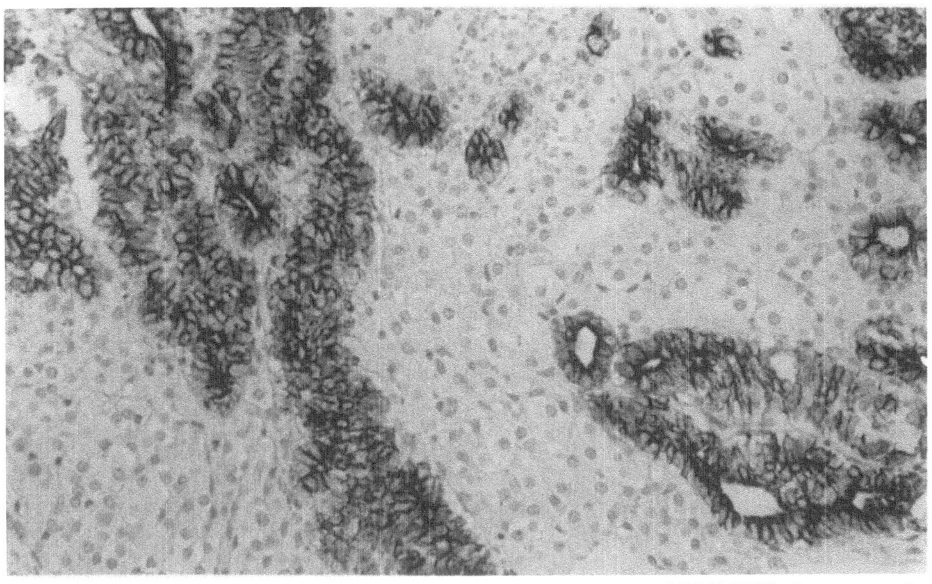

Abb. 145. Androblastom, (Sertoli-Leydig-Zelltumor). Immunhistochemischer Keratinnachweis in den tubulären und trabekulären Tumorzellformationen; die Leydig-Zell-Komponente im Interstitium ist Keratin-negativ

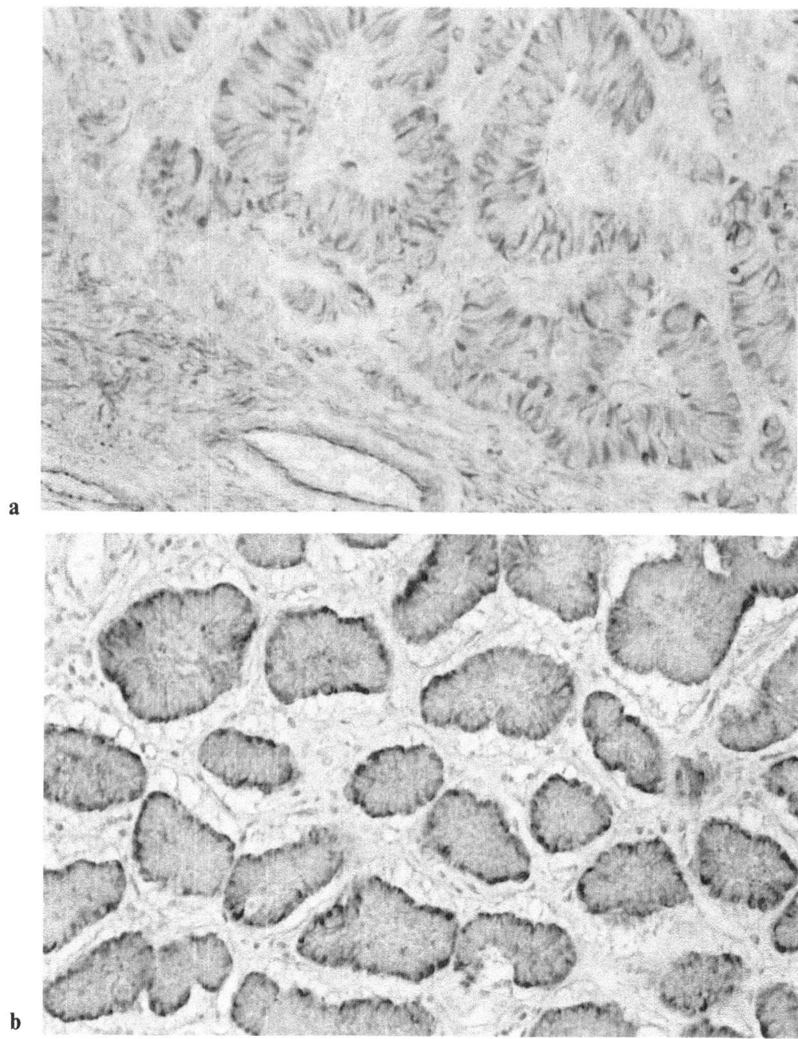

Abb. 146. a Androblastom (Sertoli-Zelltumor); immunhistochemischer Vimentinnachweis in den Tumorzellen. **b** Hochdifferenziertes tubuläres Androblastom. Immunhistochemischer Keratinnachweis

Immunhistochemisch zeigen mit Ausnahme von einigen undifferenzierten sarkomatoiden Typen die Geschwulstzellen der Androblastome eine Koexpression von Vimentin und Keratin (CZERNOBILSKY et al. 1985; MIETTINEN et al. 1985; BENJAMIN et al. 1987; DÜE et al. 1986; WEYLAND 1990) (Abb. 145, 146a, b). Die Leydig-Zellen sind Vimentin-positiv. DÜE et al. (1986) fanden in einem Teil der Fälle in Leydig-Zellen des Androblastoms eine Koexpression von Vimentin und Keratin.

Klinische Aspekte: Androblastome sind zu 70–80% hormonaktiv. Die Hormonproduktion besteht fast ausschließlich aus Androgenen. Plasmatestosteron und/oder Androstendion sind signifikant erhöht mit deutlichem Anstieg im Stimulationstest (Dexamethason-HCG-Test). Die bei Androblastomen gemessenen Testosteronwerte liegen zwischen 0,6 und 19,4 ng/ml. Die 17-Ketosteroide im Urin sind im Gegensatz zu virilisierenden Nebennierentumoren beim Androblastom selten erhöht. Erhöhte Östrogenbildung ist in wenigen Fällen bei lipidspeichernden reinen Sertoli-Zelltumoren beobachtet worden (NOVAK u. LONG 1965). Über spezielle Analysen der Plasmasteroide bei Androblastomen berichten LAATIKAINEN et al. (1972) sowie STEGNER und LISBOA (1984).

Zwischen Differenzierungsgrad der Geschwulst und endokriner Aktivität besteht keine klare Korrelation. Die Leydig-Zellen sind nach den Ergebnissen enzym- und immunhistochemischer sowie ultrastruktureller Untersuchungen offenbar die wichtigste Quelle der Androgenbiosynthese (KURMAN et al. 1978; GOSLAR et al. 1984; STEGNER u. LISBOA 1984; HAIDER et al. 1985). Klinische Zeichen der Virilisierung finden sich nur in ca. 30% der Fälle von Androblastomen. Zyklusstörungen (Oligomenorrhoe, Amenorrhoe) sind bei jungen Frauen die ersten Symptome. Mit fortschreitender Androgenwirkung folgen Akne, Hirsutismus, Stimmveränderungen und Klitorishypertrophie in unterschiedlichem Ausmaß.

Im Hinblick auf die Prognose der Sertoli-Leydig-Zelltumoren finden sich in der Literatur divergierende Berichte. In der Serie von NOVAK u. LONG (1965) beträgt die 5-Jahres-Überlebensrate 66%. Weitaus günstigere Verläufe zeigt die klinisch-pathologische Studie von ROTH et al. (1981 b). Nach YOUNG u. SCULLY (1982) wie auch nach eigener Erfahrung besteht eine deutliche Abhängigkeit der Prognose vom Differenzierungsgrad der Geschwulst. Die Mehrzahl der metastasierten und tödlich verlaufenden Fällen findet sich in der Gruppe der undifferenzierten Androblastome bzw. der Geschwülste mit heterologen Anteilen.

12.3.4 Gynandroblastome

Gynandroblastome sind eine seltene Form der Keimstrang-Stromatumoren (NOVAK 1967). In ihnen sind männlich und weiblich determinierte Strukturkomponenten vereint.

Histologisch finden sich Granulosazellen in typischer z.B. rosettenförmiger Anordnung. Sie liegen in enger Nachbarschaft zu tubulären Strukturen und/oder Leydig-Zellkomplexen. Entscheidend für die Diagnose des Gynandroblastoms ist die deutliche Ausprägung beider Komponente, da abortive kontrasexuelle Differenzierung sowohl im klassischen Granulosazelltumor wie auch im Androblastom vorkommen können.

Immunhistochemisch sind die androgenen tubulären Strukturen immer Keratin-positiv, die weiblich determinierte Tumorkomponente ist in den meisten Fällen Keratin-negativ (Abb. 147).

Ultrastrukturell entsprechen die Granulosazellen des Gynandroblastoms den Zellen „reiner" Granulosazelltumoren. Sie bilden sog. Call-Exner-Körper vom „hyalinen Typ" aus multiplen irregulär gefalteten Basallamellen. Die tubuläre Komponente des Gynandroblastoms hat zytomorphologisch nach den Befunden von CHALVARDIJAN u. DERZKOL (1982) größere Ähnlichkeit mit Retezellen als mit Sertoli-Zellen. Ultramikroskopisch finden sich strukturelle Übergänge zwischen

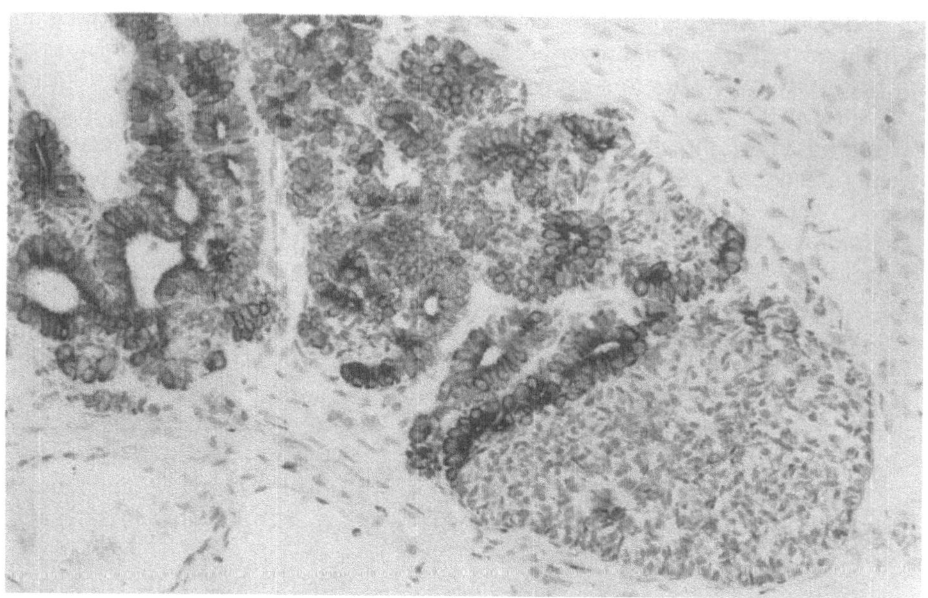

Abb. 147. Gynandroblastom; immunhistochemischer Keratinnachweis in den männlich determinierten tubulären Strukturen; die weiblich determinierte Tumorkomponente mit rosetten-förmigem Zellarrangement ist Keratin-negativ

den weiblich und männlich determinierten Keimstrangzellen wie auch zwischen Keimstrangzellen und undifferenzierten Stromazellen.

Differentialdiagnostisch von den Gynandroblastomen abzugrenzen sind sog. Intermediärformen der Keimstrang-Stromatumoren. Klinisch können die Gynandroblastome sowohl durch Virilisierung als auch durch Symptome des Hyperöstrogenismus in Erscheinung treten. Androgene Manifestation überwiegt.

Als Untergruppe der Androblastome beschreiben TALERMAN et al. (1982) sog. diffuse nichtlobuläre Tumoren, die überwiegend mit östrogener Manifestation assoziiert sind. Die tubuläre Komponente ist in den Geschwülsten gering ausgebildet und wenig differenziert. Vorherrschend ist eine thekomatöse Grundstruktur, die luteinisierte Zellen einschließt.

12.3.5 Keimstrang-Stromatumoren mit annulären Tubuli

Die von SCULLY (1970) detailliert beschriebenen Keimstrang-Stromatumoren mit annulären Tubuli sind eine spezielle Variante der Keimstrang-Stromatumoren mit typischer Mikroarchitektur (HERTEL u. KEMPSON 1977; ANDERSON et al. 1980; CRISSMAN u. HART 1981). Histogenetisch nehmen sie offenbar eine intermediäre Stellung zwischen weiblich und männlich determinierten Tumoren ein. Ultrastrukturell sind sowohl Ähnlichkeiten mit Sertoli- als auch mit Granulosazellen zu beobachten. KALIFAT u. DE BRUX (1987) finden beide Varianten innerhalb eines Tumors. Im Gegensatz zu TAVASSOLI u. NORRIS (1980) sowie ASTENGO-OSUNA (1984) konnten sie keine Charcot-Böttcher-Kristalle als Indiz einer Sertoli-Zelldifferenzierung finden.

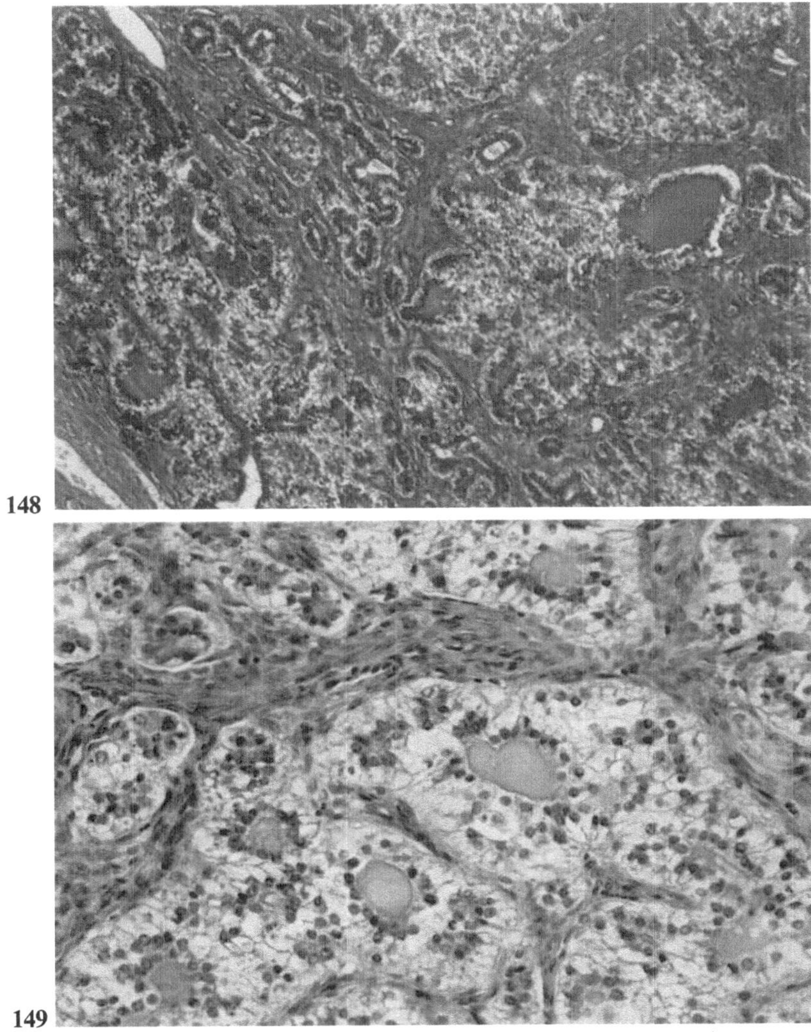

Abb. 148. Keimstrang-Stroma-Tumor mit annulären Tubuli; ringförmige Tubuli mit Einschluß von PAS-positivem hyalinen Material

Abb. 149. Keimstrang-Stroma-Tumor mit annulären Tubuli; ringförmige Tubuli mit wasserklaren Zellen

Die Tumoren sind selten. YOUNG et al. (1982) beschreiben 74 Fälle. Das Erkrankungsalter liegt im Mittel bei 30 Jahren. Symptomatisch stehen Zeichen des Hyperöstrogenismus im Vordergrund (Pseudopubertas praecox, sekundäre Amenorrhoe, Postmenopauseblutung). Ein Drittel der Fälle ist mit einem Peutz-Jeghers-Syndrom vergesellschaftet (SCULLY 1970; GLOOR 1978; YOUNG et al. 1982). Makroskopisch sind die in Verbindung mit Peutz-Jeghers-Syndrom beobachten Tumoren häufig doppelseitig, z.T. multifokal und von mikroskopischer Größenordnung. Im Gegensatz hierzu sind die Geschwülste ohne Peutz-

Jeghers-Syndrom überwiegend unilaterale und relativ große rundliche und glatt begrenzte Tumoren.

Die histologische Grundstruktur der Keimstrang-Stromatumoren mit annulären Tubuli bilden ringförmig geschlossene Tubuli aus relativ hellen, lipidhaltigen Sertoli-zellähnlichen Elementen. Der innere Zellring umschließt hyalinisiertes Material. Die Hyalinglobuli neigen zur Verkalkung.

Die zylindrischen Epithelzellen zeigen eine zentrale und periphere Aufreihung der Kerne (Abb. 148, 149). Das helle vakuolisierte Zytoplasma enthält Lipide. Das hyaline intratubuläre Material erweist sich ultramikroskopisch als geschichtete Basalmembransubstanz (Waisman et al. 1975; Kalifat u. de Brux 1987).

12.4 Lipidzelltumoren

Die Lipidzelltumoren des Ovars sind keine spezifische, histogenetisch einheitliche Gruppe. Die Mehrzahl der in dieser Gruppe zusammengefaßten Ovarialgeschwülste wird von Tumoren gebildet, die sich von steroidaktiven Zellen des Ovars herleiten und mit endokrinen Fernwirkungen assoziiert sind. Scully (1979) schlägt für diese Tumoren den Begriff der Steroidzelltumoren vor. Dazu zählen:

- Stromale Luteome
- Hilus-(Leydig)-Zelltumoren
- Adrenalresttumoren
- unklassifizierte Tumoren.

Allen Steroidzelltumoren gemeinsam ist der Lipidgehalt und in mehr oder weniger starker Modifikation das typische ultrastrukturelle Organellensortiment steroidbildender Zellen (glattes endoplasmatisches Retikulum, tubulo-vesikuläre Mitochondrien, Lipide und Lipofuszingranula). Die meisten Steroidzelltumoren sind gutartig. Über maligne Hilus-(Leydig)-Zelltumoren gibt es vereinzelte kasuistische Berichte.

12.4.1 Stromales Luteom

Die stromalen Luteome sind kleine noduläre, im Rindenbereich des Ovars liegende Tumoren mit einem Durchmesser von maximal 1,5 cm (Scully 1964; Hayes u. Scully 1987). Sie treten im Peri- und Postmenopausealter auf, nicht selten in Verbindung mit einer diffusen Vermehrung steroidaktiver Stromazellen (stromale Hyperthekose). Die polygonalen Tumorzellen liegen in kompakten soliden Komplexen oder begrenzen irreguläre Spalträume. Lipide sind nur in mäßiger Menge vorhanden, Reinke-Kristalle nicht nachweisbar. Die Mehrzahl der Tumoren bildet Östrogene, in einem Teil der Fälle wurden androgene Fernwirkungen (Virilisation) beobachtet. Maligne Varianten sind nicht bekannt.

12.4.2 Hilus-(Leydig)-Zelltumoren

Geschwulstartige Wucherungen der ovariellen Hiluszellen können in diffuser (Hiluszellhyperplasie) oder nodulärer Form (Hiluszelltumor) auftreten. In $^3/_4$ der Fälle sind die Neubildungen aufgrund ihrer Fähigkeit zur Androgenbiosynthese mit mehr oder weniger deutlichen Zeichen der Virilisierung verbunden (IRELAND u. WOODRUFF 1976; PARASKEVAS u. SCULLY 1989). Ein kleinerer Anteil bildet Östrogene und verursacht klinisch östrogene Manifestationen (z. B. Postmenopauseblutung, Endometriumhyperplasie, Endometriumkarzinom). Das Durchschnittsalter der Patientinnen beträgt 57 Jahre (32–75) (PARASKEVAS u. SCULLY 1989). Die fast immer unilateralen Tumoren werden selten größer als 2 cm (Maximum 4 cm). Die Prognose ist gut.

Mikroskopisch bestehen die Hiluszelltumoren aus mittelgroßen Zellen mit runden Kernen (Abb. 150). Die Zellgrenzen sind oft undeutlich (Abb. 151). Die Tumorzellen können durch zarte Septen begrenzte Komplexe (Cluster) bilden (Abb. 152). Das Zytoplasma ist granuliert, zart eosinophil gefärbt und lipidhaltig. Typische Reinke-Kristalle, Lipofuszin oder andere Formen kristalloider Einschlüsse sind in den meisten, wenn auch nicht allen Tumoren nachzuweisen (STERNBERG 1949; SCULLY 1953; TETER et al. 1962; STEWARD u. WOODARD 1962; DUNNIHOO et al. 1966; ECHT u. HARD 1968; ALLANDER u. WAGERMARK 1969; MERKOW et al. 1971). Die stromalen Gefäße zeigen häufig fibrinoide Verquellung der Gefäßwände (PARASKEVAS u. SCULLY 1989).

Ultrastrukturell findet sich ein großer Reichtum an Zytoplasmaorganellen mit Dominanz der für die Steroidbildung typischen Arbeitsstrukturen (glattes endoplasmatisches Retikulum, Lipide, tubuläre Mitochondrien) (Abb. 153, 154). Komplette Reinke-Kristalle zeigen im ultramikroskopischen Querschnitt eine charakteristische Struktur aus jeweils 6 hexagonalen Mikrotubuli, die einen zentralen Mikrotubulus rosettenartig umgeben (Abb. 155). Als präkristalline Vorstufen werden verschiedene filamentäre und tubuläre Zytoplasmastrukturen

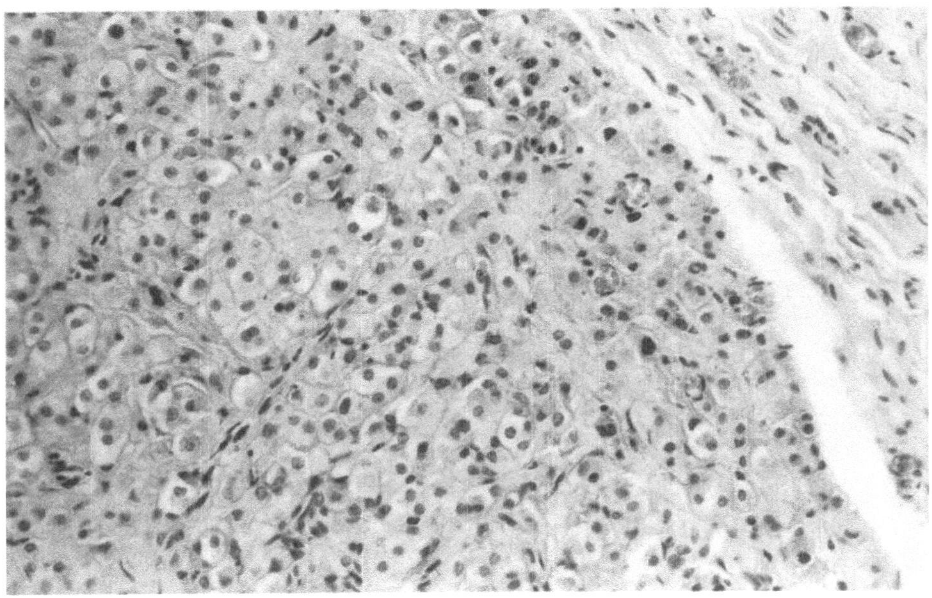

Abb. 150. Hiluszelltumor des Ovars; vakuolisierte Zellen mit gleichförmigen runden Kernen; peripher glatt begrenzter Tumor

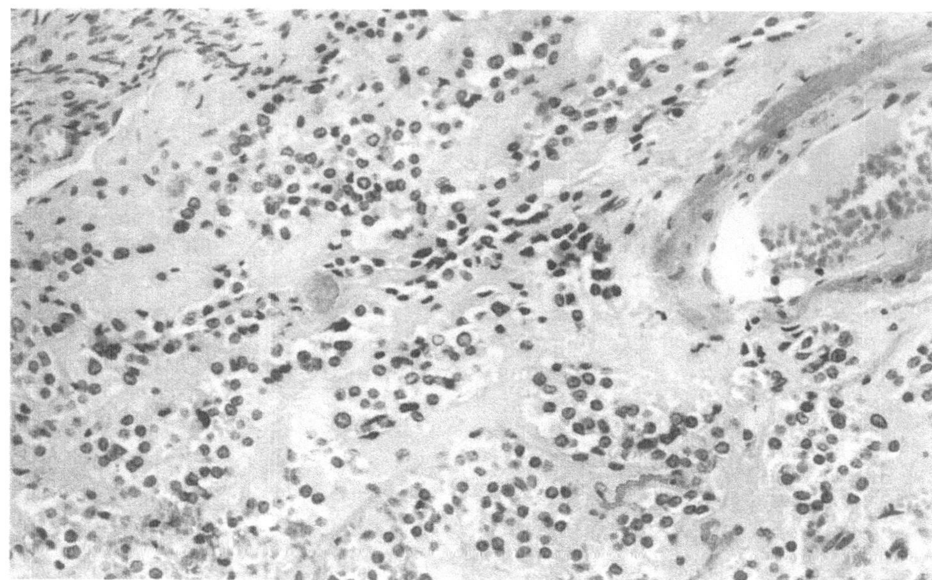

Abb. 151. Hiluszelltumor des Ovars; in Gruppen liegende Zellen mit verwaschenen Zellgrenzen

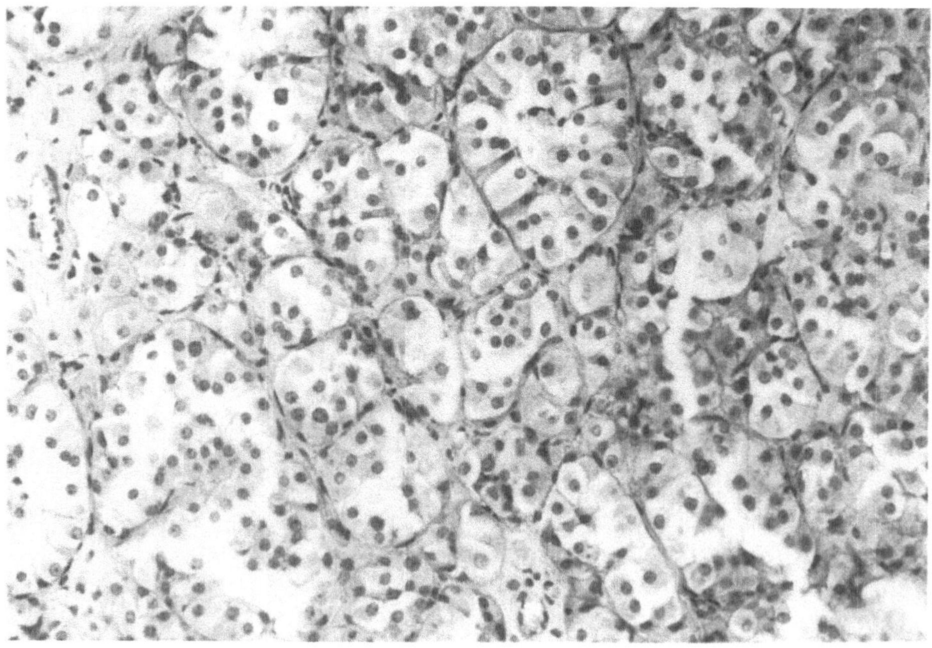

Abb. 152. Hiluszelltumor des Ovars; clusterförmiges Arrangement der relativ gleichförmigen Zellen

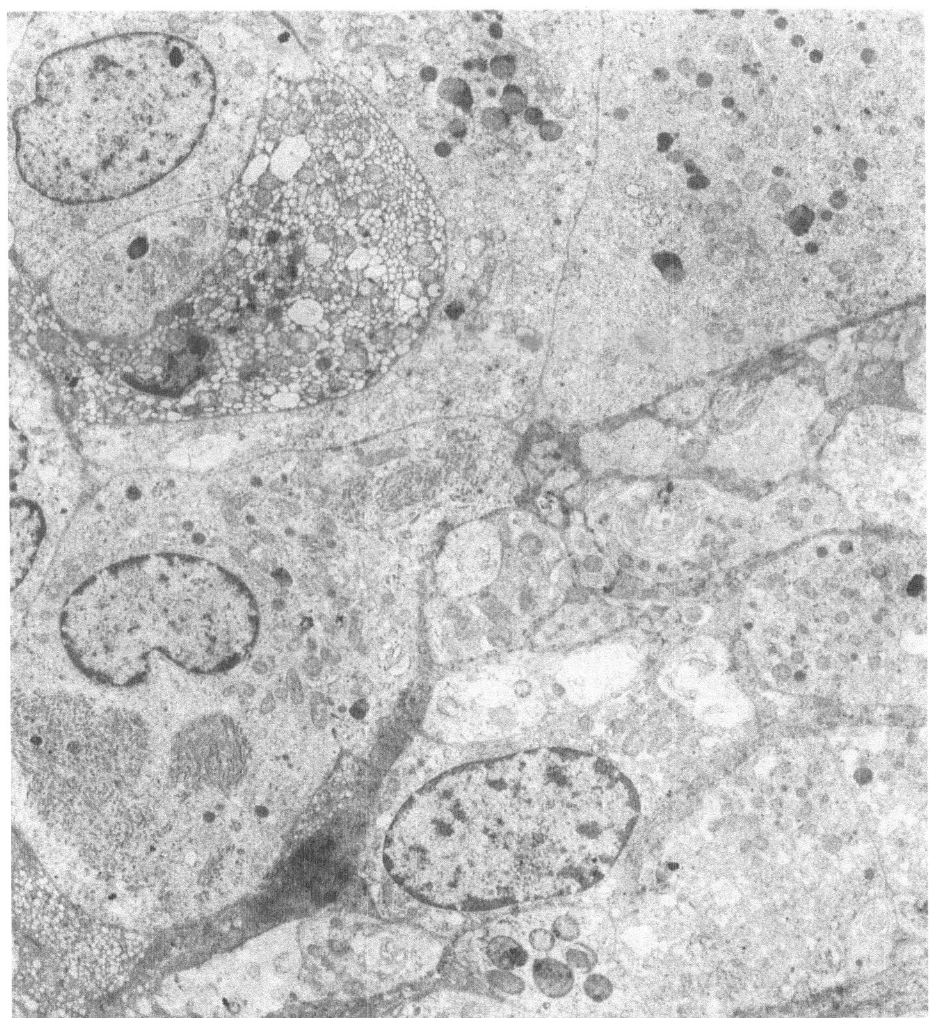

Abb. 153. Hiluszelltumor des Ovars; reich gegliederte zytoplasmatische Binnenstrukturen mit dem typischen Organellensortiment steroidaktiver Zellen (glattes endoplasmatisches Retikulum, Lipide, tubuläre Mitochondrien. Elektronenmikroskopische Aufnahme ×6000

beschrieben (Fawcett et al. 1969; Nagano 1965; Yasuzumi et al. 1967; de Kretser 1968; Merkow et al. 1971) (Abb. 156).

Immunhistochemisch ist Testosteron nachzuweisen.

Über metastasierte maligne Hilus- bzw. Lipidzelltumoren gibt es vereinzelte kasuistische Berichte (Stewart u. Woodward 1962; Echt u. Hard 1968; Lipsetti et al. 1970; Schedler u. Wöckel 1993). Nur in einem Teil der Fälle war endokrine (androgene) Aktivität zu beobachten. In dem von Schedler u. Wöckel (1993) untersuchten Fall fand sich eine massive intraperitoneale Aus-

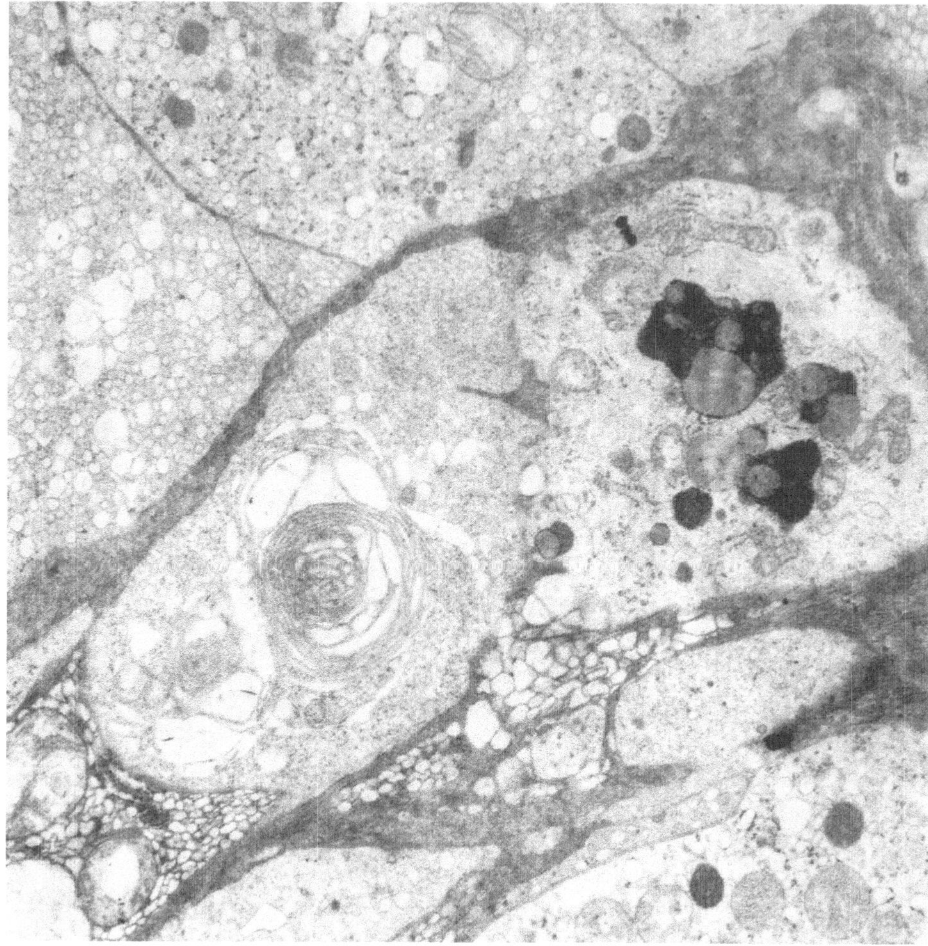

Abb. 154. Tumorzellen eines benignen Hiluszelltumors; glattes endoplasmatisches Retikulum, teils in konzentrischer Anordnung, Lysosomen. Elektronenmikroskopische Aufnahme ×6000

breitung. Mikroskopisch bestand der Tumor aus isoliert liegenden zytoplasmareichen eosinophilen Zellen mit pleomorphen Kernen. Das Zytoplasma war vakuolisiert (Abb. 157). Vereinzelt fanden sich Lipofuszineinschlüsse. Ultramikroskopisch konnten in den Tumorzellen kristalloide Einschlüsse nachgewiesen werden (Abb. 158).

12.4.3 Adrenalresttumoren

Adrenalresttumoren sind abzugrenzen von versprengtem Nebennierengewebe, das gelegentlich in Form mikroskopisch kleiner organoider Tumoren im paraovariellen Bereich zu finden ist (Abb. 159).

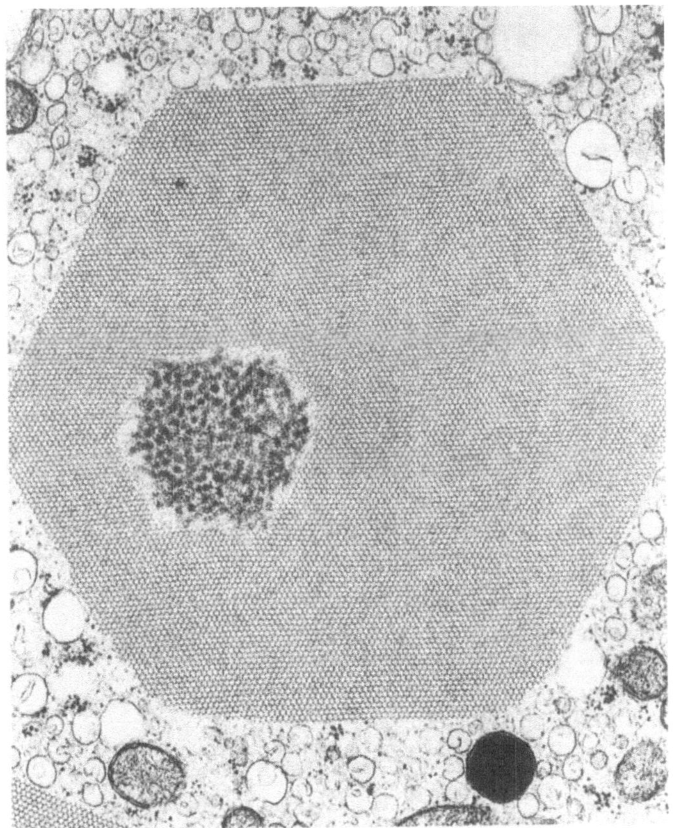

Abb. 155. Reinke-Kristall einer reifen Leydig-Zelle des Hodens (Aus: SCHULZE 1984)

Die Diagnose eines Adrenalresttumors (Lipidzelltumors vom Nebennierenrindentyp) stützt sich auf die große Ähnlichkeit der Geschwulstzellen mit den wasserklaren Zellen der Nebennierenrinde. Eine Ableitung dieser äußerst seltenen Ovarialgeschwülste von Adrenalresten wird diskutiert. Für die histogenetische Beziehung zum Nebennierengewebe spricht der positive Dexamethason-Suppressionstest wie auch die Assoziation mit adrenogenitalem Syndrom (MOTLIK u. STARKA 1973) oder Cushing-Syndrom (YOUNG u. SCULLY 1987a). Die von YOUNG u. SCULLY (1987a) beobachteten Fälle zeigten extensive intraabdominale Metastasierung.

12.4.4 Unklassifizierte Lipidzelltumoren

Bei einem nicht unbeträchtlichen Teil der Lipidzelltumoren ist eine exakte histogenetische Zuordnung nicht möglich. Im Material von NORRIS u. TAYLOR (1967) des Armed Forces Institute of Pathology zeigen 25% der Fälle von nicht klassifizierten Lipidzelltumoren klinisch malignen Verlauf.

Makroskopisch waren es in der Regel gut begrenzte gelb, orange oder braun gefärbte Tumoren. Die Mehrzahl der Tumoren mit malignem Verlauf war größer als 7 cm.

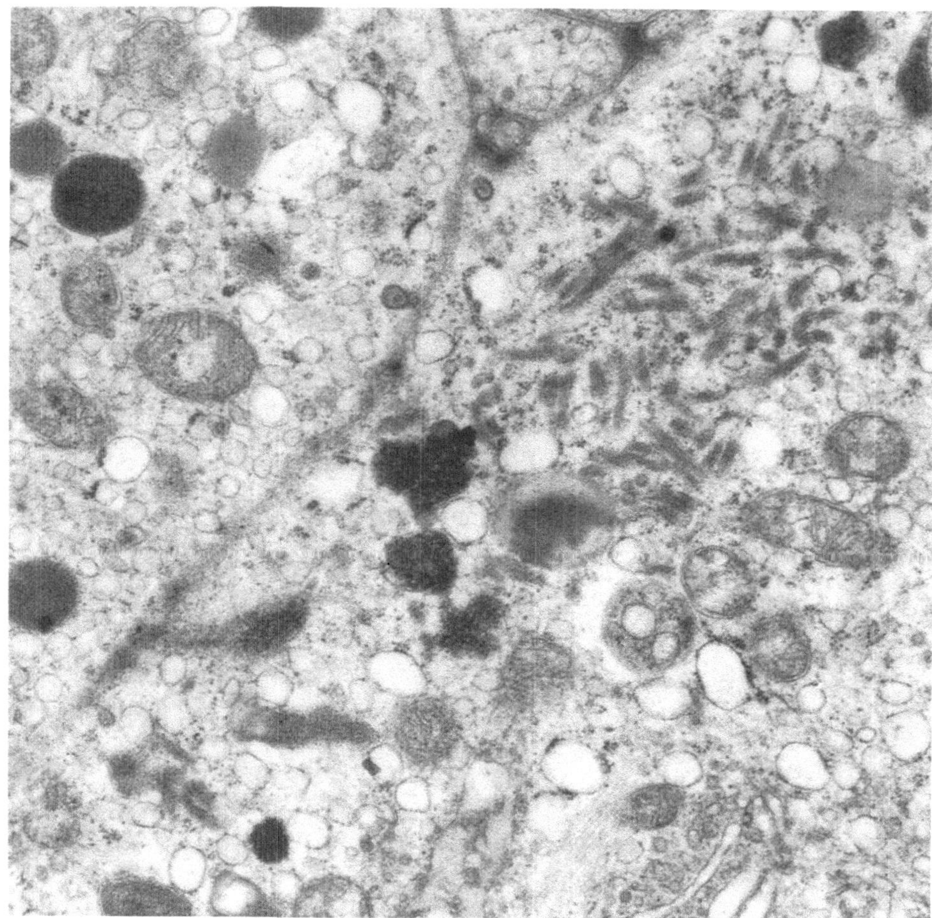

Abb. 156. Hiluszelltumor; präkristalline filamentäre Zytoplasmastrukturen (Elementarfilamente)

Histologisch fanden sich lipidreiche wie auch lipidarme und vorwiegend Lipochrom-speichernde Geschwülste. Die Tumorzellen bilden solide Komplexe oder säulenförmige Formationen, die durch schmale Bindegewebssepten getrennt sind. Die Zellen zeigen in den meisten Fällen nur geringe Atypie und unterschiedlich starke mitotische Aktivität. HAYES u. SCULLY (1987) fanden in 90% der metastasierten Fälle mehr als 2 Mitosen per 10 Hochauflösungsfelder. Differentialdiagnostisch von den Lipidzelltumoren abzugrenzen sind Schwangerschaftsluteome, metastatische Nierentumoren, Klarzellkarzinome, luteinisierte Granulosa- und Thekazelltumoren sowie lipidreiche Varianten der Androblastome (Sertoli-Zelltumoren).

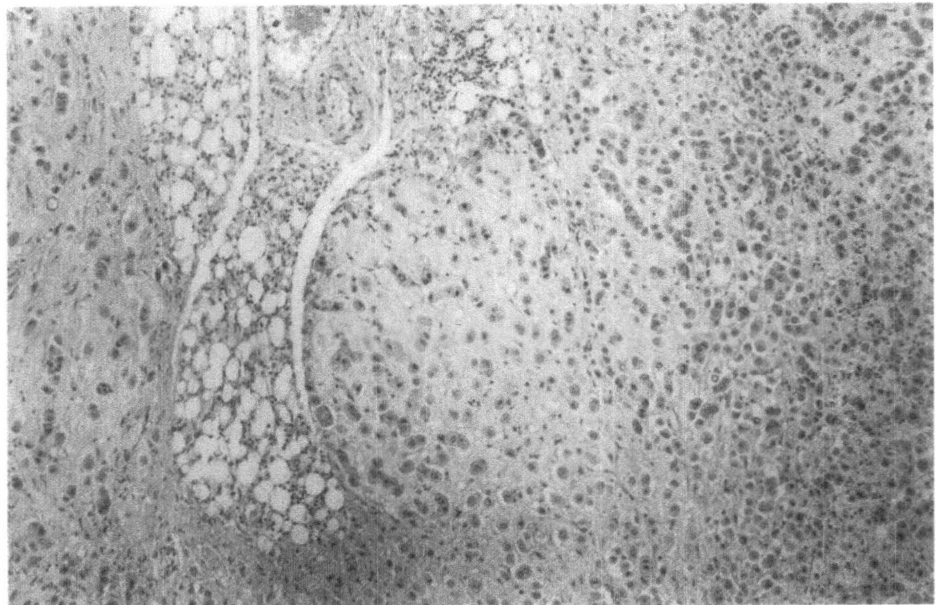

Abb. 157. Netzmetastase eines malignen Lipid(Hilus-)Zelltumors (Aus: SCHEDLER u. WÖCKEL 1993)

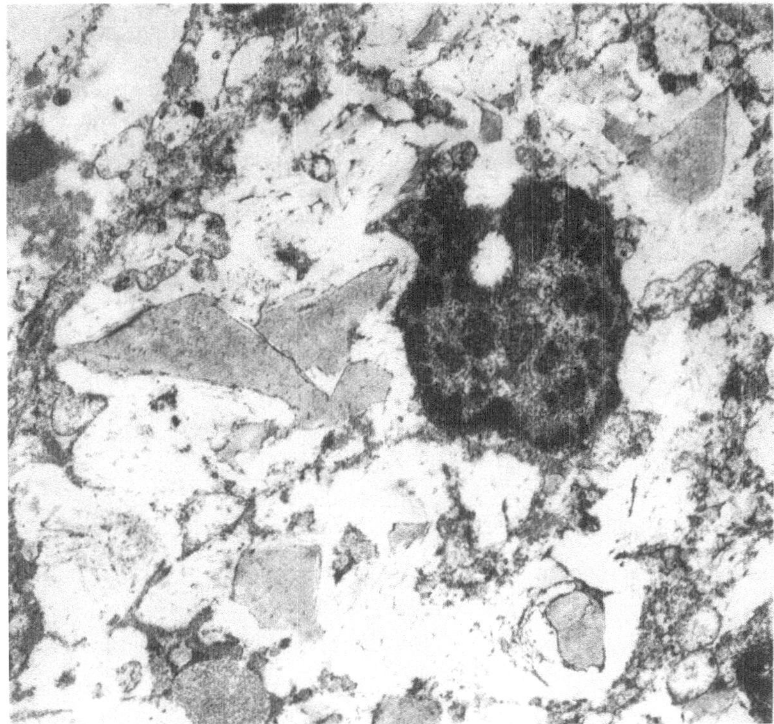

Abb. 158. Tumorzelle eines malignen Lipid(Hilus-)-Zelltumors; elektronenmikroskopische Aufnahme; kristalloide Einschlüsse im Zytoplasma (Aus: SCHEDLER u. WÖCKEL 1993)

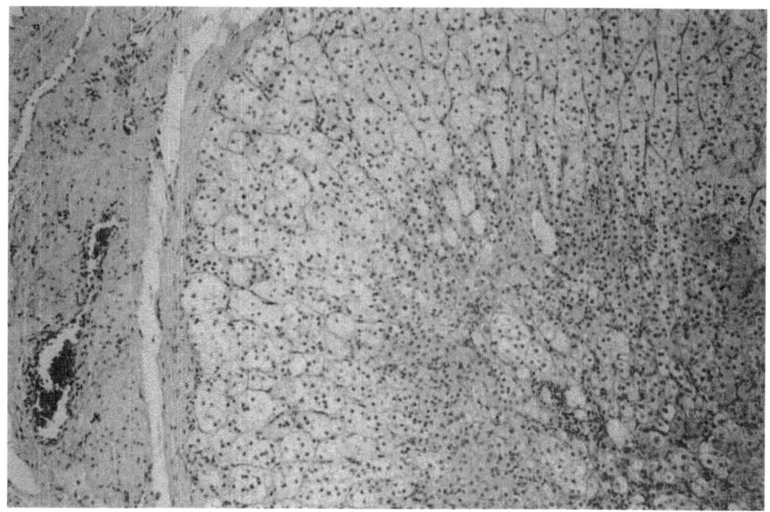

Abb. 159. Versprengtes Nebennierengewebe im paraovariellen Bereich

12.5 Keimzelltumoren

Zirka 25% der Ovarialtumoren sind Keimzelltumoren. In Europa und den USA sind sie die zweithäufigste Gruppe hinter den geläufigen epithelialen Geschwülsten („common epithelial tumors"). Den überwiegenden Anteil – mehr als 90% – bilden benigne zystische Teratome (Dermoidzysten). Keimzelltumoren finden sich in jedem Lebensalter, vom Fetalalter bis zum Senium. Im Kindes- und Adoleszentenalter machen sie ca. 60% aller Ovarialgeschwülste aus. Nur ca. 3–5% der Keimzelltumoren sind maligne mit nahezu ausschließlicher Manifestation im Kindes- und Adoleszentenalter. Sie sind daher als altersspezifische Ovarialmalignome dieser Lebensperiode anzusehen.

Aus der omnipotenten Keimzelle sind Tumoren mit embryonaler und/oder extraembryonaler Differenzierung abzuleiten (Tabelle 9). Tabelle 10 zeigt die Klassifikation der Keimzelltumoren und der gemischten Keimzell-Keimstrang-

Tabelle 9. Histogenese der Keimzelltumoren

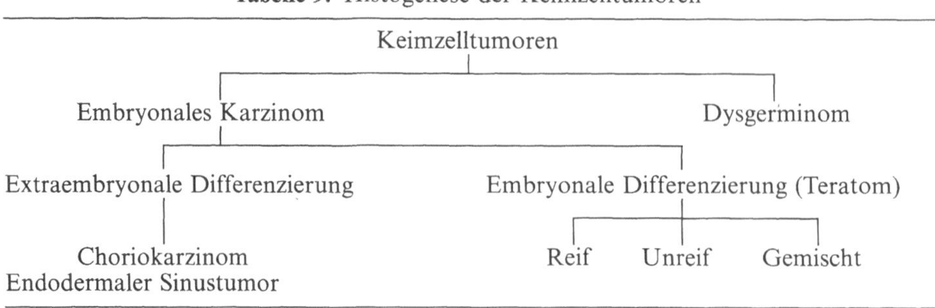

Tabelle 10. Klassifikation der Keimzelltumoren

I. Keimzelltumoren

A. Dysgerminom
B. Endodermaler Sinustumor
C. Embryonales Karzinom
D. Polyembryom
E. Choriokarzinom
F. Teratome
  1. Unreife (solide, zystisch)
  2. Reife
    a) Solide
    b) Zystische
      i. Reife zystische (Dermoidzysten)
      ii. Reife zystische (Dermoidzysten) mit maligner Transformation
  3. Monodermale
    a) Struma ovarii
    b) Karzinoid
    c) Strumales Karzinoid
    d) Andere
G. Mischformen (aus A–F)

II. Gemischte Keimzell-Keimstrang-Stromatumoren

A. Gonadoblastom
B. Andere

Tumoren. In den reifen Formen der Keimzelltumoren (Teratomen) finden sich ausdifferenzierte organoide Gewebe. Die Mehrzahl der Teratome enthält Derivate mehrerer Keimblätter. Monodermale Formen sind die Struma ovarii und das ovarielle Karzinoid. Die Tumoren der Gruppe A–E und die unreifen soliden Teratome (embryonale Teratome, Teratoblastome) sind bösartig. Sie entstehen überwiegend unilateral und metastasieren auf dem Lymph- und Blutwege, seltener durch lokale peritoneale Ausbreitung.

Ovar und Testis sind Ursprungsort homologer Geschwülste von weitgehender Strukturidentität. Sie unterscheiden sich jedoch deutlich im Manifestationsalter. Achtzig Prozent der Dysgerminome des Ovars treten vor dem 30. Lebensjahr, 5% vor dem 10.Lebensjahr auf. Der Altersgipfel des Seminoms beim Manne liegt im 4. Dezennium. Während mehr als 90% der Keimzelltumoren des Ovars gutartiger Natur sind (reife zystische Teratome und Dermoidzysten), ist die überwiegende Zahl der testikulären Keimzelltumoren mit Ausnahme des frühkindlichen reifen Teratoms maligne.

Die Gruppe der Keimzelltumoren ist paradigmatisch für extreme typenspezifische Unterschiede im biologischen Verhalten histogenetisch gleichartiger Geschwülste. Das Spektrum reicht von den langsam wachsenden benignen, zystischen Teratomen (Dermoidzysten) über metastasierungsfähige, aber in der Regel gutartig verlaufende solide Teratome bis hin zu hochaggressiven und therapieresistenten Teratokarzinomen. Mischformen sind häufig. Art und Anteil der am wenigsten differenzierten Komponente bestimmen das klinische Verhalten. Die vollständige histologische Untersuchung ist bei Keimzelltumoren im Hinblick auf die Wahl der adäquaten Therapie unbedingt erforderlich. Den bedeutendsten Fortschritt auf dem Gebiet der Therapie maligner Keimzelltumoren bildet der Einsatz chemotherapeutischer Wirkstoffkombinationen, der zu einer dramatischen Verbesserung der Überlebenschancen geführt hat. In der Bundesrepublik Deutschland erfolgt die Behandlung der malignen Keimzelltumoren wie auch anderer solider Malignome des Kindesalters in der überwiegenden Zahl der Fälle unter kontrollierten Studienbedingungen der Gesellschaft für pädiatrische Onkologie. In den Jahresberichten des Kinderkrebsregisters findet sich für die malignen Keimzelltumoren aller Stadien bei Kindern über 15 Jahren eine 5-Jahres-Überlebensrate von 85% (Haaf et al. 1990; Göbel et al. 1991).

Für die Erkennung und die posttherapeutische Verlaufskontrolle (Monitoring) maligner Keimzelltumoren hat der radioimmunologische Nachweis von Tumormarkern (z.B. α-Fetoprotein und humanes Choriongonadotropin: hCG) praktische Bedeutung (Kurman et al. 1979b; Mount u. Norris 1982).

12.5.1 Dysgerminom (Seminom, Germinom, Gonozytom)

Histogenese: Matrixzellen des Dysgerminoms sind teilungsfähige primitive Keimzellen. Im fetalen Ovar finden sich teilungsaktive Keimzellen (Oogonien) bis zum Ende des II. Trimenons. Im III. Trimenon sind sämtliche Oogonien in die meiotische Prophase überführt. Damit erlischt die mitotische Aktivität der Keimzellen (Oozytenstadium). Für die pathogenetische Beziehung der neoplastischen Dysgerminomzellen zu den fetalen Oogonien sprechen die große feinstrukturelle Ähnlichkeit beider Zelltypen (Stegner u. Wartenberg 1963; Gondos et al. 1971b), Übereinstimmungen im histochemischen Verhalten (PAS-Reaktion, alkalische Phosphatase) sowie enge topographische Beziehungen früher Tumorstadien zum kortikalen (subtunikalen) Keimzellkompartiment (Hughesdon u. Bennett 1986). Der Chromosomensatz der Tumorzellen ist nach Asadourian u. Taylor (1969) diploid, die Konstellation der Geschlechtschromosomen überwiegend XY. Auch Mosaike sind beobachtet worden. Oud et al. (1988) finden in Dysgerminomen verschiedener klinischer Stadien erhöhte, vom regulären diploiden DNA-Gehalt abweichende Werte ohne spezifische Verteilungsmuster.

Im Gegensatz zu den homologen Tumoren des Hodens sind In-situ-Stadien des Dysgerminoms im Ovar nicht definiert. Im Testis finden sich präinvasive Seminome in Form des In-situ-Karzinoms (basalmembranständige atypische Keimzellen) und der intratubulären Keimzellneoplasie (maligne Keimzellen im Epithel und frei in der Lichtung der Tubuli) (Holstein u. Körner 1974; Gondos et al. 1983; Skakkebaek et al. 1987; Dressler et al. 1988; Böhm et al. 1991).

Häufigkeit und Altersverteilung: Reine Dysgerminome machen 3–5% der malignen Ovarialtumoren aus (Novak u. Woodruff 1967; Asadourian u. Taylor 1969). Das Dysgerminom ist der häufigste maligne Ovarialtumor des jüngeren Lebensalters. Zirka 80% der Fälle manifestieren sich im 2.–3. Dezennium. Bis zu 17% werden anläßlich einer Gravidität entdeckt. Postmenopausal sind Dysgerminome äußerst selten. Die Geschwulst entsteht meistens unilateral (10–15% bilateral). Das rechte Ovar ist bevorzugt betroffen. Geographische und ethnische Prävalenzen sind nicht bekannt. In Asien und Afrika finden sich – bedingt durch die geringere Frequenz der epithelialen Geschwülste – proportional höhere Anteile von Keimzelltumoren an der Gesamtzahl der Ovarialgeschwülste.

Fünf bis 10% der Dysgerminome finden sich in Kombination mit genetischen Anomalien und verschiedenen Formen sexueller Fehlentwicklung (reine und gemischte gonadale Dysgenesie, testikuläre Feminisierung u.a.). Nicht selten werden die Tumoren daher im Zuge der klinischen Abklärung einer primären Amenorrhoe oder anderer endokriner Auffälligkeiten entdeckt. Reine Dysgerminome sind endokrin inert. Parakrine Manifestationen können bei Kombination mit anderen Typen maligner Keimzelltumoren auftreten.

Makroskopie: Die Tumoren sind solide, weich bis mäßig fest, kapsulär begrenzt, auf der Schnittfläche gelappt. Das Kolorit ist grau-weiß, cremefarben oder rötlich. Gelegentlich enthalten sie pseudozystische Einschlüsse, Nekrosen und Hämorrhagien. Zysten und Einblutungen legen den Verdacht auf andere neoplastische Komponenten nahe. Tumorgrößen zwischen 3 und 50 cm sind beschrieben worden.

Mikroskopie: Die uniformen wasserklaren runden Zellen bilden insuläre oder trabekuläre Komplexe, die durch schmale bindegewebige Septen voneinander getrennt sind (Abb. 160, 161). In diffus wachsenden Formen zeigen die Tumorzellen dispergierende Ausbreitung mit verstreuten Tumorzellkomplexen (Abb. 162). Das Stroma enthält Lymphozyteninfiltrate, Plasmazellen oder auch granulomatöse Herde mit Riesenzellen vom Langhans-Typ („sarcoid-like reaction“). Gelegentlich finden sich Verkalkungen. Die sarkoidartige Reaktion kann erhebliche Ausmaße annehmen und das Tumorparenchym weitgehend verdrängen (Abb. 163). Das Ausmaß der Lymphozyteninfiltration ist nach Steffen u. Genton (1980) ein prognostisch verwertbares Kriterium. Lymphozytenreiche Tumoren zeigen nach ihrer Beobachtung günstigeren Verlauf. Die immunhistochemische Phänotypisierung der lymphoretikulären Zellen zeigt – wie auch bei anderen malignen Tumoren – eine Dominanz von T-Lymphozyten des CD8+ (zytotoxisch/suppressor) Subtyps sowie epitheloide Zellen (Histiozyten, Riesenzellen) (Dietl et al. 1993). Von den Langhans-Zellen sind differentialdiagnostisch mehrkernige trophoblastische hCG-synthetisierende Riesenzellen abzugrenzen, die in 3% der Dysgerminome nachzuweisen sind (Ueda et al. 1972; Asadourian u. Taylor 1969). Mullin u. Lankerani (1986) konnten in einem „reinen“ Dysgerminom β-hCG immunhistochemisch auch innerhalb der neoplastischen Keimzellen nachweisen. In einem von Zarapi u. Rupani (1984) untersuchten Fall erwiesen sich stromatogene Zellen als Orte der hCG-Bildung.

Das Zytoplasma der 15–25 µm großen Dysgerminomzellen ist hell und feingranuliert. Die Zellgrenzen sind deutlich, die zentral gelegenen Kerne hyperchromatisch, rund oder irregulär geformt. Die Kerne enthalten deutliche Nukleolen. Mitosen finden sich in wechselnd starker Menge. Im Zytoplasma sind histochemisch Glykogen (PAS-Reaktion) und Lipide nachzuweisen. Die marginalen Zellabschnitte zeigen hohe Aktivität an alkalischer Phosphatase. Die immmunhistochemische Reaktion auf Vimentin ist positiv, die Reaktion auf Zytokeratine im Gegensatz zum embryonalen Karzinom in der Regel negativ (Battifora et al. 1984; Miettinen et al. 1983, 1985). Feinstrukturell bestehen

160 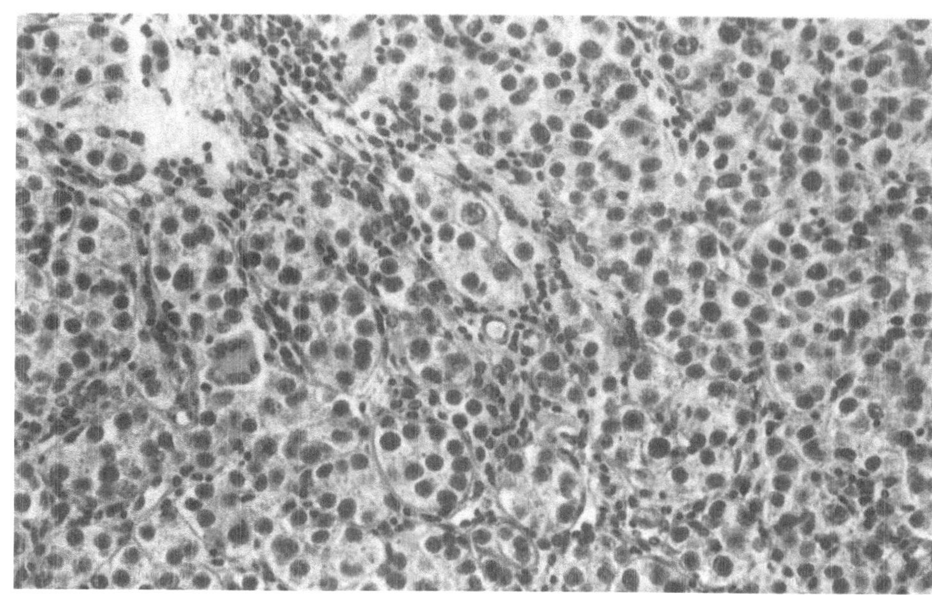

161 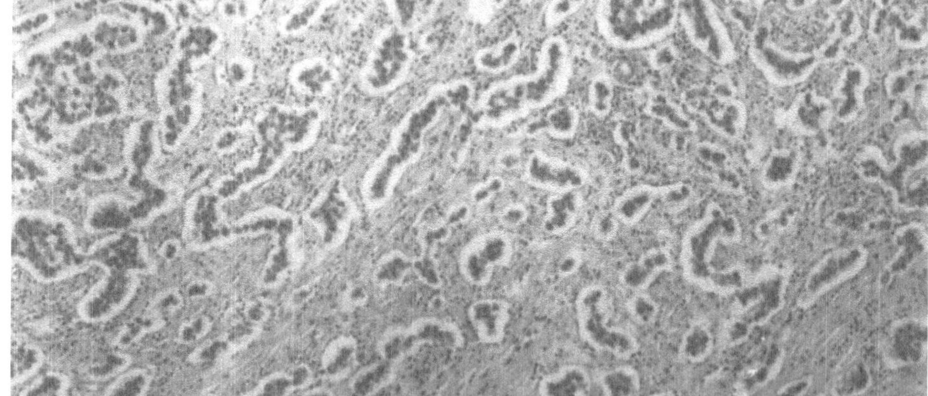

Abb. 160. Dysgerminom; die wasserklaren Zellen bilden insuläre Komplexe, die durch schmale bindegewebige Septen voneinander getrennt sind. Das Stroma enthält Lymphozyteninfiltrate sowie mehrkernige Riesenzellen vom Langhans-Typ

Abb. 161. Dysgerminom; trabekulärer Typ

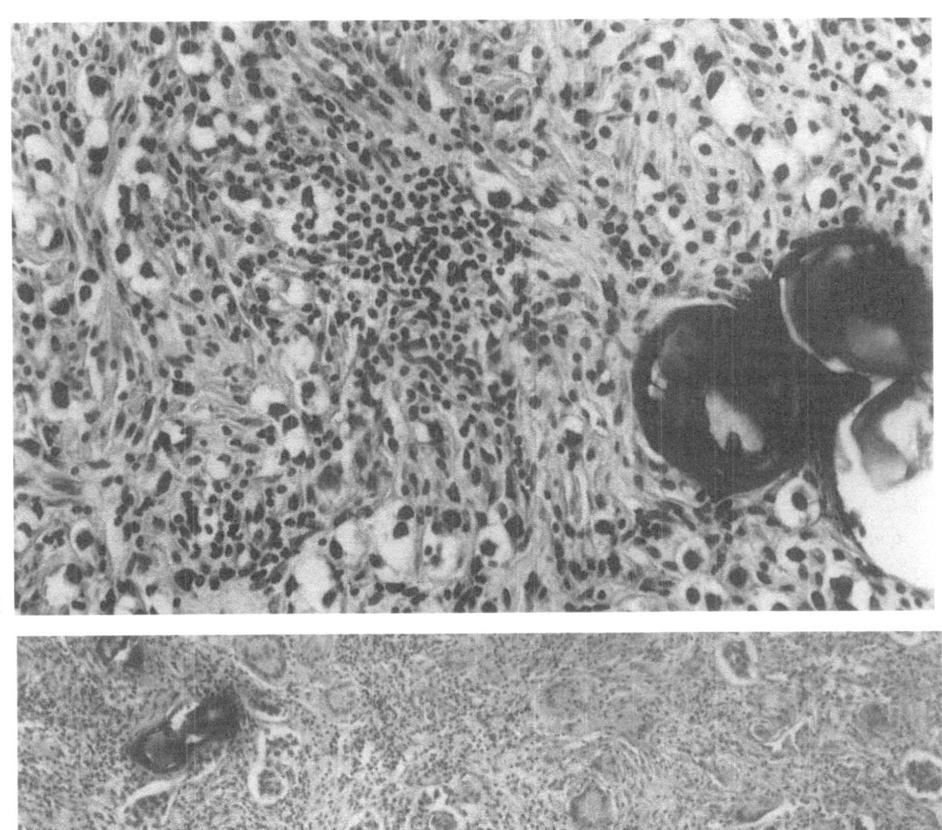

162

163

Abb. 162. Dysgerminom; diffus wachsende Variante mit Verkalkungen

Abb. 163. Dysgerminom mit ausgeprägter sarkoidartiger Reaktion und Degeneration des Tumorparenchyms. Das Geschwulstgewebe erscheint „ausgebrannt“

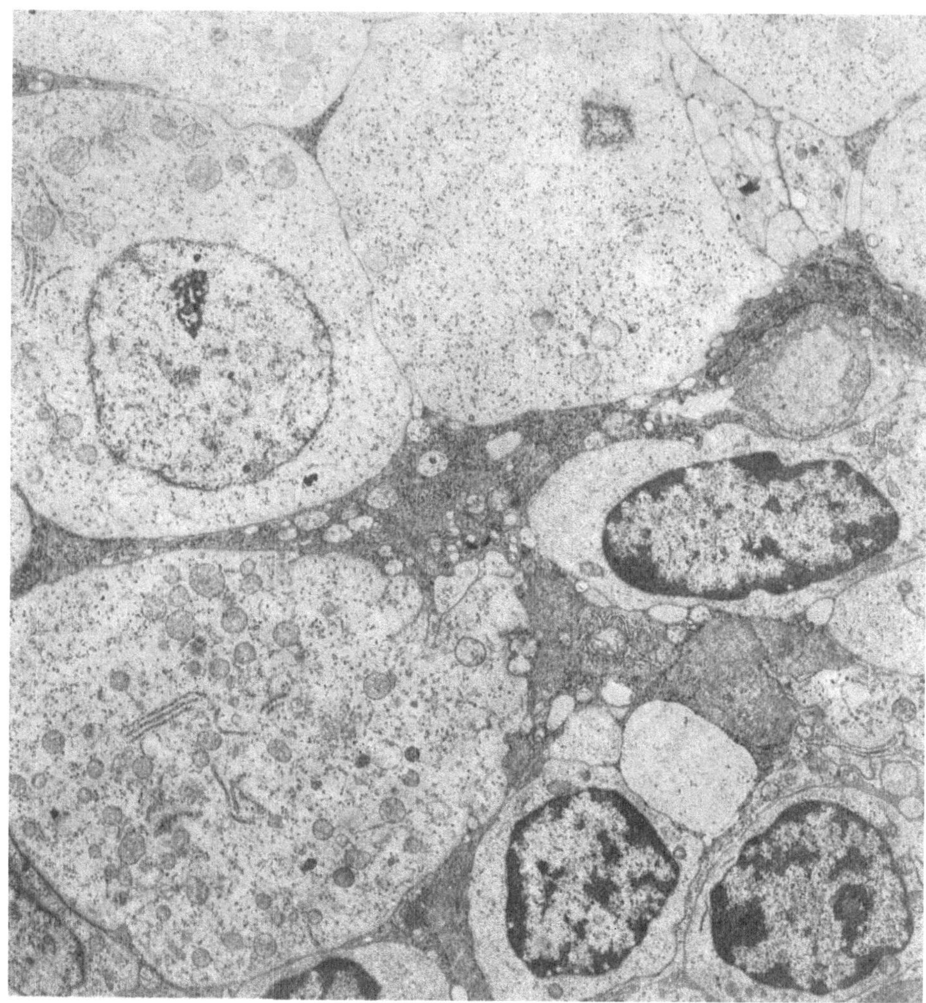

Abb. 164. Feinstruktur der Dysgerminomzellen. Organellenarmes helles Zytoplasma; Oogonien-ähnliche Geschwulstzellen. Im Zwischengewebe Lymphozyten. Elektronenmikroskopische Aufnahme ×6000

große Ähnlichkeiten zu Oogonien des fetalen Ovars (Abb. 164). Wie diese besitzen die neoplastischen Zellen des Dysgerminoms sphärische Struktur, ein organellenarmes Zytoplasma sowie einen prominenten retikulären Nukleolus in einem zentral gelegenen Zellkern. Gelegentlich finden sich Glykogengranula irregulär verteilt im Zytoplasma (Abb. 165). Entgegen normalen Oogonien bilden die Dysgerminomzellen keine Zytoplasmabrücken (Overbeck u. Philipp 1969; Kay et al. 1972; Hou Jensen u. Kempson 1974; Bjersing u. Cajander 1977; Gondos 1987a, b).

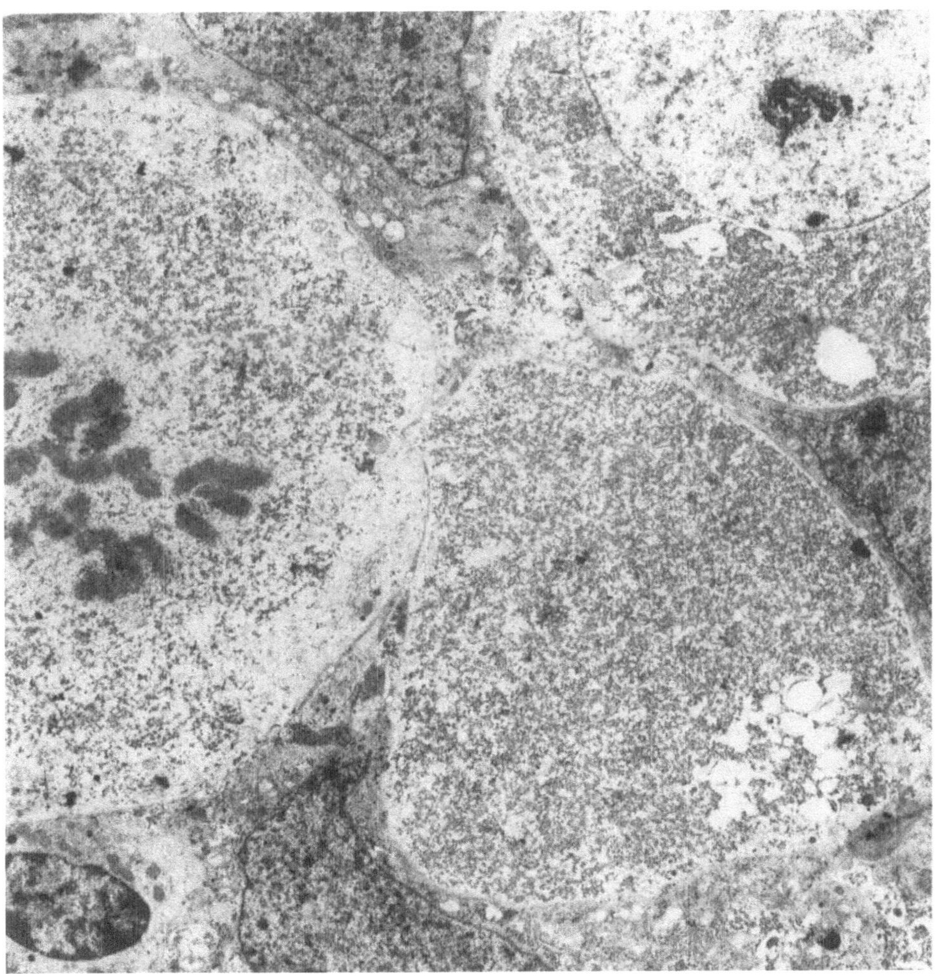

Abb. 165. Dysgerminom; glykogenreiche Tumorzellen. Elektronenmikroskopische Aufnahme ×6000

Sonderformen: Analog zum Seminom gibt es auch im Dysgerminom des Ovars stärker verwilderte anaplastische Tumoren mit erhöhter mitotischer Aktivität (GILLESPIE u. ARNOLD 1978; CREASMAN et al. 1979; MOUNT u. NORRIS 1982). Die Prognose dieser diffus wachsenden Subtypen ist anscheinend schlechter als die der ordinären Formen. Dysgerminome können mit anderen Keimzelltumoren (Chorionepitheliom, Teratom, embryonales Karzinom, endodermaler Sinustumor, Polyembryom, Gonadoblastom) aber auch mit Geschwülsten des sexuell differenzierten Mesenchyms (Keimstrang-Stromatumoren) kombiniert sein. Das Dysgerminom ist nach dem Gonadoblastom der häufigste mit YX-Gonadendysgenesie assoziierte maligne Keimzelltumor (Abb. 166).

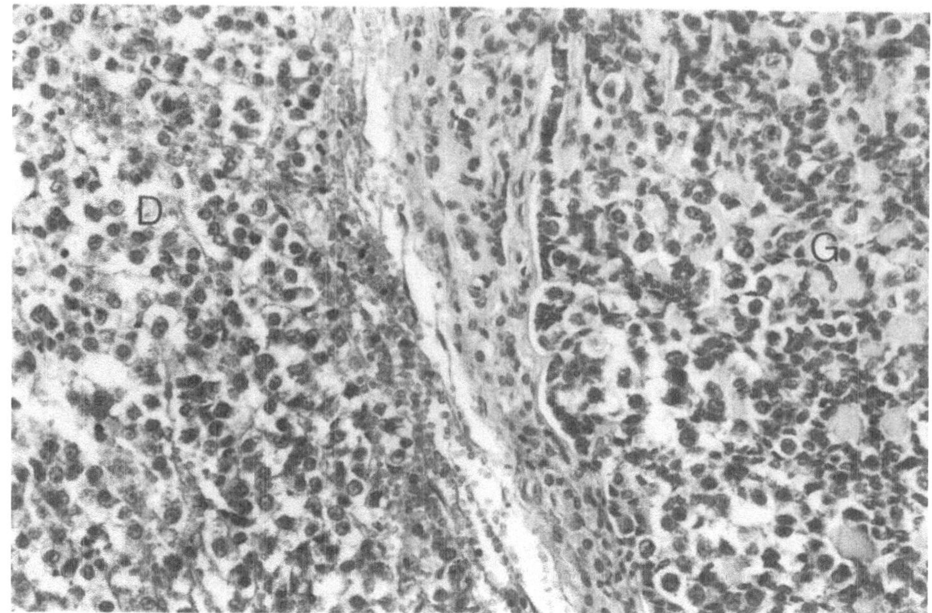

Abb. 166. Dysgerminom (*D*) in Kombination mit Gonadoblastom (*G*) bei XY-Gonadendysgenesie

Klinische Aspekte: Dysgerminome metastasieren auf dem Lymphweg in die parailiakalen und paraortalen Lymphknotengruppen. Von dort erreichen sie die mediastinalen und supraklavikulären Noduli. Die meist später einsetzende hämatogene Streuung betrifft die Lungen, die Leber, das Skelett und andere Organe. Die Feinstruktur der Metastasen entspricht in 85–90% der des Primärtumors, in 10–15% finden sich abweichende Strukturmuster. DNA-zytometrisch zeigen reine Dysgerminome vom diploiden DNA-Gehalt abweichende Werte. Zwischen DNA-Muster und klinischem Verlauf bestehen keine Korrelationen (Oud et al. 1988). Die Kombination des Dysgerminoms mit anderen Typen maligner Keimzelltumoren verschlechtert im allgemeinen die Prognose. Dysgerminome mit synzytiotrophoblastischen Elementen zeigen erhöhte β-hCG-Werte im Serum. Die Serumspiegel erlauben posttherapeutische Verlaufskontrollen. Im Gegensatz zu den malignen epithelialen Geschwülsten des Ovars ist ein relativ großer Anteil von Dysgerminomen zum Zeitpunkt der Diagnose noch im Frühstadium, d. h. auf die Gonaden beschränkt. Aufgrund der günstigen Stadienverteilung und der hohen Strahlen- und Chemosensibilität des Dysgerminoms bestehen gute Therapiechancen. Die Behandlung richtet sich nach dem klinischen Stadium der Erkrankung. Die Operation ist die primäre Maßnahme. Unilaterale Adnektomie ist bei jungen Frauen zur Erhaltung der Fertilität angezeigt (bei einseitig entwickelten Tumoren ohne Hinweis auf eine organübergreifende Ausbreitung). Die konservierende Therapie ist allerdings mit einer Rezidivrate von 20–30% belastet. In Anbetracht der definitiv guten Heilungsergebnisse bei (sekundärer) Bestrahlung oder Chemotherapie der Rezidivtumoren ist der Verzicht auf eine primäre additive Strahlen- oder Chemotherapie in den Tumorstadien I a und I b vertretbar (LUCRAFT 1979; PIVER u. LURAIN 1979). Bei metastasierten Fällen hat die additive Chemotherapie gegenüber der Nachbestrahlung an Bedeutung gewonnen.

Die 5-Jahres-Heilungsrate aller Stadien zusammen liegt beim Dysgerminom zwischen 60 und 90%. In den Frühstadien I a und I b beträgt sie mehr als 90%.

Differentialdiagnose: Abzugrenzen sind Klarzelltmoren, undifferenzierte Sarkome (Rundzellsarkome), embryonale Karzinome und Lipidzelltumoren.

12.5.2 Endodermaler Sinustumor (Teilum-Tumor, Dottersacktumor)

Häufigkeit und Altersverteilung: In der Literatur sind mehr als 350 Fälle beschrieben. Mit Kenntnis der spezifischen feinstrukturellen Merkmale steigt die Zahl der beobachteten Fälle. Im Material des Armed Forces Institute of Pathology, Washington, nimmt der endodermale Sinustumor den zweiten Platz unter den malignen Keimzelltumoren ein. Nach SCULLY (1979) liegt sein Anteil bei 22% der Keimzelltumoren. Die Mehrzahl der Tumoren findet sich im 2. Dezennium. Im Kindesalter bis zum 14. Lebensjahr ist der Teilum-Tumor der häufigste maligne Keimzelltumor (MARDSEN et al. 1981; DEHNER 1983). Die jüngste Patientin war 10 Monate alt (HUNTINGTON u. BULLOCK 1970a). HARMS u. JÄNIG (1986) finden unter 170 malignen Keimzelltumoren des Kindes- und Adoleszentenalters 40 reine Dottersacktumoren und 19 Mischgeschwülste mit Dottersackkomponenten.

Dem Verlauf der Keimbahn folgend können sich die Tumoren mit oder ohne Kombination mit anderen malignen Keimzelltumoren auch extragonadal, meist nahe der Körpermittellinie, intrakranial, mediastinal, intra-, retroperitoneal und sakrokokzygeal entwickeln (HUNTINGTON u. BULLOCK 1970; KUZUR et al. 1982; BAMBERG et al. 1984).

Histogenese: Der endodermale Sinustumor ist ursprünglich aufgrund seiner klarzelligen Struktur und glomerulusähnlichen Differenzierung den mesonephrogenen Geschwülsten zugerechnet worden (SCHILLER 1939: Mesonephroma). TEILUM (1946, 1965, 1976) hat auf die strukturellen Ähnlichkeiten mit der Labyrinthplazenta der Rodentien hingewiesen und die Analogien zwischen den feingeweblichen Komponenten des Tumors und den normalen Dottersackstrukturen deutlich gemacht.

Der Dottersack ist das erste hämopoetische Organ des Embryo. Seine Wandung besteht aus 3 Schichten: (1) dem innenliegenden Endodermepithel, (2) dem äußeren Mesothel (Zölomepithel) und einem zwischengelagerten lockeren Mesenchym (3), welches Blutgefäße und blutbildendes Gewebe enthält (Abb. 167a, b). Das Endodermepithel zeigt solide oder tubuläre Invaginationen. Das Dottersackepithel ist Bildungsort fetaler Proteine (α-Fetoprotein, α-Antitrypsin, Präalbumin, Transferrin u.a.). Im Teilum-Tumor sind die verschiedenen Strukturkomponenten des Dottersackes in unterschiedlicher Komposition und Differenzierung wiederzufinden (Abb. 168). Die Fähigkeit zur Bildung fetaler Proteine bleibt in den neoplastischen Zellen des Teilum-Tumors erhalten.

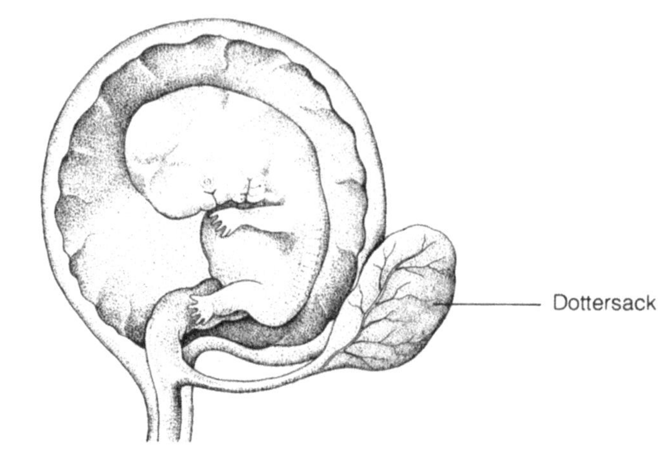

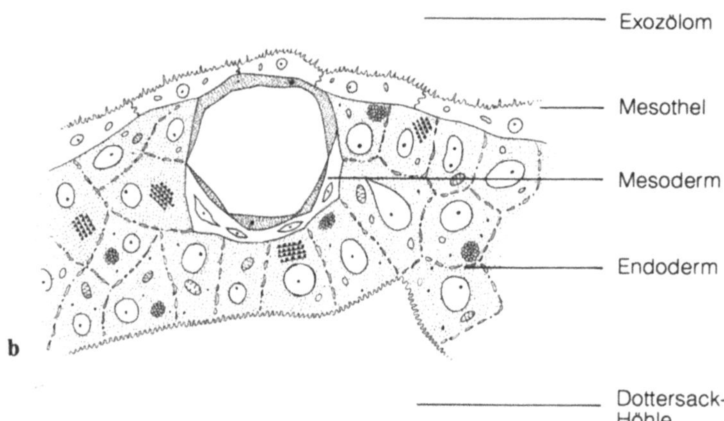

Abb. 167. a Embryo mit Dottersack; **b** Ultramikroskopische Strukturkomponenten des menschlichen Dottersackes; Mesothel oben, Endoderm unten. (Modifiziert nach GONZALES-CRUSSI u. ROTH 1976)

Klinische Aspekte: Der endodermale Sinustumor zählt zu den hochmalignen Geschwülsten des Ovars mit bevorzugter Manifestation im jugendlichen Alter. Die Symptomendauer beträgt oft nur wenige Tage. Die Symptomatik ist uncharakteristisch. Nicht selten führen akute Abdominalbeschwerden infolge Stieldrehung zur Aufdeckung des Prozesses. Metastasierungsorte sind viszerales und parietales Peritoneum, Lymphknoten, Leber, Lungen und Skelett. Die Tumoren und deren Absiedelungen gelten als weitgehend strahlenresistent. Ausnahmen sind beschrieben worden (JOHN et al. 1976). Polychemotherapie mit verschiedenen Wirkstoffkombinationen, z. B. VAC (Vincristin, Actinomycin D

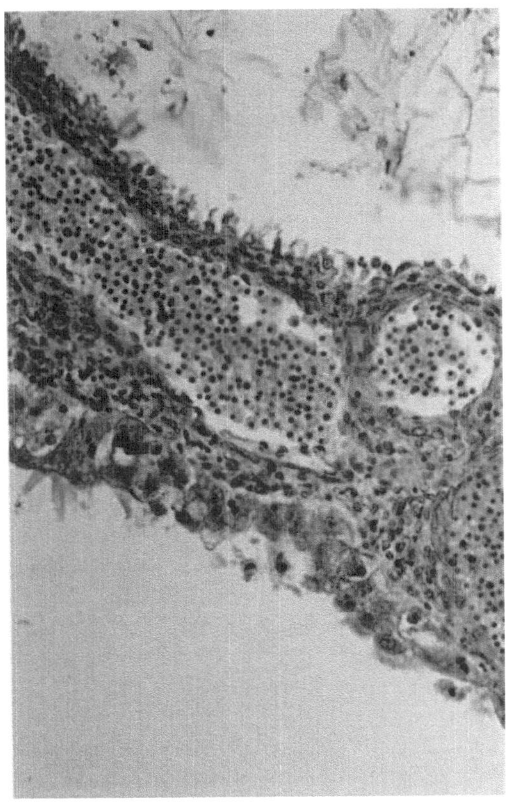

Abb. 168. Schnitt durch die Wand des menschlichen Dottersackes

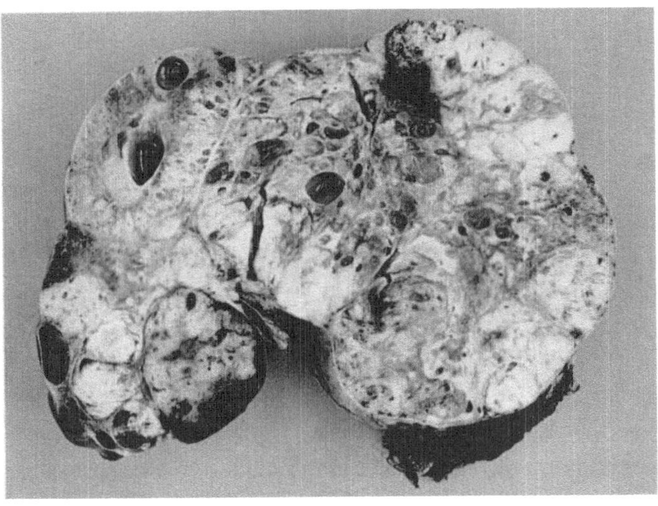

Abb. 169. Endodermaler Sinustumor (Teilum-Tumor)

und Cyclophosphamid) sowie Cis-Platin, Bleomycin und Vinblastin hat die Behandlungschancen der früher infausten Krankheit entscheidend verbessert. Das gilt sowohl für die gonadal als auch extragonadal lokalisierten Tumoren (Einhorn u. Donohue et al. 1977; Cangir et al. 1978; Slayton et al. 1978;

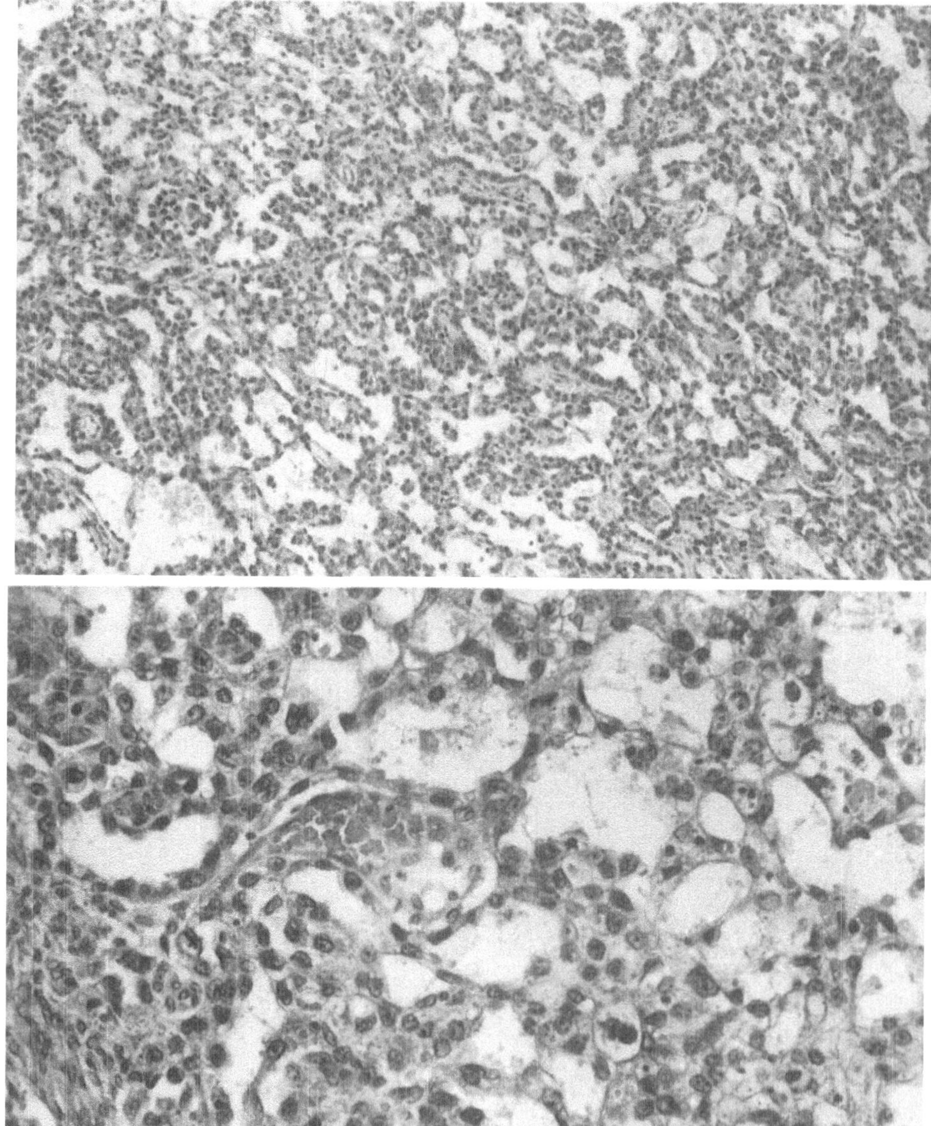

Abb. 170 a, b. Endodermaler Sinustumor (Teilum-Tumor). **a** Retikulär-labyrinthäres Grundgerüst aus mesothelialen Tumorzellen; **b** mesotheliales Labyrinth bei stärkerer Vergrößerung

BRADOF et al. 1982; GERSHENSON et al. 1985; TAYLOR et al. 1985; GÖBEL et al. 1983, 1989, 1991).

Der α-Fetoproteinspiegel ist ein wichtiger Tumormarker. Verlaufskontrollen im Serum dienen der Objektivierung des Therapieeffektes und der Früherfassung von Rezidiven. Die „reine" Form des Teilum-Tumors geht nicht mit endokrinen Fernwirkungen einher.

Makroskopie: Die fast immer unilateralen Tumoren sind überwiegend solide, gelappt und von markiger Konsistenz. Auf der Schnittfläche zeigen sie gelbliche oder graue Färbung mit zystischen und gelatinösen Einschlüssen, Nekrosen und Hämorrhagien (Abb. 169). Die Tumorgröße liegt zwischen 3 und 30 cm.

Mikroskopie: TEILUM beschreibt 5 verschiedene Strukturkomponenten des endodermalen Sinustumors: retikulär-mikrozystische, solid-zelluläre, alveo-glanduläre, endodermale Sinus- und polyvesikuläre (vitelline) Strukturen. Seltene Varianten des endodermalen Sinustumors sind makrozystische, hepatoide und prmitive endodermale (intestinale) Formen. Die verschiedenen Teilkomponenten können mit unterschiedlicher Dominanz auftreten. Die Matrix der Tumoren bildet ein retikuläres Netzwerk, das von flachen mesothelialen Zellen gebildet wird (Abb. 170a, b; 171). In größeren Spalträumen finden sich papilläre (glomeruloide) Gebilde, die je nach Schnittführung rund oder oval erscheinen (Schiller-Duval-Körper) (Abb. 172). Sie enthalten ein zentrales Blutgefäß, das von einem einschichtigen primitiven zylindrischen Epithel umhüllt ist (Abb. 173). Der

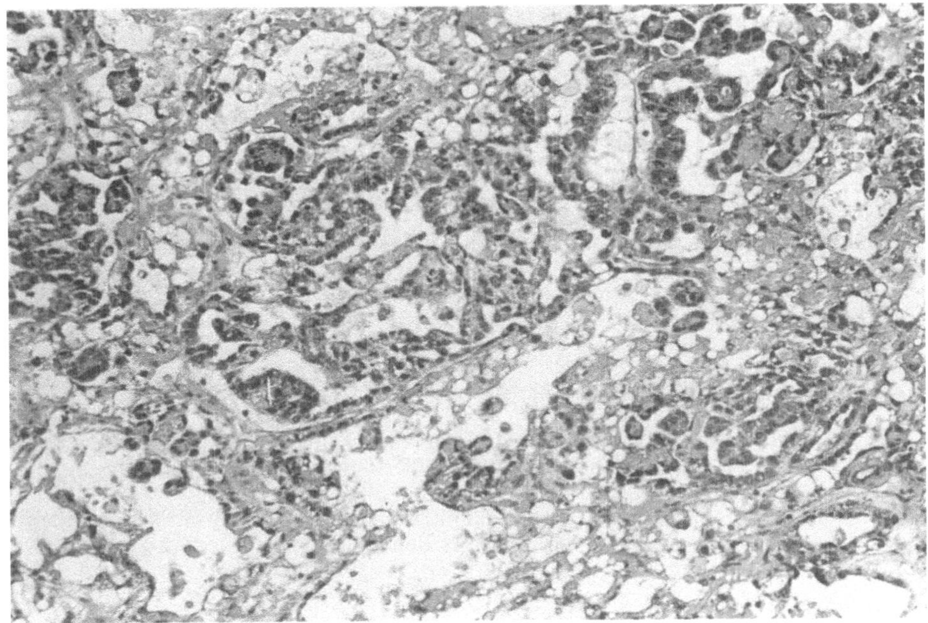

Abb. 171. Endodermaler Sinustumor (Teilum-Tumor); Darstellung des labyrinthären Grundgerüstes mit glomeruloiden Strukturen im Kunstharz-Semidünnschnitt

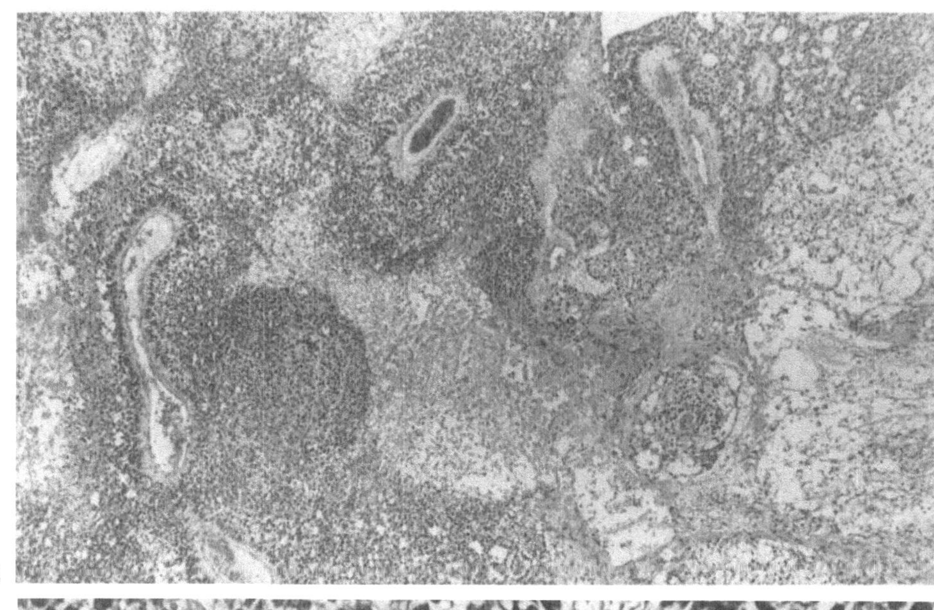

172

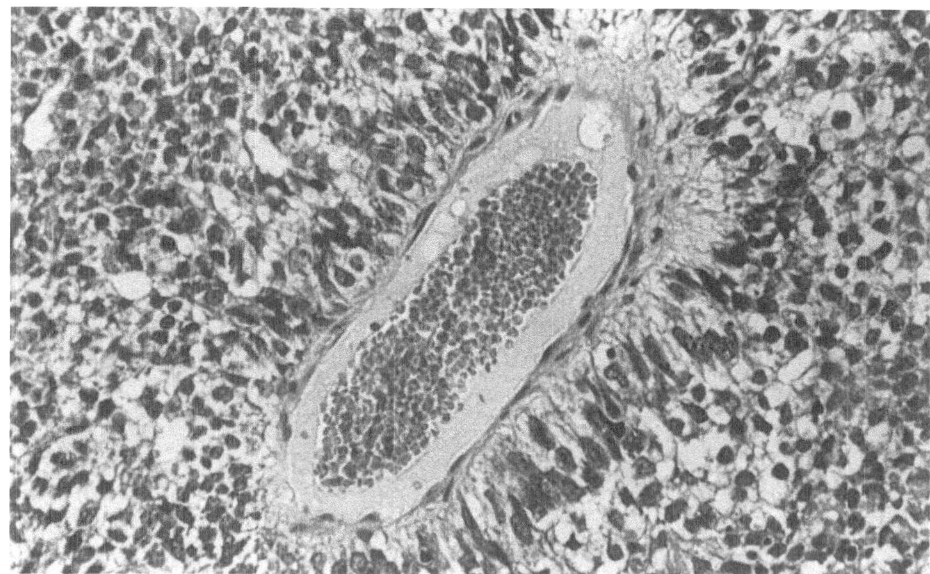

173

Abb. 172. Endodermaler Sinustumor (Teilum-Tumor) mit lockeren retikulären Formationen und typischen Schiller-Duval-Körpern

Abb. 173. Typischer Schiller-Duval-Körper mit radiär geordneten zylindrischen Zellen um ein zentrales Blutgefäß

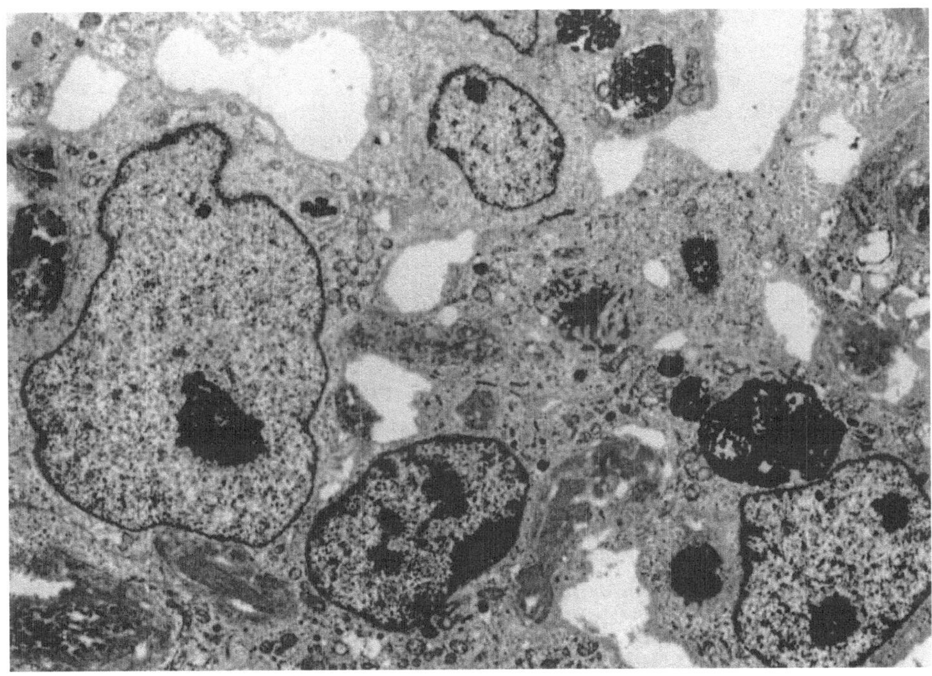

a

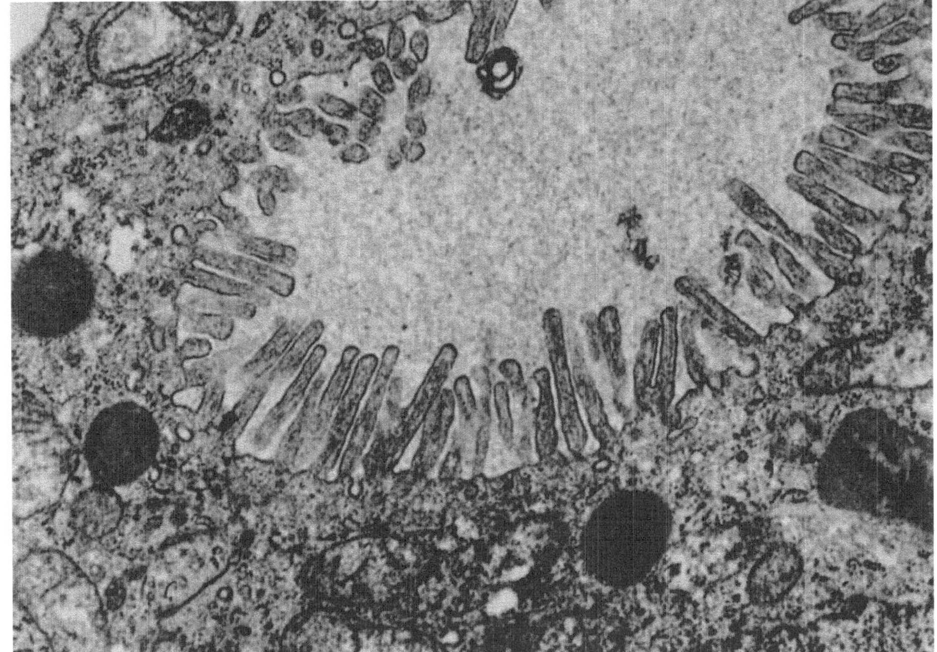

b

Abb. 174 a, b. Ultrastruktur verschiedener Zelltypen eines endodermalen Sinustumor (Teilum-Tumor). **a** undifferenzierte mesodermale Zellen. **b** endodermale Zellen (Aus: BÖCKER et al. 1976)

Nachweis typischer Schiller-Duval-Körper ist nicht obligat für die Diagnose eines endodermalen Sinustumors. Das mesotheliale Netzwerk zeigt fließende Übergänge in kommunizierende spaltförmige und mikrozystische Räume, die von kubischen oder zylindrischen endodermalen Zellen ausgekleidet sind. Das kubisch-zylindrische Epithel entspricht auch feinstrukturell weitgehend dem endodermalen Dottersackepithel (BÖCKER et al. 1976) (Abb. 174a, b).

Eine charakteristische Komponente des endodermalen Sinustumors sind intra- und/oder extrazellulär gelegene azidophile PAS-positive diastaseresistente Hyalinkörperchen oder auch irreguläre Präzipitate, die intrazytoplasmatisch oder frei in den Spalträumen liegen (Abb. 175, 176). Ultrastrukturell handelt es sich um membranfreie feingranuläre oder filamentäre Korpuskel von unterschiedlicher Elektronendichte (NAKANIASH et al. 1982). Immunhistochemisch ist in den globulären Präzipitaten sowie diffus in Tumorzellen α-Fetoprotein nachweisbar (BATTIFORA 1984; HARMS u. JÄNIG 1986). AFP findet sich auch in den seltenen intestinalen und hepatoiden Varianten des Teilum-Tumors (COHEN et al. 1986, PRAT 1986). Neben AFP sind auch andere Plasmaproteine (Transferrin, α-Antitrypsin) in den Globuli nachgewiesen worden (SHIRAI et al. 1976; TSUCHIDA et al. 1973, 1978).

Differentialdiagnose: Aufgrund der hellzelligen Struktur sind Verwechslungen mit mesonephrogenen oder paramesonephrogenen Klarzelltumoren möglich aber auch mit hellzelligen Varianten der Androblastome. Typische Schiller-Duval-Körper und der immunhistochemische AFP-Nachweis erleichtern die Diagnose des endodermalen Sinustumors. Das zirkumkapilläre Arrangement der mesothe-

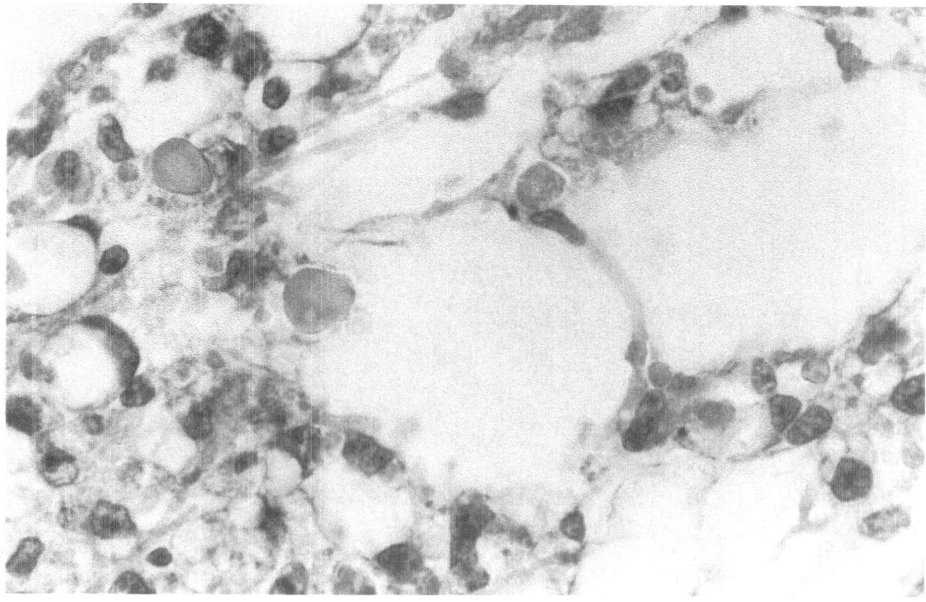

Abb. 175. Endodermaler Sinustumor (Teilum-Tumor); Hyalinglobuli teils intrazellulär, teils frei im retikulären Grundgerüst

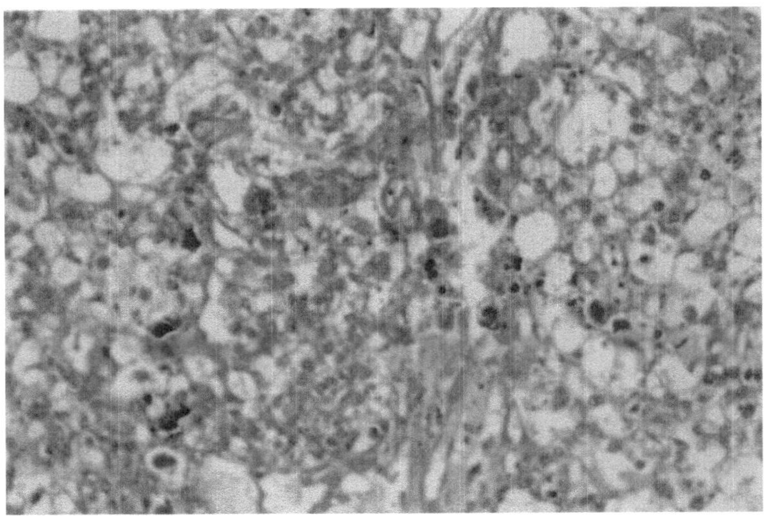

Abb. 176. Endodermaler Sinustumor (Teilum-Tumor). PAS-positive Hyalinglobuli

lialen Zellen kann zu Verwechslungen mit Gefäßgeschwülsten (Peritheliomen) Anlaß geben. Im Gegensatz zum Keratin-positiven Teilum-Tumor zeigen die Gefäßgeschwülste in der Regel immunhistochemisch positive Reaktion auf Vimentin und S100 Protein.

Das embryonale Karzinom (weitaus häufiger im Hoden als im Ovar) besteht aus unreifen drüsigen, tubulären, papillären oder soliden Anteilen. Es kann synzytiale trophoblastische Elemente enthalten aber keine allantoiden oder vitellinen Primitivstrukturen wie beim endodermalen Sinustumor.

12.5.3 Embryonales Karzinom

Embryonale Karzinome des Ovars sind ungleich seltener als die homologen Geschwülste der männlichen Keimdrüsen (Scully 1979). Histologisch bestehen die Tumoren aus soliden, epithelartig geordneten, relativ hellen Tumorzellen von polygonaler oder ovoider Form mit unscharfer Zellbegrenzung. Die Geschwulstzellen können synzytiale Komplexe (synzytiotrophoblastische Riesenzellen) bilden. Atypische Mitosen sind reichlich vorhanden. Die soliden Zellkomplexe schließen irreguläre Spalträume oder pseudoglanduläre Lumina ein. Die Mehrzahl der im Ovar beobachteten embryonalen Karzinome enthält Komponenten mit höherer extraembryonaler, somatischer oder trophoblastischer Differenzierung. Darin zeigt sich die histogenetische Beziehung zu den teratoiden Tumoren wie auch zum endodermalen Sinustumor und Choriokarzinom. In Abhängigkeit von den Struktur-Differenzierungs-Komponenten bilden die Tumoren α-Fetoprotein oder β-hCG. Nakakuma et al. (1983) finden immunhistochemisch β-hCG in synzytiotrophoblastischen Riesenzellen, AFP in freien Hyalinglobuli. Die Geschwülste entstehen überwiegend unilateral. In Altersverteilung und Symptomatik unterscheiden sie sich nicht von den anderen malignen Keimzelltumoren. Bei trophoblastischer Differenzierung mit β-hCG Synthese können endokrine Manifestationen (Pseudopubertas praecox, Genitalblutungen) auftreten.

Wichtig ist die differentialdiagnostische Abgrenzung vom Dysgerminom. Das embryonale Karzinom des Ovars ist wie das des Hodens ein hochmaligner, rasch lymphogen und hämatogen metastasierender Tumor mit weitaus geringerer Strahlenempfindlichkeit als das Dysgerminom. Die Prognose fortgeschrittener Fälle war über lange Zeit infaust. Mit der Einführung effektiver chemotherapeutischer Wirkstoffkombinationen sind die Heilungschancen verbessert worden (Goldstein u. Piro 1972; Samuels et al. 1976; Gershenson et al. 1985; Göbel et al. 1989).

12.5.4 Polyembryom

Histogenese: Polyembryome sind seltene, den teratoiden Geschwülsten zuzurechnende Tumoren, die komplette Keimanlagen des Präsomitenstadiums imitieren. Ovar und Testis sind Entstehungsorte homologer Geschwülste. Die erste Beschreibung eines Polyembryoms stammt von Peyron (1939). Die aus der Literatur bekannt gewordenen Fälle betreffen ausschließlich junge Frauen (Simard 1950, 1957; Duhig 1956; Breen u. Neubecker 1963; Breen 1967; Marin-Padilla 1965; Beck et al. 1969; Takeda et al. 1982a). Die älteste Patientin war 38 Jahre alt (Simard 1957). Die Histogenese der Polyembryome ist umstritten. Diskutiert wird die Entstehung durch parthenogenetische Entwicklung aus multipotenten Keimzellen in Teratomen (Simard 1957, Marin-Padilla 1965). Andere Autoren leiten sie von malignen embryonalen Zellen teratoider Geschwülste ab (Evans 1957; Pierce u. Dixon 1959). Experimentelle Untersuchungen stützen diese Hypothese (Stevens 1959, 1960).

Makroskopie: Makroskopisch handelt es sich bei den überwiegend einseitigen Tumoren um weiche, solide, von Blutungen und Nekrosen durchsetzte Geschwülste, die im Erscheinungsbild nicht von dem anderer maligner Keimzelltumoren abweichen.

Mikroskopie: Die charakteristischen embryonalen Strukturen bestimmen die histologische Diagnose (Abb. 177). Die Embryonalkörper zeigen eine typische gekrümmte Keimscheibe mit dorsaler Amnionhöhle und ventraler, meist deformierter Dottersackstruktur. Zwei und mehr Amnionhöhlen wie auch mehrere dottersackähnlicher Gebilde kommen vor. Die Keimscheibe zeigt den typischen bilaminären Aufbau aus zylindrischem Ekto- und kubischem Endoderm. Seltener als die laminären Embryonalkörper sind Blastozysten- oder Morula-ähnliche Stadien. Ein lockeres myxomatöses extraembryonales Mesenchym hüllt die atypische Embryonalanlage ein. Assoziaton mit anderen reifen oder unreifen teratoiden Gewebskomponenten wie auch trophoblastischen Strukturen ist häufig (King et al. 1991). In Abhängigkeit von den Begleitkomponenten bilden die Geschwülste β-hCG und AFP (Takeda et al. 1982b).

Klinische Aspekte: Polyembryome zählen zu den hochmalignen, wenig strahlensensiblen Keimzelltumoren des Jugend- und Reproduktionsalters. Von 8 publizierten Fällen verstarben 6 Patientinnen an der Neoplasie. Die Ausbreitung

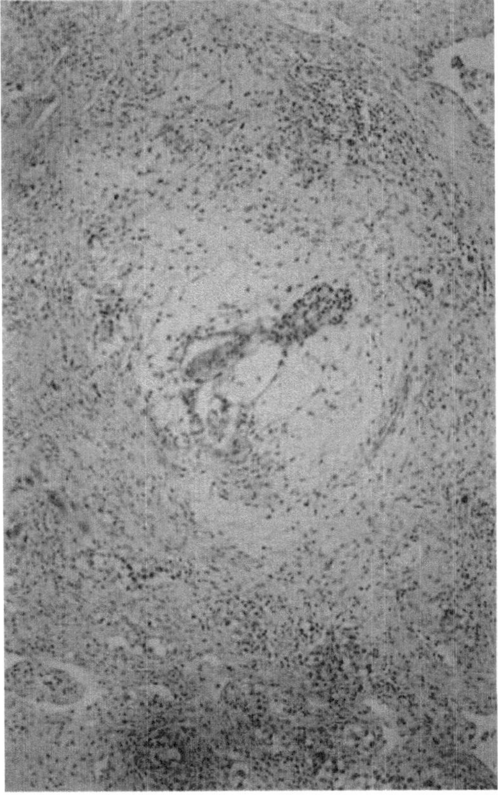

Abb. 177. Polyembryom

erfolgt vorwiegend intraabdominal. Die Symptome sind uncharakteristisch. In Anbetracht der Seltenheit der Geschwulst liegen keine ausreichenden Erfahrungen über die Wirksamkeit chemotherapeutischer Maßnahmen vor (TAKEDA et al. 1982b).

12.5.5 Choriokarzinom

Primäre Choriokarzinome des Ovars können als Varianten reiner und mischdifferenzierter Keimzelltumoren unabhängig von einer Gravidität (nichtgestationelle Choriokarzinome) oder auch auf dem Boden einer extrauterinen (ovariellen) Gravidität entstehen (gestationelle Choriokarzinome). Reine Formen sind weitaus seltener als gemischte Tumoren (FOX u. LANGLEY 1976a; VANCE u. GEISINGER 1985). Nichtgestationelle Choriokarzinome des Ovars machen ca. 0,6% aller Ovarialmalignome aus. Zirka 50% der nichtgestationellen Choriokarzinome des Ovars sind im präpuberalen Alter gefunden worden.

Histogenese: Hypothetisch sind bei den Choriokarzinomen des Ovars 3 Entwicklungswege denkbar:

1. die Entwicklung aus Trophoblastgewebe einer Ovarialgravidität,

2. die sekundäre (metastatische) Manifestation eines uterinen Trophoblasttumors,
3. die Entwicklung aus pluripotenen malignen Keimzellen (maligner Keimzelltumor mit extraembryonaler Differenzierung).

Die Unterscheidung des nichtgestationellen vom gestationellen Choriokarzinom ist angesichts unterschiedlicher Radio- und Chemosensibilität von erheblicher klinischer Bedeutung (DEHNER 1980). Entscheidungshilfen sind Erkrankungsalter und gewebliche Komposition der Geschwülste. Gestationelle Choriokarzinome mit sekundärer Manifestation im Ovar finden sich überwiegend im Reproduktionsalter (PATTON u. GOLDSTEIN 1973; BENJAMIN u. RORAT 1978; PEREZ-VERIDIANO et al. 1980). Prämenarchal und postmenopausal auftretende Tumoren sind überwiegend primäre nichtgestationelle Ovarialgeschwülste (GERBIE et al. 1975; FOX u. LANGLEY 1976a). Den entscheidenden Hinweis auf die nichtgestationelle Histogenese gibt die Assoziation mit anderen (teratoiden) Strukturkomponenten.

Makroskopie: Makroskopisch handelt es sich um zumeist unilaterale solide, von Einblutungen durchsetzte Geschwülste. Die Beimischung teratoider Strukturen variiert das makroskopische Erscheinungsbild.

Mikroskopie: Mikroskopisch zeigt das Choriokarzinom die charakteristische Unterteilung in synzytiale und zytotrophoblastische Elemente. Der Zytotrophoblast besteht aus relativ gleichförmigen hellen, rund, oval oder polygonal geformten Zellen mit deutlichen Zellgrenzen (Abb. 178). Die runden, mittelständigen und hyperchromatischen Zellkerne enthalten deutliche Nukleolen. Mitosen sind häufig. Die synzytiotrophoblastischen Zellen sind voluminös, unregelmäßig begrenzt, häufig elongiert. Das Zytoplasma ist basophil und grob vakuolisiert (Abb. 179). Die Zellen enthalten mehrere hyperchromatische irregulär geformte Kerne. Die synzytiotrophoblastischen Zellen liegen meist in der Peripherie zytotrophoblastischer Zellkomplexe. Massive Hämorrhagien und hämorrhagische Nekrosen erschweren die feingewebliche Diagnostik. Nach dem Ergebnis elektronenmikroskopischer und immunhistochemischer Untersuchungen sind die synzytiotrophoblastischen Zellen wie im normalen Trophoblastepithel die Produktionsorte des β-hCGs (PIERCE u. MIDGLEY 1963).

Die Mehrzahl der ovariellen Choriokarzinome ist mit anderen malignen Keimzelltumoren assoziiert (Dysgerminom, endodermaler Sinustumor, embryonales Karzinome, unreifes Teratom).

Klinische Aspekte: Die endokrine Aktivität bestimmt das klinische Erscheinungsbild des Choriokarzinoms. Die Symptomatik ist vom Lebensalter abhängig. Im Kindesalter bewirkt die pathologische β-hCG-Produktion Symptome einer isosexuellen Pubertas praecox mit vorzeitiger Entwicklung der Mammae, der Schambehaarung und mit Genitalblutungen. Im Reproduktionsalter kann die klinische Symptomatik eine Extrauteringravidität vortäuschen. Bei postmenopausalen Frauen kommt es unter der Wirkung des β-hCGs zu uterinen Blutungen, zur Vergrößerung der Mammae in Verbindung mit Mastodynien und gelegentlich Galaktorrhoe.

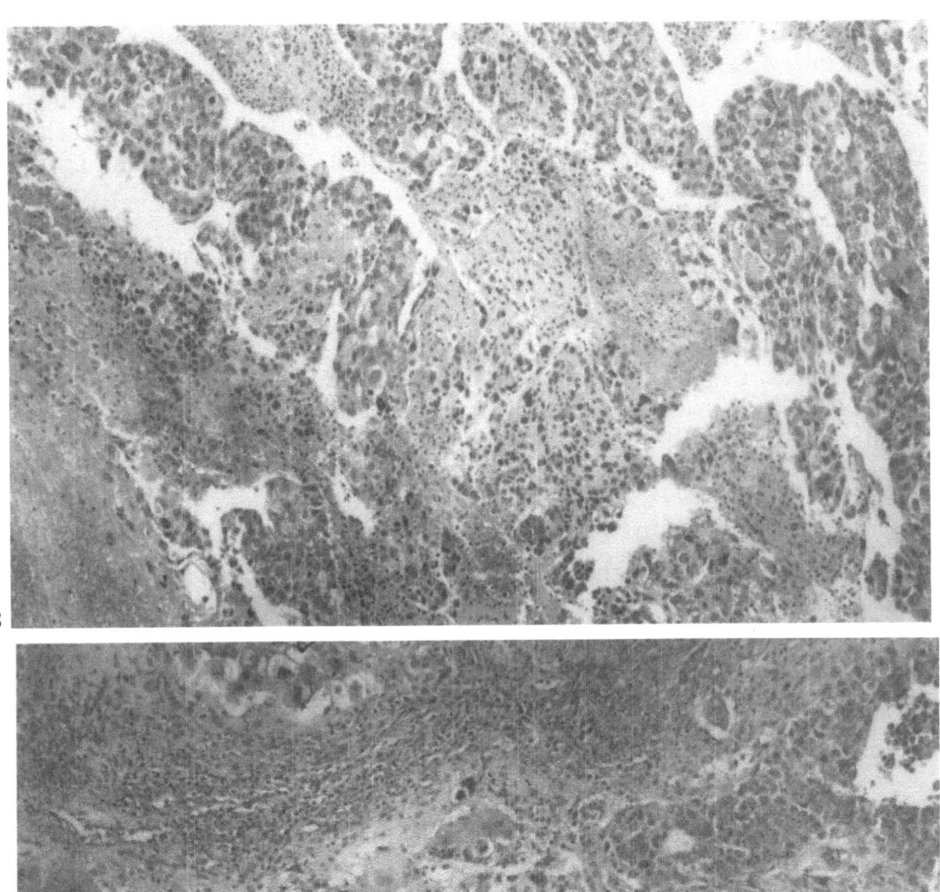

178

179

Abb. 178. Choriokarzinom mit Dominanz atypischer Cytotrophoblastzellen

Abb. 179. Nicht-gestationelles Choriokarzinom des Ovars

Durch den Nachweis pathologischer β-hCG-Spiegel im Serum können u.U. gestationelle wie nichtgestationelle Choriokarzinome in relativ frühen Stadien erkannt werden. Die vorrangige klinische Bedeutung der quantitativen Serum-β-hCG-Bestimmung liegt aber in der posttherapeutischen Verlaufskontrolle (Monitoring).

Ein primär negativer β-hCG Spiegel wie auch ein posttherapeutisch zur Norm absinkender Spiegel schließen aber eine Tumorprogredienz oder Metastasierung nicht aus. Dies gilt insbesondere für Choriokarzinome mit Komponenten anderer maligner Keimzellgeschwülste. Die Ausbreitung der in der Regel rasch wachsenden Tumoren erfolgt intraperitoneal, lymphogen und hämatogen. Lungen, Skelettsystem, Gehirn und Vulva-Vaginal-Bereich sind bevorzugte Metastasierungsorte.

Im Gegensatz zum gestationellen Choriokarzinom ist die systemische Chemotherapie – insbesondere die Behandlung mit Folsäureantagonisten (Methotrexat) – bei den nichtgestationellen Trophoblasttumoren wenig effektiv. Möglicherweise ist es weniger die fehlende Chemosensibilität der malignen trophoblastischen Strukturen als die Chemoresistenz der begleitenden malignen Keimzellstrukturen, die für die mangelnde Wirksamkeit der Methotrexattherapie beim nichtgestationellen Choriokarzinom verantwortlich ist (Wider et al. 1969; Gerbie et al. 1975).

12.5.6 Teratome

Ovarielle Teratome enthalten unreife (embryonale) oder reife Derivate der 3 Keimblätter (Endoderm, Mesoderm, Ektoderm) in unterschiedlicher Komposition. Zirka 99% der ovariellen Teratome sind reife zystische Teratome (Teratomata adulta, Dermoidzysten). Sie treten in allen Altersgruppen auf. Im Kindesalter sind sie die häufigste Ovarialgeschwulst, jenseits des 60. Lebensjahres Raritäten. Tabelle 11 zeigt die histologische Subklassifikation der Ovarialteratome.

Histogenese: Über die Entstehung gibt es zahlreiche Theorien. Als Matrixzellen kommen totipotente Primordialeier wie auch postmeiotische Oozyten und sequestrierte Blastomeren („incomplete twinning“) in Betracht. Die monströse parthenogenetische Entwicklung setzt eine Chromosomenduplikation in haploiden Keimzellen oder die Fusion haploider Zellen voraus. Für die Entstehung extragonadaler Teratome wird die Möglichkeit der Derepression totipotenter genetischer Information in somatischen Zellen diskutiert. Für die Keimzelltheorie sprechen zytogenetische Untersuchungen und tierexperimentelle Beobachtungen wie auch die anatomische Verteilung der Geschwülste, die der Migrationsbahn der primordialen Keimzellen vom Dottersack zur primitiven Gonade folgt. Extragonadale Teratome finden sich dementsprechend meist nahe der Körpermittellinie intrakranial, mediastinal, intra-/retroperitoneal und sakrokokzygeal (Bagg 1936; Carleton et al. 1953). Benigne Ovarialteratome zeigen immer normalen weiblichen Karyotyp 46 XX (Linder et al. 1975).

12.5.6.1 Reife Teratome

Die Geschwülste enthalten ausschließlich ausdifferenzierte Gewebe. Solide und zystische Tumoren sind zu unterscheiden. Die makroskopische Unterteilung präjudiziert keine Unterschiede in der Dignität (Peterson 1957).

Zystische Teratome (Dermoidzysten) machen 10–20% aller gutartigen Ovarialtumoren aus. Es besteht keine Seitenpräferenz. Bilateralität findet sich in 8–15%.

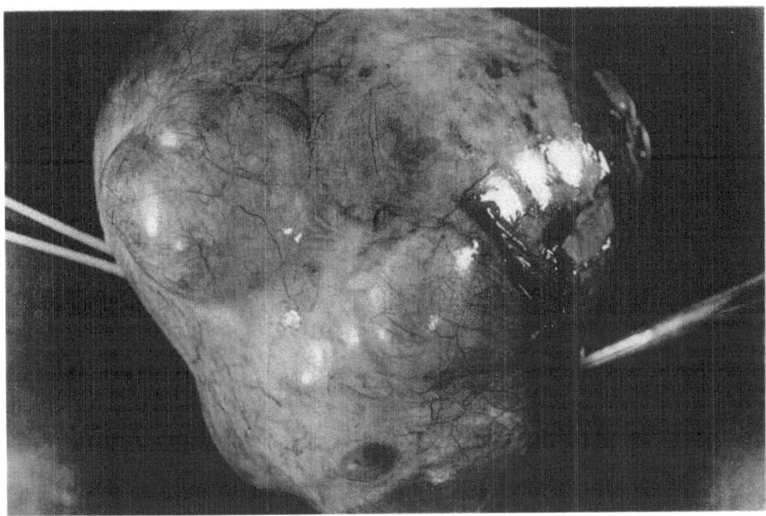

Abb. 180. Zystisches Teratom des Ovars

Solide Teratome zählen zu den seltenen Neubildungen des Ovars. Bilateralität besteht in 10–15% der Fälle. Das biologische Verhalten wird von der Art der geweblichen Komponenten, insbesondere vom Anteil unreifer Elemente bestimmt.

12.5.6.2 Zystische Teratome (Dermoidzysten, Dermoide)

Makroskopie: Die zystischen Teratome (Dermoidzysten) sind runde, kapsulär begrenzte gelblich durchscheinende Tumoren, die nur selten Durchmesser von mehr als 15 cm erreichen (Abb. 180). Der Zysteninhalt ist bei Körpertemperatur flüssig (ölig), bei Raumtemperatur gewinnt er rasch teigig-weiche Konsistenz. Nach Entleerung des talgartig, meist von Haaren durchsetzten Inhaltes wird ein in das Lumen vorspringender, mit Haaren besetzter Gewebszapfen sichtbar, die sog. Mamille (Rokitansky-Protuberanz). Im Gewebszapfen, seltener in der fibrösen Zystenwand können makroskopisch zystische, lipomatöse, knorpelige und knöcherne Einschlüsse, hirnartige Bestandteile wie auch komplette Zähne sichtbar sein.

Zystische Teratome enthalten reife Derivate einzelner oder aller 3 Keimblätter. Hauptbestandteil sind epidermale Strukturen mit den zugehörigen Anhangsgebilden (Schweiß- und Talgdrüsen, Haarfollikel) (Abb. 181, 182a, b). Weitere Bestandteile sind, geordnet in der Reihenfolge ihrer Häufigkeit:

- Fettgewebe und glatte Muskulatur (mehr als 50%),
- respiratorisches Epithel,
- peripheres Nervengewebe,
- apokrine Drüsen,
- Knochen und Zähne,
- Glia und Choroidalplexus (30–60%),

- Speicheldrüsen, Gastrointestinalepithel,
- Schilddrüsengewebe (ca. 30%),
- Retinaepithel, Thymus-, Pankreas-, Nieren-, Nebennierengewebe (ca. 5%) (Abb. 183, 184).

Die genannten Gewebe können in organoider Komposition auftreten bis hin zu fetiformen monströsen Gebilden (Homunculi) (Abbott et al. 1984).

Mikroskopie: Die für die Diagnose relevanten Gewebsanteile finden sich hauptsächlich im Dermoidzapfen. Die druckatrophe Kapsel ist meist frei von teratoiden Formationen. Übertritt von Zysteninhalt in das fibröse Kapselgewebe kann dort lipophage Vakuolisation, resorbierende Entzündung und Fremdkörperreaktion auslösen. Die zystische Kavität wird meist vollständig von regelrecht differenzierter Epidermis mit den typischen epidermalen Anhangsgebilden ausgekleidet. Andere teratoide Gewebskomponenten konzentrieren sich auf die soliden Tumorbereiche in der Umgebung der Rokitansky-Protuberanz.

Klinische Aspekte: Torsion, Ruptur und Infektion sind mögliche Komplikationen der Dermoidzysten.

Die Torsion ist eine relativ häufige, besonders in der Schwangerschaft und postpartal auftretende Komplikation. Sie ist nicht selten der akute Anlaß zur Entdeckung der Dermoide. Zirka 30% werden in der Gravidität diagnostiziert.

Spontane oder violente Ruptur wird in ca. 1% der Fälle beobachtet. Der Austritt des öligen keratinhaltigen Zysteninhaltes in die freie Bauchhöhle ruft dort

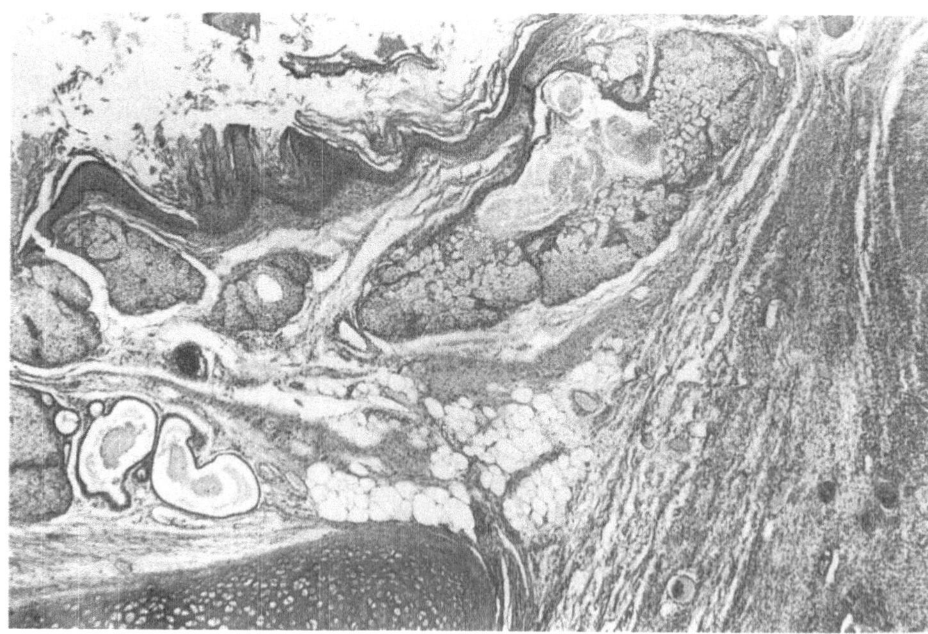

Abb. 181. Reifes Teratom (Teratoma adultum) mit ekto- und mesodermalen Gewebsderivaten

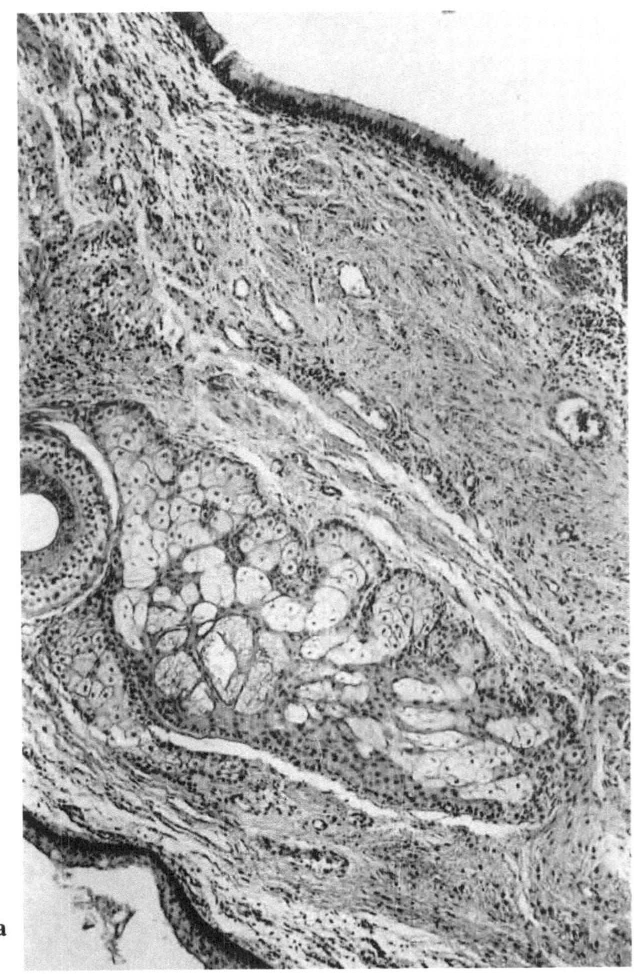

a

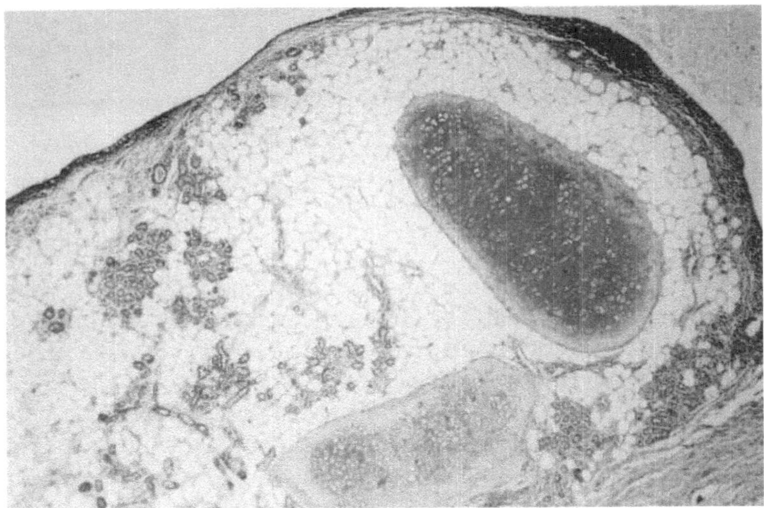

b

Abb. 182. **a** Reifes Teratom (Teratoma adultum, Dermoidzyste). **b** Reifes zystisches Teratom mit Knorpel und Speicheldrüsenfeldern

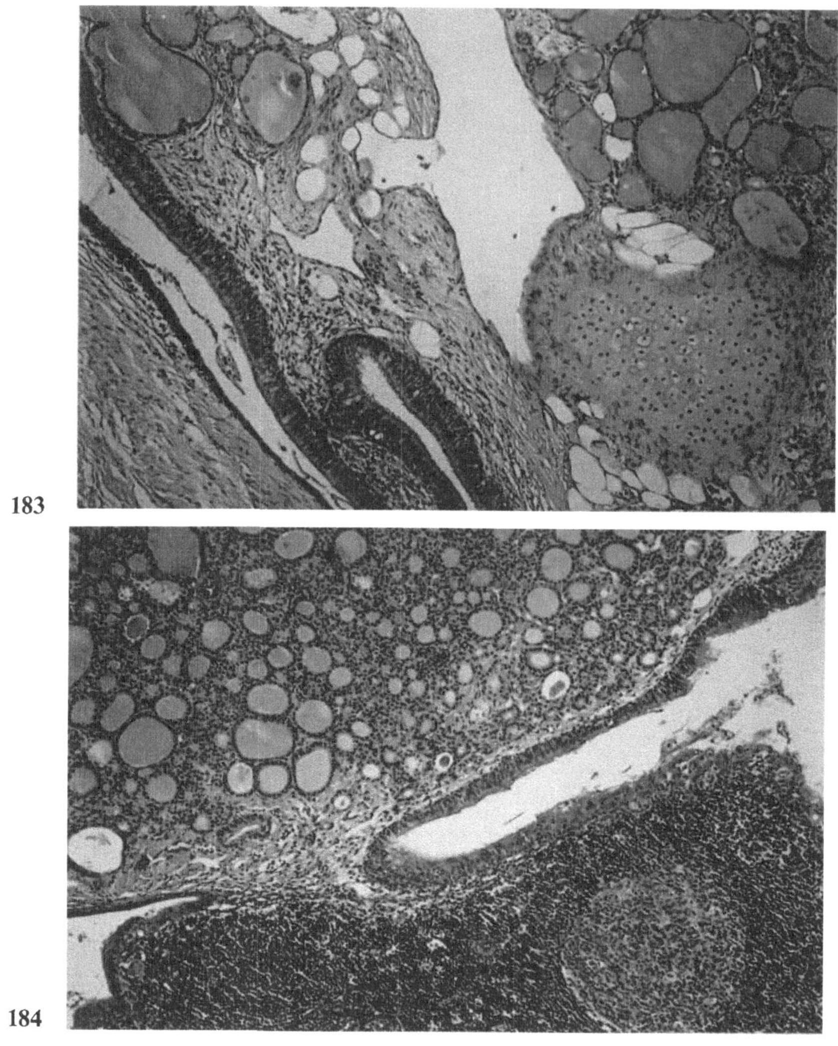

Abb. 183. Reifes Teratom mit Schilddrüsengewebe (Struma ovarii)

Abb. 184. Thyreoid- und lymphoretikuläres Gewebe in einem reifen zystischen Teratom des Ovars

eine aseptische, chronisch granulomatöse Peritonitis hervor, die in der Regel unter starker Narbenbildung ausheilt. Die Ruptur kann durch Verbreitung des Zysteninhaltes im Bauchraum sog. Implantationsmetastasen hervorrufen. Die gliomatöse Komponente der Dermoide ist besonders implantationsfähig.

Über diffuse peritoneale und omentale Melanosis im Gefolge der Ruptur benigner Dermoide mit melanotischen Gewebskomponenten berichten ALFONSO et al. (1962); LEE u. PONTIFEX (1975) sowie FUKUSHIMA et al. (1984 (Abb. 185).

Infektion der Dermoide, in der Regel durch E. coli, ist eine seltene Komplikation.

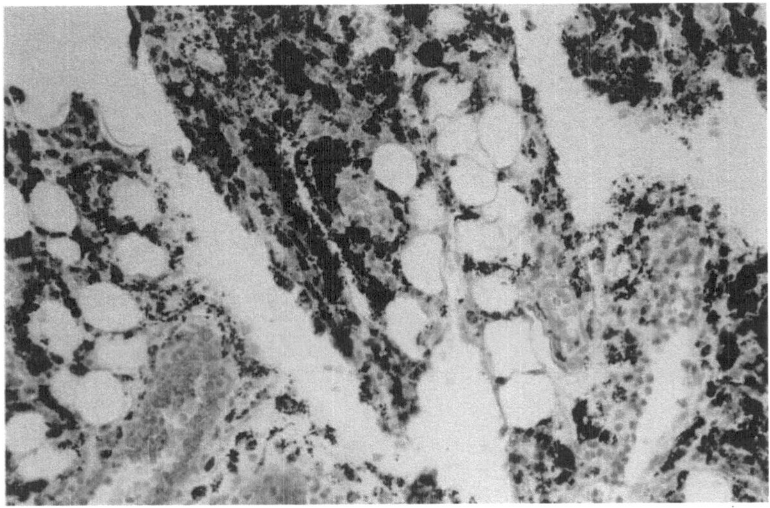

Abb. 185. Diffuse peritoneale Melanosis im Gefolge einer rupturierten Dermoidzyste

Die Therapie der reifen zystischen Teratome besteht in der Tumorexzision bzw. der hemilateralen Adnektomie.

12.5.6.3 Solide Teratome

Makroskopie: Die soliden Teratome sind glatte, knollige Geschwülste von fester Konsistenz und oft beachtlicher Größe. Sie entstehen fast ausschließlich unilateral. Die Schnittfläche ist gescheckt. Faserige und markig-hirnartige Areale sind zu unterscheiden; mikrozystische, knorpelige und knöcherne Einschlüsse sind gelegentlich nachweisbar. Hämorrhagien und Nekrosen sind beim reifen soliden Teratom seltener als bei den unreifen (embryonalen) Teratomen.

Mikroskopie: In den soliden Teratomen ist ausdifferenzierte Neuroglia das dominierende Element. Retinale, gastrointestinale und epidermale Strukturen sind häufig. Die reifen Derivate aller 3 Keimblätter finden sich in relativ geordneter organoider Komposition (Abb. 186–189, 190).

Klinische Aspekte: Solide Teratome finden sich überwiegend im Kindes- und Adoleszentenalter. Sorgfältige histologische Aufarbeitung der Tumoren zum Ausschluß unreifer (embryonaler) Anteile ist wichtige Voraussetzung für die Wahl der Therapie. Sofern bei der histologischen Untersuchung embryonale Bestandteile nicht nachzuweisen sind, ist konservierendes Vorgehen gerechtfertigt, d.h. über die operative Entfernung des Tumors hinaus (unilaterale Adnektomie) sind weitergehende radiologische oder zytostatische Maßnahmen nicht regelhaft indiziert. Verlaufsbeobachtungen zeigen auch bei Fällen mit intraabdominalen gliomatösen Metastasen (Gliomatosis peritonei) im allgemeinen einen klinisch gutartigen Verlauf (Peterson 1956; Fortt u. Mathie 1969; Robboy u. Scully 1970; Wisniewski u. Deppisch 1973; Nogales et al. 1976; Mitze u. Wagner 1986;

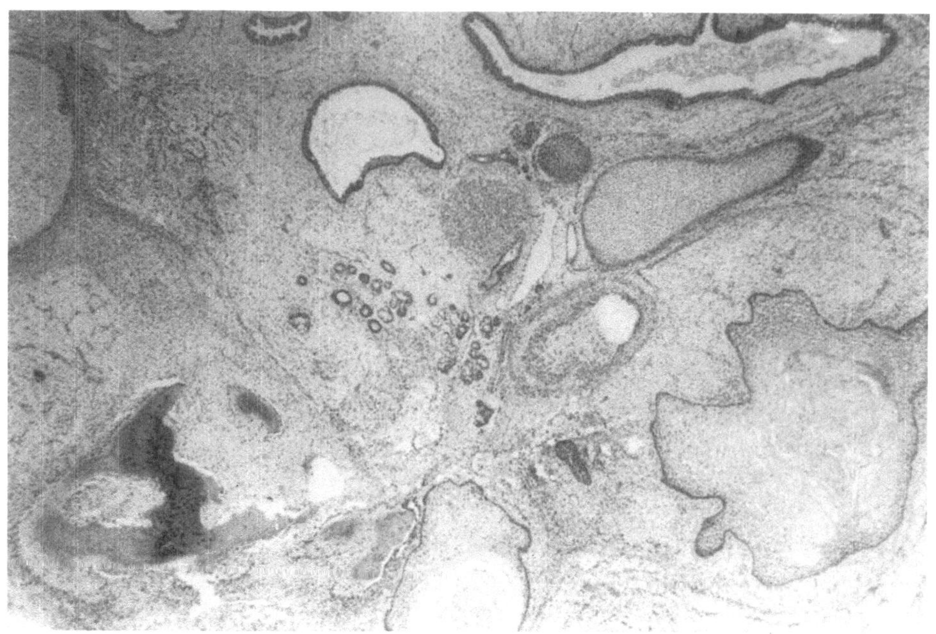

Abb. 186. Solides Teratom mit Gewebsderivaten aller 3 Keimblätter

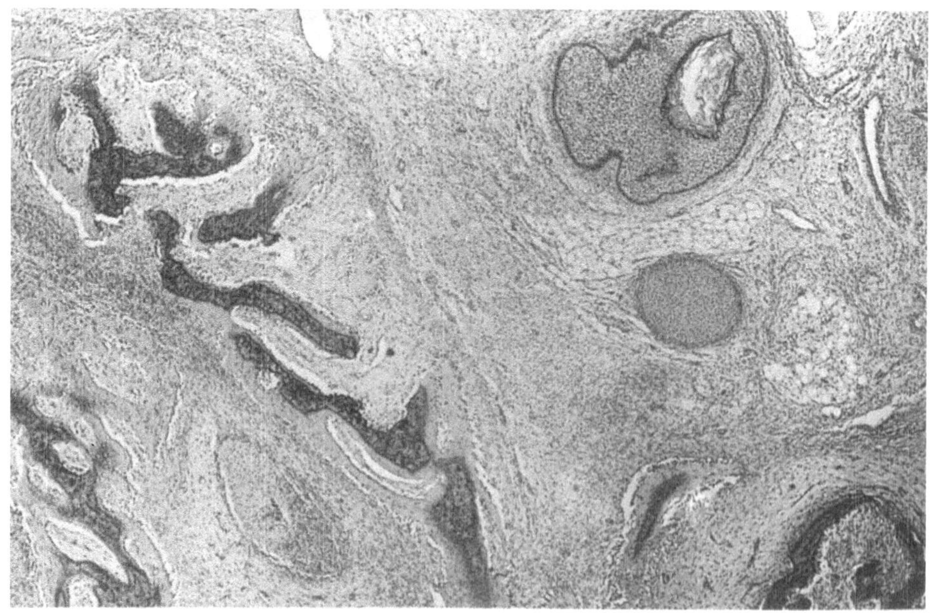

Abb. 187. Solides Teratom mit vorherrschend mesodermalen Anteilen

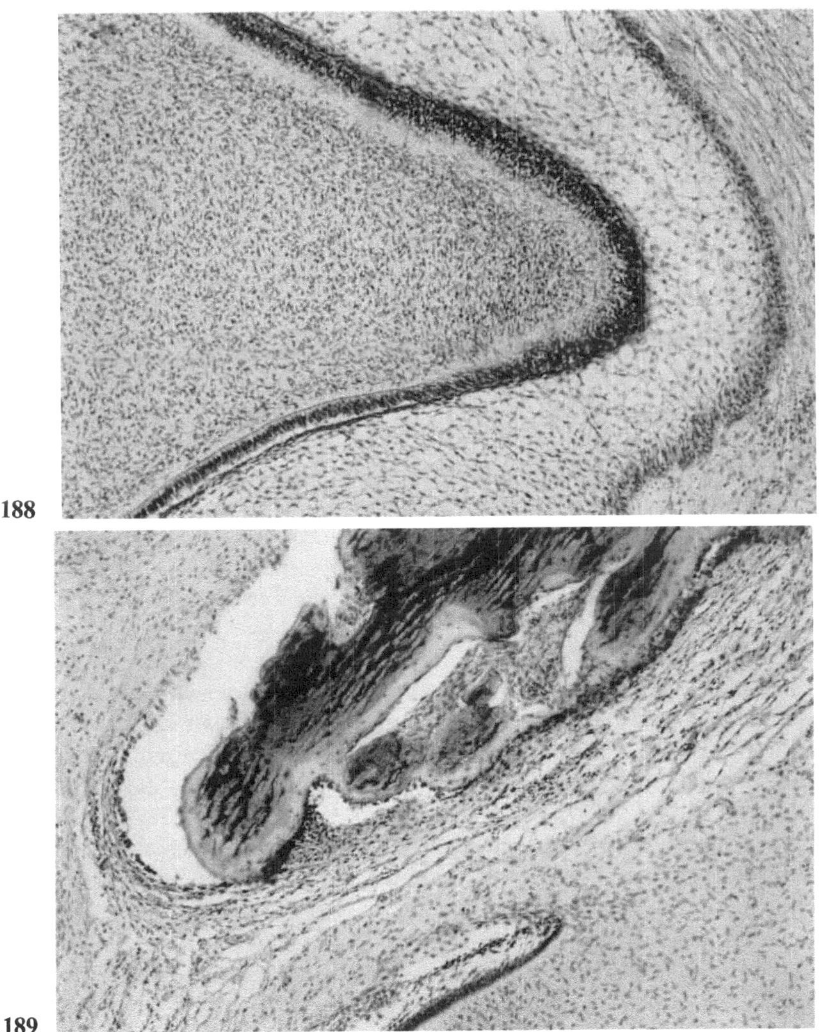

188

189

Abb. 188. Zahnanlage in einem soliden Teratom

Abb. 189. Chondro- und osteoide Anteile in einem soliden Teratom

HARMS et al. 1989) (Abb. 187b). Bei Vermischung mit unreifen embryonalen Strukturen sowie bei multifokaler neuroepithelialer Komponente im Tumor sollte die Geschwulst den unreifen Teratomen zugerechnet werden.

Metastasierte Tumoren mit unreifen teratoiden Strukturen haben trotz additiver Chemo- und Radiotherapie in der Regel eine ungünstige Prognose (PANTOJA et al. 1975; NORRIS et al. 1976).

Sekundäre maligne Transformation: In gutartigen zystischen wie soliden Teratomen ist sekundäre maligne Transformation einer oder mehrerer Gewebskomponenten möglich (PETERSON 1957; HERTIG u. GORE 1961; MALKASIAN et al.

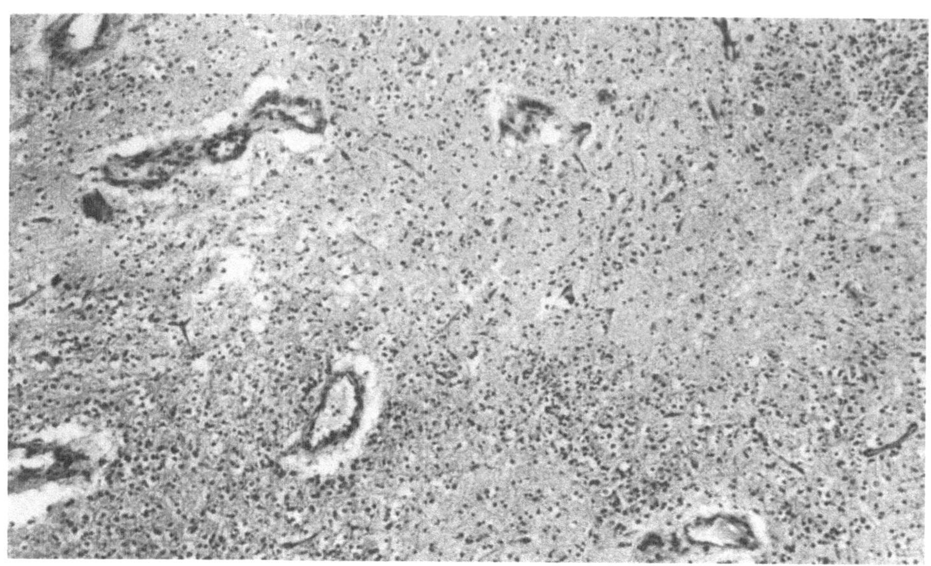

Abb. 190. Neuroglia in einem soliden Teratom

1965; CLIMIE u. HEATH 1968). Karzinomatöse Entartung der epidermalen Komponente ist weitaus häufiger (ca. 93%) als sarkomatöse Umwandlung mesenchymaler Bestandteile (ca. 7%). Unter den sekundären Karzinomen (Teratokarzinome) steht das Plattenepithelkarzinom mit 75–83% an erster Stelle (PETERSON 1957; CLIMIE u. HEATH 1968; PANTOJA et al. 1975; Genadry et al. 1979) (Abb. 191). Kasuistische Berichte betreffen intestinale Adenokarzinome, Talgdrüsenkarzinome, Basalzellkarzinome, Schilddrüsenkarzinome, maligne Melanome, kleinzellige solide Karzinome, Karzinoide, Leiomyo- und Chondrosarkome (MARCIAL ROJAS u. ARELLANO 1956; KELLEY u. SCULLY 1961; STRAUSS u. GATES 1964; CRONJE u. WOODRUFF 1981; BOUGHTON et al. 1987; CHUMAS u. SCULLY 1991).

Das entartete Teratom breitet sich vorwiegend per continuitatem aus. Hämatogene und lymphogene Metastasierung sind selten. Die Prognose ist schlecht. Strahlen- und Chemotherapie sind wenig effektiv. Die 5-Jahres-Überlebensrate liegt bei 15%.

Sekundäre Verkrebsung ist zu unterscheiden von Mischgeschwülsten, die aus der Kombination reifer Teratome mit Dysgerminomen, endodermalen Sinustumoren, unreifen embryonalen Teratomen und Choriokarzinomen bestehen (gemischte maligne Keimzelltumoren).

12.5.6.4 Unreife Teratome

Nur ca. 1% der Ovarialteratome sind den unreifen (embryonalen) Tumoren zuzurechnen. Sie entwickeln sich überwiegend unilateral. In ca. 10% sind sie kombiniert mit kontralateralen benignen zystischen Teratomen (WISNIEWSKI u. DEPPISCH 1973; NOGALES et al. 1976; NORRIS et al. 1976; YANAI-INBAR u. SCULLY 1987). Kindes- und Adoleszentenalter sind bevorzugt betroffen.

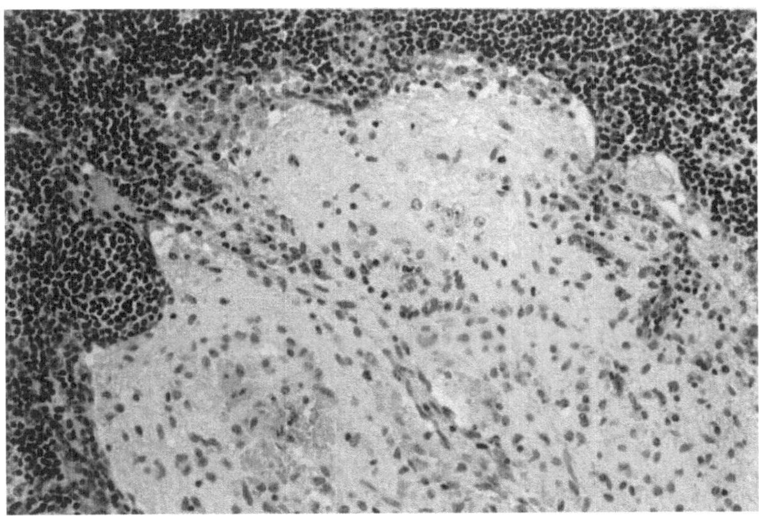

Abb. 191. Gliomatöse Lymphknotenmetastase bei solidem Teratom

Makroskopie: Makroskopisch handelt es sich bei den unreifen Teratomen um überwiegend solide, teils auch zystische und kapsulär begrenzte Geschwülste. Im Gegensatz zu den reifen soliden oder zystischen Teratomen sind Kapseldurchbrüche mit Adhäsionen zu den Nachbarorganen oder Infiltration angrenzender Strukturen häufig zu finden. Die Schnittfläche der Tumoren bietet ein buntes Bild. Die soliden, oft gelappten Anteile zeigen unterschiedliche Färbung (Abb. 192). Die zystischen Anteile enthalten seröse, muzinöse oder gelierte Flüssigkeit. Kartilaginäre oder ossäre Komponenten geben bereits makroskopisch Hinweise auf den teratoiden Charakter der Geschwulst.

Mikroskopie: Mikroskopisch findet sich eine wirre Komposition unreifer (embryonaler) Derivate aller 3 Keimblätter, oft untermischt mit ausgereiften Elementen, nicht selten auch kombiniert mit anderen malignen Keimzellgeschwülsten. In ca. 25% der Fälle sind die unreifen Teratome mit einfachen Dermoidzysten kombiniert (Yanai-Inrar u. Scully 1987). Vorherrschend sind im allgemeinen unreife ektodermale (Epidermis, Talg- und Schweißdrüsen, Haare) und neuroektodermale (Neuroepithel, Glia, Ganglien, Nervenfasern, Choroidalplexus, ependymale Strukturen) Gewebskomponenten (Abb. 193, 194). Endodermale Strukturen werden von Gastrointestinal- und Bronchialepithel repräsentiert. Mesodermale Anteile bestehen aus fibrösem Bindegewebe, Knorpel, Knochen, glatten Muskelzellen und lymphoidem Gewebe.

Immunhistochemisch exprimieren die verschiedenen Anteile der Teratome das für die betreffenden Strukturkomponenten typische Intermediärfilamentmuster. So ist auch in undifferenzierten Formen neurale Differenzierung durch den Nachweis von GFAP („glial fibrillary acidic protein") erkennbar (Haugen u. Taylor 1984). In epidermalen Gewebskomponenten lassen sich verschiedene Zytokeratinmuster unterscheiden. In histologisch reif erscheinenden epidermalen Strukturen konnten Czernobilsky et al. (1989) immunhistochemisch sowohl

Keratinmuster des adulten wie des embryonalen Typs nachweisen, d.h. der molekularbiologische Differenzierungsgrad entspricht nicht immer dem histologischen Reifegrad. Onkofetale Antigene sind nur ausnahmsweise in Teratomen zu

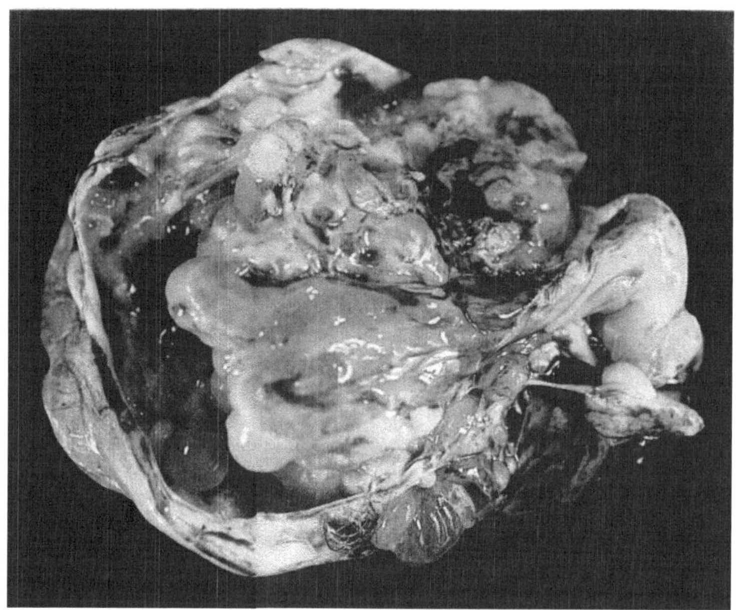

Abb. 192. Solides Teratom

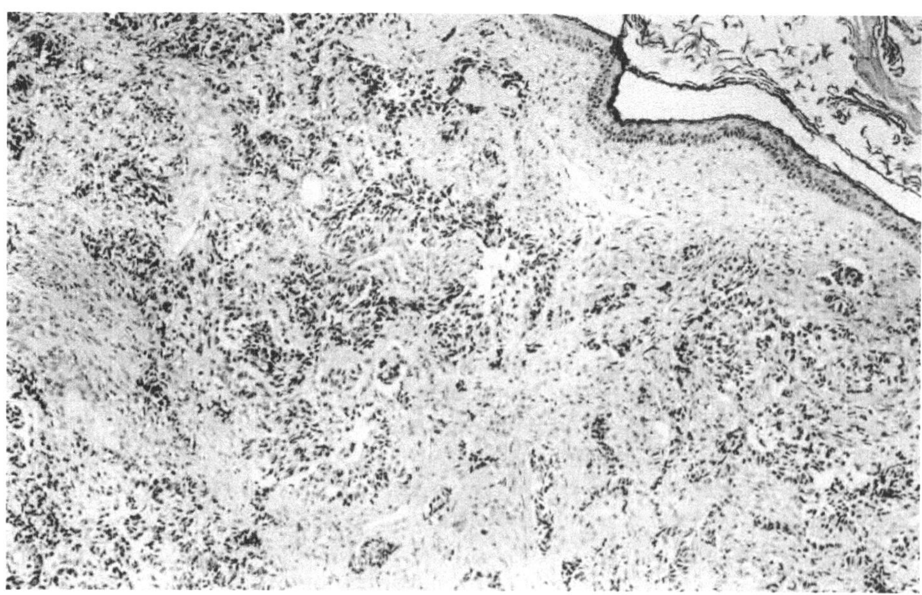

Abb. 193. Undifferenziertes Karzinom auf dem Boden einer Dermoidzyste (Teratokarzinom)

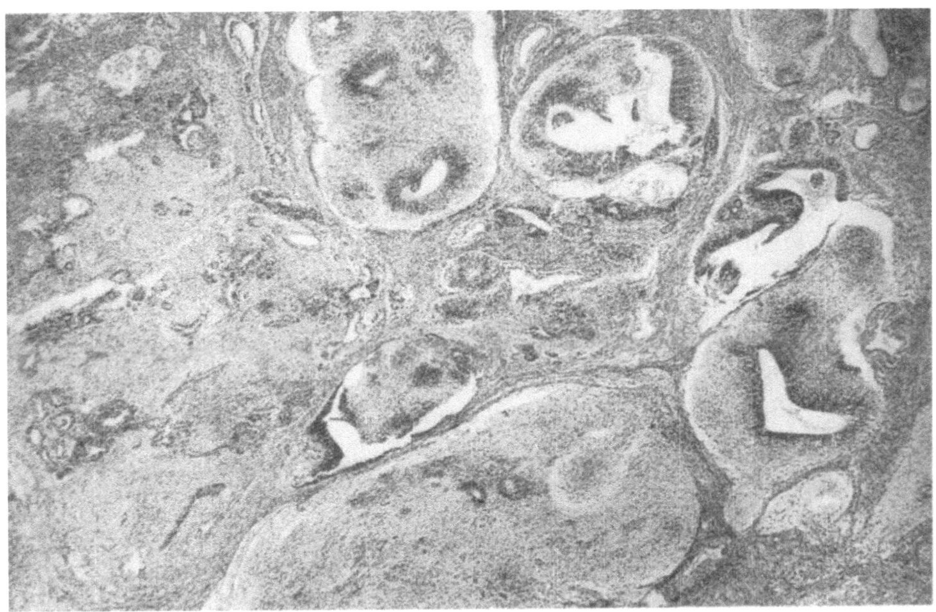

Abb. 194. Unreifes Teratom mit Dominanz neuroektodermaler Strukturen

Tabelle 11. Histologisches Grading bei soliden Teratomen (nach THURLBECK u. SCULLY 1960)

Grad 0	Ausschließlich reife Gewebe; keine mitotische Aktivität
Grad 1	Fokal abnorme oder embryonale Gewebe untermischt mit reifen Elementen; leichte mitotische Aktivität
Grad 2	Embryonale Gewebe in mäßiger Menge untermischt mit reifen Elementen; mäßig starke mitotische Aktivität
Grad 3	Ausgedehnte Anteile von embryonalen Geweben; hohe mitotische Aktivität

finden. BURUS et al. (1985) konnten in zwei unreifen Teratomen AFP immunhistochemisch innerhalb verschiedener endo- und ektodermaler Gewebsderivate lokalisieren. Im allgemeinen zeigt der gewebliche Reifegrad relativ gute Korrelation zur Prognose. Von THURLBECK u. SCULLY (1960), NORRIS et al. (1976) sowie STEEPER u. MUKAI (1984) stammen Vorschläge für ein histologisches Grading der unreifen Teratome (Tabelle 11). Den neuroepithelialen und den verschiedenen mesenchymalen Strukturen kommt beim Grading die größte prognostische Bedeutung zu (NOGALES 1987).

Klinische Aspekte: Die unreifen Teratome sind hochmaligne, peritoneal, lymphogen und hämatogen metastasierende Geschwülste, die angesichts der uncharakteristischen Symptome bei den meist jugendlichen Patienten relativ spät erkannt werden. Unklare Abdominalbeschwerden bestimmen das klinische Bild. Endokrine Manifestationen finden sich nur in Mischtumoren.

Die Behandlung entspricht bei Tumoren der Malignitätsgrade II und III der der anderen malignen Keimzelltumoren des Ovars. Die Tumoren sind wenig strahlenempfindlich. Fortschritte in der Chemotherapie haben die kurativen Chancen bei den früher infausten unreifen malignen Teratomen verbessert (EINHORN u. DONOHUE 1977; CANGIR et al. 1978; CURRY et al. 1978; PIVER u. LURAIN 1979; GERSHENSON et al. 1985; EINHORN 1986; GÖBEL et al. 1986).

MOUNT u. NORRIS (1982) empfehlen bei Teratomen vom histologischen Malignitätsgrad II und III auch im klinischen Stadium I eine adjuvante Chemotherapie.

12.5.6.5 Monodermale Teratome

Monodermale Teratome sind Keimzellgeschwülste, die lediglich *eine* ausdifferenzierte Gewebskomponente enthalten. Die Struma ovarii ist der bekannteste Vertreter dieser Gruppe. Die Dominanz einer Gewebskomponente kann unter Verdrängung weiterer Gewebsderivate fälschlich den Eindruck eines monodermalen Teratoms hervorrufen. Bei monodermalen Teratomen mit epithelialer Differenzierung können differentialdiagnostische Schwierigkeiten in der Abgrenzung gegenüber den geläufigen epithelialen Tumoren des Ovars („common epithelial tumors") auftreten. Dies gilt besonders für schleimbildende Geschwülste. Nach Fox et al. (1964) bilden die muzinösen Geschwülste des Ovars eine heterogene Gruppe aus histogenetisch differenten epithelialen (zölomatischen) und teratogenen (endodermalen) Tumoren. Im Gegensatz zum zervikalen Schleimhauttyp der Müller-Zystome und -Zystadenome zeigen die teratogenen (endodermalen) Schleimzysten eine intestinale Differenzierung der Zellen mit Einschluß argyrophiler neuroendokriner Zellen, gelegentlich auch Paneth-Zellen. Nach dem Ergebnis immunhistochemischer Untersuchungen über die Verteilung neuroendokriner Zellen in normalen Epithelien und Tumoren des weiblichen Genitale ist eine derartige strikte duale Unterteilung unwahrscheinlich. SPORRONG et al. (1981) sowie SASAKI et al. (1989) finden neurosekretorische Zellen in ca. 30% der muzinösen Zystome, Zystadenokarzinome und Borderlinetumoren, in geringerer Frequenz aber auch in serösen Müller-Geschwülsten und Klarzelltumoren des Ovars. Immunhistochemisch wurden Serotonin, Somatostatin, Gastrin, pankreatisches Polypeptid, Wachstumshormon-RH, neuronspezifische Enolase und Chromogranin A in den argyrophilen Zellen der Tumoren nachgewiesen.

Seltene Exemplare monodermale Teratome sind epidermoidale Zysten ohne adnexale Strukturen, ovarielle Talgdrüsentumoren (STRAUSS u. GATES 1964), retinale Melanome (KING et al. 1985) und Teratome mit ausschließlich homologen neurogenen Strukturen (AGUIRRE u. SCULLY 1982; SPAUN u. RIX 1990; SELVAGGI 1992).

12.5.6.6 Struma ovarii

Schilddrüsengewebe ist mit 5–20% ein relativ häufiger Bestandteil der zystischen oder soliden Teratome. Der Begriff der Struma ovarii sollte nur

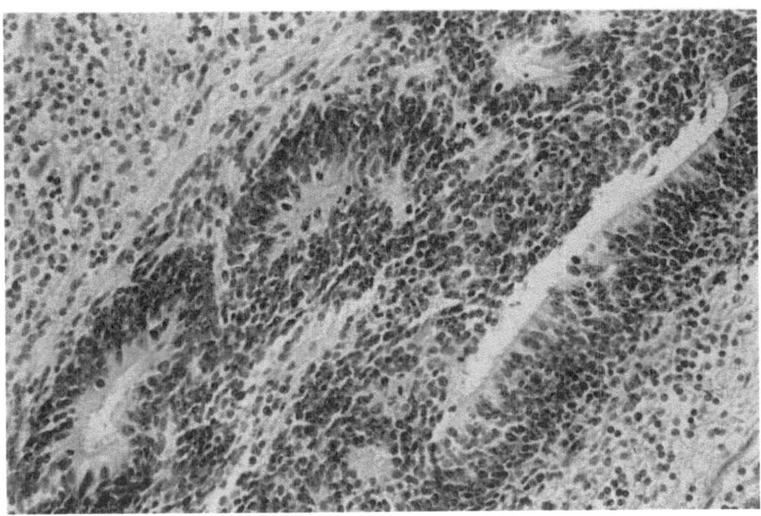

Abb. 195. Unreifes Teratom. Neuroepitheliale Strukturen mit Mitosen

Geschwülsten vorbehalten bleiben, die ausschließlich oder überwiegend aus Schilddrüsengewebe bestehen. Das trifft für ca. 3% der reifen Teratome zu.

Makroskopie: Die meist unilateralen Tumoren sind selten größer als 10 cm. Die Oberfläche ist glatt. Der Anschnitt zeigt die für Schilddrüsengewebe typische kompartimentierte kolloid-granuläre Struktur von gelbbrauner Färbung. Größere Geschwülste enthalten meist hämorrhagisch-nekrotische Areale. Begleitender Aszites ist möglich und kein Indikator maligner Entartung.

Mikroskopie: Histologisch finden sich dicht beieinanderliegende kolloidgefüllte Azini von unterschiedlicher Größe (Abb. 195). Das Kolloid ist eosinophil und PAS-positiv. Die Azini sind von einem einschichtigen kubischen, selten auch einfach zylindrischen Epithel ausgekleidet, das stärker proliferierende adenomatöse oder papilläre Areale aufweisen kann.

Die reine Form der Struma ovarii findet sich in weniger als 50% der Fälle (Abb. 196). Mischformen enthalten andere reife Gewebsderivate in unterschiedlicher Komposition. Über die Kombination mit hochdifferenzierten papillären Karzinomen berichten Nieminen et al. (1964) sowie Woodruff et al. (1966).

Klinische Aspekte: Die Struma ovarii verursacht keine spezifischen Symptome. In Einzelfällen beobachtete thyreotoxische Phänomene konnten kausal nicht eindeutig dem ektopischen Schilddrüsengewebe angelastet werden. Offenbar unterliegt das ektopische Parenchym den gleichen Regulationsmechanismen wie das der Gl. thyreoidea.

Das Verhalten der Tumoren ist gutartig. Karzinomatöse Entartung ist möglich. Allein gestützt auf das histomorphologische Bild ist die Diagnose einer sekundären Entartung zum follikulären oder papillären Karzinom schwierig. Beweisend sind nur metastasierte Fälle. Differentialdiagnostisch ist gegen die sekundär entartete Struma, vor allem das strumale Karzinoid abzugrenzen.

12.5.6.7 Karzinoide

Primäre Karzinoide des Ovars können in reiner Form als monodermale Variante eines reifen Teratoms (Dermoidzyste) oder vermischt mit anderen teratoiden Gewebskomponenten auftreten (Robboy et al. 1975; Fox u. Langley 1976b; Scully 1979; Talerman 1984). Im Gegensatz zum metastatischen Karzinoid findet sich das primäre fast ausschließlich unilateral. Die Altersverteilung entspricht der des reifen Teratoms. Das Perimenopausalalter ist bevorzugt.

Makroskopisch handelt es sich um solide, in Kombinationsfällen auch zystisch aufgebaute Tumoren von variabler Größe. Die Schnittfläche ist braun, gelblich oder grau gefärbt. Die Geschwülste sind äußerlich glatt und kapsulär begrenzt.

Mikroskopisch sind 3 Haupttypen zu unterscheiden:

Der *insuläre* Typ entspricht strukturell den Karzinoiden der Mitteldarmderivate (Jejunum, Ileum, Appendix). Er besteht aus soliden und azinären Komplexen von polygonalen Zellen mit runden oder auch ovalen, zentral gelegenen hyperchromatischen Kernen. Das baso- und amphophile Zytoplasma enthält infranukleär oder über die Zelle verteilt rotbraune argentaffine Granula (Abb. 197–199).

Der *trabekuläre* Typ entspricht strukturell den Karzinoiden der Vorderdarmderivate (Magen, Duodenum, Thymus, Bronchus). Er wächst in gewundenen und

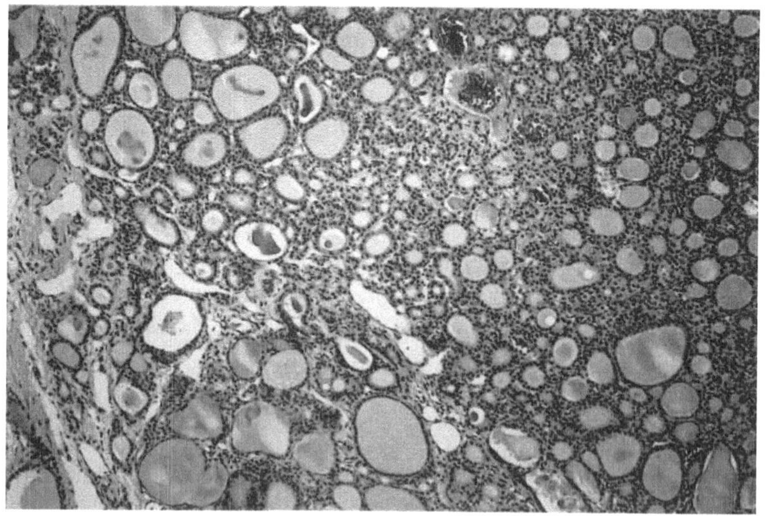

Abb. 196. Struma ovarii

Abb. 197. Insuläres Karzinoid des Ovars, Übersicht

Abb. 198. Insuläres Karzinoid des Ovars. Solide azinäre Zellformationen, gleichförmiger Zelltyp

Abb. 199. Karzinoid des Ovars. Immunhistochemischer Chromogranin-Nachweis

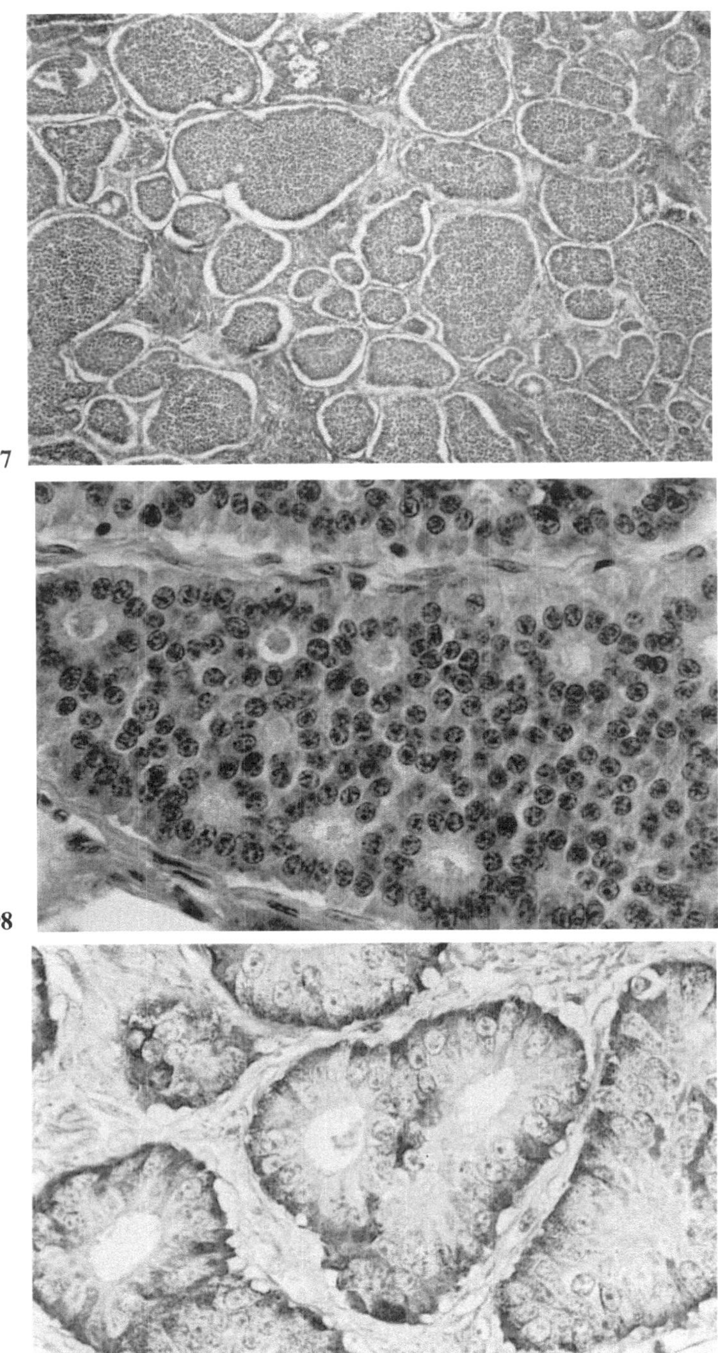
197
198
199

verzweigten Bändern, die in einem dichten Bindegewebe liegen (Abb. 200). Die Trabekel bestehen zumeist aus nur einer Lage zylindrischer Zellen, die parallel zur Längsachse aneinandergereiht sind. Die Zellkerne sind länglich oder ovoid. Das Chromatin ist feingranulär oder leicht vergröbert. Mitosen sind selten. Das Zytoplasma kann, wie im insulären Typ, argentaffine Granula enthalten. Ultramikroskopisch entsprechen die Körnchen den neurosekretorischen Granula des APUD-Zellsystems. der „Kern" der Granula ist elektronendicht und – umgeben von einem schmalen Aufhellungshof – in eine unilaminäre Hüllmembran eingeschlossen. Chromaffinität, Argentaffinität, Diazotierbarkeit und Fluoreszenz beruhen auf dem Serotoningehalt der Granula. Der Direktnachweis von 5-Hydroxytryptamin (Serotonin) ist immunhistochemisch möglich. Gegenüber dem insulären Typ zeigen die neurosekretorischen Granula im trabekulären Karzinoid stärkere Homogenität und Gleichförmigkeit (TALERMAN u. OKAGAKI 1985).

Der *muzinöse* Typ ist mit ca. 6% eine seltene Variante der ovariellen Karzinoide (TALERMAN 1984). Histologisch besteht er aus englumigen glandulären und azinären Strukturen, die von muzinösen Zellen des intestinalen Typs oder Siegelringzellen ausgekleidet sind. Sekretübertritt führt zu Schleimseen im lockeren oder fibrösen Zwischengewebe der Tumoren. Neurosekretgranula sind in unterschiedlicher Zahl nachweisbar. WOLPERT et al. (1989) fanden immunhistochemisch eine positive Reaktion auf Chromogranin und pankreatisches Polypeptid.

TALERMAN (1984) konnte Serotonin und Gastrin in den Granula nachweisen. Differentialdiagnostisch ist die Abgrenzung gegenüber den geläufigen muzinösen Karzinomen und von den in der Regel bilateralen metastatischen Krukenberg-Tumoren schwierig. Zirka 25% der typischen muzinösen Ovarialtumoren enthalten neurosekretorische Zellen. HIRSCHFELD et al. (1985) sowie HOOD et al. (1986) berichten über bilaterale Ovarialmetastasen eines muzinösen Karzinoids der Appendix, die klinisch und histologisch als Krukenberg-Tumoren imponierten.

Die Prognose des muzinösen Karzinoids ist offenbar schlechter als die der insulären und trabekulären Formen (TALERMAN 1982, 1984, ALENGHA et al. 1986).

Klinische Aspekte: Die Symptomatik ist beim primären Karzinoid des Ovars in der Mehrzahl der Fälle uncharakteristisch. Das sog. Karzinoidsyndrom ist in ca. einem Drittel der Fälle vorwiegend bei perimenopausalen Frauen zu beobachten. Hauptsymptom des Karzinoidsyndroms ist der Flush, oftmals verbunden mit Schmerzen, Hitzewallungen, Schwindelanfällen und Sehstörungen. Magen-Darm-Symptome beruhen auf der Steigerung von Peristaltik und Darmtonus sowie auf Abnahme von Menge und Azidität des Magensaftes durch Serotonin. Asthmatoide Anfälle und kurzdauernde Apnoen werden durch die konstriktorische Wirkung des Serotonins hervorgerufen. Der Symptomatik entsprechend finden sich erhöhte Konzentrationen von 5-Hydroxytryptamin (Serotonin) im Serum und erhöhte Werte von 5-Hydroxyindolessigsäure – dem Ausscheidungsprodukt des Serotonins – im Harn. Beim aktiven und metastasierten Karzinoid kann die 5-Hydroxyindolessigsäure-Ausscheidung Werte von mehr als 300 mg/24 h erreichen (normal: < 20 mg/24 h; weniger als 100 µmol/die).

Das insuläre Karzinoid ist der klassische endokrin aktive Subtyp. Tumoren unter 4 cm Größe sind in der Regel endokrin stumm, $^2/_3$ der über 7 cm großen

Tumoren zeigen die charakteristische klinische Symptomatik. Im Gegensatz zu den intestinalen Tumoren umgeht der venöse Abfluß beim ovariellen Karzinoid den Pfortaderkreislauf. Durch den Wegfall der inaktivierenden Funktion der Leber können dadurch schon relativ kleine aktive Tumoren des Ovars die typischen endokrinen Fernwirkungen verursachen.

Die Prognose des primären Ovarkarzinoids ist günstig. Metastasierte Formen sind beim muzinösen und insulären Typ vereinzelt und lediglich in einem Falle beim trabekulären Typ beobachtet worden (Robboy et al. 1977; Scully 1979; Sens et al. 1982; Talerman 1984). Die Therapie folgt bei lokalisierten Tumoren den Richtlinien der Behandlung semimaligner Geschwülste („tumors of low malignant potential").

12.5.6.8 Strumales Karzinoid

Das strumale Karzinoid ist eine von Scully (1970) als eigenständige Entität beschriebene Kombinationsgeschwulst aus Struma ovarii und Karzinoid. Beide Gewebskomponenten sind histologisch in einer Transitionalzone innig miteinander vermischt.

Die strumale Komponente zeigt die typische Struktur kolloidhaltiger Mikro- und Makrofollikel. Der Karzinoidanteil besteht aus trabekulär geordneten kubischen bis zylindrischen Zellen mit dichtstehenden elongierten hyperchromatischen Kernen (Robboy u. Scully 1980; Senterman et al. 1984). Seltener sind insuläre Zellkomplexe. Mitosen sind vorwiegend in den Karzinoidzellen zu finden. Neben den unterschiedlich weiten Follikeln der strumalen Komponente finden sich dicht stehende adenomatöse Areale in Assoziation mit trabekulären Zellformationen (Abb. 201). Grimelius- und Fontana-Masson-Versilberung zeigen argyrophile neuroendokrine Granula sowohl im follikulären wie auch trabekulären Kompartiment des Tumors. In Zellen der thyreoidalen Komponente ist immunhistochemisch Thyreoglobulin und Serotonin nachweisbar (Ueda et al. 1978; Greco et al. 1979; Ulbright et al. 1982; Senterman et al. 1984). Die Karzinoidzellen zeigen wie die in Karzinoiden des Darmtraktes und der Ovarien in unterschiedlicher Ausprägung immunhistochemisch positive Reaktion auf Kalzitonin, Somatostatin, prostataspezifische saure Phosphatase, Gastrin, Glukagon, Neurotensin, Substanz P, Enkephalin und pankreatisches Polypeptid (Sporrong et al. 1982; de Maurizi et al. 1983; Kimura et al. 1986).

Ultramikroskopisch enthält das Epithel der Follikel typische Follikelzellen mit apikalen Mikrovilli untermischt mit Zellen, die basale Neuroendokringranula und „dense bodies" einschließen. Einzelne Follikel sind von Zellen ausgekleidet, die strukturelle Analogien zu den parafollikulären C-Zellen aufweisen. Nach den immunhistochemischen Befunden und dem ultrastrukturellen Nachweis von Intermediärformen zwischen Follikel- und Karzinoidzellen handelt es sich beim strumalen Karzinoid offensichtlich um ein monophasisches Teratom mit unterschiedlicher Differenzierung einer gemeinsamen endodermalen Primordialzelle (Arhelger u. Kelly 1974; Hart u. Regezi 1978; Robboy u. Scully 1980; Kimura et al. 1980; de Maurizi et al. 1983; Morgan et al. 1985; Snyder u. Tavassoli 1986; Takubo et al. 1986).

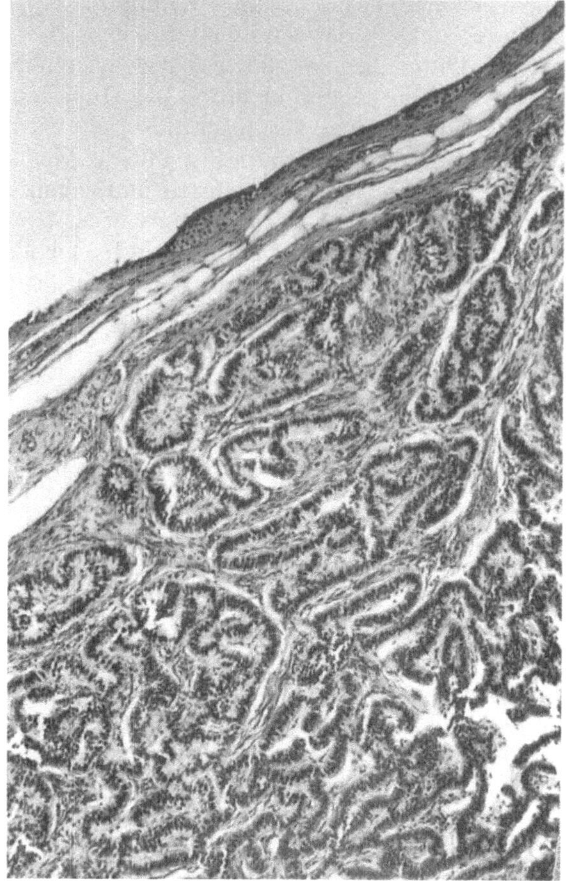

Abb. 200. Karzinoid des Ovars; trabekulärer Typ

Das strumale Karzinoid zeigt keine Alterspräferenzen und keine klinische Karzinoidsyndromatik. Lediglich in einem publizierten Fall ist ein begleitendes Karzinoidsyndrom beschrieben worden (ULBRIGHT et al. 1982). Die thyroidale Komponente des Tumors kann thyreotoxische Symptome hervorrufen (ROBBOY u. SCULLY 1980). Steroidale Aktivität ist in Form von Virilisation (DIKMAN u. TOKER 1971) und endometrialer Hyperplasie (ROBBOY u. SCULLY 1980) beobachtet worden.

Die Entdeckung der Tumoren ist zumeist zufällig im Zuge der klinischen Abklärung nicht tumorspezifischer Symptome. Die Prognose ist gut.

12.5.6.9 Ependymome und Teratome mit ausschließlich neuroektodermalen Strukturen

Ependymome sind als Varianten monodermaler Teratome im Ovar wie auch in juxtaovarieller Lokalisation (Plica lata, Mesovar, Omentum) beschrieben worden (BELL et al. 1984; KLEINMAN et al. 1984; GRODY et al. 1985; SNEIGE et al. 1985).

Partielle ependymale Differenzierung kann eine unter anderen neuroektodermalen Differenzierungen in teratoiden Geschwülsten sein. Über Teratome mit ausschließlich primitiven neuroektodermalen Strukturen berichten AGUIERRE u. SCULLY (1982).

Die reinen Ependymome des Ovars und der Ligamente finden sich überwiegend bei jungen Frauen (25–38 Jahre).

Makroskopisch sind es – den Prototypen des zentralen Nervensystems entsprechend – teils zystische, teils papilläre und solide Tumoren mit rötlicher oder rötlich-brauner Tingierung der Schnittfläche.

Mikroskopisch finden sich die typischen perivaskulären Pseudorosetten (gliovaskuläre Struktur) mit basalen fibrillären Ausläufern der zylindrischen Tumorzellen. Die antipodal geordneten Zellkerne sind oval und von nur mäßiger Atypie. Mitosen sind in nur geringer Zahl nachweisbar. Die Reaktion auf GFAP (glial fibrillary acidic protein) ist positiv. Die Tumoren können Psammomkörper einschließen.

Ependymome sind im allgemeinen langsam wachsende Geschwülste mit nur geringem Metastasierungspotential. In den drei von KLEINMAN et al. (1984) beschriebenen Ependymomen des Ovars zeigten zwei eine peritoneale Streuung. Eine der Patientinnen verstarb 6 Jahre nach Primärtherapie.

12.5.7 Kleinzellige (neuroendokrine) Karzinome

Extrapulmonale kleinzellige (neuroendokrine) Karzinome sind in verschiedenen parenchymatösen Organen beschrieben worden. Im Ovar wurden sie fast ausschließlich bei Adoleszentinnen und jungen Frauen gefunden (Durchschnittsalter 23 (9–44) Jahre: DICKERSIN et al. 1982, 1991; BERTONI et al. 1983; PATSNER et al. 1985; FORTUNE u. IRELAND 1986; YOUNG et al. 1987; ABELER et al. 1988; PRUETT et al. 1988). Ihre Histogenese ist ungeklärt. ABELER et al. (1988) ordnen sie als maligne Variante der Karzinoide den teratoiden Geschwülsten zu. ULBRIGHT et al. (1987) finden zytomorphologische Indizien, die für eine histogenetische Beziehung zur Gruppe der Keimzelltumoren sprechen. Für eine Beziehung zu den teratoiden Tumoren spricht die gelegentliche Beimischung von Schleimepithel. In ca. $^2/_3$ der Fälle besteht Hyperkalzämie (DICKERSIN et al. (1982). Die Hyperkalzämie ist wahrscheinlich Folge einer parakrinen Aktivität der Tumorzellen (Bildung einer Parathormon-artigen Substanz: STEWART et al. 1982).

Klinisch handelt es sich um hochaggressive Tumoren mit kurzer Symptomendauer. Abdominale Schmerzen und Übelkeit sind Erstsymptome.

Makroskopie: Die überwiegend unilateral auftretenden Tumoren zeigen einen Durchmesser von 8–27 cm. Die Geschwülste sind kapsulär begrenzt, überwiegend solide, lobuliert, von graugelber Färbung und nahezu immer von Nekrosen und Hämorrhagien durchsetzt.

Mikroskopie: Der Tumor wächst in soliden Zellkomplexen, die zystische mit zart eosinophiler Flüssigkeit gefüllte Hohlräume einschließen (Abb. 202). Die Zellen können sich zu Zellinseln und anastomosierenden Strängen arrangieren. Das Zwischengewebe ist locker und ödematös. Die relativ kleinen monomor-

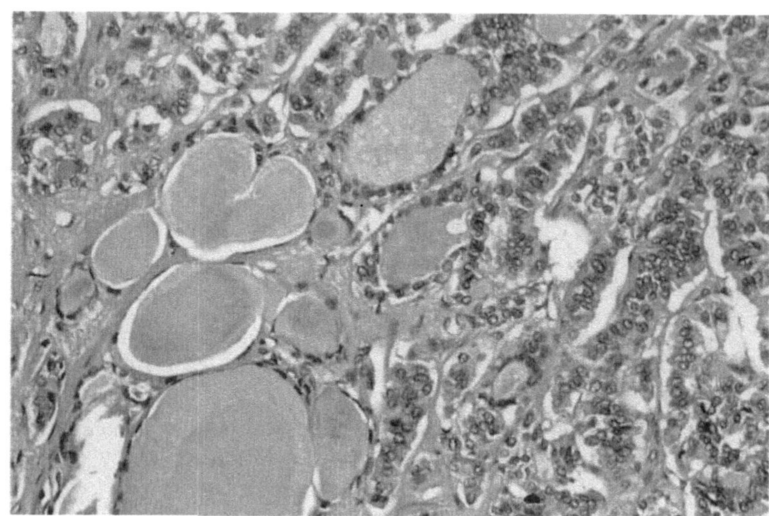

Abb. 201. Strumales Karzinoid des Ovars. Neben unterschiedlich weiten Follikeln der strumalen Komponente finden sich adenomatöse und trabekuläre Zellformationen

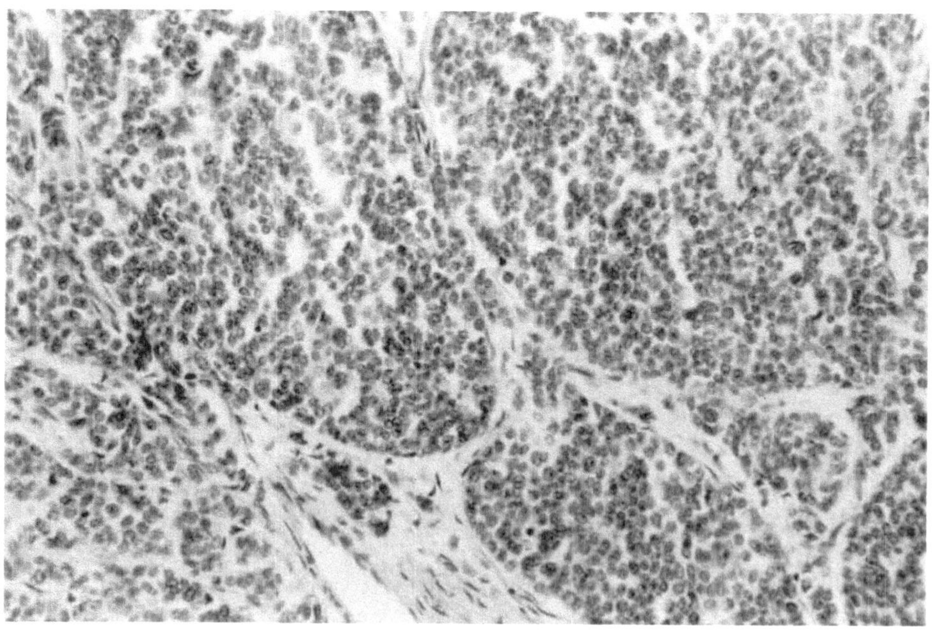

Abb. 202. Kleinzelliges (neuroendokrines) Karzinom

phen Tumorzellen sind zytoplasmaarm, die Kerne rund und hyperchromatisch, seltener auch spindelförmig mit kleinen Nukleolen. Mitosen sind reichlich vorhanden (40–50 per HPF). Die PAS-Reaktion gibt keine Hinweise auf Glykogen- oder Muzinbildung. Lichtmikroskopische Basalmembranen sind nicht nachweisbar. Retikulinfärbung zeigt ein feines, einzelne Tumorzellkomplexe umspinnendes Gitterfasernetz.

Neben der dominanten kleinzelligen Population finden sich nicht selten Areale aus zytoplasmareichen großzelligen Elementen mit runden Zellkernen und prominenten Nukleolen.

Immunhistochemisch findet sich eine Koexpression von Keratin und Vimentin sowie in den meisten Fällen eine positive Reaktion auf unspezifische Enolase (NSE), Chromogranin und Parathormon (ABELER et al. 1988). Ultramikroskopisch sind in der Hälfte der von ABELER et al. (1988) untersuchten Fälle neuroendokrine Granula mit einem Durchmesser von 250–300 nm nachweisbar. DICKERSIN et al. (1982) konnten im Gegensatz zu ABELER et al. (1988) weder neuroendokrine Granula noch andere spezifische Zytoplasmaeinschlüsse nachweisen.

Das Zytoplasma der Tumorzellen enthält reichlich freie und membrangebundene Ribosomen. Die Tumorzellen sind desmosomal verbunden. Basalmembranen sind auch elektronenmikroskopisch nicht zu erkennen. In DNA-zytometrischen Analysen erweisen sich die Tumoren im Gegensatz zu den zytomorphologisch ähnlichen pulmonalen Kleinzellkarzinomen regelhaft als diploid (EICHHORN et al. 1992).

Aufgrund des kleinzelligen undifferenzierten Charakters der Tumoren sind Fehlinterpretationen leicht möglich. Differentialdiagnostisch abzugrenzen sind maligne stromatogene Tumoren, Tumoren des lympho-hämopoetischen Systems, Dysgerminome, undifferenzierte Keimstrang-Stroma-Tumoren, embryonale Rhabdomyosarkome und Kleinzellkarzinome des pulmonalen Typs.

12.6 Gemischte Keimzell-Keimstrang-Tumoren

Keimzelltumoren und Keimstrangtumoren bilden voneinander unabhängige Entitäten. Homologe Tumoren dieser Kategorien sind sowohl im Ovar wie auch im Hoden zu beobachten. Über Geschwülste, die beide Kategorien in Kombination enthalten, gibt es erst in jüngerer Zeit detaillierte Untersuchungen, obgleich kasuistische Berichte schon im älteren Schrifttum zu finden sind (MASSON 1922; SCHAPIRO 1927; SCHILLER 1934a; REIFFERSCHEID 1935; LINDVALL u. WAHLGREN 1940). Die Histogenese dieser bemerkenswerten Tumoren ist unzureichend geklärt. Der bekannteste Vertreter ist das überwiegend in Verbindung mit genetischen Anomalien (XY-Dysgenesie) auftretende Gonadoblastom. Andere in der Komposition und Zytomorphologie vom typischen Gonadoblastom abweichende Keimzell-Keimstrang-Tumoren sind in den meisten Fällen bei genetisch und phänotypisch normalen Mädchen und Frauen gefunden worden. Die Prognose der meist unilateralen Tumoren ist im allgemeinen günstig. Metastasierte Fälle fanden sich lediglich in Mischtumoren, z. B. Dysgerminomen (HUGHESDON u. KUMARASAMY 1970).

12.6.1 Gonadoblastom (Gonozytom, dysgenetisches Gonadom)

Histogenese: Das von SCULLY (1953) zuerst beschriebene Gonadoblastom ist der wichtigste Vertreter in der Gruppe gemischter Keimzelltumoren. Gonadoblastome finden sich in 80% bei genetisch abnormen phänotypisch weiblichen Individuen mit gonadaler Dysgenesie; 95% der Patientinnen sind Chromatin-negativ und besitzen ein Y-Chromosom. Prädisponierend sind die Karyotypen 46 XY, 45 X/46 XY, 46 X/46 XY und andere Mosaike. Über Gonadoblastome bei echten Hermaphroditen berichten McDonough et al. (1976), Park et al. (1972), Szokol et al. (1977) sowie Talerman et al. (1981). Über erbliche Prädisposition gibt es eine Reihe von Beobachtungen (Frazier et al. 1964; Talerman 1971; Boszkowski et al. 1972; Allard et al. 1972). Diskutiert wird die Vererbung über ein X-chromosomal gebundenes Gen oder eine autosomal geschlechtsgebundene Mutante (Sternberg et al. 1968; Schellhas 1974a, b).

Makroskopie: Makroskopisch handelt es sich um kleine runde, gut konturierte derbe Geschwülste, meist nicht größer als kirschgroß, selten größer als 5 cm. Die Tumoren können die dysgenetische Gonade („streak gonade") spindelig auftreiben. Oft sind sie nur mikroskopisch in den dysgenetischen Gonaden nachzuweisen. Bilaterale Entwicklung findet sich in gut einem Drittel der Fälle. Da Gonadoblastome der mikroskopischen Größenordnung leicht übersehen werden können oder verdeckt in Mischtumoren auftreten, liegt der Anteil beidseitiger Tumoren wahrscheinlich höher als bisher angenommen. Die Schnittfläche der Tumoren ist homogen, gelb-weiß oder gelb-braun gefärbt.

Die sekundären inneren Geschlechtsorgane bestehen bei den Individuen mit XY-Dysgenesie makroskopisch in der Regel aus einem hypoplastischen Uterus bei normal ausgebildeten Eileitern. Bei den phänotypisch männlichen Pseudohermaphroditen sind Prostata, Vasa deferentia und epididymidale Strukturen ausgebildet. In phänotypisch weiblichen Individuen sind dagegen männliche akzessorische Strukturen nur selten zu finden.

Mikroskopie: Mikroskopisch finden sich zytoplasmareiche Keimzellen in organoider Verbindung zu Keimstrangelementen, die zytomorphologisch unreifen Sertoli- oder Granulosazellen ähneln. Sie bilden zusammen mit mehreren Keimzellen follikelähnliche Komplexe oder schließen in rosettenartigen Strukturen opake Hyalinkörper ein (Abb. 203). Die Zellkomplexe sind häufig von groben Kalziumpartikeln durchsetzt. Die Kalziumagglomerate sind röntgenologisch nachweisbar. Zwischen den Tumorzellnestern liegen Gruppen von Hilus- bzw. Leydig-Zellen mit lipochromen Granula. Reinke-Kristalle fehlen. Häufig finden sich, wie im Dysgerminom, Rundzelleninfiltrate und Granulome mit Riesenzellen. Insgesamt besteht beim Gonadoblastom strukturell eher der Eindruck der Degeneration organoider Zellkomplexe als der einer proliferierenden Neoplasie. Der Nachweis von Mitosen in den Keimzellen zeigt aber, daß es sich um vermehrungsfähige neoplastische Zellen handelt. Ultramikroskopisch gleichen die Keimzellen des Gonadoblastoms nach Kern- und Zytoplasmastruktur normalen Gonozyten (Hou Jensen u. Kempson (1974); Ishida et al. (1976); Bjersing u. Cajander (1978); Bolen (1981); Stegner (1982a). Die epithelialen Keimstrangzellen ähneln ultramikroskopisch undifferenzierten Sertoli-Zellen (Ishida et al. 1976; Talerman 1980; Roth u. Eglen 1989). Immunhistochemisch zeigen sie Koexpression von Vimentin und Keratin. Wie die regulären Sertoli-Zellen des Hodens enthalten die epithelialen Gonadoblastomzellen typische Filamentkondensate (Charcot-Böttcher-Kristalle). Die von den epithelialen Zel-

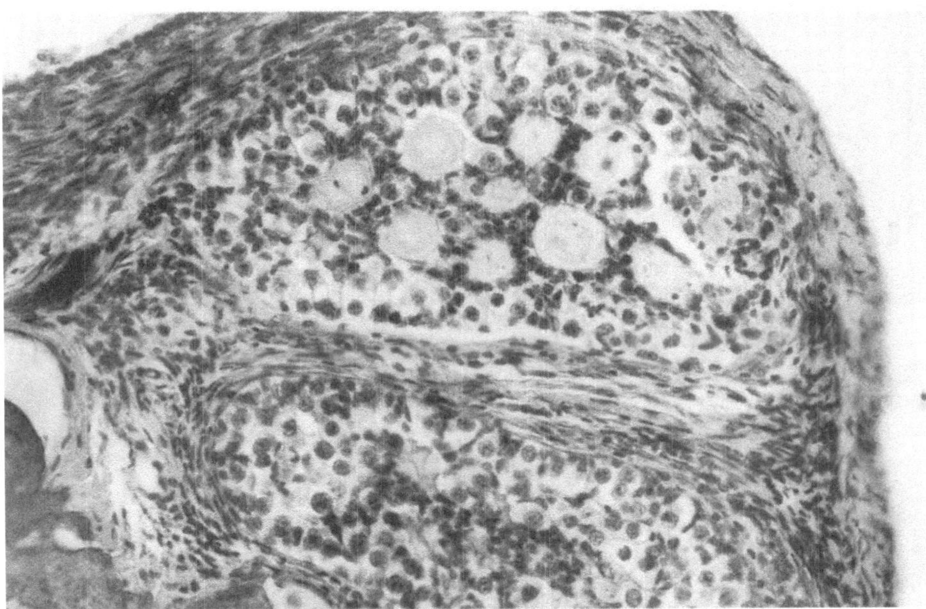

Abb. 203. Gonadoblastom; neoplastische Keimzellen und Keimstrangzellen in rosettenartigem Arrangement mit Einschluß opaker Hyalinkörper

len umschlossenen hyalinen Strukturen erweisen sich ultramikroskopisch als konzentrische multilamelläre Gebilde (Abb. 204). Immunhistochemisch reagieren sie stark mit Anti-Laminin Antikörpern (ROTH u. EGLEN 1989). In ca. 80% finden sich in den hyalinisierten Arealen Verkalkungen (SCULLY 1970).

Die Hilus-(Leydig)-Zellen des Zwischengewebes gehören offenbar nicht zu den geschwulstbildenden Zellen, sondern entstehen unter der Wirkung gonadotroper Hormone aus mesenchymalen Vorstufen (SCHULZE 1981: Myofibroblasten). Sie finden sich häufiger bei postpuberalen als bei infantilen Patientinnen. Ultramikroskopisch enthalten sie, wie die Leydig-Zellen des normalen Hodens, im Zytoplasma ein reich entwickeltes glattes endoplasmatisches Retikulum, große tubuläre Mitochondrien und Lipide. Sie verfügen damit über das für die Steroidbiosynthese typische Organellensortiment. Leydig-Zellen zeigen eine erhebliche Variabilität der zytoplasmatischen Feinstruktur (FERENCZY u. RICHART 1972; SCHULZE 1981). Das Fehlen von Reinke-Kristallen und anderen Formen kristalloider Einschlüsse wie auch die mangelhafte binnenzellige Organisation der Leydig-Zellen im Gonadoblastom sprechen für ihre unvollständige Differenzierung.

Klinische Aspekte: Die Prognose des Gonadoblastoms ist günstig. Metastasierte Fälle sind bei reinen Gonadoblastomen nicht bekannt geworden. In Mischtumoren entsprechen die Metastasen den assoziierten Keimzelltumoren höherer Malignität. Das größte beschriebene Gonadoblastom hatte einen Durchmesser von 8 cm. Der organoide Einschluß der neoplastischen Keimzelle in follikuloide oder tubulusartige Formationen der Keimstrangzellen hat offenbar

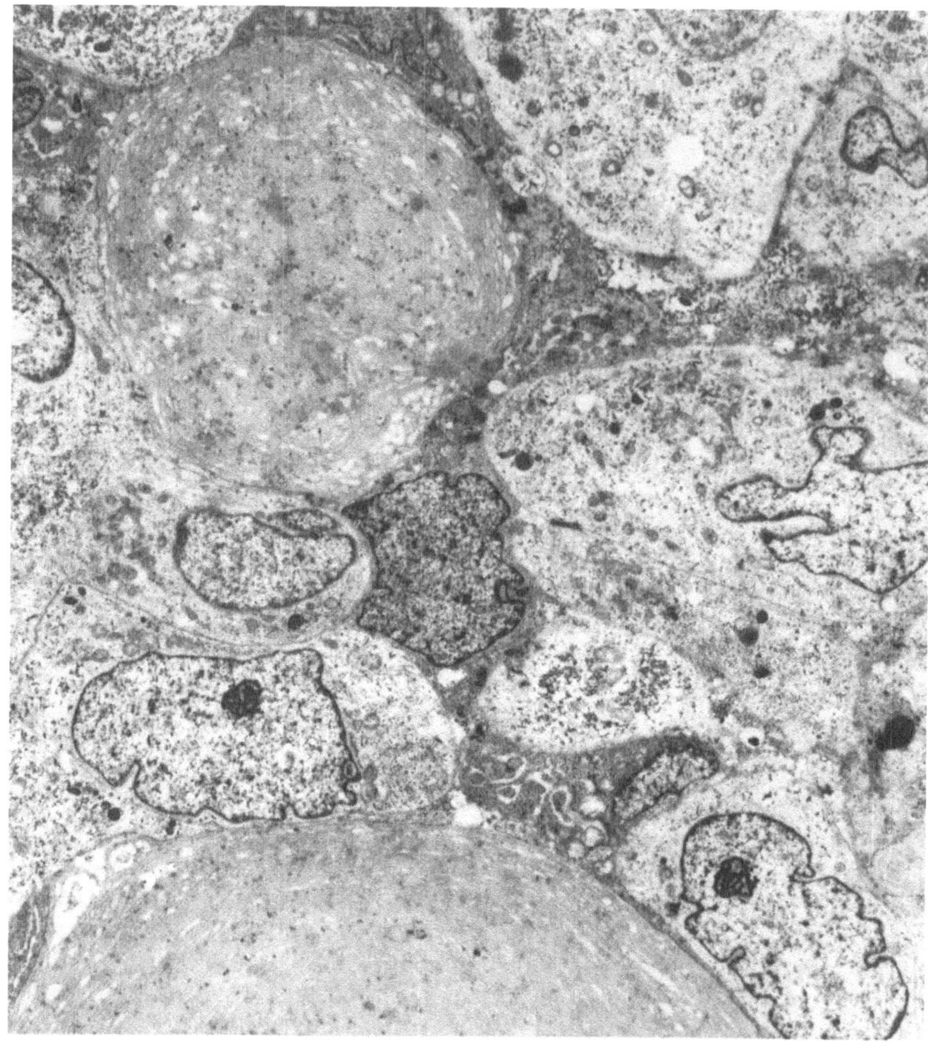

Abb. 204. Gonadoblastom mit unreifen Keimstrangzellen. Die Hyalinkörper erweisen sich ultramikroskopisch als multilamelläre Gebilde

eine protektive Wirkung gegenüber maligner Infiltration und begünstigt Selbstheilungsvorgänge durch Degeneration der Geschwulstzellen. Am Ende einer solchen Spontanheilung steht eine narbig sklerosierte Gonade mit massiver Kalziumagglomeration. SCULLY (1970) betrachtet das Gonadoblastom als Variante eines In-situ-Karzinoms. Prognostisch ernster sind Fälle mit stärkerer Zelldispersion zu bewerten. Sie zeigen direkte Übergänge in maligne Keimzelltumoren („malignant overgrowth"). Begleitende Dysgerminome finden sich in ca. 50% der Fälle, seltener ist die Kombination mit anderen, z. T. hochmalignen Keimzelltumoren (z. B. embryonales Karzinom, embryonales Teratom, Chorionepitheliom).

Wegen der Prädisposition zur Entwicklung von Gonadoblastomen oder anderen Keimzelltumoren ist bei der XY-Gonadendysgenesie die möglichst frühzeitige bilaterale Adnektomie aus prophylaktischen Gründen indiziert. Sie eliminiert gleichzeitig die Quelle der pathologischen, zur Virilisierung führenden Androgenbildung, für die das Hilus-(Leydig)-Zellkompartiment verantwortlich ist (Barakat et al. 1979; Woodcock et al. 1979; Curtis et al. 1980; Khoo u. Bunting 1981; Gunnala et al. 1981).

12.6.2 Pflügerom

Ähnlich dem Gonadoblastom enthalten auch die sog. Pflügerome neoplastische Keimzellen in Assoziation mit Zellen des sexuell determinierten Mesenchyms (Sex cord Zellen). Anders als beim Gonadoblastom treten aber die Tumoren bei genetisch normalen Mädchen und Frauen auf. Nahezu alle bekannt gewordenen Fälle finden sich bei Mädchen unter 10 Jahren (Talerman 1972; Talerman u. Harten 1977; Zuntova et al. 1992). Die ebenfalls sehr seltenen homologen Tumoren des Hodens entwickeln sich dagegen im fortgeschrittenen Lebensalter.

Makroskopie: Die Tumorgröße variiert in den beschriebenen Fällen zwischen 7,5 und 18 cm, das Gewicht zwischen 100 und 1050 g. Die kapsulär begrenzten soliden, lobulierten und derben Tumoren treten überwiegend unilateral auf. Die Schnittfläche ist homogen, grau-weiß oder bräunlich gefärbt. Nekrosen und zystische Einschlüsse sind selten.

Mikroskopie: Histologisch erkennt man stromatogene Zellen, die verzweigte Stränge und Trabekel oder auch solide und tubulusartige Formationen, ähnlich den Androblastomen bilden und in irregulärer Verteilung neoplastische Keimzellen einschließen. Diese ähneln strukturell normalen Gonozyten oder auch Primordialeiern. Beide Zellkomponenten, die stromatogene und gonozytäre, zeigen in der Regel stärkere mitotische Aktivität. Das spärliche Bindegewebe ist locker und ödematös, gelegentlich auch dicht und hyalinisiert. Keimzellen und Keimstrangzellen können auch in soliden Nestern oder unter starker Dispersion wachsen. Im Gegensatz zum Gonadoblastom bilden sie aber keine geordneten insulären Komplexe. Degenerative Veränderungen mit Verkalkung und hyaliner Verödung des Stromas wie beim Gonodoblastom fehlen bei den gemischten Keimzell-Keimstrang-Stromatumoren vom Typ der Pflügerome. Kombination mit der diffusen Form eines Dysgerminoms wurde in einem Falle bei einer 31 Jahre alten Frau beobachtet (Talerman 1980). Über einen gemischten Keimzell-Keimstrang-Tumor mit heterologen (muzinösen) Gewebsanteilen bei einem 4 Jahre alten Mädchen berichten Zuntova et al. (1992).

Klinische Aspekte: Nach den bisherigen Beobachtungen ist die Prognose günstig. Metastasierte Formen sind nicht bekannt geworden. Die Therapie der Wahl ist die Adnektomie. Additive Strahlen- oder Chemotherapie ist nicht erforderlich. Pseudopubertas präcox, offensichtlich infolge endokriner Aktivität der Tumoren, wurde in 2 Fällen beobachtet. Die Erscheinungen bildeten sich nach Entfernung der Tumoren zurück (Talerman u. Harten 1977; Talerman 1980).

12.7 Ovarialtumoren mit peripherer Steroidzellproliferation und hormonaler Aktivität

Keimzelltumoren verschiedenen Typs wie auch epitheliale Tumoren (vorwiegend muzinöse und metastatische Geschwülste) des Ovars können aufgrund einer Vermehrung nichtneoplastischer steroidbildender Zellen im begleitenden Stroma endokrine (östrogene oder androgene) Aktivität aufweisen (MORRIS u. SCULLY 1958; SCULLY u. RICHARDSON 1961; SALOMON-BERNHARD et al. 1975). Eine Vermehrung stromaler (interstitieller) Luteinzellen und steroidaktiver Leydig-Zellen ist in einer Reihe monodermaler Teratome (Struma ovarii, strumales Karzinoid, primäres und metastatisches Karzinoid), in Dysgerminomen und muzinösen Zystadenomen beobachtet worden (CHAN u. PLATHAP 1970; DIKMAN u. TOKER 1971; AIMAN et al. 1977; ZALOUDEK et al. 1981). Klinisch fanden sich überwiegend androgene Aktivitäten. Die steroidaktiven Lutein- oder Leydig-Zellen liegen einzeln oder in Gruppen meist in der Peripherie der expansiv wachsenden neoplastischen Formationen. Die auslösenden Faktoren für die Differenzierung stromaler Zellen zu endokrin aktiven Zellen sind unbekannt. Mechanische Ursachen (Induktion durch Kompressionsdruck des Tumorgewebes auf das periphere Stroma) oder erhöhte β-hCG Spiegel werden diskutiert (WOODRUFF et al. 1963; SCOTT et al. 1967; PFLEIDERER u. TEUFEL 1968).

12.7.1 Geschwülste mit anderen tumorassoziierten endokrinen und parakrinen Aktivitäten

Ektopische Bildung von hCG ist in zahlreichen epithelialen Neoplasien des Ovars (seröse papilläre und muzinöse Zystadenome, Zystadenokarzinome und Borderlinetumoren wie auch in Granulosazelltumoren) nachgewiesen worden (CIVANTOS u. RYWLIN 1972; VAITUKAITIS 1974; SAMAAN et al. 1976).

Die meisten der hCG produzierenden epithelialen Geschwülste enthalten allerdings gleichzeitig vermehrt hormonaktive luteinisierte Zellen im nichtneoplastischen Stroma (MATIAS-GUIU u. PRAT 1990), so daß differente Quellen für die bei diesen Tumoren beobachteten pathologischen Serum-hCG-Spiegel in Rechnung zu stellen sind.

Eine Vielzahl anderer endokriner und parakriner Aktivitäten ist in Verbindung mit den verschiedensten Tumortypen des Ovars beobachtet worden. Teratome sind in Abhängigkeit von ihrer geweblichen Komposition zur Bildung der substratspezifischen Hormone fähig. KRONKE u. PARAIE (1938) sowie AXIOTIS et al. (1987) beschreiben adenomatöse ACTH produzierende Zellformationen in Dermoidzysten, in einem Fall in Verbindung mit Cushing-Syndrom.

In den Fällen von KALLENBERG et al. (1990) und PALMER et al. (1990) waren adenohypophysäre Gewebsstrukturen in Dermoiden die Quelle einer Hyperprolaktinämie. Ektope ACTH Produktion ist auch in Verbindung mit Adenokarzinomen, Kleinzellkarzinomen und Sertoli-Zelltumoren gefunden worden (YOUNG u. SCULLY 1987b). Assoziation mit parakriner Hyperkalzämie findet sich überwiegend bei den im jugendlichen Alter dominierenden Kleinzellkarzinomen. Über Hypoglykämie infolge paraneoplastischer Proinsulin- bzw. Insulinbildung berichten YOUNG u. SCULLY (1987b) sowie SHETTY et al. (1982). KORZETS et al. (1986)

sowie AIBA et al. (1990) beschreiben Sertoli-Zelltumoren mit parakriner Reninproduktion. JACKSON et al. (1986) einen Aldosteron-sezernierenden Tumor aus der Gruppe der Keimstrang-Stroma-Tumoren.

12.8 Unspezifische mesenchymale Tumoren

12.8.1 Benigne mesenchymale Tumoren

Die gutartigen mesenchymalen Tumoren des Ovars leiten sich von den nicht organspezifischen Strukturkomponenten des Ovars wie Blut- und Lymphgefäße, Nerven und Nervenscheiden ab oder vom unspezifischen Ovarmesenchym, das embryogenetisch über ein breites Differenzierungsspektrum verfügt. Insbesondere das subzölomische Mesenchymlager besitzt die Potenz zur glatt- und skelettmuskulären, histiozytären, chondroiden oder osteoiden Differenzierung. Die Entwicklung reiner mesenchymaler Tumoren wie Fibrome, Leiomyome, Histiozytome, Chondro- und Osteome findet darin eine – wenn auch nicht ausschließliche – Erklärung. Theoretisch ist ebenso eine Ableitung mesenchymaler Geschwülste von präexistenten Müller- wie auch teratoiden Tumoren denkbar. In gemischten (heterologen) Müller-Tumoren wie auch in soliden unreifen Teratomen kann die Dominanz einer neoplastischen Gewebskomponente zum Erscheinungsbild eines „reinen" mesenchymalen Tumors führen.

Immunhistochemische Analysen des Zytoskeletts haben Wege zu einer genaueren histogenetischen Zuordnung „reiner" mesenchymaler Tumoren eröffnet. In zahlreichen benignen wie auch malignen mesenchymalen Neubildungen wird die Herkunft aus einer gemeinsamen zur mesenchymalen und epithelialen Differenzierung fähigen Müller-Stammzelle aus dem Expressionsmuster der Zytofilamente und anderer Determinanten deutlich. Phänotypisch mesenchymale Tumoren erweisen sich bei diesen Untersuchungen aufgrund der Koexpression von epithelialen und mesenchymalen Markern als biphasische Müller-Neoplasien. Über die histogenetische Erkenntnisse hinaus hat die genauere immunhistochemische Analyse sog. rein mesenchymaler Tumoren, insbesondere bei den malignen Varianten, klinische und prognostische Bedeutung.

12.8.1.1 Fibrome

Einfache Fibrome sind die häufigsten Tumoren des undifferenzierten Gonadenmesenchyms. Sie machen 4–5% aller Ovarialtumoren aus. Unter Einbeziehung kleiner asymptomatischer Tumoren dürfte die Inzidenz weit höher liegen. Die Geschwülste finden sich überwiegend unilateral (DRISCOLL 1964). Nur ca. 10% sind bilateral und multipel. Sie treten in jedem Lebensalter auf mit Bevorzugung des Perimenopausealters (Durchschnittsalter 48 Jahre). Über Ovarialfibrome im Frühkindesalter berichten CHARACHE (1959), MARTINS u. KLINGER (1964) sowie BOWER u. ERICKSON (1967).

Eine Häufung von Ovarialfibromen findet sich bei jungen Frauen mit sog. Basalnaevus-Syndrom (GORLIN u. SEDANO 1971; BURKET u. RAUH 1976; RAGGIO et al. 1983).

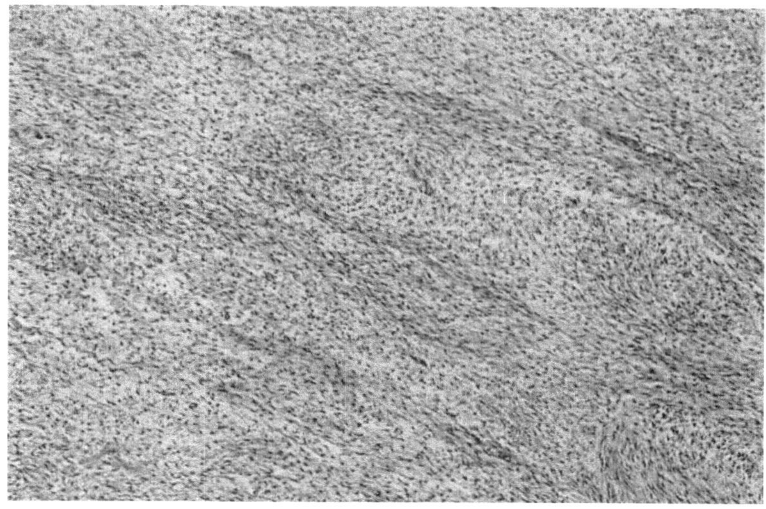

Abb. 205. Ovarialfibrom mit faszikulärer Faserstruktur

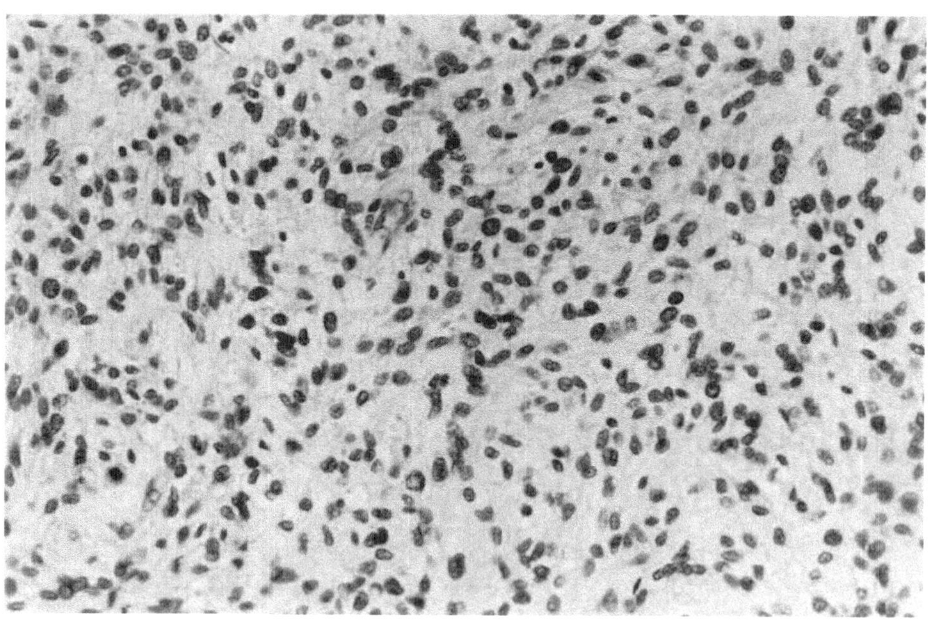

Abb. 206. Ovarialfibrom; plexiformes Muster

Makroskopie: Fibrome sind derbe, solide, manchmal auch pseudozystische und myxomatöse Geschwülste, die beachtliche Größe erreichen können. Sie sind oberflächlich glatt, kapsulär begrenzt und zeigen auf der Schnittfläche faserige Textur. Verkalkungen sind möglich (SENGUPTA et al. 1979). Die Farbe ist perlgrau bis gelblich-weiß.

Mikroskopie: Histologisch bestehen die Fibrome aus locker oder dicht verflochtenen Bündeln von spindelförmigen, fibroblastischen, kollagenbildenden Zellen (Abb. 205, 206). Manchmal zeigen die Zellbündel strahlige, feuerradartige Muster. Zelldichte Areale wechseln mit ödematös aufgelockerten zell- und faserarmen Bezirken. Kalkeinlagerungen finden sich in Form unregelmäßiger Plaques. Mitosen sind in gutartigen Fibromen selten. Fokale Lipideinlagerung ist möglich. Faserfärbung zeigt eine Dominanz kollagener Fasern. Retikulinfasern sind dagegen spärlich entwickelt.

Differentialdiagnostisch abzugrenzen sind die meist bilateralen Fibromatosen und stromalen Hyperplasien des Ovars und das massive Ovarialödem sowie das lipidhaltige Desmin-positive Thekom.

Bei zellreichen Fibromen kann die Abgrenzung gegenüber niedrigmalignen Stromasarkomen schwierig sein. Zu den zellreichen Fibromen zählen PRAT u. SCULLY (1981) Geschwülste mit weniger als 4 Kernteilungsfiguren per 10 Hochauflösungsfelder.

Klinische Aspekte: Fibrome sind benigne Tumoren, die nicht selten von Aszites und/oder Hydrothorax begleitet sind (Demons-Meigs-Syndrom). Die Syndromatik bildet sich nach Entfernung der Tumoren im allgemeinen spontan zurück. Aufgrund ihrer Schwere und kugeligen Begrenzung neigen die Tumoren zur Stieldrehung. Die durch Stieldrehung ausgelösten akuten Abdominalerscheinungen können erstes Symptom der Erkrankung sein.

12.8.1.2 Leiomyome

Glattmuskuläre Elemente sind normaler Bestandteil des kortikalen Ovarialstromas, besonders der Theka externa von Tertiärfollikeln (OKAMURA et al. 1972). Sie bilden zusammen mit Muskelzellen der Ligamente und Gefäße die Matrix der relativ seltenen Leiomyome des Ovars (BECK u. LATOUR 1960; WELLMAN 1961; CHOUDHURI u. MUKHERJI 1972; FALLAHZADEH et al. 1972; KALRA et al. 1981; TSALACO-POULOS u. TILTMAN 1981; SAPALA u. SAPALA 1983; MATAMALA et al. 1988). Das Schrifttum enthält nur wenige meist zufällig entdeckte Fälle. PARISH et al. (1984) beschreiben ein ovarielles Leiomyom in Verbindung mit Hiluszellhyperplasie und Virilisierung. Systematische Untersuchungen über die relative Häufigkeit ovarieller Leiomyome liegen nicht vor. Die Tumoren entstehen überwiegend unilateral. Ihre Größe schwankt zwischen 1 und 24 cm. Strukturell entsprechen sie den geläufigen uterinen Leiomyomen und deren histologischen Varianten. Die größeren zeigen degenerative myxoide oder pseudozystische Veränderungen. Die Unterscheidung der Leiomyome von einfachen Fibromen macht Differentialfärbungen erforderlich (VAN GIESON, Masson-Trichromfärbung). Zur Abgrenzung gegenüber den steroidaktiven Thekomen dienen der immunhistochemische Desminnachweis, die Gitterfaserfärbung und die Lipidreaktion.

Über ein Lipoleiomyom des Ovars einer 63 Jahre alten Frau berichtet MIRA (1991). Die „ortsfremde“ lipomatöse Komponente wird als Folge einer Metaplasie (Prosoplasie) gedeutet.

12.8.1.3 Benigne neurogene Tumoren

Über benigne neurogene Tumoren des Ovars (Neurofibrome, Neurilemmome, Ganglioneurome) gibt es vereinzelte Berichte (Schmeiser u. Anderson 1938; Meyer 1943; Mishura 1963; Defranchis u. Galliani 1964). Neurilemmome (Schwannome) des Ovars zeigen die von extraovariellen Tumoren her bekannte histologische Struktur. Ein von Smith (1931) beschriebenes Neurofibrom war Teilmanifestation einer generalisierten Neurofibromatose (V. Recklinghausen).

12.8.1.4 Gefäßgeschwülste

Kavernöse und kapilläre Hämangiome sind bevorzugt im Jugendalter beobachtet worden (Gay u. Janovski 1969; Talerman 1967; Ebrahimi et al. 1971; Griffin 1971; Caresano 1977; Kela u. Aurdra 1980). Hilus- und Medullarregion sind Prädilektionsorte angiomatöser Tumoren. Einseitige Entwicklung der meist asymptomatischen Geschwülste überwiegt. Der größte beschriebene Tumor hatte einen Durchmesser von 11,5 cm (Janovski u. Paramanandhan 1973). In den größeren Geschwülsten sind die Bluträume häufig thrombosiert. Hämangiome können Teilkomponente eines adulten Teratoms sowie Teilmanifestation einer generalisierten Hämangiomatose sein (Lawhead et al. 1985).

Die äußerst seltenen Lymphangiome des Ovars zeigen eine dem kavernösen Hämangiom ähnliche Grundstruktur. Die blutleeren Gefäßräume sind von einem flachen Endothel ausgekleidet. Nekrosen und Einblutungen finden sich häufig.

12.8.1.5 Myxome

Über primäre Ovarialmyxome berichten Dutz u. Stout (1961), Masubuchi et al. (1970), Majmudar et al. (1978), Brady et al. (1987) sowie Eichhorn u. Scully (1991). Das Alter der Patientinnen liegt zwischen 26 und 45 Jahren. Makroskopisch sind es unilaterale kapsulär begrenzte Geschwülste mit einem Durchmesser von 5–22 cm. Auf der Schnittfläche sind es lobulierte, wäßrig-gelatinöse, teilweise zystische Tumoren. Das mikroskopische Bild ähnelt der Grundstruktur der Nabelschnur (Wharton-Sulze). Im Gegensatz dazu steht allerdings der größere Zellgehalt und die plexiforme Kapillarisierung. Alle beschriebenen Fälle zeigten mikrozystische Degeneration, umschriebene Einblutungen, Fibrinablagerungen und vereinzelt mehrkernige Riesenzellen. Peripher sind die Tumoren gut konturiert, das angrenzende Ovarparenchym ist komprimiert. Immunhistochemisch zeigen die Tumorzellen positive Reaktion auf Vimentin und (glattmuskelspezifisches) Aktin. Desmin, S100 und Keratin sind negativ.

Differentialdiagnostisch abzugrenzen sind einfache Fibrome mit myxoider Degeneration, myxoide Schwannome und Leiomyome, Liposarkome, myxoide Varianten stromaler Sarkome und das (nichtneoplastische) massive Ödem des Ovars. Im Gegensatz zu den homologen Tumoren der Herzmuskulatur und aggressiven Angiomyxomen des retroperitonealen Bindegewebes sind bei den primären Myxomen des Ovars nach Entfernung der Tumoren durch einfache Adnektomie keine Rezidive oder Metastasen beobachtet worden.

12.8.1.6 Sonstige seltenere Geschwülste des undifferenzierten Mesenchyms

Ovarielle Osteome, Chondrome, Lipome und Lipoleiomyome sind Raritäten. Lipomatöse Einschlüsse können wie chondroide und osteoide Strukturen als Folge einer Metaplasie (Prosoplasie) des Ovarmesenchyms oder als Komponenten benigner mesodermaler Mischtumoren und teratoider Geschwülste auftreten (HART u. ABELL 1970; MIRA 1991).

12.8.2 Sklerosierende Stromatumoren

Eine besondere, der Fibrom-Thekom-Gruppe zuzuordnende Geschwulst ist der von CHALVARDJIAN u. SCULLY (1973) beschriebene sklerosierende Stromatumor des Ovars. Die Tendenz zur kollagenen Sklerosierung hat dieser Geschwulst den Namen gegeben. Die Mehrzahl der bisher beobachteten Fälle fand sich bei Kindern und Frauen bis zum 3. Dezennium. Alle Tumoren waren unilateral und kapsulär begrenzt. Die Größenvarianz betrug 1,5–17,0 cm. Die Geschwulst ist grobmorphologisch überwiegend solide, von fester Beschaffenheit, nicht selten von ödematösen und mukoiden Arealen durchsetzt. Ein Teil der Tumoren enthält isolierte oder multiple Zysten. Die Schnittfläche ist grauweiß mit gelblichen Flecken. Bei mikroskopischer Übersichtsvergrößerung finden sich dichte fibröse und lockere ödematöse Bezirke. Höhere Auflösung zeigt in den fibrösen Bezirken ein sklerosiertes Bindegewebe mit zahlreichen irregulären Gefäßspalten, die von einem einschichtigen flachen Endothel ausgekleidet sind (Abb. 207a, b). Die Stromakomponente besteht aus spindeligen Zellen, untermischt mit polygonalen Zellen, die runde Kerne und ein auffallend wasserklares Zytoplasma aufweisen. Einzelne Zellen zeigen durch randständige Lage der Kerne Siegelringform. Die „hellen“ Zellen und Siegelringzellen sind PAS- und Muzin-negativ. Sie enthalten Lipidtropfen in mäßiger Menge (Abb. 208). Die negative PAS- und Muzinreaktion ist ein differentialdiagnostischer Diskriminator gegenüber Krukenberg-Tumoren. Ultramikroskopisch zeigen die Zellen des sklerosierenden Stromatumors Übergangsformen von undifferenzierten Stromazellen und Thekomzellen (DAMJANOV et al. 1975; HSU et al. 1983; SCULLY 1979). Die Geschwülste sind arm an Mitosen. Die Prognose ist günstig. Pleomorphe Varianten mit malignem Erscheinungsbild wurden von TYNG u. HU (1982) sowie in einem eigenen Fall beobachtet. Der Verlauf war trotz erheblicher nukleärer Pleomorphie und erhöhter mitotischer Aktivität günstig (Abb. 209).

Hormonelle (östrogene und androgene) Aktivität wurde in einzelnen Fällen beschrieben (DAMJANOV et al. 1975; GEE u. RUSSELL 1979, 1981; QUINN et al. 1981; MIN-YI u. TONG-HUA 1982; YUEN et al. 1982; MARTINELLI et al. 1983). TILTMAN (1985) konnte immunhistochemisch Ligandin, ein zytosolisches Bindungsprotein als indirektes Indiz einer endokrinen Aktivität nachweisen.

12.8.3 Maligne mesenchymale Tumoren (Ovarialsarkome)

Maligne mesenchymale Tumoren des Ovars sind Raritäten. Sie können bindegewebige, muskuläre oder angioplastische Differenzierung zeigen. Über Leiomyosarkome des Ovars berichten REDDY et al. (1985). NOGALES et al. (1991) beschreiben 3 Fälle myxoider Leimyosarkome.

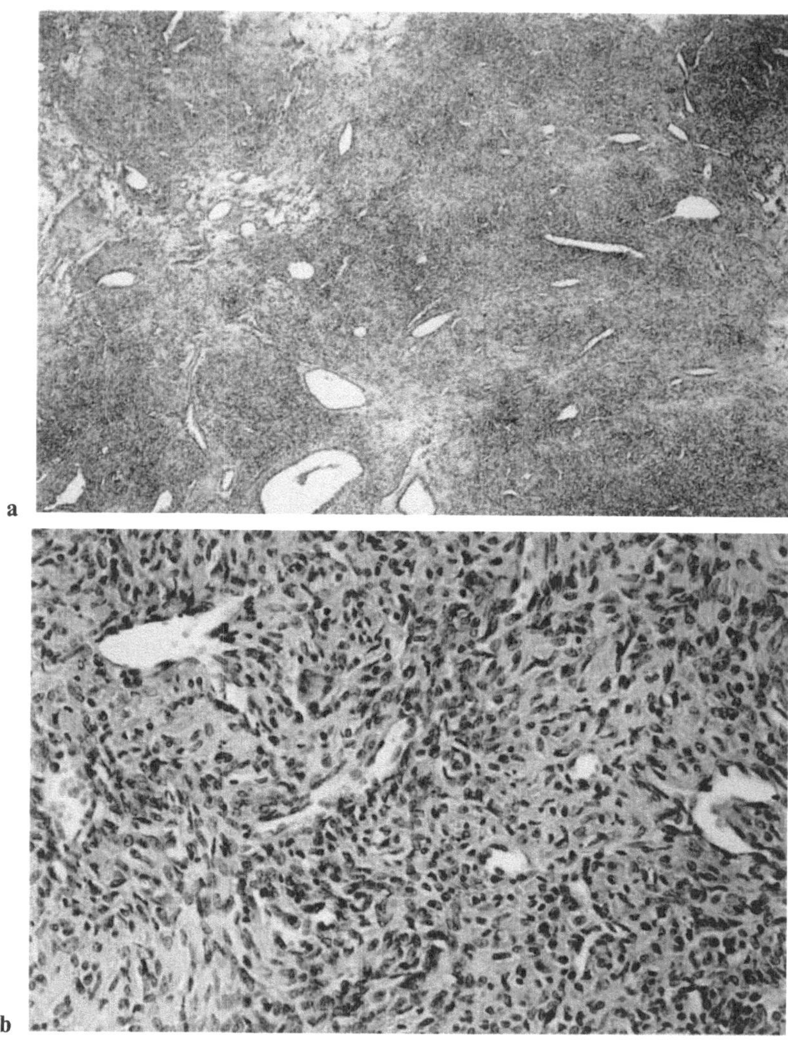

Abb. 207 a, b. Sklerosierender Stromatumor des Ovars. **a** Übersicht; **b** sklerosiertes Bindegewebe mit irregulären Gefäßspalten

Ovarialsarkome entstehen überwiegend im Postmenopausealter, zeigen rasches Wachstum und frühzeitige Metastasierung. In 80% der Fälle hat der Prozeß bei Diagnosestellung bereits die Grenzen des kleinen Beckens überschritten.

Makroskopisch sind es solide, fleischige Geschwülste mit ausgedehnten Nekrosen und Hämorrhagien. In Fibrosarkomen und Leiomyosarkomen kann die Zell- und Kernpleomorphie gering sein. Ein wichtiges Indiz der Malignität ist die Mitosezahl (PRAT u. SCULLY 1979a, b) (Abb. 210).

Immunhistochemisch exprimieren die meisten ovariellen Sarkome Desmin, den muskulären Typ der Intermediärfilamente (BONAZZI DE POGETTO et al. 1983).

Von klinischer Bedeutung ist die differentialdiagnostische Abgrenzung gegenüber metastatischen Tumoren, benignen Tumoren der Thekoma-Fibroma-

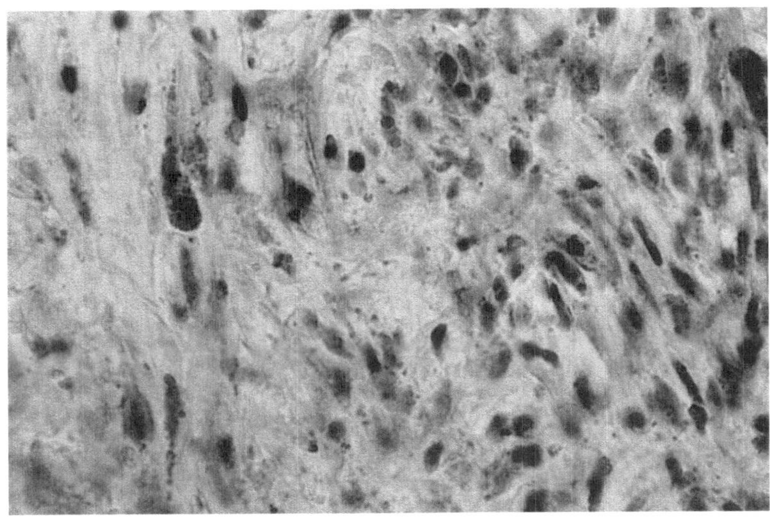

Abb. 208. Sklerosierender Stromatumor; lipidspeichernde Zellen

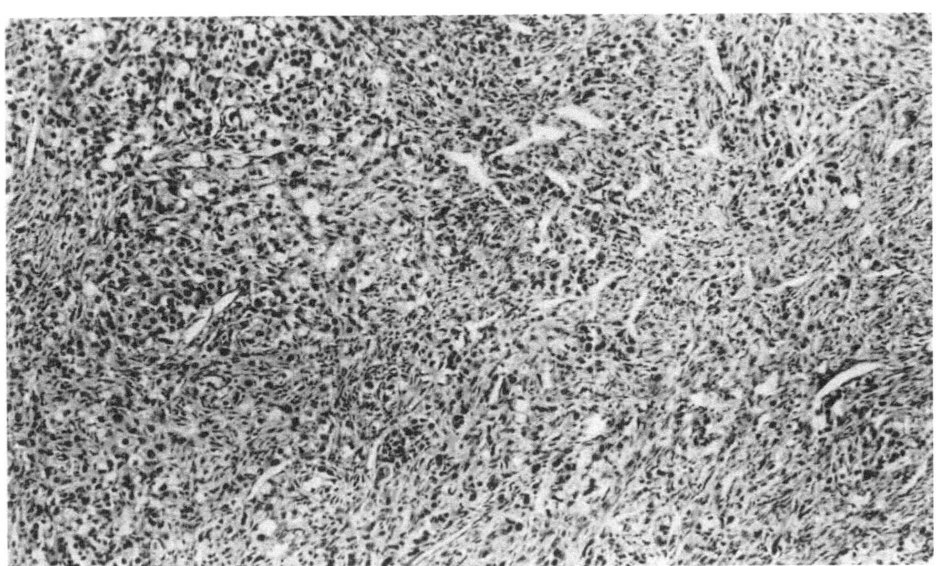

Abb. 209. Sklerosierender Stromatumor mit erheblicher Zellpleomorphie und „malignem" Erscheinungsbild

Gruppe und unreifen teratoiden Geschwülsten, die größere mesenchymale Anteile enthalten können. In seltenen Fällen sind maligne mesenchymale Ovarialtumoren mit chondroider und osteoider Metaplasie beschrieben worden. Andere heterologe Bestandteile wie Rhabdomyoblasten, finden sich vorwiegend in mesodermalen Mischtumoren (gemischte mesodermale ⟨Müller⟩-Tumoren) (Azoury u. Woodruff 1971).

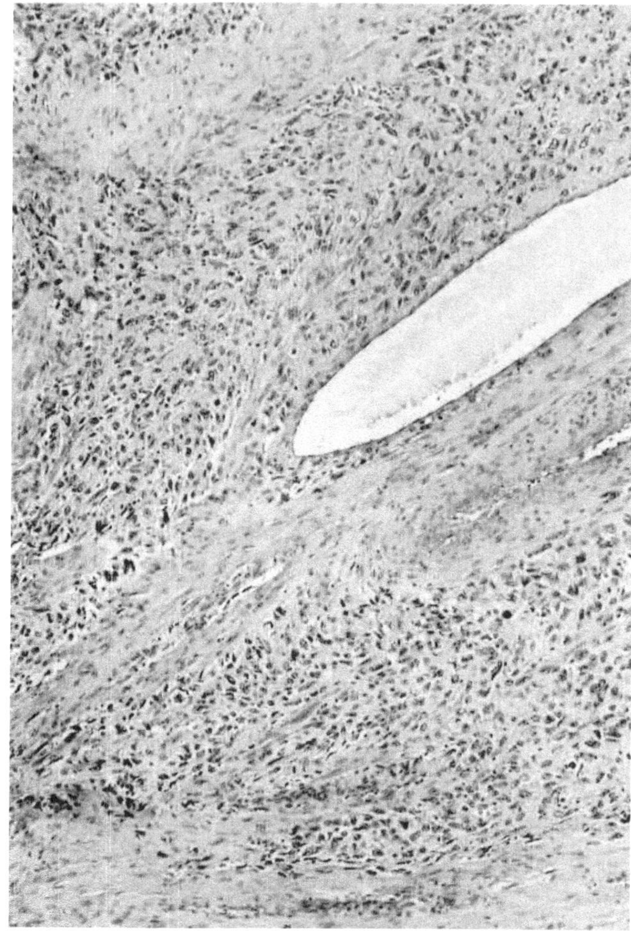

Abb. 210. Leiomyosarkom des Ovars

Primäre Rhabdomyosarkome des embryonalen und botryoiden Typs sind Erkrankungen des Kindesalters (GUERARD et al. 1982). Beim embryonalen (alveolären) Rhabdomyosarkom stehen histologische primitive undifferenzierte Geschwulstzellen im Vordergrund. Daraus können sich Schwierigkeiten in der Abgrenzung gegenüber undifferenzierten Karzinomen und malignen Lymphomen ergeben. Der Nachweis oft nur vereinzelter großer geschwänzter Rhabdomyoblasten mit typischer Querstreifung sowie der immunhistochemische Nachweis von Myoglobin und/oder Desmin sichern die Diagnose.

12.9 Lymphome

Bei der Mehrzahl der veröffentlichten Fälle von Ovariallymphomen handelt es sich um Teilmanifestationen einer generalisierten Lymphomkrankheit. Ovariallymphome können okkult oder klinisch manifest im Rahmen einer bekannten

Lymphomatose oder Leukämie auftreten, in seltenen Fällen auch als Initialsymptome zur Aufdeckung einer systemischen Erkrankung des lymphomyeloischen Systems führen (OSBORNE u. ROBBOY 1983). Primäre Lymphome des Ovars vom Non-Hodgkin-Typ sind mit einer Inzidenz von 0,2–0,3% aller Ovarialtumoren eine Seltenheit (FREEMAN et al. 1972; CHORLTON 1987; CHORLTON et al. 1974). Da lymphoretikuläres Gewebe als Matrix extranodulärer Lymphome nicht zu den normalen Strukturkomponenten des Eierstocks gehört, ist die Pathogenese primärer Ovariallymphome unklar. Lymphoidzellige Elemente eines teratoiden Tumors oder eines fokalen entzündlichen Prozesses werden als mögliche Ausgangspunkte maligner lymphoproliferativer Prozesse diskutiert (WALTHER 1934; DURFEE et al. 1937; SIRSAT u. AMIN 1963).

Nach FOX u. LANGLEY (1976b) sowie PALADUGU et al. (1980) ist die Diagnose eines primären ovariellen Lymphoms nur dann gerechtfertigt, wenn folgende Voraussetzungen erfüllt sind:

- der Prozeß ist zum Zeitpunkt der Diagnose auf das Ovar beschränkt;
- die komplette Untersuchung der Patientin liefert keine Hinweise auf weitere nodale oder extranodale Herde (regionäre, sekundär metastatisch befallene Lymphknoten ausgenommen);
- Knochenmark und peripheres Blut sind frei von abnormen (leukämischen) Zellen;
- im Falle eines distanten Rezidivs nach chirurgischer Primärtherapie des ovariellen Lymphoms sollten mehr als 5 Jahre vergangen sein.

Weniger als 60 der publizierten Fälle, die Mehrzahl Non-Hodgkin-Lymphome, erfüllen die angeführten Kriterien.

Die Lymphome des Ovars sind in der Regel kapsulär begrenzte Tumoren. Sie können uni- oder bilateral entwickelt sein. Beim Burkitt-Lymphom überwiegt bilaterale Entwicklung.

Das Burkitt-Lymphom ist endemisch in Zentralafrika, im europäischen Raum spielt es keine Rolle. Das Ovar zählt zu den Prädilektionsorganen. Der Altersgipfel liegt im Kindesalter vor dem 10. Lebensjahr. Histologisch bietet das Burkitt-Lymphom ein charakteristisches Bild mit dicht gepackten basophilen Tumorzellen vom Lymphoblastentyp, die unregelmäßig konturierte Zellkerne mit multiplen Nukleolen enthalten. Eingestreut in den Tumorzellverband finden sich zytoplasmareiche auffallend helle Histiozyten (Sternenhimmelbild) (Abb. 211).

Makroskopisch sind die Lymphome des Ovars glatte Tumoren von fester, fischfleisch- oder hirnartiger Konsistenz. Tumoren bis zu einer Größe von 25 cm sind beobachtet worden (WOODRUFF et al. 1963b; CHORLTON et al. 1974; PALADUGU 1980; ROTHMENSCH u. WOODRUFF 1982; OSBORNE u. ROBBOY 1983).

Mikroarchitektonisch sind noduläre, follikuläre und diffuse Varianten zu unterscheiden. In den diffusen Formen ist die fehlende Zellkohäsion charakteristisch (Abb. 212). Die Tumorzellen können sich in Strängen anordnen („Indian file pattern"). Die neoplastischen Formationen schließen in der Regel die ovarspezifischen Funktionsstrukturen (Follikel, Corpora albicantia et fibrosa etc.) ein ohne sie direkt zu infiltrieren.

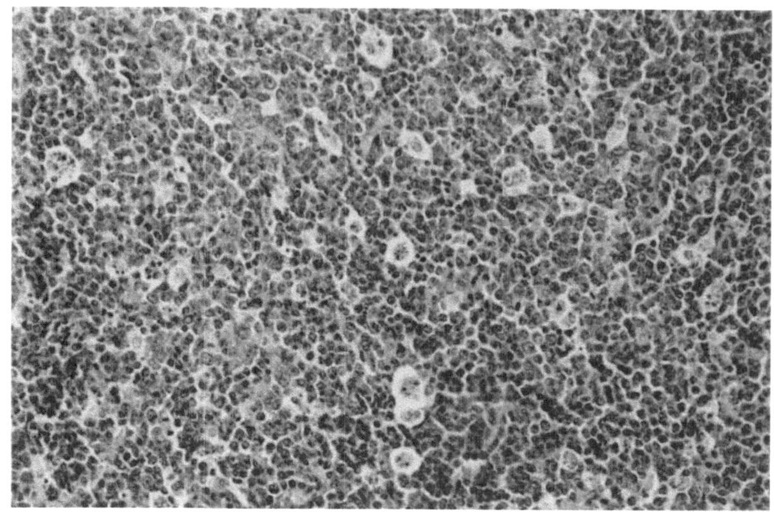

Abb. 211. Burkitt-Lymphom des Ovars

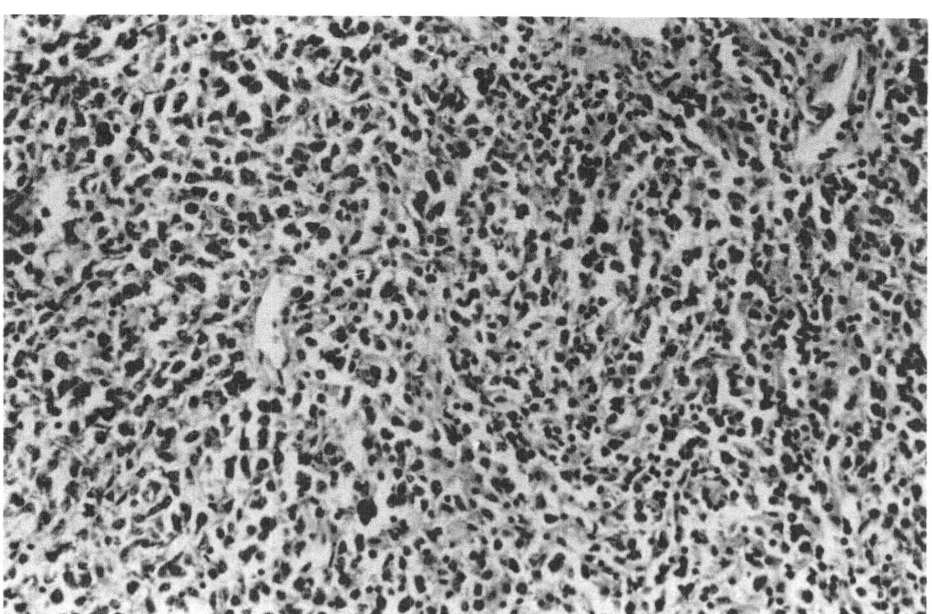

Abb. 212. Ovarmetastase eines malignen Lymphoms der Tonsille; polymorphes zentroblastisches Lymphom

Die Klassifikation und die Darstellung der Feinstruktur der verschiedenen Kategorien der Non-Hodgkin Lymphome ist nicht Gegenstand dieses Beitrags. Prima vista ist aber die Verdachtsdiagnose eines malignen Lymphom in der Regel unschwer zu stellen. Die vorläufige Diagnose stützt sich auf die Bestätigung der

Malignität der lymphoproliferativen Läsion durch den Nachweis der Monoklonalität der proliferierenden Zellen (Kappa-, Lambdaketten) und die phänotypische Charakterisierung der Lymphomzellen durch den immunhistochemischen Nachweis von Pan-B bzw. Pan-T-Zellmarkern. Die Feindifferenzierung erfordert in unterschiedlichem Umfange weitere immunhistochemische Untersuchungen, Spezialfärbungen oder elektronenmikroskopische Analysen.

Differentialdiagnostisch von primären oder sekundären malignen Lymphomen abzugrenzen sind:

- chronisch entzündliche Infiltrate,
- undifferenzierte kleinzellige Karzinome,
- Dysgerminome,
- diffuse Varianten der Keimstrang-Stroma-Tumoren,
- metastatische undifferenzierte Karzinome.

12.10 Metastatische Tumoren

In ca. 16% (4,4–27,8%) der malignen Ovarialtumoren handelt es sich um sekundäre (metastatische) Tumoren (Woodruff u. Novak 1960; Israel et al. 1965; Scully 1970; Webb et al. 1975; Fox u. Langley 1976a; Ulbright u. Roth 1985; Demopoulos et al. 1987; Schlothfeld 1990). Die Häufigkeitsangaben stützen sich auf klinisch-pathologische wie auch autoptische Untersuchungen und liefern somit keine zuverlässigen Daten über die tatsächliche Frequenz metastatischer Tumoren des Ovars. In ca. $^2/_3$ der Fälle entstammen die Absiedelungen genitalen Primärtumoren, in einem Drittel malignen extragenitalen Tumoren. Primärgeschwülste des Uterus und Gastrointestinaltraktes sowie der Brustdrüse spielen die größte Rolle. Der Anteil sekundärer Ovarialgeschwülste ist somit hoch in geographischen Gebieten mit Prävalenz des Magen- und Mammakarzinoms und niedrig in Statistiken aus Ländern in denen diese Tumoren eine geringe Rolle spielen (James et al. 1973).

Bezogen auf die Lokalisation des Primärtumors beträgt die Häufigkeit von Ovarialmetastasen bei Frauen mit Magenkarzinom ca. 50% (Virieux 1962), mit Mammakarzinom 24–44% (Johansson 1960; Turksoy 1960; Virieux 1962; Brickman u. Ferreira 1967; Luisi 1968), mit Kolonkarzinom ca. 30% (Vireux 1962) und beim malignen Melanom ca. 16% (Dasgupta u. Brasfield 1964).

Tabelle 12 zeigt das Spektrum metastatischer Tumoren im Material der Universitäts-Frauenklinik Hamburg.

Das Durchschnittsalter der Patientinnen mit metastatischen Ovarialgeschwülsten liegt bei 60 Jahren und unterscheidet sich damit nicht vom Durchschnittsalter von Frauen mit primären malignen Genitaltumoren.

Die durchschnittliche 5-Jahres-Überlebensrate nach Entdeckung eines sekundären (metastatischen) Ovarialkarzinoms liegt bei 25%. Sie zeigt je nach Art und Lokalisation des Primärtumors erhebliche Unterschiede. So findet sich bei Ovarialabsiedelung eines primären Magenkarzinoms eine mittlere Überlebenszeit von 0,8 Jahren, bei primärem Mammakarzinom 1,9 Jahren und beim primären Endometriumkarzinom von 3,4 Jahren (Demoupoulos et al. (1987).

Die Vergrößerung der Ovarien durch die metastatischen Geschwülste kann erste und einzige Manifestation eines klinisch okkulten Primärtumors sein.

Tabelle 12. Relativer Anteil verschiedener Primärtumoren bei metastatischen Geschwülsten des Ovars. (Nach SCHLOTFELDT 1990)

Primärtumor	*n*	%
Mamma	57	50.4
Corpus uteri	18	15.9
Gastrointestinum	11	9.7
Kontralaterales Ovar	9	8.0
Tube	6	5.3
Cervix uteri	5	4.4
Kolon	4	3.5
Niere	1	0.9
	113	100.0

Während das Karzinom der Cervix uteri praktisch nie in die Ovarien metastasiert, sind beim Karzinom des Corpus uteri in 30–40% auch die Ovarien betroffen. Nicht immer lassen sich beim Carcinoma uteri et ovarii Entstehungs- und Absiedelungsort eindeutig trennen, da Adenokarzinome vom endometroiden Typ primär im Corpus uteri wie auch im Ovar auftreten können. Dies gilt auch für die seltene Koexistenz schleimbildender Adenokarzinome in Ovar und Cervix uteri (LIVOLSI et al. 1983; MAZUR et al. 1984).

Metastasen aus Geschwülsten des Magen-Darm-Traktes sind im allgemeinen durch Schleimbildung charakterisiert. Der Begriff des Krukenberg-Tumors ist im klinischen Sprachgebrauch geläufig. Er wird nicht selten für alle metastatischen Ovarialgeschwülste verwandt, sollte aber nur für die Tumoren vorbehalten sein, die histologisch die klassischen Attribute, nämlich Siegelringzellen in einer sarkomatoiden Grundsubstanz aufweisen (Krukenberg: Sarcoma ovarii mucocellulare carcinomatodes). Krukenberg-Tumoren imponieren makroskopisch als bilaterale, solide, lobulierte, auf der Schnittfläche gelb-weiße zuweilen auch hämorrhagische Geschwülste von fester, fleischiger Konsistenz (Abb. 213). Mikroskopisch finden sich Muzikarmin- und PAS-positive Siegelringzellen einzeln oder in kleinen Komplexen innerhalb eines zellreichen sarkomatoiden, ödematös aufgelockerten Stromas (Abb. 214 u. 215). Das Zytoplasma der schleimbildenden Zellen ist hell oder auch eosinophil und granuliert. Tubuläre Drüsenformationen ohne Siegelringzellen sind Varianten des klassischen Typs (Abb. 216). Histochemisch und ultrastrukturell handelt es sich bei den neutralen Sialomuzine produzierenden Zellen fast ausschließlich um Schleimzellen vom intestinalenTyp. WONG et al. (1986) konnten im tubulären Typ argentaffine Zellen nachweisen.

Einzelbeobachtungen machen wahrscheinlich, daß auch primäre Ovarialkarzinome das typische Erscheinungsbild des Krukenberg-Tumors aufweisen können (JOSHI 1965). Der Verdacht auf einen primären Krukenberg-Tumor des Ovars ist dann gegeben, wenn auch autoptisch der Nachweis eines extragonadalen Primärkarzinoms – okkulte Mammakarzinome eingeschlossen – nicht zu erbringen ist.

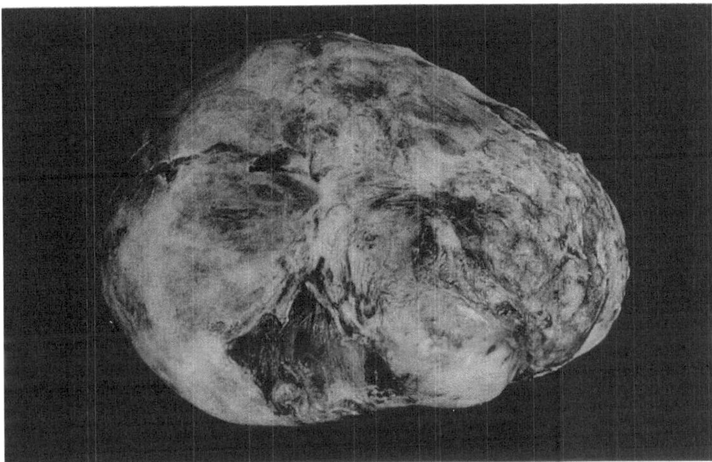

Abb. 213. Krukenberg-Tumor des Ovars bei primärem Magenkarzinom

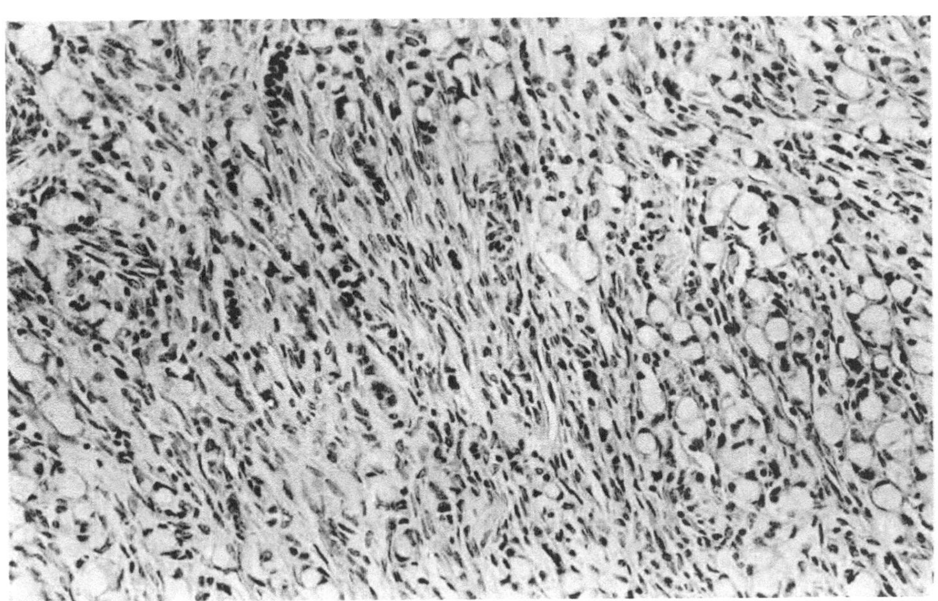

Abb. 214. Typischer Krukenberg-Tumor des Ovars. Neoplastische Siegelringzellen und undifferenzierte solide Tumorformationen innerhalb eines zellreichen sarkomatoiden Stromas

Mikroarchitektonisch können Ovarialmetastasen muzinöser Kolonkarzinome primäre Schleimkrebse des Ovars imitieren. Für einen metastatischen Kolontumor sprechen die Doppelseitigkeit, das Vorherrschen von Becherzellen („goblet cells") und die Homogenität der Struktur (keine Vermischung von benignen, proliferierenden und malignen Komponenten).

Durch die prophylaktische und therapeutische Ovarektomie beim Brustdrüsenkrebs ist die relative Häufigkeit einer hämatogenen, meist symptomlosen

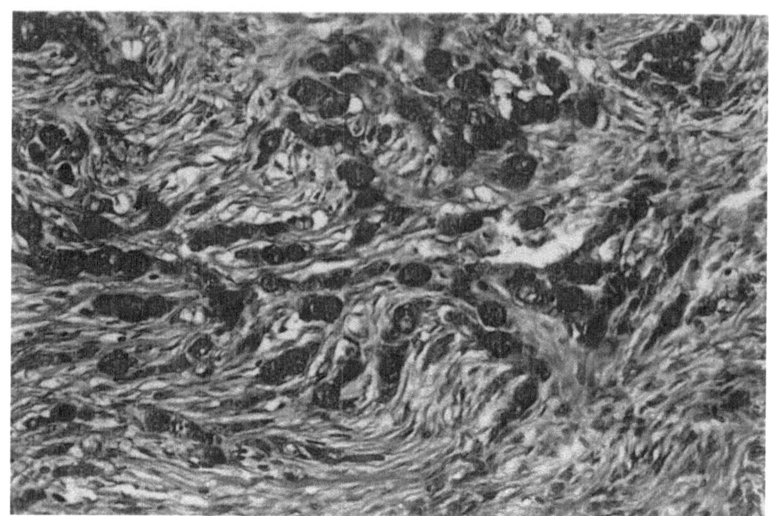

Abb. 215. Krukenberg-Tumor des Ovars; Siegelringzellen mit PAS-positivem Sekret

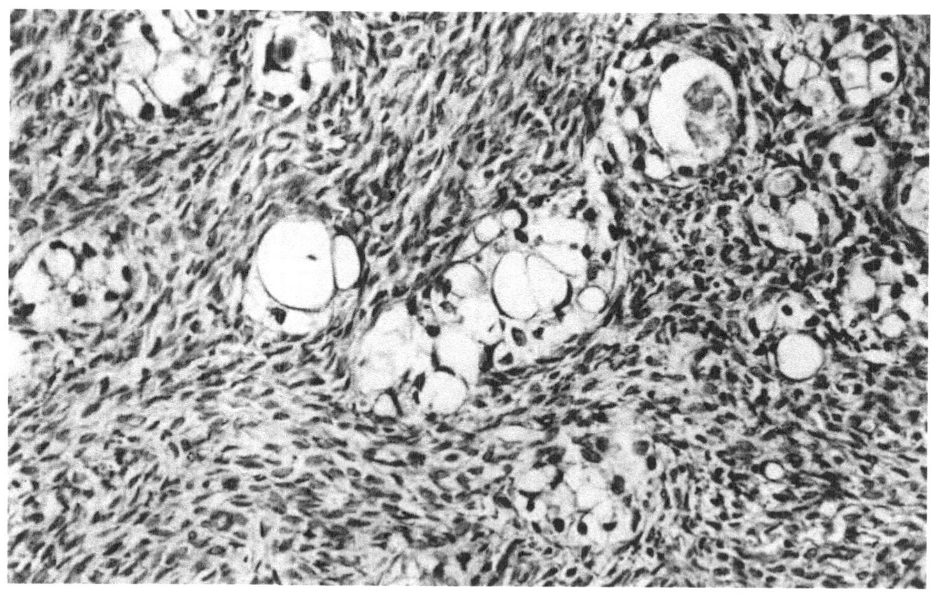

Abb. 216. Krukenberg-Tumor des Ovars; tubuläre Variante

Streuung des Mammakarzinoms in die Ovarien deutlicher geworden (SCULLY 1979; MAZUR et al. 1984). JOHANSSON (1960) findet bei prophylaktischer Ovarektomie in 2–11% Ovarialmetastasen. Bei generalisierter Metastasierung des Mammakarzinoms ist in 20–50% der Fälle eine Beteiligung der Ovarien zu erwarten (KASILAG u. RUTLEDGE 1957; LUMB u. MCKENZIE 1959; JOHANSSON 1960; TURKSOY 1960; BRICKMAN u. FERREIRA 1967; PUGA et al. 1973).

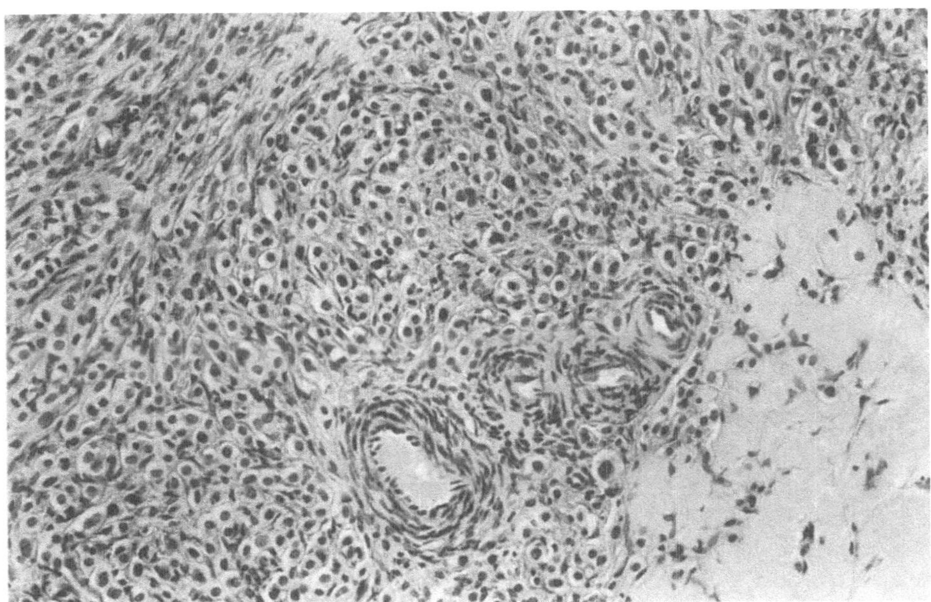

Abb. 217. Ovarialmetastase eines lobulären Karzinoms der Mamma

Mikroskopisch zeigen die Ovarialmetastasen alle histomorphologischen Varianten des primären Mammakarzinoms. Der lobuläre Typ zeigt eine weitaus stärkere Tendenz zur ovariellen wie auch viszeralen Metastasierung als der duktale Typ (Abb. 217). Bei okkultem Primärtumor ermöglichen immunhistochemische Zusatzuntersuchungen eine Einengung der Verdachtsdiagnose. Als Indizien für ein primäres Mammakarzinom sind die in Tabelle 13 aufgeführten Marker zu werten.

Tabelle 13. Immunhistochemische Marker primärer Mammakarzinome

Strukturantigene	Zytokeratine (niedermolekulare, Drüsenepithel-typische)
Membranantigene	Epitheliales Membranantigen (EMA)
Myoepitheliale Antigene	Aktin
Onkofetale Antigene	Karzinoembryonales Antigen (CEA)
Milchproteine u. Sekretbestandteile	Casein Laktalbumin Humanes Milchfettglobulin (HMFG) Laktoferrin
Hormonale Antigene	Humanes Plazentalaktogen (HPL) Schwangerschaftsspezifisches Glykoprotein (PSG)
Lektinbindungsstellen (histochemisch)	Peanut Agglutinin (PNA) Helix pomatia Agglutinin (HPA) Ulex europaeus (UEA I)
Steroidhormonrezeptoren	Östrogenrezeptoren Progesteronrezeptoren

Gegenüber den primären Karzinomen des Genitale, Gastrointestinaltraktes und der Mamma spielen andere Primärtumoren eine untergeordnete Rolle als Ausgangspunkt für Ovarialmetastasen. Über Absiedelungen von primären Pankreas-, Gallenblasen-, Leber- und Ösophaguskarzinomen berichten CUBILLA u. FITZGERALD (1978, 1979) sowie YOUNG u. SCULLY (1990a). MERINO et al. (1985) beschreiben 3 Fälle von Ovarialmetastasen primärer Appendixkarzinome. Die glandulären, zumeist muzinösen Strukturen können primäre (endometroide oder muzinöse) Ovarialtumoren imitieren.

In 2–3% der typischen Krukenberg-Tumoren des Ovars liegt ein Primärtumor der Gallenblase vor (DIDDLE 1955; WOODRUFF u. NOVAK 1960; HALE 1968; YAKUSHIJI et al. 1987).

Metastasen primärer Nierenkarzinome sind differentialdiagnostisch gegen (Müller)-Klarzellkarzinome abzugrenzen (LASAPONARA et al. 1983; SCULLY et al. 1984).

Bei malignen Melanomen ist ein teratogener Ovarialtumor wahrscheinlicher als die Absiedelung von einem (kutanen oder chorioidalen) Melanom (MORROW u. DISAIA 1976; BEN DAVID et al. 1984; MARTINELLI et al. 1983).

Zirka 5% der Frauen mit primären Bronchialkarzinomen zeigen autoptisch ovarielle Metastasen (WARREN u. GATES 1964; LINE u. DEELEY 1971; GALUZZI u. PAYNE 1987).

Bei malignen mesenchymalen Tumoren ist die Abgrenzung primärer von sekundären (metastatischen) Geschwülsten nur im Zusammenhang mit dem klinischen oder autoptischen Gesamtbefund möglich. YOUNG u. SCULLY (1990b) haben 21 Fälle analysiert; 15 davon waren Konsultationsfälle. Primäre Uterussarkome (Leiomyosarkome) und endometriale Stromasarkome bilden mit 11 uni- oder bilateralen Tumoren das größte Kontingent. Von den extragenitalen Primärtumoren waren 3 im Gastrointestinaltrakt, 3 weitere retroperitoneal lokalisiert. Der Rest verteilt sich auf ein Hämangiosarkom des Herzmuskels, ein Osteosarkom der Maxilla, ein Chondrosarkom des knöchernen Thorax und ein Ewing-Sarkom des Schambeines.

Differentialdiagnostische Schwierigkeiten können in der Abgrenzung metastatischer endometrialer Stromasarkome gegenüber unreifen Tumoren der Keimstrang-Stroma-Gruppe auftreten.

Über primäre und sekundäre maligne Lymphome des Ovars s. Abschnitt 12.9.

13 Klinische Aspekte der malignen Ovarialtumoren

13.1 Geographische Pathologie

Das Ovarialkarzinom nimmt unter den bösartigen Neubildungen des weiblichen Genitale den 4. Platz nach dem Karzinom der Mamma und den Karzinomen der Cervix und des Corpus uteri ein. Die Mortalitätsrate ist durch die ungünstigen Bedingungen der Früherkennung etwa gleich hoch wie die der weitaus häufigeren Krebse von Cervix und Corpus uteri zusammen. Die Neuerkrankungsrate beträgt in den europäischen Ländern und den Vereinigten Staaten von Nordamerika ca. 15 pro 100000 Frauen pro Jahr. In den USA werden jährlich 14000–17000 Neuerkrankungen registriert. In der Erkrankungshäufigkeit bestehen erhebliche

Tabelle 14. Inzidenz des Ovarialkarzinoms; altersspezifisch, bezogen auf standardisierte Weltbevölkerung

Schweden	15	Polen	9.1
Dänemark	15	Ungarn	9
Norwegen	14.2	Rumänien	5.8
Israel	13	Nigeria	7
Deutschland	12–15	Indien	4.8
USA	11–13	Spanien	3.6
Canada	10–12	Japan	2.8
England	11		

geographische Unterschiede (Tabelle 14). Die höchste Inzidenz verzeichnen die skandinavischen Länder, Kanada und die USA. Die Länder Zentral- und Osteuropas nehmen eine Mittelstellung ein. Weniger häufig ist die Erkrankung in Südamerika und Afrika. In Japan und anderen asiatischen Ländern werden die niedrigsten Raten registriert. Die relative Häufigkeit der verschiedenen Tumortypen ist in den verschiedenen Ländern und Regionen weitgehend übereinstimmend. Die serösen Zystadenokarzinome stehen an erster Stelle. Der Anteil an malignen Geschwülsten der Keimzellen (Dysgerminome, Teratome) ist dagegen bei Japanerinnen höher als bei westeuropäischen und nord-amerikanischen Frauen.

13.2 Ätiologie

Mit Ausnahme einiger typischer Ovarialkarzinomfamilien, mit offenbar autosomal dominanter Vererbung, ist bei der Mehrzahl der Ovarialkarzinome keine genetische Fixierung zu erkennen (Lingemann 1974; Fraumeni et al. 1975; Siebers et al. 1975; Lurain u. Piver 1979; Lynch et al. 1978, 1986; Bewtra et al. 1992; Pondera et al. 1992). Frauen mit einer am Ovarialkarzinom erkrankten direkten Verwandten tragen ein ca. 3faches Risiko der Entwicklung eines Ovarialkarzinoms; bei 2 betroffenen Familienmitgliedern erhöht sich das Risiko auf 30–40% (Pondera et al. 1992). Bei den hereditären Ovarialneoplasien handelt es sich überwiegend um seröse papilläre Karzinome in Assoziation mit Karzinomen der Mamma wie auch endometriale und kolorektale Krebse.

Hall et al. (1990) berichten über einen am Chromosom 17 gefundenen Marker in 3 Familien mit gehäuftem Auftreten von Mamma- und Ovarialkarzinomen.

Die hohe Inzidenz des Ovarialkarzinoms in den Industriestaaten von Nordamerika und Europa läßt auf alimentäre und Umwelteinflüsse schließen.

Für die ätiologische Beteiligung von exogenen Noxen wie Asbest und Talkum bei der Entstehung von Ovarialkarzinomen sprechen einige Indizien. Bei den malignen Mesotheliomen ist die epidemiologische Bedeutung einer Asbestexposition aus zahlreichen Untersuchungen deutlich geworden. Die gemeinsame histogenetische Abstammung des Pleuramesothels und des ovariellen Deckepithels könnte Voraussetzung einer gleichartigen Reaktion auf dieselbe Noxe sein. Dies gilt besonders für Ovarialtumoren vom mesothelialen Typ (Keal 1960,

GRAHAM u. GRAHAM 1967). Talkumpartikel können die Peritonealhöhle iatrogen oder aszendierend erreichen. Die Inkorporation von Talkum als potentielle exogene Noxe hat früher bei chirurgischen intraabdominellen Eingriffen durch die Benutzung gepuderter Handschuhe eine Rolle gespielt. Für die aszendierende Inkorporation von Talkum oder anderen partikulären Substanzen aus dem unteren Genitaltrakt gibt es experimentelle Hinweise (EGLI u. NEWTON 1961; BAYLIS et al. 1986). Talkum ist Bestandteil zahlreicher Kosmetika (Seifen, Puder, Deodorantia), wie auch Beigabe mechanischer Kontrazeptiva (Kondome, Diaphragmen).

Die Wahrscheinlichkeit endokriner Kausalfaktoren für die Entstehung von Ovarialneoplasien ergibt sich aus der zentralen Bedeutung des Ovars als Synthese- und Zielorgan endogener und exogener Hormone. Epidemiologische Beziehungen bestehen zum Mammakarzinom, dem am besten studierten hormonabhängigen Organkrebs. Bei Frauen mit primärem Mammakarzinom ist das Risiko für die Entstehung eines Ovarialkarzinoms verdoppelt. Vice versa tragen Frauen mit primärem Ovarialkarzinom ein 3–4fach erhöhtes Risiko für die Entwicklung eines synchronen oder metachronen Mammakarzinoms. Wie im Mammakarzinom werden Steroidhormonrezeptoren in Ovarialtumoren exprimiert, und Störungen im Steroidmetabolismus spielen möglicherweise eine Rolle im Zuge der Entstehung und Progression maligner Ovarialtumoren.

Im Tierexperiment induziert der Exzeß gonadotroper Regulationshormone Neoplasien des Granulosaepithels (BISKIND u. BISKIND 1944). Die übergroße Mehrheit der menschlichen Ovarialtumoren geht aber vom nichtgonadotropinempfindlichen Deckepithel des Eierstockes aus. Auf einen indirekten Einfluß zyklusregulierender Hormone lassen epidemiologische Beobachtungen schließen. Besonderheiten der generativen Funktionen wie Ovulationshäufigkeit, Dauer der fertilen Lebensphase, Zahl der abgebrochenen und ausgetragenen Graviditäten, Dauer der Stillperioden haben offenbar Bedeutung als Risikofaktoren für die Entstehung des Ovarialkarzinoms. Je häufiger Ovulationen auftreten, umso eher muß mit der Entstehung eines Ovarialkarzinoms gerechnet werden (NEWHOUSE et al. 1977). Mit steigender Zahl von Geburten, langen Stillperioden und mit zunehmender Anwendungsdauer kontrazeptiver Ovulationshemmer nimmt dagegen das Erkrankungsrisiko ab (JOLY et al. 1974; CASAGRANDE et al. 1975; NEWHOUSE et al. 1977; BERAL et al. 1978; RISCH et al. 1983). Daraus wird abgeleitet, daß physiologische Ovulationsruhe wie auch medikamentöse Ovulationshemmung protektive Wirkung auf die neoplastische Entartung des Ovarialepithels haben könnten, häufige Ovulationen dagegen mit fortschreitender Vernarbung der Ovaroberfläche und verstärkter Invagination und Abschnürung des Deckepithels die Entstehung epithelialer Neoplasien begünstigt. Nach MILLS et al. (1992) sind im Zuge der Heilung und Reepithelisierung der Ovulationswunden vielfach repetierte Proliferationen des Oberflächenepithels erforderlich. Mit den in Schüben ablaufenden Zellproliferationen erhöht sich das Risiko von DNA-Replikationsstörungen. Dadurch auftretende Mutationen könnten in der Aktivierung von Onkogenen bzw. der Inaktivierung von Suppressorgenen zur Auslösung maligner Neubildungen beitragen. Ergebnisse aus molekularbiologischen und zytogenetischen Untersuchungen stützen diese Hypothese. PEJOVIC et al. (1989), EHLEN et al. (1990), LEE et al. (1990) sowie KIECHLE-SCHWARZ et al. (1992)

konnten bei Ovarialkarzinomen Deletionen im Bereich des chromosomalen Segmentes 11p nachweisen.

13.3 Ethnische Gruppen

Eine Aufschlüsselung nach verschiedenen in den USA lebenden ethnischen Gruppen zeigt gegenüber der weißen Bevölkerung eine um 19–24% geringere Häufigkeit bei Japanerinnen, Inderinnen, Puertoricanerinnen und schwarzen Frauen (WEISS 1980; WEISS u. PETERSON 1978). Die Unterschiede sind weniger deutlich bei nichtepithelialen Tumoren (z. B. malignen Keimzelltumoren). Bei den in die Vereinigten Staaten immigrierten Japanerinnen und deren weiblichen Nachkommen ist die Inzidenz höher als bei den in Japan lebenden Frauen und schon in der zweiten Generation der Inzidenz der weißen USA-Bevölkerung nahezu gleich (DUNN 1975). Diese Beobachtungen sprechen für eine Prädominanz von Umwelteinflüssen vor genetischen Faktoren in der Ätiologie des Ovarialkarzinoms. In Israel haben Immigrantinnen europäisch-amerikanischer Herkunft eine 3mal höhere Erkrankungsrate als Frauen vom afrikanischen und asiatischen Kontinent (SCHENKER et al. 1968).

13.4 Altersverteilung

Ovarialkarzinome treten in jedem Lebensalter auf. Die Altersverteilung im klinischen Krankengut zeigt einen Häufigkeitsgipfel im 6. Dezennium. Die Erkrankungsrate steigt vom 40. Lebensjahr relativ steil bis zum 60. Lebensjahr an, um danach allmählich wieder abzufallen. Das mittlere Lebensalter beträgt nach amerikanischen Statistiken 62,3 Jahre (median 59,0: SILVERBERG u. HOLLER 1975). Nach einer Sammelstatistik von DOLL et al. (1966) beträgt das mittlere Erkrankungsalter 52 Jahre. Sammelstatistiken beziehen sich in der Regel auf die prototypischen epithelialen Tumoren des Ovars. Die Aufgliederung nach histogenetisch differenten Gruppen zeigt typenspezifische Besonderheiten in der Altersverteilung. Danach liegt der Altersgipfel der serösen und muzinösen Karzinome im 6. Dezennium, der Gipfel der sog. Borderlinetumoren dagegen 10–20 Jahre vor dem der serösen und muzinösen Zystadenokarzinome (KATSUBE et al. 1982a). Im Material von KATSUBE et al. (1982a) traten 55,6% der benignen, 44,4% der Borderlinetumoren und 18% der malignen Tumoren bei Frauen unter 40 Jahren auf. Jenseits des 60. Lebensjahres waren ca. 40% der Ovarialtumoren bösartiger Natur. Im Kindes- und Adoleszentenalter bis zum 20. Lebensjahr ist die Malignitätswahrscheinlichkeit eines zystischen oder soliden Ovarialtumors kleiner als 5%.

Mit 50% aller Ovarialtumoren dominieren im Kindesalter die Keimzelltumoren (GRÖBER 1963; NORRIS u. JENSEN 1972; CANGIER et al. 1978), (Abb. 218, 219). Das Dysgerminom ist der häufigste maligne Keimzelltumor junger Frauen und Mädchen. Fünf Prozent finden sich vor dem 10. Lebensjahr, 80% vor dem 30. Lebensjahr. Unter den Keimstrang-Stroma-Tumoren bevorzugen Androblastome verschiedener Differenzierung das 2. Dezennium. Die Altersverteilung der Granulosazelltumoren entspricht der der geläufigen epithelialen Tumoren des Ovars. Anaplastische Krebse und Sarkome überwiegen im Senium.

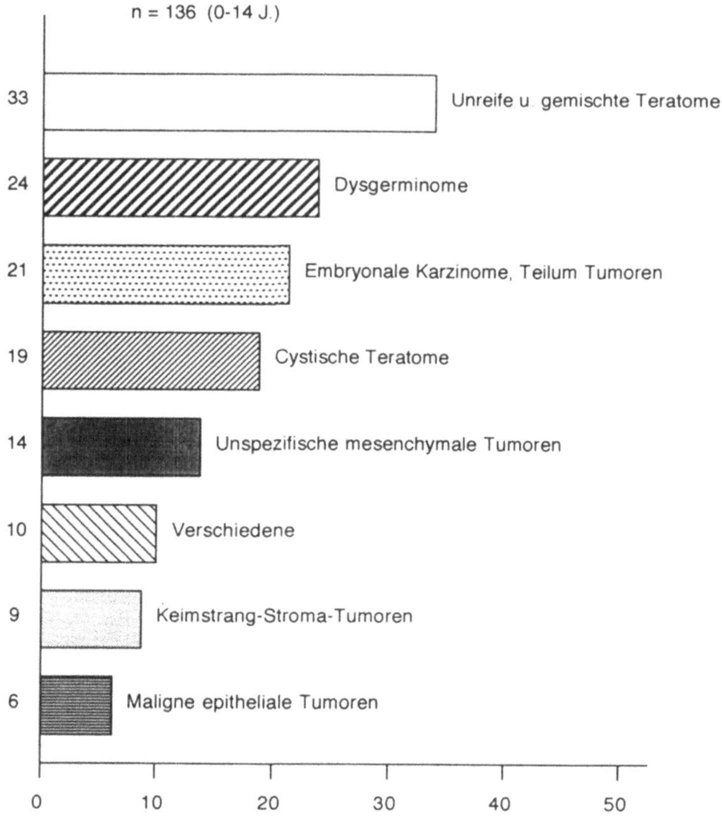

Abb. 218. Ovarialtumoren bei Kindern bis zum 14. Lebensjahr (NORRIS u. JENSEN 1972)

13.5 Ovarialtumoren im Kindes- und Adoleszentenalter

Im Kindes- und Adoleszentenalter sind maligne Erkrankungen des Genitale ein seltenes Ereignis. Ovarialtumoren stehen, obgleich sie nur 3,6% aller malignen soliden Tumoren des Kindesalters ausmachen, im Vordergrund. Ovar, Uterus und Vagina sind im Verhältnis 10:6:5 Ursprungsorte bösartiger Neubildungen. Der relative Anteil an malignen Neoplasien hat sich über lange Zeit als ziemlich konstant erwiesen. In den USA finden sich Hinweise auf eine tendenzielle Zunahme testikulärer und ovarieller Keimzelltumoren bei Kindern und Jugendlichen. Nach den Zahlen des Tumorregisters von Los Angeles ist in der Vergleichsperiode 1972–1976 und 1977–1981 eine Zunahme maligner Keimzelltumoren bei beiden Geschlechtern in der Altersgruppe von 15–34 Jahren zu beobachten. In der Altersgruppe der 25–34jährigen ist der Anstieg signifikant (WALKER et al. 1984). Ähnliche Trends ergeben sich aus dem Bericht von BIRCH et al. (1982) aus dem Manchester Children's Tumour Registry, der gonadale und extragonadale Keimzellneoplasien bei Kindern bis zum 15. Lebensjahr umfaßt. Der Häufigkeitsgipfel teratoider Tumoren liegt um 10 Jahre vor dem der malignen

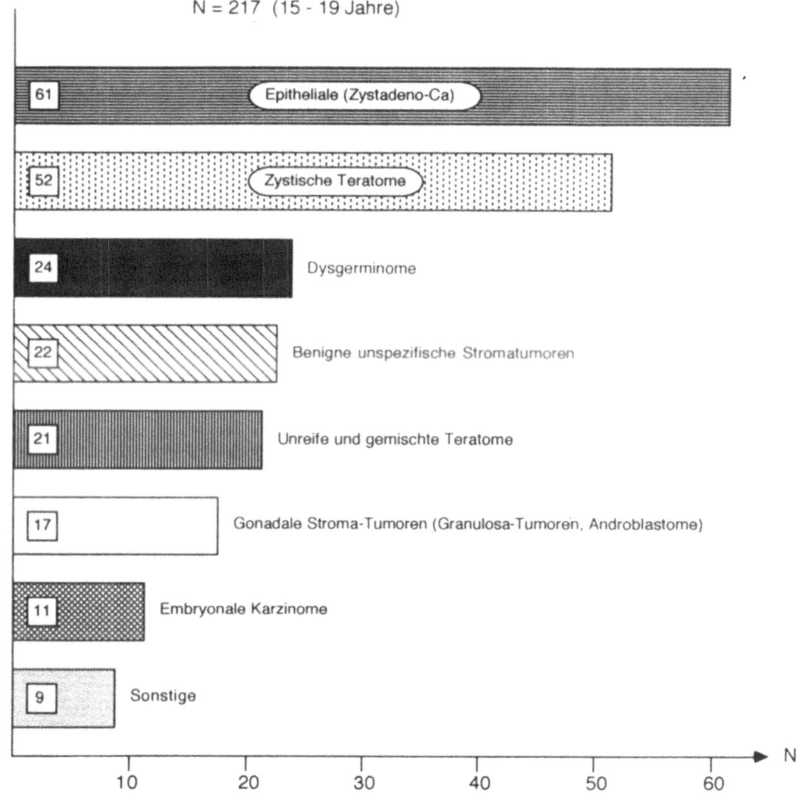

Abb. 219. Ovarialtumoren im Adoleszentenalter (GROEBER et al. 1963)

Keimzelltumoren, deren Inzidenz in der Altersgruppe der 20–24jährigen einen Gipfel aufweist.

Ein Einfluß gonadotroper Hormone bei der Entstehung der malignen Keimzelltumoren wird von MARSHALL u. TANNER (1970) sowie SWERDLOFF (1978) diskutiert.

Mit 67–91% aller Ovarialtumoren sind die malignen Keimzelltumoren bei Kindern als altersspezifische Malignome anzusehen (FORSHALL 1960; KILMAN et al. 1967; NORRIS u. JENSEN 1972; ADELMAN et al. 1972; ACOSTA et al. 1972; BLYTHE u. BUCHSBAUM 1973; BREEN 1967; BREEN u. MAXON 1977; SZAMBORSKI 1978; CANGIR et al. 1978; DEPALO et al. 1978; LUCRAFT 1979; PIVER u. LURAIN 1979; EHREN et al. 1984).

Das Dysgerminom ist der klassische Vertreter dieser Gruppe. Achtzig Prozent der Dysgerminome entstehen vor dem 30. Lebensjahr, 5% vor dem 10. Lebensjahr. Im Hinblick auf die Häufigkeit steht der endodermale Sinustumor (Teilum-Tumor) an zweiter Stelle der malignen Keimzelltumoren. Bei Kindern bis zum 14. Lebensjahr ist er allerdings häufiger als das Dysgerminom (MARSDEN et al. 1981; DEHNER 1983; HARMS u. JÄNIG 1986) (ca. 20%). Der Altersgipfel liegt bei 11 Jahren (ABELL et al. 1965; HUNTINGTON u. BULLOCK 1970a, b; BEILBY u. TODD

1974; KHERDESKAR et al. 1974; JOHN et al. 1976; ROTH u. PANGANIBAN 1976; UNGERLEIDER et al. 1978; GALLION et al. 1979; JUCKES et al. 1979; BHATIA u. VERMA 1980; BRODEUR et al. 1981; YAKUSHIJI et al. 1981).

Gegenüber den Keimzelltumoren treten alle anderen histogenetischen Kategorien von Ovarialtumoren, insbesondere die malignen epithelialen Geschwülste, in der Häufigkeit weit zurück. Postmenarchal nehmen benigne und maligne epitheliale Tumoren wie auch funktionelle Zysten relativ rapide zu und erreichen um das 40. Lebensjahr einen Häufigkeitsgipfel (STEGNER 1982; SHAWIS et al. 1985). Die relative Verteilung der einzelnen Tumortypen im Kindes- und Adoleszentenalter ist aus den Untersuchungen von GROEBER et al. (1963) sowie NORRIS u. JENSEN (1972) ersichtlich (Abb. 218, 219).

Klinische Aspekte: Im Kindesalter werden die Ovarialgeschwülste zumeist wegen ihrer späten und irreführenden Symptomatik in schon fortgeschrittenen Stadien entdeckt. Abdominalsymptome sind häufig – insbesondere bei Komplikationen (Stieldrehung, Hämorrhagien) – Erstsymptome der Erkrankung. Nicht selten wird unter dem Verdacht einer akuten Appendizitis laparotomiert. Indirekte Begleitsymptome von Ovarialtumoren erfordern besondere Beachtung (MOORE et al. 1967). Kinder mit abnormer Chromosomenkonstellation und Intersexualität sind prädisponiert für die Entwicklung von Keimzelltumoren (Gonadoblastome, Dysgerminome) (SCULLY 1970; TALERMAN 1980). Andererseits können Störungen der sexuellen Reifung sekundäre Manifestationen einer Ovarialgeschwulst sein. Symptome einer Pubertas präcox finden sich in ca. 20% der malignen Ovarialtumoren (Keimstrang-Stroma-Tumoren, Teratome, embryonales Karzinome, Choriokarzinome (MOORE et al. 1967; SHAWIS et al. 1985). Primäre Amenorrhö und/oder Virilismus können Leitsymptom eines Ovarialtumors sein, insbesondere bei den hormonal aktiven Tumoren der Keimstrang-Stroma-Gruppe (Androblastome, Granulosazelltumoren). Gelegentlich kommt es zur zufälligen Aufdeckung von Ovarialtumoren anläßlich einer Laparotomie aus verschiedener Ursache oder nach Unfällen (HIERSCHE 1971).

Die Prognose der früher zumeist infausten malignen Keimzelltumoren des Kindes ist durch konsequenten Einsatz peri- und postoperativer Polychemotherapie in den letzten 15 Jahren entscheidend verbessert worden. Unter einer großen Zahl von Chemotherapeutika haben sich verschiedene Wirkstoffkombinationen als erfolgreich erwiesen (z.B. Vincristin, Actinomycin-D und Cyclophosphamid ⟨VAC⟩; Vinblastin, Bleomycin, Cisplatin ⟨VBC⟩) (CANGIR et al. 1978; PIVER u. LURAIN 1979; BRODEUR et al. 1981; GÖBEL et al. 1983; GERSHENSON et al. 1985; ABLIN et al. 1986).

In der Bundesrepublik Deutschland wird ein großer Anteil der Kinder mit malignen gonadalen und extragonadalen Keimzelltumoren (Dysgerminome, unreife Teratome, maligne nichtseminomatöse Keimzelltumoren) kooperativ unter protokollierten Studienbedingungen behandelt (GÖBEL et al. 1989, 1991). Dies hat zu einem beachtlichen Anstieg der Überlebens- und Heilungschancen geführt. Nach bisherigen Verlaufsdaten beträgt die rezidivfreie Überlebenswahrscheinlichkeit bei protokollgemäßer Behandlung von Kindern mit Dysgerminomen 73 + 9%, bei Teratomen 97 + 1% und bei anderen nicht-seminomatösen Keimzelltumoren 81 + 2% (GÖBEL et al. 1989, 1991; HARMS u. JÄNIG 1986; HAAF et al. 1990).

13.6 Ausbreitung des Ovarialkarzinoms

Die genaue Erfassung der Tumorausbreitung ist Voraussetzung für die stadiengerechte Therapie. Beim Ovarialkarzinom ist eine zuverlässige Erkennung des Progressionsgrades nur durch chirurgisches Staging möglich (Tabelle 15). Die Ausbreitung des Ovarialkarzinoms erfolgt lymphogen, per continuitatem, transperitoneal und hämatogen. Lymphogene Metastasen können vor Kapseldurchbruch, d.h. bereits im klinischen Stadium Ia, auftreten (METZ et al. 1981). Das Ovarialparenchym besitzt ein reich verzweigtes Netz von Lymphgefäßen, die in Richtung auf den Ovarhilus konvergieren. Dort sammelt sich die Lymphe in 6–8 Hauptästen, welche – die Ovargefäße begleitend – zum unteren Nierenpol aszendieren und in die paraaortalen Lymphknoten in Höhe der Aortenbifurkation einmünden. Ein Teil fließt in die Lymphknotengruppen der ipsolateralen Iliakalregion. Über Lymphgefäße der Plica lata bestehen Verbindungen zu den hypogastrischen Noduli und den Noduli der Iliaca externa. Nach den Erfahrungen von BURGHARDT et al. (1984) sowie WINTER et al. (1991) bei radikaler Lymphonodektomie sind die pelvinen und paraaortalen Lymphknotengruppen im Zuge der lymphogenen Streuung des Ovarialkarzinoms weitaus häufiger involviert als bisher angenommen (Tabelle 16). Eine dritte Route führt über die Lymphgefäße der Ligg. rotunda zu den inguinalen Lymphknoten (EICHNER u. BORE 1954). Akzessorische Verbindungen bestehen zum Lymphsystem des Uterus und des unteren Genitaltraktes (TAYLOR 1950).

Tabelle 15. Chirurgisches Staging und operative Primärmaßnahmen beim Ovarialkarzinom

- Laparotomie durch Längsschnitt
- Zytologie (Aszites oder Lavage)
  (subphrenischer Abstrich)
- Hysterektomie und bilaterale Adnektomie
- Omentektomie
- Peritonealbiopsien
- Lymphadenektomie (pelvin evtl. paraaortal)
- Bei ausgedehnten Tumoren: Zytoreduktion (Debulking)

Tabelle 16. Metastatischer Befall pelviner und paraaortaler Lymphknoten bei verschiedenen Stadien des Ovarialkarzinoms ($n = 210$). (Nach WINTER et al. 1991)

Stadium FIGO	Pelvine LK (%)	Paraaortale LK (%)
I	23,3	4,5
II	30,3	41,7
III	64,6	60,3

In mehr als 70% der Fälle aller Stadien und in ca. 35% der Stadien I a und I b lassen sich exfoliierte Tumorzellen in der Peritonealflüssigkeit nachweisen (WEBB 1983). Aszites und Kapseldurchbruch des Karzinoms sind keine obligaten Voraussetzungen für die Exfoliation und Ausschwemmung von Tumorzellen im

Peritonealraum (KETEL u. ELKINS 1956). Durch transperitoneale Resorption gelangen die Tumorzellen in das retroperitoneale Lymphgefäßsystem oder sie wachsen nach Adhäsion am Peritonealmesothel dort zu Metastasen aus. Metastatischer Befall der retroperitonealen Lymphknoten findet sich nach verschiedenen klinisch-pathologischen Untersuchungen in 16,5–24% der Frühstadien und 65–80% der fortgeschrittenen Stadien des Ovarialkarzinoms (KNAPP u. FRIEDMAN 1974; CREASMAN et al. 1978; MUSUMECI et al. 1980; METZ et al. 1981; BURGHARDT 1983; TULUSAN et al. 1990; BURGHARDT et al. 1991; WINTER et al. 1991, 1993). Lymphographisch liegt die Rate positiver retroperitonealer Lymphknoten bei 33% (WEBB 1983). Die relative Häufigkeit der lymphogenen Metastasierung zeigt Abhängigkeit vom histologischen Typ der Geschwulst (BURGHARDT et al. 1984). Die Verschleppung der Zellen im Bauchraum (transperitoneale Dissemination) ist an anatomische und physiologische Besonderheiten der Leibeshöhle geknüpft (Abb. 220). Der Douglasraum und verschiedene Mesenterialfalten bilden Reservoire für exfoliierte Tumorzellen. Unter physiologischen Bedingungen enthält die Peritonealhöhle ca. 50–100 ml freie, aus der Blutbahn transsudierte Flüssigkeit (FELDMAN u. KNAPP 1971). Lokale Unterschiede im hydrostatischen Druck des Bauchraums bewirken eine Zirkulation der Peritonealflüssigkeit in anatomisch vorgegebenen Spalträumen. Subdiaphragmatisch besteht ein erniedrigter hydrostatischer Druck, der durch Inspiration weiter abgesenkt wird. Gleichzeitig verstärkt die Inspiration durch Dehnung der kaudalen Thoraxapertur die Sogwirkung im oberen Abdomen. Der dadurch zwerchfellwärts gerichtete Flüssigkeitsstrom läßt sich mit Hilfe instillierter Kontrastmittel oder markierter Blutzellen sichtbar machen (COATES et al. 1973; DUNNICK et al. 1979; MYERSON et al. 1979). Die in das subdiaphragmatische Gewölbe einströmende Peritonealflüssigkeit wird in die Lymphgefäßplexus des Zwerchfells absorbiert. Expiratorische Erschlaffung der Muskulatur bewirkt eine Weitstellung der Lymphgefäße und fördert den Flüssigkeitseinstrom in das Gefäßsystem. Inspiratorische Kontraktion unterstützt die Entleerung der Lymphe in die efferenten subpleuralen Gefäße. Die subpleuralen Plexus drainieren in die perikardialen und mediastinalen Lymphknotengruppen entlang der Vasa mammaria interna. Von dort fließt der Hauptstrom über die supraklavikulären Noduli in den rechten Ductus thoracicus. Durch massive Tumorausbreitung im subdiaphragmatischen Peritoneum werden die transdiaphragmatischen Lymphwege verstopft. Die lymphatische Obstruktion ist offenbar eine der verschiedenen pathogenetischen Ursachen für die exzessive intraabdominale Flüssigkeitsansammlung (karzinomatöser Aszites) bei fortgeschrittenen Ovarialkarzinomen (COATES et al. 1973; FELDMAN et al. 1972; FELDMAN u. KNAPP 1974; HIRABAYASHI u. GRAHAM 1970).

Primär hämatogene Tumorausbreitung ist bei Ovarialkarzinomen selten. BERGMAN (1966) findet in autoptischen Untersuchungen metastasierter Ovarialkarzinome peritoneale Metastasen in 85% der Fälle gegenüber 1% ossär und zerebral und 5% hepatogen metastasierten Fällen.

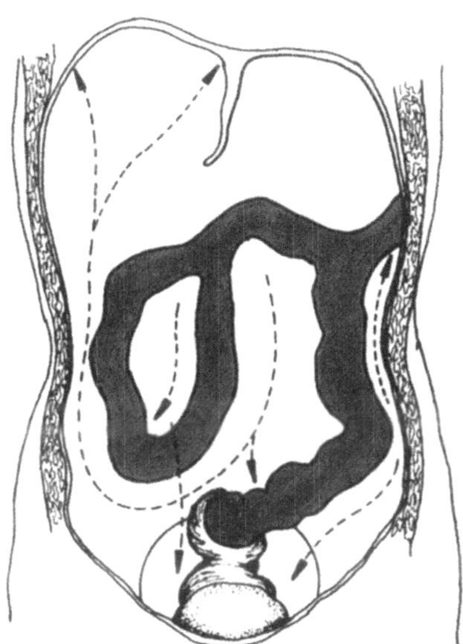

Abb. 220. Hauptwege der intraabdominalen Zellverschleppung im Flüssigkeitsstrom beim Ovarialkarzinom

13.7 Klinische Klassifikation

Klinische Tumorklassifikation dient der Aufstellung international anerkannter einheitlicher Regeln zur Erfassung des Progressionsstadiums einer malignen Geschwulst als Basis für den Vergleich von Behandlungsresultaten. Für die Stadieneinteilung gynäkologischer Karzinome findet sowohl das von der UICC erarbeitete TNM-System als auch die Stadieneinteilung der FIGO (Federation Internationale de Gynécologie et d'Obstétrique) Anwendung. Im Zuge der Verfeinerung der klinischen Diagnostik, insbesondere durch bildgebende Verfahren, sind die geläufigen Klassifikationen mehrfach überarbeitet worden. Die jüngste, vom TNM-Komitee der UICC angenommene Klassifikation erschien in der 5. Auflage der Internationalen TNM-Klassifikation in deutscher Fassung im Jahre 1993 (Hermanek et al. 1993). Sie stimmt mit der FIGO-Klassifikation weitgehend überein, d.h. die Definitionen der T-Kategorien entsprechen den verschiedenen von der FIGO akzeptierten Stadien. In Tabelle 17 sind beide Klassifikationen zum Vergleich aufgeführt.

Die Festlegung auf T-, N- und M-Kategorien stützt sich auf klinische, laparoskopische und/oder chirurgisch-explorative Befunde sowie auf die Ergebnisse bildgebender Untersuchungsverfahren.

Als regionäre Lymphknoten gelten:

- Hypogastrische Lymphknoten (Obturatoria LK)
- Lymphknoten an der A. iliaca communis
- Lymphknoten an der A. iliaca externa
- laterale sakrale Lymphknoten
- paraaortale Lymphknoten
- inguinale Lymphknoten.

Tabelle 17. Klinische Stadieneinteilung des Ovarialkarzinoms; TNM u. FIGO-System. (Nach HERMANEK et al. 1992)

T-Primärtumor

TNM-Kategorien		FIGO-Stadien		
TX				Primärtumor kann nicht beurteilt werden.
T0				Kein Anhalt für Primärtumor.
T1		I		Tumor begrenzt auf Ovarien.
	T1a		Ia	Tumor auf ein Ovar begrenzt; Kapsel intakt, kein Tumor auf der Oberfläche des Ovars.
	T1b		Ib	Tumor auf beide Ovarien begrenzt; Kapsel intakt, kein Tumor auf der Oberfläche der beiden Ovarien
	T1c		Ic	Tumor begrenzt auf ein oder beide Ovarien mit Kapselruptur, Tumor an Ovaroberfläche oder maligne Zellen im Aszites oder bei Peritonealspülung.
T2		II		Tumor befällt ein oder beide Ovarien und breitet sich im Becken aus.
	T2a		IIa	Ausbreitung auf und/oder Implantate an Uterus und/oder Tube(n).
	T2b		IIb	Ausbreitung auf andere Beckengewebe.
	T2c		IIc	Ausbreitung im Becken (2a oder 2b) und maligne Zellen im Aszites oder bei Peritonealspülung.
T3 und/ oder N1		III		Tumor befällt ein oder beide Ovarien, mit mikroskopisch nachgewiesenen Peritonealmetastasen außerhalb des Beckens und/oder regionären Lymphknotenmetastasen.
	T3a		IIIa	Mikroskopische Peritonealmetastasen jenseits des Beckens.
	T3b		IIIb	Makroskopische Peritonealmetastasen jenseits des Beckens, größte Ausdehnung 2 cm oder weniger.
	T3c u./o. N1		IIIc	Peritonealmetastasen jenseits des Beckens, größte Ausdehnung mehr als 2 cm, und/oder regionäre Lymphknotenmetastasen.
M1		IV		Fernmetastasen (ausschließlich Peritonealmetastasen).

Die pathologische Klassifikation (pTNM-System) entspricht den T-, N- und M-Kategorien. Histologische Diagnosesicherung ist zur Unterteilung der Fälle nach histologischen Typen erforderlich.

13.8 Morphologische Prognoseparameter beim Ovarialkarzinom

Die malignen Ovarialtumoren sind beispielhaft für die Typenspezifität im biologischen Verhalten maligner Neoplasien. Keine andere Organneoplasie zeigt ein vergleichbar großes Spektrum histogenetisch differenter Geschwulsttypen mit unterschiedlichem malignen Potential. Die Palette reicht von Keimzelltumoren mit Selbstheilungstendenz, wie das Gonadoblastom, über extrem langsam wachsende Tumoren mit geringem malignem Potential (Borderlinetumoren) bis hin zu hochaggressiven anaplastischen Karzinomen und Teratokarzinomen.

Tabelle 18. Bewertung verschiedener morphologischer Prognoseparameter beim Ovarialkarzinom (mod. nach KAUFMANN u. KÜHN 1991)

Parameter		TTP	OAS
		p-Werte	
DNA-Ploidie	(<1,2; >1,2)	0,02	0,05
S-Phase-Fraktion	(<7%; >7%)	0,01	0,03
Prolif. Index (KI 67)	(<18%; >18%)	0,06	0,07
Östrogenrezeptor	(<20; >20 fmol)	0,57	0,8
Progesteronrezeptor	(<20; >20 fmol)	0,06	0,04
HER-B2 Onkoprotein	(<2000; >2000 fmol)	0,26	0,09
EGF-Rezeptor	(<20; >20 fmol)	0,29	0,68
Cathepsin D	(<60; 60 pmol)	0,15	0,06
P-170 Glykoprotein	(<10%; >10%)	0,34	0,34

Die exakte Typendiagnose liefert somit neben der klinischen Stadieneinteilung die wichtigste Voraussetzung für die prognostische Einschätzung eines malignen Ovarialtumors.

Im breiten Spektrum histogenetisch differenter Typen kommt den malignen epithelialen Geschwülsten („common epithelial tumors") aufgrund ihrer zahlenmäßigen Dominanz die größte Bedeutung zu. Eine große Zahl morphologischer Parameter ist auf ihre prognostische Bedeutung hin überprüft worden. Neben der Bestimmung des Malignitätsgrades im klassischen histologischen und nukleären Grading sind nukleärer DNA-Gehalt (Ploidiegrad), Hormonrezeptorstatus, Onkogenexpression, zellmorphometrische, zellkinetische und andere morphologische Parameter in mono- und multivariaten Studien auf ihre Verwertbarkeit als prognostische Variable überprüft worden (Tabelle 18). Hauptziel dieser Untersuchungen ist, durch die genauere prognostische Einschätzung der Tumorkrankheit die Voraussetzungen für eine stärker individualisierte Behandlung zu schaffen, besonders im Hinblick auf den Einsatz aggressiver und nebenwirkungsreicher chemotherapeutischer Verfahren.

13.8.1 Allgemeiner Reifegrad

Eine Unterteilung nach dem allgemeinen Reifegrad (Differenzierung) findet Berücksichtigung bei den Keimstrang-Stroma-Tumoren wie auch den teratoiden Geschwülsten des Ovars. Ausgehend von Ähnlichkeitsmerkmalen mit den normalen Matrixstrukturen werden z. B. bei den Androblastomen hochdifferenzierte tubuläre und undifferenzierte sarkomatoide (diffuse) sowie Zwischenformen unterschieden. Im tubulären Androblastom (Pick-Adenom) ist die Ähnlichkeit mit unreifen Hodenkanälchen frappierend, im sarkomatoiden Typ dagegen vollständig aufgehoben. Die undifferenzierten Formen korrelieren nicht regelhaft mit ungünstigem klinischen Verlauf. Das gilt auch für die sarkomatoiden (diffusen) Subtypen des außerordentlich formenreichen Granulosazelltumors. Bei ovariellen Mischgeschwülsten, wie z. B. den soliden Teratomen, bestimmt in der Regel die am wenigsten differenzierte (embryonale) Komponente die Prognose (THURLBECK u. SCULLY 1960, NORRIS et al. 1976). Je größer in den komplexen Geschwülsten der Anteil unreifer embryonaler Strukturen ist, umso höher ist die

Wahrscheinlichkeit einer raschen Progredienz und Metastasierung. Der Vergleich der Strukturmuster von Primärtumor und Metastasen zeigt, daß im Zuge der Metastasierung eine Selektionierung sowohl unreifer als auch reifer Komponenten erfolgen kann. Die dem Organismus inhärenten Selektionsmechanismen sind weitgehend unbekannt.

13.8.2 Histologisches Grading

Im Tumorgrading werden ohne Berücksichtigung des Geschwulsttypes histologische und zytologische Merkmale erfaßt und in einem Score von in der Regel 3 oder 4 Differenzierungsstufen geordnet. Das bekannteste Verfahren ist das von Broders (1926) entwickelte Gradingsystem. Es unterscheidet nach dem Anteil undifferenzierter Zellen vier Grade: (0–25%: Grad I, 25–50%: Grad II, 50–75%: Grad III, 75–100%: Grad IV). Einfacher ist die Unterteilung in hochdifferenzierte, mäßig differenzierte und undifferenzierte Geschwülste (Day et al. 1975). Verschiedene Modifikationen des klassischen Broder-Gradings unter Berücksichtigung zytologischer und histologischer Merkmale sind in Vorschlag gebracht und in prospektiven und retrospektiven Untersuchungen auf ihren prädiktiven Wert hin untersucht worden (Decker et al. 1973a, b, 1975; Barber et al. 1975; Malkasian 1975, 1984; Ozols et al. 1979; Sorbe et al. 1982; Edwards et al. 1983; Podratz et al. 1985; Smirz et al. 1985; Swenerton et al. 1985; Dauplat et al. 1987; Schray et al. 1987; Bichel u. Jakobsen 1989). Ein histologisches Grading mit Einbeziehung der zellulären Stromareaktion (Anzahl immunkompetenter Zellen im Tumorstroma) wird von Barber et al. 1975 angegeben. In Tabelle 19 ist das in der WHO-Klassifikation vorgeschlagene 4stufige Grading aufgeführt.

Die Erfassung der zytologischen und histologischen Merkmale ist subjektiv und von der Erfahrung des Untersuchers abhängig. Die inter- und intrarelatorische Reproduzierbarkeit, d.h. das Maß der Übereinstimmung bei synchroner Bestimmung durch verschiedene Untersucher und metachroner Bestimmung durch denselben Untersucher ist in der Regel gering (Hernandez et al. 1984;

Tabelle 19. Histologisches Grading der Ovarialkarzinome (WHO-Klassifikation; Hermanek et al. 1992)

GX	Malignitätsgrad nicht bestimmbar
GB	Borderlinetumor
G1	Hoch differenziert
G2	Mäßig differenziert
G3–4	Wenig differenziert oder undifferenziert

Baak et al. 1986a, b: 66%). Ein erschwerender Faktor ist die Heterogenität im Reifegrad der Tumoren. Vielfachkombinationen der Merkmale führen in der Regel nicht zur Verbesserung der prädiktiven Genauigkeit. Je einfacher das System, umso höher ist die erreichbare Übereinstimmung. Schulz et al. (1984) haben anhand von 230 epithelialen Ovarialkarzinomen die Wertigkeit verschiedener Parameter für das histologische Grading untersucht. Dabei hat sich die Kernpleomorphie in Verbindung mit dem Fehlen oder Vorhandensein von

Mitosen als beste Faktorenkombination erwiesen. Die Mitosezahl als Gradmesser der Zellproliferation ist ein etablierter gut reproduzierbarer Parameter. Ermittelt wird die Zahl von Mitosen per Hochauflösungsfeld (HPF: „high power field"). Schwierigkeiten in der Identifikation von Kernteilungsfiguren und geräteabhängige Größenunterschiede des Hochauflösungsfeldes beeinträchtigen die Reproduzierbarkeit des Mitoseindex. Die Einführung morphometrischer Methoden (z.B. nukleäre Planimetrie) und apparative Bildanalysen ersetzt die subjektiven Daten durch objektive Meßwerte. Durch die Entwicklung immunhistochemischer Methoden zur Erkennung proliferierender Zellen (Ki 67, anti-PCNA/cyclin) und die Anwendung eines volumenkorrigierten Mitoseindex (M/N-Index) ist eine Standardisierung in der Erfassung der proliferativen Aktivität zu erreichen (Baak et al. 1986a, b, 1987a, b; Haapasalo et al. 1990).

Praktische Bedeutung kommt dem Grading vorwiegend in der zahlenmäßig großen Gruppe der serösen und endometrioiden Karzinome zu. Über signifikante Beziehungen zwischen Differenzierungsgrad und Überlebenszeit berichten Decker et al. (1973a, b), Say et al. (1975), Malkasian et al. (1975, 1984), Breitenecker et al. (1982), Sigurdsson et al. (1982), Sorbe et al. (1982), Bruckner et al. (1983), Cohen et al. (1983), Sorbe u. Frankendal (1983), Edwards et al. (1983), Demopoulos et al. (1984), Cain et al. (1986).

Die Mehrzahl der publizierten Studien schließt die sog. Borderlinetumoren in das Grading ein. Diese sollten aber wegen ihrer Besonderheiten im biologischen Verhalten als eigenständige Entität registriert werden (Scully 1975). Vorschläge für ein separates Grading seröser und muzinöser Borderlinetumoren stammen von Russell (1979b) sowie Sumithran et al. (1988).

Aufgrund nicht standardisierter Gradingsysteme und fortschreitend wechselnder Behandlungsregime sind die Behandlungsergebnisse aus den klinischen Studien in den meisten Fällen nicht vergleichbar.

13.8.3 Kernploidie

Die Kernploidie hat sich als wichtiger und unabhängiger Prognoseindikator beim Ovarialkarzinom erwiesen. Zirka 50–80% der malignen epithelialen Tumoren des Ovars sind aneuploid (Braly 1992).

Zwischen Differenzierungsgrad und Kern-DNA-Gehalt bestehen signifikante Beziehungen. Die Mehrzahl der Borderlinetumoren und der Ovarialkarzinome vom Malignitätsgrad I zeigt diploide oder nahe-diploide Verteilung der DNA (Bader et al. 1960; Weiss et al. 1969; Atkin u. Kay 1979; Sachs et al. 1974; Krug u. Ebeling 1976; Dietel 1982; Dietel et al. 1986; Friedländer et al. 1983; Erhardt et al. 1984; Feichter et al. 1985). Zwischen Ploidie und nukleärem Grading besteht eine relativ gute Korrelation. In Karzinomen der Malignitätsgrade II und III findet sich eine zunehmende Polyploidisierung wie auch irreguläre Verteilung der Meßwerte (Aneuploidie). Verglichen mit dem subjektiven Grading ist die DNA-Ploidie ein objektiver, innerhalb des Tumores relativ stabiler Parameter. In der Studie von Friedländer et al. (1983) wurden die DNA-zytometrischen Befunde zu den klinischen Stadien in Beziehung gesetzt. In 40% der Tumoren im Frühstadium und in allen fortgeschrittenen Stadien fanden sich aneuploide Werte.

Der prozentuale Anteil nichtaneuploider Tumoren (einschließlich sog. nahe-diploider und hyperdiploider Fälle) zeigt relativ große Schwankungen in den publizierten Studien. Unterschiedliche Anteile von Borderlinetumoren wie auch unterschiedliche Untersuchungsmethoden (statische DNA-Zytometrie, Flußzytometrie) mögen dafür eine Erklärung geben. Die Einzelkernmessung (statische Zytometrie) erlaubt die Selektion der Tumorzellen, bei der Flußzytometrie wird das Resultat durch die Vermischung mit einem mehr oder weniger großen Anteil nichtneoplastischer Zellen in der Suspension verfälscht.

Durch unterschiedliche Bewertungsverfahren der DNA-Histogramme ist die Vergleichbarkeit der Ergebnisse eingeschränkt. Friedländer (1988) bezeichnet als nahe-diploid oder hyperdiploid Tumoren mit einem DNA-Index von 1,3–1,5 und darüber. Nach Klemi et al. (1989) kommt dem DNA-Index größere prognostische Bedeutung zu als der Unterteilung in diploide und aneuploide Tumoren. Nach dem Vorschlag von Auer et al. (1980) werden die DNA-Histogramme in 4 Gruppen unterteilt. Die Gruppen Auer I und II umfassen Histogramme mit euploider, Auer III und IV aneuploide Verteilung der Meßwerte. Forsslund et al. (1984) ermitteln im P90 Wert den Prozentsatz von Tumorzellen mit einem DNA-Gehalt, der über dem von 90% der Kontrollzellen liegt. Böcking et al. (1984) leiten aus den gemessenen Arbeitseinheiten 2 Indizes ab: den 2c-deviation Index als Maß für die Variabilität des DNA-Gehaltes um den normalen diploiden Wert und die 5c-exceeding Rate, den prozentualen Anteil aneuploider Zellen mit DNA-Werten oberhalb von 5c. Das Produkt beider Parameter (MG: Malignitätsgrad) wird auf den Bereich 0–3 normiert, um einen Vergleich mit dem lichtmikroskopischen Grading zu ermöglichen.

Neben dem Ploidiegrad ermöglicht die DNA-Analyse die Erfassung zellkinetischer Parameter z.B. durch Bestimmung des Anteils der DNA-synthetisierenden Zellen (S-Phase Fraktion). Die mittlere SPF ist, unabhängig vom Tumortyp, niedriger in Grad I Tumoren gegenüber Geschwülsten der Malignitätsgrade II und III. Zwischen SPF und Mitosezahl bestehen signifikante Beziehungen (Kallioniemi et al. (1988).

Die prognostische Bedeutung des Ploidiegrades und der apparativ erfaßten proliferationskinetischen Parameter ist in retro- und prospektiven klinischen Studien überprüft worden (Dietel et al. 1985, 1986; Rodenburg et al. 1987; Padberg et al. 1992a, b). In Tumoren mit diploider und/oder nahe-diploider DNA-Verteilung finden sich signifikant höhere Überlebensraten wie auch längere rezidivfreie Intervalle (Blumenfeld et al. 1987; Friedländer et al. 1984, 1988; Baak et al. 1987; Rodenburg et al. 1987; Iversen 1988; Kallioniemi et al. 1988; Erba et al. 1989; Volm et al. 1989; Barnabei et al. 1990; Brescia et al. 1990). In Tumoren mit unimodaler und irregulärer Aneuploidie verschlechtert sich die Prognose um das 2- bis 6fache.

Im Zuge einer multiparametrischen Bewertung des malignen Tumorpotentials hat die DNA-Zytometrie als komplementäre Untersuchungsmethode gegenüber dem subjektiven Grading zunehmend an Bedeutung gewonnen.

13.8.4 Hormonrezeptorstatus

Mit biochemischen Methoden (Dextran Coated Charol ⟨DCC⟩-Verfahren) sind Steroidrezeptoren in unterschiedlichen Proportionen in Ovarialkarzinomen nachgewiesen worden (Holt et al. 1979; Creasman et al. 1981; Ford et al. 1983; Pfleiderer et al. 1983; Rao u. Slotman 1991). Der relative Anteil östrogen- wie auch progesteronpositiver Tumoren schwankt nach Literaturberichten zwischen 25 und 100%. Androgenrezeptoren sind in ca. 50% der Fälle entdeckt worden (Kühnel et al. 1987; Rao et al. 1990, 1991). Unterschiede in den Untersuchungsverfahren und in der Zusammensetzung des Materials mögen für die diskrepanten Ergebnisse verantwortlich sein. Die Vielfalt an histogenetisch differenten Geschwulsttypen läßt von vornherein eine starke Streuung der Befunde erwarten. Überzeugende Beziehungen zwischen Tumortyp und Rezeptorexpression sind nicht gefunden worden. Endometrioide Tumoren haben anscheinend einen höheren Anteil an östrogen- und progesteronpositiven Tumoren als die geläufigen serösen und muzinösen Karzinome (Pfleiderer et al. 1983; Kühnel et al. 1987). Beziehungen zum Differenzierungsgrad waren nicht erkennbar (Holt et al. 1979; Jacobelli et al. 1989). Durch endokrine, in der Regel antiöstrogene (Tamoxifen) oder progestative Therapie ist bei fortgeschrittenen Ovarialkarzinomen eine komplette oder partielle Remission in 9–15% zu erreichen (Slotman u. Rao 1988; Meerpohl 1989). Nach den vorliegenden Ergebnissen hat der biochemisch ermittelte Steroidrezeptorstatus beim Ovarialkarzinom keine prognostische Bedeutung (Ford et al. 1983; Teufel et al. 1982; Masood et al. 1989).

Die aufgrund biochemischer Untersuchungsmethoden gewonnenen Daten sind im Lichte immunhistochemischer Rezeptoranalysen zu relativieren. Kommos et al. (1991, 1993) fanden mit dem DCC-Verfahren unter 79 malignen epithelialen Ovarialtumoren 51 (65%) ER+ und 53 (60%) PR+ Geschwülste, mit immunhistochemischen Methoden dagegen nur 29 (35%) ER+ und 26 (31%) PR+ Tumoren. Beim Vergleich der biochemisch und immunhistochemisch erhobenen Befunde bestand Übereinstimmung für den Östrogen-, in 69% und in 67% für den Progesteronrezeptorstatus. Die Analyse der diskrepanten Fälle ergab überwiegend die Konstellation: immunhistochemisch negativ/biochemisch positiv. Eine Erklärung für die Diskrepanz ist in einer häufig positiven Reaktion der nichtneoplastischen Stromakomponente zu sehen, die bei biochemischer Analyse zu einer falsch positiven Bewertung epithelialer Ovarialtumoren führen kann.

13.8.5 Onkogene und Wachstumsfaktoren

Modifikationen und aberrante Expression von Protoonkogenen beeinflussen die Wachstumsgeschwindigkeit, möglicherweise auch die Metastasierungspotenz und Chemoresistenz maligner Tumoren. Eine wichtige Komponente in der Signalkette gesunder Epithelzellen wie auch maligner epithelialer Tumoren ist das EGF-System mit den Wachstumsfaktoren EGF-/TGF-α („transforming growth factor"), dem membranständigen EGF-Rezeptor, den zytoplasmatischen Transduktoren (ras und Proteinkinase C) und den nukleären Protoonkogenen fos, jun und myc als frühe Genantwort. Ein weiteres (Proto)onkogenprodukt ist das erb-B2 (neu)-Gen, bei dem es sich möglicherweise um ein Substrat für den EGF-Rezeptor handelt.

Nach der klassischen Beschreibung einer Amplifikation und Überexpression von N-myc mRNA in hochmalignen Neuroblastomen von SCHWAB et al. (1984a, b) sowie BRODEUR et al. (1987) sind bei einer Vielzahl zumeist fortgeschrittener Neoplasien Alterationen von Protoonkogenen nachgewiesen worden. Eine Aktivierung der Protoonkogene kann sich in der Menge des Genproduktes als Folge einer Genamplifikation oder Chromosomentranslokation zu erkennen geben oder in der Struktur des Genproduktes als Konsequenz einer Mutation in der Nukleidsäurebasensequenz bzw. einer chromosomalen Translokation.

Bei verschiedenen Organkrebsen konnten Beziehungen zwischen einer Überexpression von Protoonkogenen und dem biologischen Verhalten der Geschwulst nachgewiesen werden. Damit gewinnt der molekularbiologische bzw. immunhistochemische Nachweis spezieller Alterationen der Protoonkogene unmittelbar praktisch-klinische Bedeutung als Prognoseparameter. Die bisher vorliegenden z.T. noch widersprüchlichen Befunde erlauben noch kein abschließendes Urteil. Methodische Unterschiede in den Nachweisverfahren wie auch unterschiedliche statistische Verfahren bei den klinischen Verlaufsbeobachtungen sind mögliche Gründe für abweichende Ergebnisse. WONG et al. (1986a) sowie FUNG et al. (1987) fanden eine Überexpression von N-myc mRNA bei Patienten mit kleinzelligen Bronchialkarzinomen, die sich durch extrem schlechte Prognose, rapides Wachstum, kurze Überlebensdauer und hohe Chemoresistenz auszeichneten. RIOU et al. (1987) fanden in vergleichbaren Frühstadien von Plattenepithelkrebsen der Cervix uteri bei den Fällen mit c-myc-mRNA Überexpression eine 8mal höhere Rezidivrate. Eine Reihe von Autoren konnte in Mammakarzinomen verschiedenen Typs einschließlich intraduktaler Karzinome in einer Häufigkeit von 15–40% eine Überexpression von c-erb B2 (neu) nachweisen (SLAMON et al. 1988; VARLEY et al. 1987; VENTER et al. 1987; VAN DE VIJVER et al. 1988a, b; BARNES et al. 1988; WRIGHT et al. 1989). Das c-erb B2 (neu)-Gen kodiert p185,ein Membranglykoprotein mit einem Molekulargewicht von 18520, das weitgehende Strukturhomologie zum Rezeptor des epidermalen Wachstumsfaktors (EGF-Rezeptor) aufweist. Daher dürfte c-erb B2 (neu)-Gen auch in der autokrinen Wachstumsregulation eine wichtige Rolle spielen. Die Onkogenüberexpression beim Mammakarzinom weist deutliche Beziehung zum Tumormalignitätsgrad und zum klinischen Verlauf der Erkrankung auf. In der Studie von SLAMON et al. (1988) sowie WRIGHT et al. (1989) ist c-erb B2 (neu) Überexpression signifikant mit dem früheren Eintreten von Rezidiven und einer schlechteren Überlebensrate korreliert. Nach Ansicht der Autoren ist die c-erb B2 (neu)-Überexpression bei nodalpositiven Mammakarzinomen ein wichtiger unabhängiger Prognosefaktor.

Ähnliche wenn auch nicht einhellige Beobachtungen wurden bei Ovarialkarzinomen gemacht (SLAMON et al. 1988; BERCHUCK et al. 1990b; PARK et al. 1991) (Tabelle 20). BERCHUCK et al. (1990b) finden immunhistochemisch bei 32%, MARTH et al. (1992) bei 16 von 38 der malignen epithelialen Tumoren des Ovars eine Überexpression von c-erb B2 (neu) Onkogen. Die Überlebensrate wie auch die Ansprechbarkeit auf die Primärtherapie war im Krankengut von BERCHUCK et al. (1990) bei den Fällen mit hoher Expression signifikant schlechter. HALDANE et al. (1990) sowie MARTH et al. (1992) konnten dagegen anhand von 104 Ovarialkarzinomen keine Beziehung zwischen c-erb B2 (neu) Überexpression und Gesamtüberleben finden. In der Studie von PARK et al. (1990), die neben den

Tabelle 20. Onkogenalterationen in malignen Ovarialtumoren. (Nach einer Zusammenstellung von SASANO u. GARRETT 1992)

Autor	Onkogen	Art der Anomalie	Fälle
SASANO et al. (1990)	c-erb B-2	Amplifikation	1/12
	c-myc	Amplifikation	6/12
ZANG et al. (1989)	c-erb B-2	Amplifikation	3/15
BERCHUCK et al. (1990)	c-erb B-2	Überexpression	immunhistoch. (32%)
SLAMON et al. (1989)	c-erb B-2	Amplifikation	immunhistoch. (32%)
ZHOU et al. (1988)	c-erb B-2	Amplifikation	1/12
	c-myc	Amplifikation	3/12
	c-K-ras	Amplifikation	3/7
	c-H-ras	Amplifikation	1/12
MASUDA et al. (1987)	c-erb B-2	Amplifikation	1/11
	c-myc	Amplifikation	3/11
	c-K-ras	Amplifikation	2/5
	c-H-ras	Amplifikation	1/11
FUKUMOTO et al. (1989)	c-K-ras	Amplifikation	2/8
SLAMON et al. (1984)	FOS	Überexpression	6/6
	fms	Überexpression	4/6
	c-myc	Überexpression	6/6
	c-K-ras	Überexpression	4/6
	c-H-ras	Überexpression	6/6
HALDANE et al. (1990)	c-erb B-2	Amplifikation	immunhistoch.
PARK et al. (1990)	c-erb B-2	Überexpression	5/7
MEDEN et al. (1994)	c-erb B-2	Überexpression	immunhistoch. (19%)

geläufigen Ovarialkarzinomen („common epithelial tumors") auch mesenchymale Geschwülste, Keimstrang-Stroma-Tumoren und Borderlinetumoren einschließt, war c-erb B2 (neu) Aktivierung ausschließlich auf maligne Tumoren mit glandulärer Differenzierung beschränkt. Im Gegensatz dazu fand sich eine c-myc-Aktivierung in histopathologisch differenten benignen und malignen Geschwülsten des Ovars. C-myc, das Onkogen des Myelozytomavirus kodiert für Proteine, die im Zellkern plaziert sind und möglicherweise eine Rolle bei der Genexpression im Zellkern oder bei der Replikation spielen. ZOHOU et al. (1988) fanden c-myc-Amplifikation in 3 von 12 Ovarialkarzinomen, SLAMON et al. (1984) in 6 von 12 serösen Ovarialkarzinomen, dagegen in keinem der untersuchten Fälle eine Amplifikation des Protoonkogens c-erb B2 (neu). SASANO et al. (1990), SASANO u. GARRET (1992) sowie BAUKNECHT (1991) konnten eine c-myc-Amplifikation in ca. 20% der untersuchten Ovarialkarzinome nachweisen.

Über eine erhöhte Expression von c-myc-mRNA sowie p62, dem von c-myc kodierten Kernprotein berichten SLAMON et al. (1984) sowie WATSON et al. (1987).

Onkogene der ras-Familie kodieren p21, ein membrangebundenes zellzyklusregulierendes Onkoprotein (WATSON 1986). P21 Protein wird in verschiedenen Tumortypen und Normalgeweben exprimiert. In normalen Ovargewebe und in benignen epithelialen Tumoren des Ovars ist es nur schwach nachweisbar (FURTH et al. 1982). Eine stärkere Expression fand sich dagegen in einigen malignen serösen Tumoren des Ovars (YAGINUMA u. YAMASHITA 1989). KOTYLO et al. (1992) sehen in der kombinierten Analyse des Ploidiestatus und der ras-p21 Expression eine Möglichkeit der differenzierten prognostischen Bewertung seröser Neoplasien, insbesondere des Borderlinetyps.

Die Inaktivierung des Tumorsuppressor Gens p53 ist die am weitesten verbreitete genetische Veränderung in menschlichen Karzinomen, die zur Zeit bekannt ist (LEVINE et al. 1991). Das Tumorsuppressor Gen p53 ist auf dem kurzen Arm des Chromosoms 17 in der Region 17p13 lokalisiert (ISOBE et al. 1986). Es kodiert ein 393 Aminosäuren umfassendes zelluläres Phosphoprotein (p53) das Funktionen in der Regulation des Zellwachstums, der DNA-Synthese und der Zelldifferenzierung besitzt (LEVINE 1990; HARRIS u. HOLLSTEIN 1993). Mutationen im p53 Suppressor Gen haben pathogenetische Bedeutung für eine Vielzahl menschlicher Tumoren (NIGRO et al. 1989). P35 Mutationen in primären Ovarialtumoren sind von verschiedenen Autoren beschrieben worden (JAKOBS et al. 1992; MILNER et al. 1993; TENERILLO et al. 1993). Offensichtlich sind p53 Mutationen nur selten an der Entstehung nicht-epithelialer Tumoren beteiligt (Tabelle 21), während nahezu die Hälfte der bisher untersuchten Karzinome zumindest ein mutiertes p53 Allel trägt. Unter den epithelialen Tumoren findet man Mutationen am häufigsten in serösen Ovarialkarzinomen (57,7%), während der Anteil an Mutationen in endometroiden (27,8%) und muzinösen (15,8%) Karzinomen wie auch den Klarzellkarzinomen (10,5%) geringer ausfällt. In Borderlinetumoren und Keimstrang-Stromatumoren konnten keine Mutationen nachgewiesen werden. Mit dem Grad der Entdifferenzierung nimmt die Zahl der p53 Mutationen in Ovarialkarzinomen zu (KAPPES et al. 1994). Die immunhistochemisch nachweisbare p53-Akkumulation ist nicht konkordant mit genomischen Veränderungen, ist aber ein methodisch einfacher zu bestimmender Prognosefaktor (BOSARI et al. 1993).

Insgesamt sind durch die kleine Zahl der bisher untersuchten Fälle und angesichts der Typenvielfalt maligner Ovarialneoplasien verbindliche Aussagen über Typenabhängigkeit und prognostische Bedeutung der Onkogenamplifikation und -überexpression in malignen Ovarialtumoren bislang nicht möglich.

Unter den wachstumsregulierenden Peptidhormonen zeigen EGF und TGF-α einen proliferationsfördernden Effekt auf Zellkulturen aus Ovarialkarzinomen (BERCHUCK et al. 1990a). EGF-Rezeptoren werden sowohl im normalen ovariellen Oberflächenepithel als auch in malignen Ovarialtumoren exprimiert, häufig in Kombination mit aktivierenden Liganden wie TGF-α (BAUKNECHT et al. 1990; KOMMOSS et al. 1990; RODRIGUEZ et al. 1991).

Biochemisch und immunhistochemisch ist der EGF-Rezeptor in ca. 40% der Ovarialkarzinome nachzuweisen. EGF-R wird in den Tumorzellen in unterschiedlicher Menge produziert. Im Stroma sind immunhistochemisch keine Rezeptoren nachweisbar. Die Expression von EGF-R korreliert mit einer ungünstigen Prognose (FOEKENS et al. 1990; BAUKNECHT 1991; BAUKNECHT et al. 1990; BERCHUCK et al. 1991).

EGF-R-positive Karzinome zeigen andererseits nach den Beobachtungen von CHRISTEN et al. (1990) eine bessere Ansprechbarkeit auf Polychemotherapie. TGF-α aktiviert über „second messenger" die im Zellkern gelegenen Transkriptionsfaktoren jun, fos und myc. Diese steuern unter anderem die Expression des Angiogenesefaktors VEGF („vascular endothelial growth factor"). Die VEGF-

Tabelle 21. p53 Mutationen in primären Ovarialtumoren [a]

	Alle epithelialen Karzinome	Serös	Endometroid	Muzinös	Klarzellig	Borderline Tumoren	Keimstrang-Stromatumoren	Keimzell-tumoren
Okamoto et al. 1991	8/28	3/10	2/4	–	0/10			0/2
Mazars et al. 1991	11/30	6/12	1/3			0/1		
Naito et al. 1992	4/9	1/3	2/2	1/1	0/2	–	–	–
Kihana et al. 1992	8/13	6/11	1/1	–	1/1	0/2	0/1	2/6
Jakobs et al. 1992	8/17							
Teneriello et al. 1993	8/23	6/13	0/2	0/2	1/5	0/20	–	–
Milner et al. 1993	29/66	24/43	2/13	1/6		0/15	–	–
Kupryjanczyk et al. 1993	30/37	24/29	1/2	1/2			0/1	
Kappes et al. 1994	13/39	12/21	1/9	0/8	0/1	0/18	0/17	0/5
Alle untersuchten Fälle	119/262	82/142	10/36	3/19	2/19	0/56	0/19	2/13
Prozent %	45,4%	57,7%	27,8%	15,8%	10,5%	0%	0%	15,4%

[a] nur Mutationen, die durch Sequenzierung nachgewiesen wurden *und* zu einem Aminosäureaustausch führen (keine „silent mutation“)

Expression korreliert wiederum mit der Vaskularisation der Ovarialkarzinome. TGF-α ist in gesunden epithelialen Zellen verschiedener Organe immunhistochemisch nachweisbar. In Ovarialkarzinomen finden sich starke Unterschiede im Expressionsgrad (KOMMOSS et al. 1990). Klinisch zeigen Ovarialkarzinome mit niedriger Aktivität der TGF-α/EGF-R Signalkette ein schlechteres Ansprechen auf chemotherapeutische Maßnahmen, während Tumoren mit hoher Aktivität relativ hohe Remissionsraten unter Chemotherapie aufweisen.

13.8.6 Tumormarker epithelialer Neoplasien des Ovars

Mit Hilfe der Zell-Hybridisierungstechnik ist eine große Zahl von monoklonalen Antikörpern gegen epitheliale Ovarialtumoren entwickelt worden, mit dem Ziel der verbesserten klinischen Diagnostik und Therapie und zur Kontrolle des Behandlungseffektes bei den malignen Tumoren des Ovars. Verschiedene Faktoren begrenzen den Wert einer „Markerdiagnostik". Keines der Antigene zeigt weder im Hinblick auf die Histogenese noch die Organlokalisation strikte Tumorspezifität. Bei der Mehrzahl der tumorassoziierten Antigene handelt es sich um Sekretionsprodukte (z.B. hochmolekulare Glykoproteine oder Muzine), die auch in normalen Zellen gebildet werden. Die Expression der Antigene in den Tumoren ist zumeist heterogen und partial. Die Serumspiegel sind der Expression des Antigens im Tumor nicht proportional. In der Mehrzahl der Fälle ist die Grundstruktur der Antigene (Glykoproteine, Glykolipide, Muzine) bekannt, das antigene Epitop aber nicht präzise definiert. Trotz dieser Einschränkungen haben eine Reihe onkofetaler und tumorassoziierter Antigene als etablierte Marker Eingang in die onkologische Routinediagnostik gefunden. Ihre Bedeutung liegt weniger in der Möglichkeit der serologischen Tumorentdeckung als in der posttherapeutischen Verlaufskontrolle (Monitoring) seropositiver Geschwülste. Klassische Beispiele derartiger Marker sind das karzinoembryonale Antigen (CEA), das α-Fetoprotein (AFP) und das humane Choriongonadotropin (hCG). AFP und hCG sind konsistente Marker maligner Keimzelltumoren verschiedenen Typs.

AFP wird nahezu regelhaft im endodermalen Sinustumor (Teilum-Tumor) gebildet (BAGSHAWE 1985). Immunhistochemisch findet es sich fokal insbesondere in den charakteristischen freien Hyalinglobuli der Dottersackstrukturen, oder auch diffus über die Tumorzelle verteilt.

In Mischtumoren ist der serologische AFP-Nachweis ein Indikator einer Dottersackkomponente (TALERMAN et al. 1978, 1980). AFP wird auch in den seltenen Subtypen mit ausschließlich enteraler oder hepatoider Differenzierung exprimiert (COHEN et al. 1986; PRAT et al. 1982). In bis zu 10% finden sich erhöhte AFP-Werte in epithelialen Tumoren des Ovars verschiedener Differenzierung (ELLING u. PINK 1992).

HCG ist regelmäßig in gestationellen wie auch nicht-gestationellen Trophoblastgeschwülsten des Ovars nachzuweisen. Choriokarzinome sind nicht selten Teilkomponenten gemischter Keimzelltumoren, und maligne hCG-aktive synzytiotrophoblastische Riesenzellen finden sich häufig in embryonalen Karzinomen und in ca. 5% der Dysgerminome.

CEA als einer der geläufigsten epithelialen Marker findet sich in benignen, proliferierenden und malignen Varianten aller Kategorien der epithelialen Ovarialgeschwülste. Über den relativen Anteil CEA-positiver Tumoren divergieren die Literaturberichte. Bezogen auf die Gesamtzahl der malignen Neoplasien des Ovars ist die Sensitivität gering (BAST et al. 1984; SCHRÖCK et al. 1986; ELLING u. PINK 1992). CHARPIN et al. (1982) finden CEA-positive Tumoren in 15% der muzinösen Zystadenome des Ovars, 80% der muzinösen Borderlinetumoren und in 100% der muzinösen Zystadenokarzinome. Eine Beziehung zum Malignitätsgrad der Geschwülste wird auch aus den Untersuchungen von DIETEL et al. (1985) deutlich, die in zytometrischen Analysen eine mit steigender S-Phase Fraktion zunehmende Zahl CEA-positiver Tumoren fanden. Im Material von KHALIFA u. SESTERHENN (1990) waren alle muzinösen Borderlinetumoren und Karzinome immunhistochemisch CEA-positiv, während nur ein kleiner Teil der serösen Geschwülste – vorwiegend in fokalen Bereichen muzinöser Differenzierung – CEA exprimierten. Bei der Untersuchung von Zystenflüssigkeit ist CEA in serösen Tumoren meist nicht oder nur in geringer Konzentration und in abweichenden Varianten zu finden (TOHYA et al. 1986).

Die Mehrzahl der benignen, proliferierenden und malignen Brenner-Tumoren ist CEA-positiv. Im Gegensatz zu den muzinösen Geschwülsten besteht aber anscheinend keine Korrelation zum Malignitätsgrad (SAKSELA 1989).

Unter den kohlenhydratspezifischen Antigenen hat CA 125 die größte Bedeutung in der Serodiagnostik und Verlaufskontrolle ovarieller Neoplasien erlangt. CA 125, ein tumorassoziiertes Oberflächenantigen wird durch einen murinen monoklonalen Antikörper (OC 125) definiert, der mittels Hybridomtechnik nach Immunisierung von balb/c-Mäusen mit der Zellinie OVCA 433 eines serösen papillären Ovarialkarzinoms produziert und selektiert werden konnte (BAST et al. 1983). CA 125 findet sich in mehr als 80% der epithelialen Neubildungen des Ovars vom serösen, endometroiden, klarzelligen und undifferenzierten Typ (EINHORN et al. 1986; VASILEV et al. 1988). Immunhistochemisch zeigt sich eine membrangebundene Markierung. In fetalen Geweben reagiert der Antikörper mit allen Derivaten des Zölomepithels (Müller-Epithel, Peritoneal, Pleura- und Perikardepithel). In den reifen Geweben zeigen das tubare, endometriale und zervikale Epithel deutlich positive Reaktion, nicht regelhaft dagegen das ovarielle Oberflächenepithel und das Peritonealmesothel (KABAWAT et al. 1983). Mesotheliale Expression findet sich vornehmlich in Zusammenhang mit lokalen entzündlichen Veränderungen. Zirka 30% nicht ovarieller Karzinome exprimieren CA 125 (BAST et al. 1983). Damit ist der serologische CA 125 Nachweis von untergeordneter Bedeutung im Hinblick auf die Differentialdiagnose einer malignen Neoplasie, wohl aber von praktischem Nutzen bei der posttherapeutischen Verlaufskontrolle seropositiver Geschwülste. Steigende oder fallende Serumspiegel reflektieren die Progression oder Regression der Geschwulstkrankheit (BAST et al. 1983, 1987; CANNEY et al. 1984; KIVINEN et al. 1986; FIORETTI et al. 1987; MÖBIUS et al. 1987).

Geringere Sensitivität als CA 125 hat beim Ovarialkarzinom TAG 72, ein tumorassoziiertes Glykoprotein, das in erster Linie als Marker in der Gastroenterologie und bei nichtkleinzelligen Bronchialkarzinomen gefunden wird (JÄGER u. ADAM 1989; STIEBER et al. 1989). Im normalen ovariellen Oberflächenepithel wird TAG 72 immunhistochemisch nicht exprimiert (THOR et al. 1986; WICK et al. 1989).

Auch das Kohlenhydratantigen CA 19-9 – die sialisierte Form eines Blutgruppen-LEWIS-Antigens – kommt vorwiegend in gastrointestinalen Tumoren aber auch in epithelialen Neoplasien der Müller-Genese vor. CA 19-9 ist in normalem Zervix-, Endometrium- und Tubenepithel nachweisbar. In Adenokarzinomen des Corpus uteri wie auch der Eileiter findet sich seine Expression in 60–80% der Fälle (CHARPIN et al. 1982; SCHARL et al. 1989). Bei Ovarialneoplasien liegt die Sensitivität des CA 19-9 unter 30% (NEUNTEUFEL u. BREITENECKER 1988, ELLING u. PINK 1992).

Die Serummarker CA 15.3 und CA M29 finden sich bei 60–70% der Ovarialkarzinome, einschließlich der muzinösen Typen.

Durch den kombinierten Einsatz verschiedener Tumormarker ist es möglich, die Sensitivität der Markerdiagnostik zu erhöhen. Der Gewinn an Sensititivät geht jedoch in der Regel mit einem Verlust an Spezifität einher (FIORETTI et al. 1987; BARTEL et al. 1991; EINHORN 1991).

Der direkte zelluläre Nachweis tumorassoziierter Antigene mit Hilfe immunhistochemischer Reaktionen hat vorwiegend Bedeutung für die histogenetische Zuordnung eines primären oder metastatischen Tumors. Die Möglichkeiten einer organspezifischen Identifikation oder auch nur der Diskrimination ovarieller von extragenitalen Geschwülsten sind aber angesichts der geringen Spezifität der Marker begrenzt.

In Tabelle 22 ist eine Reihe von Antikörpern aufgeführt, die von verschiedenen Arbeitsgruppen gegen Ovarialkarzinome entwickelt wurden. Sie zeigen im Hinblick auf Sensitivität und Spezifität erhebliche Variationsbreite; einige weisen Beziehungen zum histologischen Typ der Geschwulst auf.

13.8.7 Nukleolus-organisierende Regionen (NORs)

Als Nukleolus-organisierende Regionen (NORs) werden jene Chromosomenabschnitte im Zellkern bezeichnet, auf denen die ribosomalen Gene angeordnet

Tab. 22. Monoklonale Antikörper gegen Ovarialkarzinomzellen

Antikörper Bezeichnung	Autor
OC 125	BAST et al. (1983)
1D3 und 1D5	BHATTACHARYA et al. (1982)
4F4	BHATTACHARYA et al. (1984)
2C8 und 2F7	BHATTACHARYA et al. (1985)
MOv-1 und -2	TAGLIABUE et al. (1985)
MOv-18 und -19	MIOTTI et al. (1987)
OM-1	DE KRETSER et al. (1983)
OV-TL-3	POELS et al. (1986)
OV-TL-23	BOERMAN et al. (1989)
8C und 10B	BAUMAL et al. (1980)
4C4 und 3C2	TSUJI et al. (1985)
MD144, MH 55, MF116 und MH99	MATTES et al. (1984)
MT334 und MQ49	MATTES et al. (1985)
MT179, MW162 und MX35	MATTES et al. (1989)

sind. In diesen Arealen erfolgt unter Mitwirkung der RNA-Polymerase die Synthese ribosomaler Ribonukleinsäuren, welche den Ausgangspunkt für die zelluläre Proteinsynthese darstellt. NOR-assoziierte Proteine (Nukleolin, C-23- u. B-23-Protein) sind im histologischen Schnittpräparat mit einer speziellen Versilberungstechnik darstellbar (AgNORs). Ultramikroskopisch entsprechen den AgNORs fibrilläre Nukeolusstrukturen („dense fibrillar components"). Form- und Größenveränderungen der Nukleolen infolge einer erhöhten Anzahl von nukleolären Organisatorregionen gelten als Indikatoren der transkriptionalen Aktivität, der Zellproliferation und Ploidie. Sie reflektieren damit das maligne Potential der Zelle.

In einer Reihe jüngerer Studien ist die prognostische Bedeutung der AgNORs an verschiedenen Tumoren des Ovars untersucht worden. Muzinöse Zystadenome zeigen signifikant weniger AgNORs als muzinöse Borderlinetumoren und muzinöse Zystadenokarzinome; eine Diskrimination zwischen Borderlinetumoren und ordinären Karzinomen ist dagegen mit dieser Methode nicht möglich (Griffiths et al. 1989). Bei den serösen Tumoren finden sich keine signifikanten Unterschiede zwischen gutartigen und proliferierenden (Borderline)-Tumoren. Seröse Zystadenokarzinome enthalten aber eine signifikant höhere Anzahl von AgNORs als seröse Borderlinetumoren (Kinsey et al. 1989; Mauri et al. 1990). Criscuolo et al. (1993) finden eine positive Korrelation der AgNOR-Anzahl zum Tumorstadium und Krankheitsverlauf.

14 Exfoliativ- und Punktionszytologie der Ovarialtumoren

Zytologische Verfahren haben verschiedene Anwendungsbereiche bei der Diagnostik von Ovarialtumoren:

- die Punktions(Aspirations)zytologie aus zystischen oder soliden Tumoren, u. U. unter sonographischer oder laparoskopischer Kontrolle zur Dignitäts- und Typendiagnostik der Geschwülste;
- die Imprintzytologie zur intraoperativen Dignitätsbestimmung;
- die Exfoliativzytologie zur Untersuchung von Zellsedimenten aus Aszites, freier Bauchflüssigkeit oder Spülflüssigkeit nach intraoperativer Lavage bzw. transvaginaler Douglasspülung.

Indikationen zur Punktions(Aspirations)zytologie sind in erster Linie klinisch und sonographisch benigne Zysten (funktionelle Zysten, Retentionszysten). Bei Verdacht auf Malignität steht histologische Klärung per laparotomiam im Vordergrund. Die Operation ist zugleich primärtherapeutische Maßnahme. Die gezielte oder ungezielte transperitoneale Punktion maligner Ovarialtumoren birgt das Risiko der Tumorzellverschleppung mit nachfolgenden Implantationsmetastasen. Bei inoperablen Patientinnen in forgeschrittenem Lebensalter kann eine Entlastungspunktion großer zystischer Ovarialtumoren in Verbindung mit der zytologischen Dignitätsdiagose indiziert sein.

Die Treffsicherheit der Aspirationszytologie solider und zystischer Ovarialtumoren ist nicht geringer als die der weithin etablierten Zervixzytologie. Nach Kjellgren et al. (1971), Sevin et al. (1979) sowie Sevin u. Nadji (1983) liegt sie zwischen 85,5 und 94,5%. Die Rate falsch positiver Diagnosen liegt zwischen 0 und 4% (SEARS u. HAJDU 1985).

Die Exfoliativzytologie von abdominaler Spülflüssigkeit, die durch Douglaspunktion vom hinteren Scheidengewölbe aus gewonnen wird, hat eine zeitlang in klinischen Studien Anwendung gefunden, mit dem Ziel einer Verbesserung der Frühdiagnose des Ovarialkarzinoms (s. Zusammenstellung von GEIER 1976 sowie GEIER et al. 1975) wie auch zur Verlaufskontrolle nach behandeltem Ovarialkarzinom (VILLASANTA u. JOVANOVSKI 1980). Das Verfahren hat keinen Eingang in die Routinediagnostik gefunden.

Dagegen hat die Zytologie von Bauchflüssigkeit oder peritonealer Lavage seit den 50er Jahren einen festen Platz in der Primärdiagnostik (chirurgisches Staging) und zur posttherapeutischen Kontrolle (Second-look-Operation) des Ovarialkarzinoms.

Die Etablierung immunzytochemischer Verfahren hat entscheidende Fortschritte in der Dignitätsdiagnose und Differentialzytologie (Typendiagnostik) gebracht. Weitere ergänzende zellanalytische Verfahren sind die Raster- und Transmissionselektronenmikroskopie (HAGELQUIST u. ENGSTROM 1973; BERTRAND et al. 1979; AHKTAR et al. 1980, 1981; KOSS et al. 1984; DUANE u. KANTER 1985; HANNA u. KAHN 1985; ODSELIUS et al. 1985), die DNA-Zytometrie (Flow-Zytometrie: KELSTEN u. CHIANESE 1983; CROSBY et al. 1988) sowie die Zellmorphometrie (HEDLEY et al. 1984; STONESIFER et al. 1987).

14.1 Nichtneoplastische (funktionelle) Zysten

Die punktionszytologische Untersuchung komplementiert die klinisch-sonographische Diagnostik unilokulärer Retentionszysten des Ovars im Reproduktionsalter. Bei Ausschluß atypischer Zellen im Punktat und beim Fehlen klinischer Malignitätszeichen ist chirurgische Intervention u. U. mit Entfernung der Adnexe vermeidbar. Die monomorphen und geordneten Zell- und Kernstrukturen machen die Diagnose einer benignen Läsion relativ leicht, schwieriger ist dagegen die Differentialzytologie der verschiedenen Formen ovarieller Retentionszysten und die Abgrenzung funktioneller Zysten von echten benignen Zystomen.

Punktate aus Follikelzysten enthalten kohärente Verbände von Granulosazellen mit runden gelegentlich gekerbten Kernen; einzelne können Mitosen aufweisen.

In luteinisierten Follikelzysten findet sich eine duale Zellpopulation aus Granulosa- und Luteinzellen.

Die Zellen aus zystischen Corpora lutea sind größer als die nichtluteinisierten Granulosazellen. Die Kerne sind rund und weisen stärkere Größenvariabilität auf. Binukleation ist nicht selten. Mitosen fehlen. Das Zytoplasma ist vakuolisiert und kann gelbbraunes Pigment enthalten (GREENEBAUM et al. 1992).

Erythrozyten sind im Präparat fast immer beigemischt, daneben finden sich Fibroblasten und hämosiderinspeicherndes Makrophagen (Siderophagen) sowie Fibrin.

Ein ähnlicher Präparatehintergrund charakterisiert Punktate aus Endometriosezysten oder rupturierten Endometriosen. Die Ausstriche enthalten nur selten typische Endometriumzellen oder biphasische Zellkomplexe aus epithelialen und stromalen Zellen (Leiman et al. 1986; Kumar u. Efashani 1988). Häufig finden sich deformierte Epithel(Endometrium-)Zellen oder freie Zellkerne.

Dermoidzysten sind anhand der kernhaltigen oder kernfreien Plattenepithelzellen leicht zu diagnostizieren. Bei transvaginaler Punktion können vaginale Plattenepithelzellen verschleppt werden und zu Fehldeutungen führen.

14.2 Zytologie der peritonealen Lavage

Die zytologische Untersuchung der freien Bauchflüssigkeit oder peritonealen Lavage ist Bestandteil des chirurgischen Staging beim Ovarialkarzinom. Der zytologische Befund geht in die klinische Klassifikation ein (s. Klassifikation der Ovarialtumoren). Er hat weiterhin diagnostische und prognostische Bedeutung bei der Second-look-Operation (Zielman et al. 1984).

Die Qualität der Zytodiagnostik hängt entscheidend von der Zellgewinnung und Präparation des Materials ab (McGowan 1989). Exzessive Peritonealwäsche resultiert in zellarmen Präparaten, die keine zuverlässige Beurteilung erlauben. Die Aspiration von freier Bauchflüssigkeit unmittelbar nach Eröffnung des Abdomens gewährleistet eine größere Zellausbeute. Die Ausstriche werden nach Zentrifugation vom Sediment angefertigt. Besser sind die Membranfilter- und Zytospinpräparation. Die Färbung kann nach Papanicolaou oder May-Grünwald-Giemsa erfolgen. Im Hinblick auf Strukturerhaltung und Zellausbeute nach peritonealer wie auch bronchopulmonalen Lavage zeigen die verschiedenen Verfahren z. T. erhebliche Unterschiede (Fleury-Feith et al. 1987; Thompson et al. 1988). Eine Variante der Materialaufbereitung für die zytologische Untersuchung ist die Einbettung des Zellsedimentes „en bloc" mit nachfolgender Untersuchung der Paraffinschnitte unter Anwendung einfacher Färbeverfahren oder immunzytochemischer Reaktionen (Covell et al. 1985; Johnston et al. 1987; Kung et al. 1990) (Abb. 221). Die Kenntnis der Formenvielfalt der nichtneoplastischen insbesondere der mesothelialen Zellen ist Voraussetzung einer exakten Diagnose und der Vermeidung einer falsch-positiven Beurteilung („overdiagnosis of malignancy"). Creasman u. Rutledge (1971) berichten über eine Rate von 4,5% falsch-positiven Diagnosen. Hauptursachen sind reaktive Pleomorphie von Mesothelzellen nach Pelveoperitonitis oder vorausgegangenen Laparotomien, Anwesenheit von Psammomkörpern, Zellatypien bei Endometriosen, Endosalpingeosis, benigne Tumoren und ektope Gravidität (Ravinsky 1986; Zuna et al. 1989a).

Zu den regulären Bestandteilen der Peritonealflüssigkeit gehören Mesothelzellen, Lymphozyten und Histiozyten (Makrophagen).

Fibrin- und Eiweißabscheidungen bilden den Hintergrund der Präparate und schließen die freien Zellen ein.

14.2.1 Mesothelzellen

Mesothelzellen enthalten einen zentral gelegenen runden oder ovalen Zellkern, der gut die Hälfte der Zellfläche einnimmt (Abb. 222). Die Kernmembran ist deutlich gezeichnet, das Chromatin feingranulär mit zarten Chromozentren und

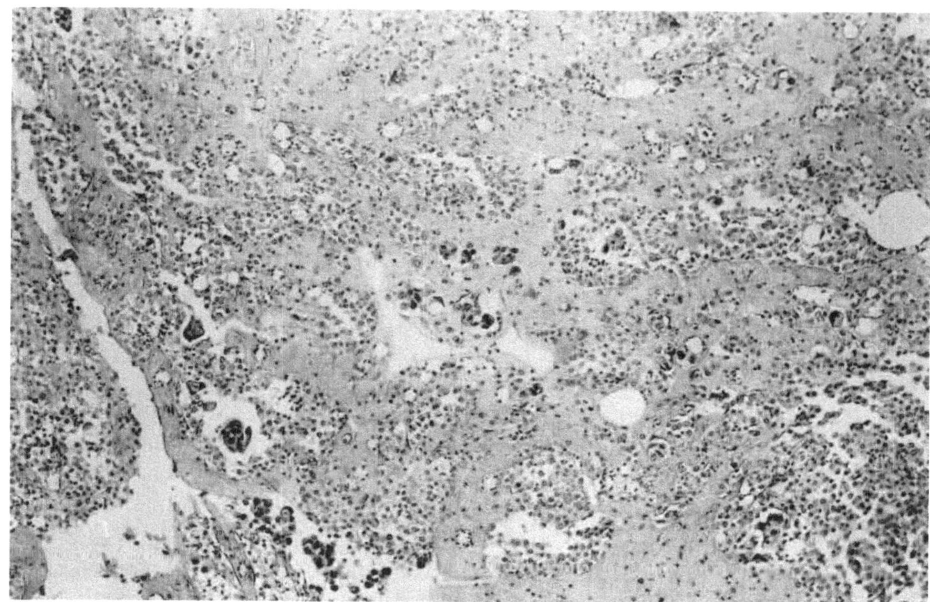

Abb. 221. En-bloc-Einbettung des Sedimentes der Peritonealflüssigkeit bei peritoneal metastasiertem Ovarialkarzinom

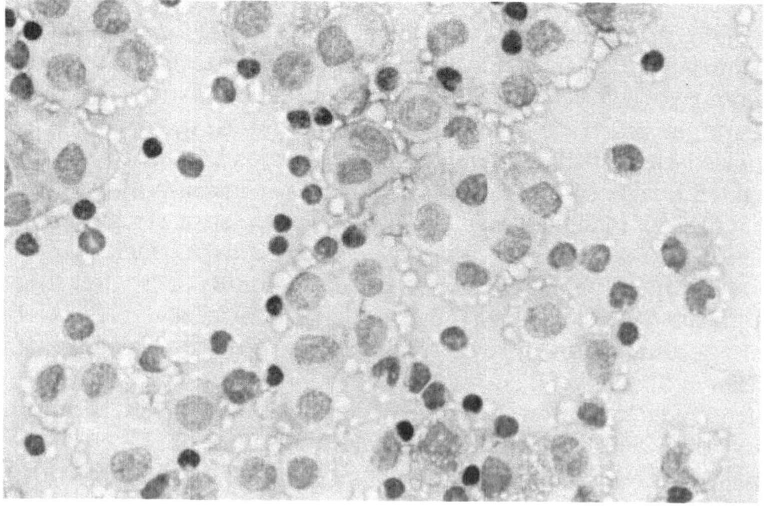

Abb. 222. Mesothelzellen; monomorphe Zellpopulation; die runden Kerne nehmen gut die Hälfte der Zellfläche ein

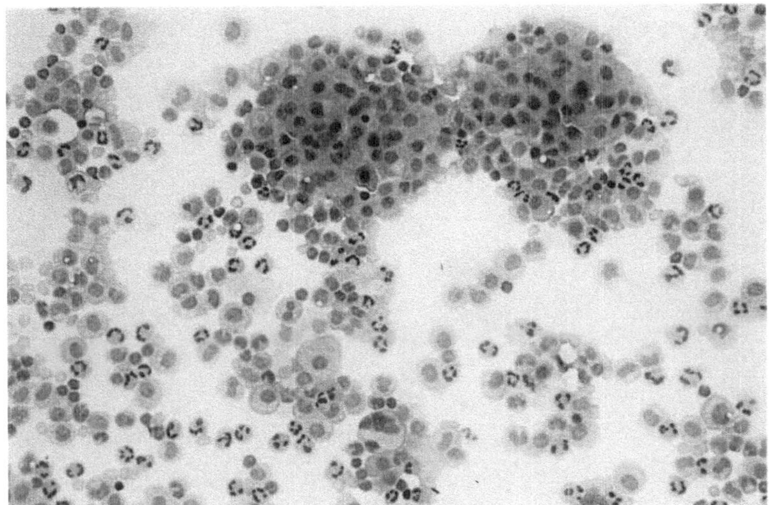

Abb. 223. Leukozyten und Mesothelzellen, z. T. in Aggregaten

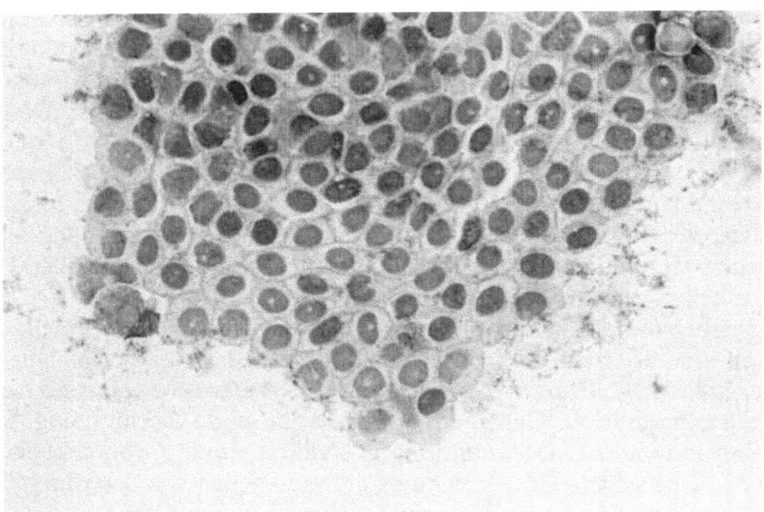

Abb. 224. Mesothelzellen in kohäsivem Zellverband

ein oder zwei kleinen Nukleolen. Degenerative Zellveränderungen mit Kernpyknose sind nicht selten.

Kohärente Verbände sind von Zellaggregaten zu unterscheiden. Aggregate können pseudopapilläre Tumorzellkomplexe vortäuschen (Abb. 223, 224). Auch kreisförmige Formationen und Zellaufreihung („indian file pattern") sind zu beobachten.

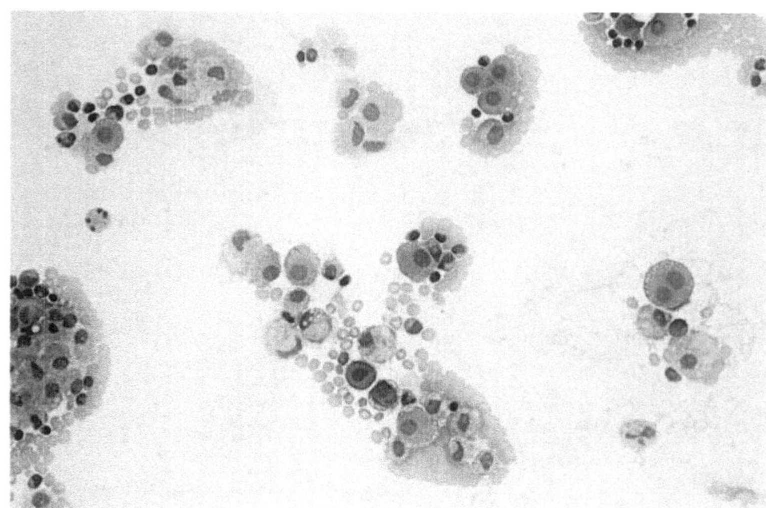

Abb. 225. Mesothelzellen sowie Histiozyten mit schaumigem Zytoplasma und exzentrisch gelegenen Kernen

Reaktive Zellveränderungen können die Zytomorphologie der Mesothelzellen in vielfältiger Weise modifizieren (Abb. 225). Durch Zytoplasmavakuolisation und Inkorporation von Fremdmaterial sowie aktive Nukleolen gewinnen sie das Aussehen kleiner Histiozyten. Mitosen sind ein Indiz der auch nach Desquamation beibehaltenen Fähigkeit zur Zellteilung (Koss 1979). Nach McGrew u. Nanos (1983) sind die mitotischen Zellen der Peritonealflüssigkeit überwiegend Histiozyten. Mesotheliale Hyperplasie und Proliferation führt zu Bildung von Zellhaufen, verstärkter Zytoplasmaanfärbung und Kernvergrößerung unter Beibehaltung der geordneten Zellstruktur. Häufig sind die Mesothelzellen von einem Aufhellungshof umgeben.

Strahlenbehandlung wie auch Chemotherapie verursachen erhebliche degenerative Zell- und Kernveränderungen mit Polyploidisierung, die maligne Atypie vortäuschen können. Charakteristische radiogene Veränderungen sind Kernpyknose, Kernvakuolisation, Chromatinkondensation und -verklumpung, Karyorrhexis, Entrundung und Deformation der Zellkerne und grobe Zytoplasmavakuolisation. Eine sichere Unterscheidung der radiogenen von den durch Chemotherapie ausgelösten Zellveränderungen (radiomimetische Effekte) ist nicht möglich (von Haam 1990).

14.2.2 Histiozyten

Kleine Histiozyten sind bei Routinefärbung mit lichtmikroskopischen Methoden allein von Mesothelzellen nicht zuverlässig zu unterscheiden. Vermutlich gibt es histiozytäre Funktionsformen mesothelialer Zellen. Typische zytomorphologische Kriterien der kleinen Histiozyten sind unscharfe Zellgrenzen, schaumig-vakuolisiertes, schwach färbbares Zytoplasma und leicht exzentrisch liegende zuweilen nierenförmige Zellkerne, die zumeist mehrere aktive Nukleolen enthalten.

Größere Histiozyten (Makrophagen) sind anhand phagozytierten Materials (Hämosiderin, inkorporierte Kernfragmente u.a.) zu erkennen. Siderophagen sind ein Indiz abgelaufener intraabdominaler Blutungen.

14.3 Endosalpingeosen und Müller-Inklusionen

Exfoliierte Zelle aus multizentrischen peritonealen und omentalen Endosalpingeosen und Inklusionszysten können bei der zytologischen Untersuchung von Peritonealflüssigkeit zur Quelle falsch-positiver Diagnosen werden (Graham u. Graham 1967; Kern 1969; Covell et al. 1985; Carlson et al. 1986; Sneige et al. 1986; Sidaway u. Silverberg 1987). Zumeist handelt es sich um kohärente tubuläre oder pseudopapilläre Zellkomplexe, die Psammomkörper einschließen können. Nicht selten finden sich auch freie psammomatöse Kalziumagglomerate. Die kubischen oder plump zylindrischen Epithelzellen aus Endosalpingeosen und Müller-Inklusionen sind relativ gleichförmig. Die nur gering pleomorphen Kerne enthalten ein feingranuläres Chromatin und nur gelegentlich kleine Nukleolen. Das Zytoplasma ist spärlicher als in begleitenden Mesothelzellen. Die Zellen können Zilien tragen; auch isolierte, abgestoßene Zilien-Basalkörnerkomplexe sind gelegentlich nachzuweisen. Flimmerzellen liegen häufig in Gruppen beieinan-

Tabelle 23. Zytologische Interpretation tubulo-papillärer Strukturen in peritonealer Spülflüssigkeit. (Nach Sneige et al. 1986)

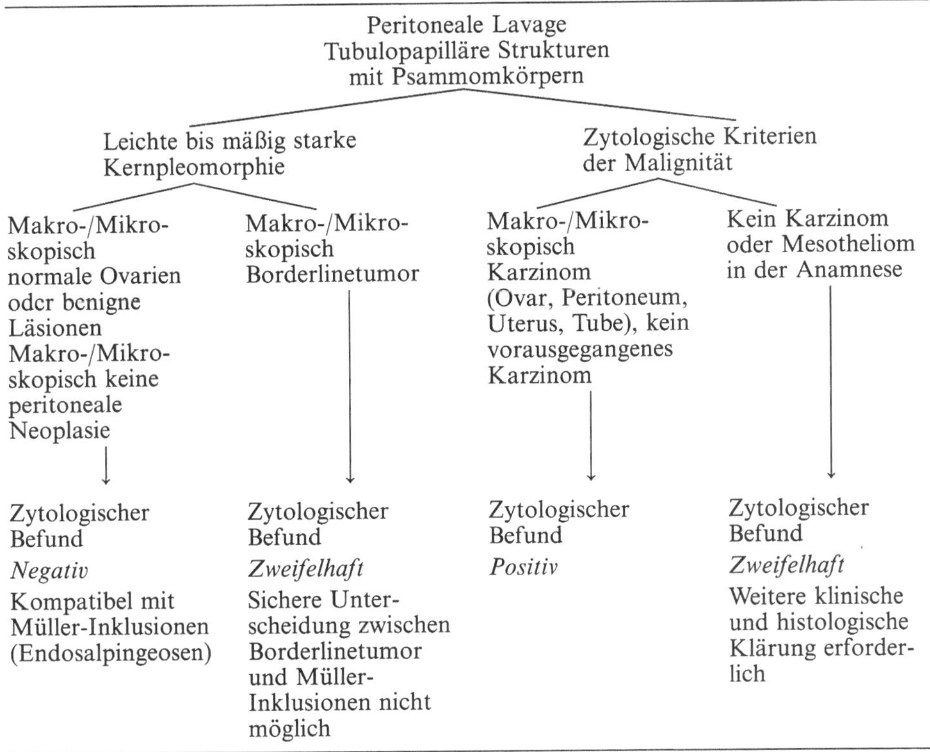

der. Endosalpingeale Zellgruppen finden sich allein wie auch in Verbindung mit Zellen aus Borderlinetumoren oder Ovarialkarzinomen. Ihr Nachweis ist auch bei Anwesenheit eines malignen Ovarialtumors kein Beweis einer peritonealen Tumordissemination. Angesichts der therapeutischen und prognostischen Konsequenzen einer falsch-positiven Beurteilung tumorassoziierter Endosalpingeosen sollte die zytologische Interpretation nur in Verbindung mit den klinischen und histologischen Befunden erfolgen. Tabelle 23 zeigt eine Empfehlung von SNEIGE et al. (1986) für die Interpretation zytologischer Befunde aus Peritonealflüssigkeiten.

14.4 Ovarialkarzinome („common epithelial tumors“)

Zellen aus malignen epithelialen Tumoren des Ovars („common epithelial tumors“) zeigen in Abhängigkeit vom histologischen Malignitätsgrad in mehr oder weniger starker Ausprägung die allgemeinen zytologischen Kriterien der Malignität (Zell- und Kernpolymorphie, Kernvergrößerung und Deformation, Hyper- und Heterochromasie, Zytoplasmavakuolisation u. a.) (VON HAAM 1977; KOSS 1979, 1983; SOOST u. BAUR 1990; SIDAWY 1992) (Abb. 226–228).

Typisch für die papillären (serösen oder endometroiden) Zystadenokarzinome ist der Nachweis dreidimensionaler pseudopapillärer und synzytialer Fragmente in Verbindung mit reichlich isolierten Tumorzellen und atypischen freien Kernen sowie den indirekten Kriterien der Malignität in Form lymphozytärer, histiozytärer und erythrozytärer Elemente (Abb. 229).

Der Nachweis von Psammomkörpern in Verbindung mit Tumorzellen weist auf das Ovar als Ursprungsort der malignen Neoplasie hin. Andere Primär- oder Sekundärtumoren enthalten weitaus seltener als die Ovarialkarzinome geschichtete Kalziumagglomerate.

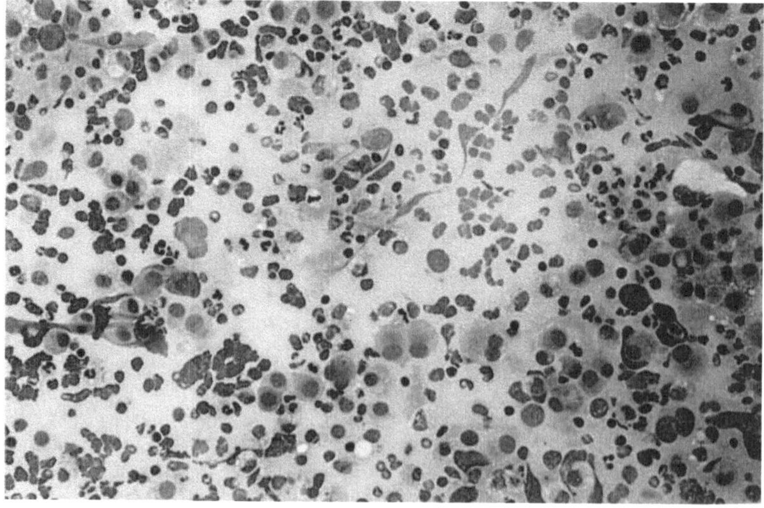

Abb. 226. Zellsediment bei undifferenziertem Ovarialkarzinom

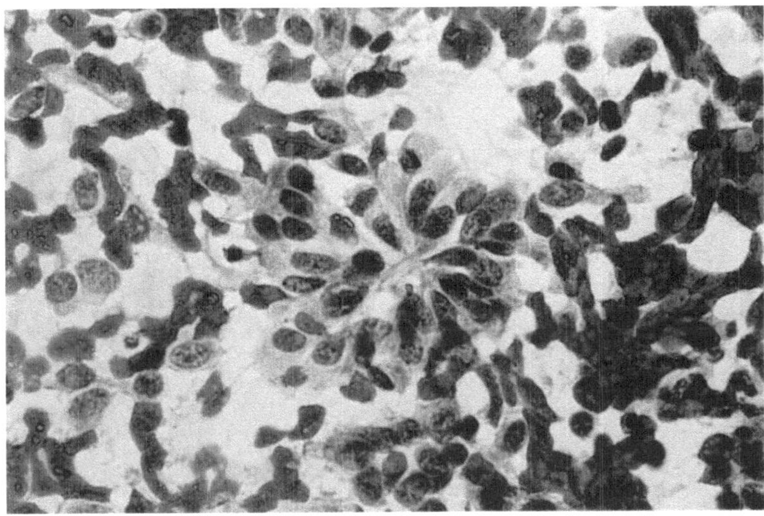

Abb. 227. Zellsediment bei hochdifferenziertem serösen Zystadenokarzinom des Ovars; hämorrhagischer Aszites; Tumorzellen und atypische freie Kerne sowie pseudopapilläre Tumorzellkomplexe

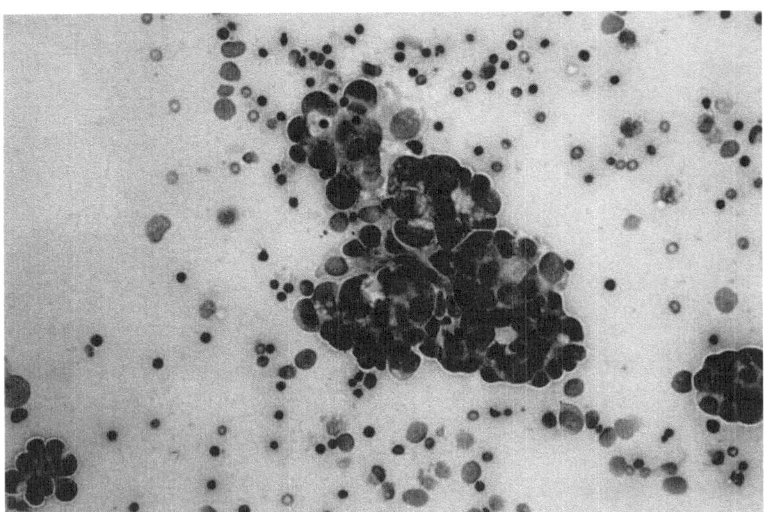

Abb. 228. Pseudopapilläre Tumorzellkomplexe bei Zystadenokarzinom des Ovars

Tumorzellen aus muzinösen Karzinomen und Zystadenokarzinomen besitzen ein relativ helles schaumig-vakuoläres Zytoplasma. Beim Pseudomyxoma peritonei bildet reichlich Schleim den Hintergrund der Präparate. Die Tumorzellen bilden honigwabenartige Strukturen oder ordnen sich in strangförmigen Fragmenten. Die Zellpopulation ist unimorph, die geordneten Zellkerne liegen exzentrisch. Mehrkernigkeit und Siegelringformen sind nicht selten (Koss 1979; Rammou-Kinia u. Sirmakechian-Karra 1986).

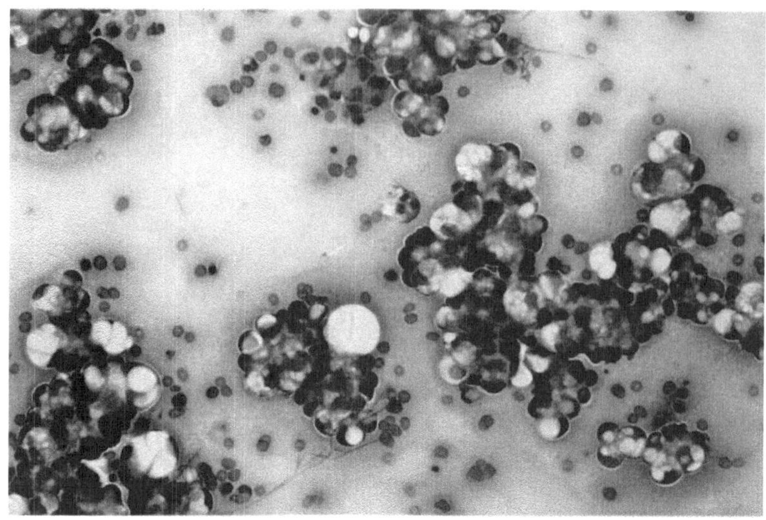

Abb. 229. Reichlich pseudopapilläre Tumorzellkomplexe in dreidimensionaler Lagerung bei niedrig differenziertem Ovarialkarzinom. Ausbildung von Siegelringformen

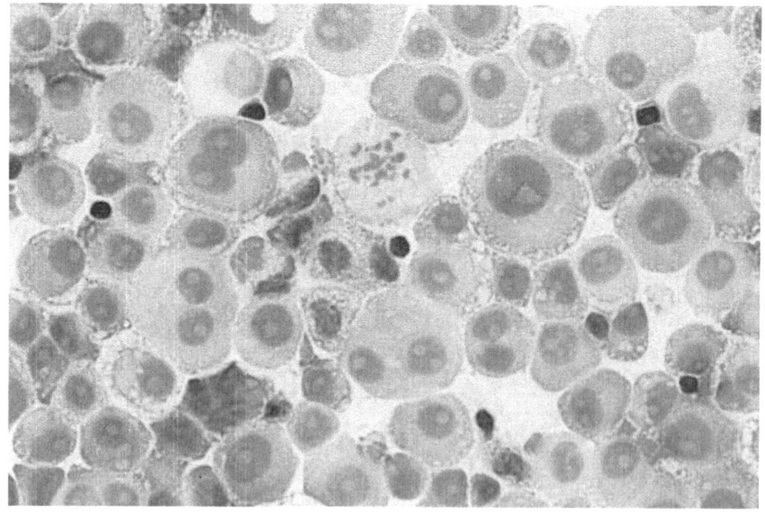

Abb. 230. Relativ monomorphe Tumorzellpopulation bei peritoneal metastasiertem lobulären Karzinom der Mamma

Über die Zytomorphologie spezieller Tumortypen des Ovars gibt es eine Reihe kasuistischer Berichte (Granulosazelltumoren: BJERSING et al. 1973; FIDLER 1982; RAVINSKY 1986; BENDA u. ZALESKI 1988; STAMP u. KRAUS 1988; Keimstrang-Stromatumoren: GANJEI u. MEHRDAD 1984; Dysgerminome: KOSS 1979; GANJEI u. NADJI 1984; Unreife u. reife Teratome: RAVINSKY 1986; SELVAGGI 1992; gemischte

Müller-Tumoren: NGUYEN 1982, SILVERMAN et al. 1986; adenosquamöse Karzinome: TSUKAMOTO et al. 1984; Lymphome: HAFIZ et al. 1988).

Unter metastatischen Tumoren mit peritonealer Aussaat haben maligne Geschwülste des Gastrointestinaltraktes, der Mammae und des Uterus die größte Bedeutung (Abb. 230).

Neben einfachen histochemischen Reaktionen (PAS, Muzin) können immunhistochemische Untersuchungen mit verschiedenen monoklonalen Antikörpern entscheidend zur Dignitätsbeurteilung bei zweifelhaften Fällen, zur Typendifferenzierung und zur Abgrenzung, insbesondere gegenüber mesothelialen Zellen, beitragen (JOHNSTON et al. 1987; LAURITZEN 1987).

Nach ORELL u. DOWLING (1983) sowie PERMANETTER u. WIESINGER (1987) schließt eine positive CEA-Reaktion die mesotheliale Herkunft aus. Nur ca. 30% der Ovarialkarzinome (vorwiegend muzinöse Karzinome) sind allerdings CEA-positiv (VAN NAGELL et al. 1973; GUZMAN et al. 1988). Den epithelialen Charakter einer Zelle beweisen die positive Reaktion auf Pan-Epithelmarker (z. B. epitheliales Membranantigen: EMA, humanes Milchfettglobulin: HMFG, Pan-Zytokeratin und verschiedene Subtypen der Intermediärfilamente sowie „tissue polypeptide antigen“: TPA). Nach ISAACSON u. JUDD (1977) finden sich bei der Keratin- und TPA-Reaktion unterschiedliche Reaktionsmuster in Karzinom- und Mesothelzellen. Die EMA-Reaktion zählt zu den sensitivsten Markern maligner Ovarialtumoren (To et al. 1981). FUJIMOTO et al. (1990) finden eine positive Reaktion in ca. 90% der Ovarialkarzinome und in ca. 30% der Borderlinetumoren. Eine vergleichbar hohe Sensitivität hat nach HILBORNE et al. (1986) der Nachweis von hMFG.

Mesothelzellen zeigen negative Reaktion auf epitheliales Membranantigen (EMA) und Mab 72.3, einen monoklonalen, mit einem onkofetalen tumorassoziierten Glykoprotein reagierenden Antikörper, der weitgehend selektiv in Adenokarzinomen der Lungen, Mammae und Ovarien nachzuweisen ist (SZPAK et al. 1989; ZUNA et al. 1989b; TICKMAN et al. 1990). Nach GHOSH et al. (1987) sowie MEZGER et al. (1990) zeigen proliferierende Mesothelzellen gelegentlich positive EMA-Reaktion. Mesothelzellen, einschließlich ihrer proliferierenden Varianten reagieren positiv auf Antikörper gegen Vimentin oder zeigen Koexpression von Vimentin und Keratin (TICKMAN et al. 1990).

Positive Reaktion gegen den granulozytären Marker Leu M1 findet sich in bis zu 30% der Ovarialtumoren. Lysosomale Marker charakterisieren Histiozyten, Granulozyten und Makrophagen. Karzinomzellen geben regelhaft negative Reaktion (KYRKOV et al. 1985; PERMANETTER u. WIESINGER 1987).

14.5 Borderlinetumoren

Die Unterscheidung der Geschwülste von niedrigem Malignitätsgrad (Borderlinetumoren) von invasiven Ovarialkarzinomen ist von erheblicher prognostischer und therapeutischer Bedeutung. Die zytomorphologische Diskriminierung beider Entitäten ist vor allem durch die große Variationsbreite der Borderlinetumoren nur begrenzt möglich, da diese unterschiedliche Grade der individuellen Zellatypie zeigen und sowohl „benigne“ diploide wie auch aneuploide Zellpopulationen aufweisen können. JOHNSON et al. (1988) haben eine Reihe zytomorphologischer Kriterien auf ihre Trennschärfe hin untersucht. Neben der Zellpleomorphie haben Nukleolengröße, Zellkohärenz (Lagerung im Zellverband oder einzeln) die größte praktische Bedeutung als Unterscheidungsmerkmale. Präparate aus Borderlinetumoren enthalten überwiegend große kohäsive papilläre Fragmente mit glatter Begrenzung (Abb. 231). Freie Psammomkörper sind nicht selten zu finden (Abb. 232). Die individuellen Tumorzellen sind relativ klein und gleichförmig (Kern-Plasma-Relation $< 1:2$). Die Nukleolen sind klein; Kernteilungsfiguren selten zu finden. Zellen aus invasiven Karzinomen bilden diskohäsive pseudopapilläre Fragmente mit irregulärer Begrenzung und dreidimensionaler Lagerung. Die Geschwulstzellen sind relativ groß und pleomorph (Kern-Plasma-Relation $> 1:2$). Die Kerne enthalten prominente Nukleolen. Mitosen sind reichlich vorhanden. Das Zytoplasma der Tumorzellen ist grob vakuolisiert. Zilientragende Zellen sind bei Borderlinetumoren weitaus häufiger als bei ordinären Ovarialkarzinomen zu finden. Besser als im Zellausstrich sind die Epithel-Stroma-Beziehungen in kohärenten Komplexen durch Untersuchung mit der Zellblocktechnik zu beurteilen (COVELL et al. 1985).

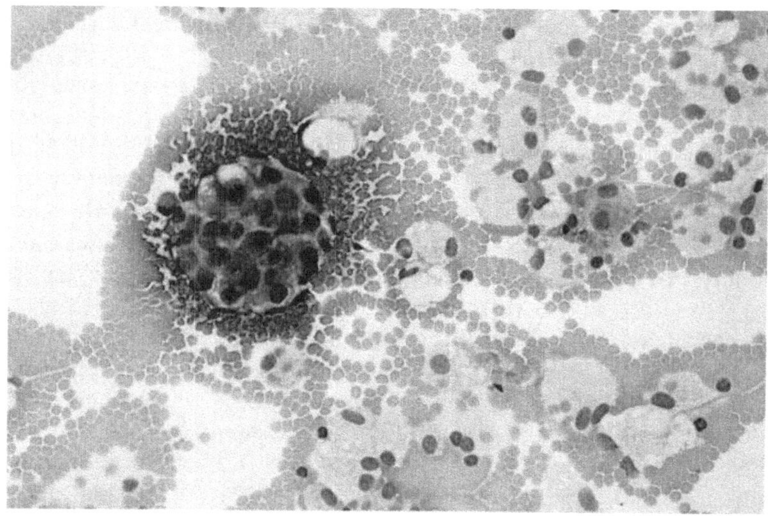

231

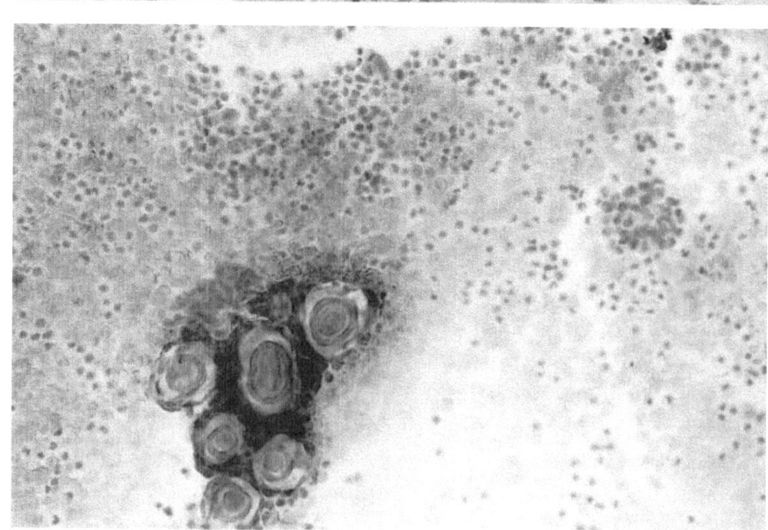

232

II. Eileiter

1 Einleitung

Die Bedeutung der Tubenpathologie liegt in erster Linie im Bereich der Reproduktionsmedizin. Die Tube ist Wegstrecke und passager ernährendes Umfeld für die Gameten und die befruchtete Eizelle. Spermatozoenmigration und Kapazitierung, Eitransport, Fertilisation und frühe Embryogenese sind fundamentale und funktionell koordinierte Prozesse der Reproduktion, die innerhalb des Eileiters ablaufen. Abweichungen von der normalen funktionellen Anatomie der Tube können zu Störungen im zeitlich determinierten Transport der Keimzellen u. U. mit dystoper Einnistung eines implantationsfähigen Keimes (Tubargravidität) oder zur kompletten Verhinderung der Keimzellpassage (tubare Sterilität) führen.

Vernarbungen im Gefolge spezifischer oder unspezifischer Salpingitiden spielen die Hauptrolle als Kausalfaktoren tubarer Sterilität. Benigne oder maligne Neoplasien sind demgegenüber seltene Ursachen einer gestörten Funktion der Eileiter im Reproduktionsprozeß. Funktionelle Differenzierung der Tubenschleimhaut, Tubenmotilität sowie Zellkinetik und Sekretionsleistung des Epithels sind hormonabhängige Faktoren. Fehlfunktionen bei gestörter hormoneller Homöostase können daher in gleicher Weise die Reproduktionsmechanismen stören wie Veränderungen der Struktur des Eileiters. Der Anteil der nichtmechanisch begründeten funktionellen tubaren Sterilitätsursachen ist aber nur schwer abzuschätzen.

2 Anatomie

2.1 Makroskopie

Die Tube beginnt als interstitieller (intramuraler) Teil innerhalb des Uterus am Ostium tubae uterinae. Lateral anschließend folgt der horizontal verlaufende Istmus tubae, der $^1/_3$ der Gesamtlänge ausmacht. Die Ampulla tubae uterinae umfaßt $^2/_3$ der Eileiterlänge und geht über in den Fimbrienteil mit dem trichterförmigen Infundibulum, das mit 15–25 Fimbrien das Ostium abdominale kranzartig umgibt. Die längste Fibrie, die Fimbria ovarica, ist 2–3 cm lang und

◄

Abb. 231. Gut konturierter Zellkomplex bei serösem Borderlinetumor

Abb. 232. Freie Psammomkörper bei serösem Borderlinetumor

zieht zum Ovar. Die Tubenlänge beträgt im Reproduktionsalter 9–11 cm. Die Tube liegt in einer Peritonealfalte am oberen Rande des Lig. latum, der Mesosalpinx.

Die arterielle Versorgung des Eileiters erfolgt über je einen Zweig der A. uterina und der A. ovarica, die in der Mesosalpinx miteinander anastomosieren. Der in der Mesosalpinx horizontal verlaufende Ramus tubalis gibt in mehr oder weniger regelmäßigen Abständen 6–8 kräftige Zweige zum Tubenrohr ab. Die Zweige teilen sich an der Tube und umfassen als Arkaden den Eileiter (Abb. 233). Im Verlaufe der Arkadengefäße erscheint der Eileiter eingekerbt.

Die Venen folgen dem Verlauf der Arterien in der Mesosalpinx. Im Gegensatz zu den mehr oder weniger stark spiralisierten Arterien zeigen sie einen gestreckten Verlauf.

Der Lymphabfluß der Tube verhält sich ähnlich wie der der Blutgefäße. Die größeren Lymphgefäße liegen in der Schleimhaut und unter der Peritonealbekleidung. Beide Lagen haben ihren Abfluß in Sammelgefäße der Gefäßmuskelschicht. Von dort erfolgt der Abfluß, dem Venenverlauf folgend nach lateral, rechts in die Lymphknotengruppen der rechten Nierenvene und die Vena cava caudalis, links in Lymphknotengruppen zwischen der Vena ovarica und renalis. Ein Teil der Lymphe fließt in die iliacalen und präsakralen Lymphknotengruppen.

Die nervale Versorgung des Eileiters erfolgt über parasympathische und sympathische Nerven. Die präganglionären Fasern der parasympathischen Versorgung entstammen den spinalen Segmenten S2–S4 und enden in Ganglien der isthmusnahen Region. Der ampulläre und abdominale Tubenabschnitt wird aus parasympathischen Fasern des N. vagus versorgt.

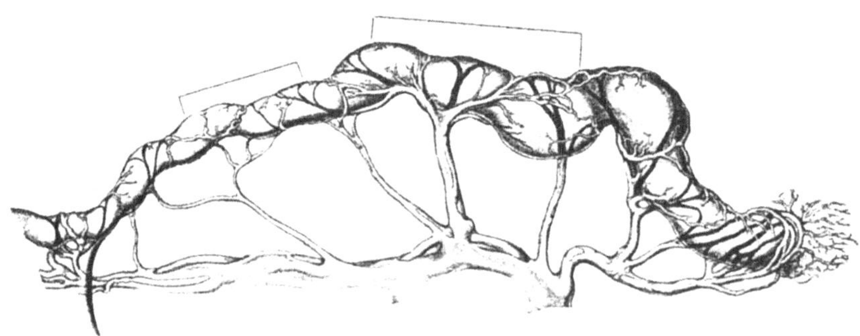

Abb. 233. Arterielle Versorgung des Eileiters aus dem Ramus tubalis der A. uterina und A. ovarica

2.2 Mikroskopie

Histologisch gliedert sich die Wand des Eileiters von innen nach außen in die Mukosa (Endosalpinx), die Muskularis und die Serosa. Die Serosa besteht aus einer einschichtigen Lage flacher Peritoneal(Mesothel)zellen. Subperitoneal findet sich eine lockere gefäßreiche Bindegewebsschicht, die Kollagen- und glatte Muskelfasern einschließt.

Die Muskulatur der Tubenwand gliedert sich in die subperitoneale, die perivaskuläre und die autochthone Muskulatur. Die subperitoneale Muskulatur der Tube ist Teil eines glattmuskulären Systems, das flächig-netzig unter dem Peritoneum der Tube, im Lig. latum, der Mesosalpinx und dem Mesovar liegt. In den Ligamenten (Lig. teres uteri, Lig. infundibulopelvicum und Lig. ovarii proprium) verdichten sich die Muskelbündel. Die subperitoneale Muskulatur ist mit den muskulären Hüllen der Blutgefäße verbunden (Gefäßbegleitmuskulatur). Die Architektur der Gefäßbegleitmuskulatur entspricht dem Verzweigungsmuster der Arterien (Abb. 1). Bündel der Gefäßmuskelschicht strahlen in die autochthone Tubenmuskulatur ein. Unter autochthoner Tubenmuskulatur verstehen Kipper (1950) und Horstmann (1952) die tubeneigene Muskulatur zum Unterschied von der überall im inneren Genitale vorhandenen kommunizierenden peri- und intervaskulären Muskulatur sowie der im Bereich der Adnexe und Ligamente ausgebreiteten subperitonealen Muskulatur.

Die autochthone Muskulatur ist in sich geschlossener als die beiden anderen Muskellagen. Sie besteht aus einer äußeren und inneren Längsschicht sowie einer mittleren Schicht aus mehr zirkulär verlaufenden Fasern. Im Tubentrichter fehlt die autochthone Muskelschicht. Die Pars intramuralis des Eileiters zeigt prinzipiell die gleiche Struktur wie die übrige Tube. Die subperitoneale Muskulatur ist eng mit der des Uterus verflochten. Die mittlere Ringmuskulatur bildet nach Yamaoka (1933) ca. einen Zentimeter lateral vom Ostium uterinum tubae eine konzentrische Verstärkung nach Art eines Sphinkters. Für die Existenz eines Sphinkters spricht die gelegentlich im Salpingogramm zu beobachtende zirkuläre Einschnürung des Kontrastfadens am Übergang der Tube in die pars intramuralis (Butofsky 1933). Nach Horstmann (1952) beruht diese Erscheinung auf der in diesem Bereich kräftig ausgebildeten Gefäßmuskulatur. Ein spezieller muskulärer Sphinker ist auch von anderen Untersuchern nicht gefunden worden (Sebastiani 1933; Gruner 1944; Lisa et al. 1954).

Die faltenreiche Mukosa der Tube (Endosalpinx) besteht aus dem Epithel und einer schmalen Tunica propria. In der Pars ampullaris tubae ist das Faltenrelief außerordentlich reich in primäre, sekundäre und tertiäre Falten gegliedert und füllt die Lichtung bis auf ein Labyrinth von schmalen Spalten aus (Abb. 234). Die isthmischen und intramuralen Abschnitte enthalten nur 5–6 plumpe Schleimhautfalten, die ampullenwärts an Höhe gewinnen. Der infundibuläre Anteil wird von 15–25 Falten gebildet, die das Ostium abdominale umgeben. Die Ausbildung der Schleimhautfalten ist hormonabhängig. Mit dem postmenopausalen Fortfall der ovariellen Steroidhormone reduziert sich das endosalpingeale Schleimhautrelief auf wenige plumpe Falten (Abb. 235).

Am einschichtigen zylindrischen Epithel der Tubenmukosa sind wenigstens 3 Zelltypen zu unterscheiden:

1. Flimmerzellen
2. Sekretorische Zellen
3. Interkalare Zellen (Stiftchenzellen).

Flimmerzellen machen ca. 20–30% der epithelialen Zellpopulation aus. Sie sind unregelmäßig über die Schleimhaut verteilt. Im Infundibulum und ampullären Tubenabschnitt stellen sie das stärkste Kompartiment, im isthmischen und

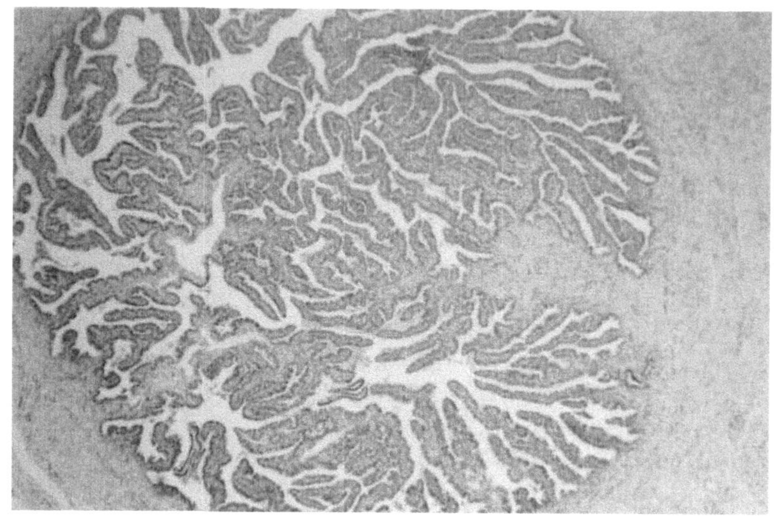

Abb. 234. Querschnitt durch die Pars ampullaris tubae

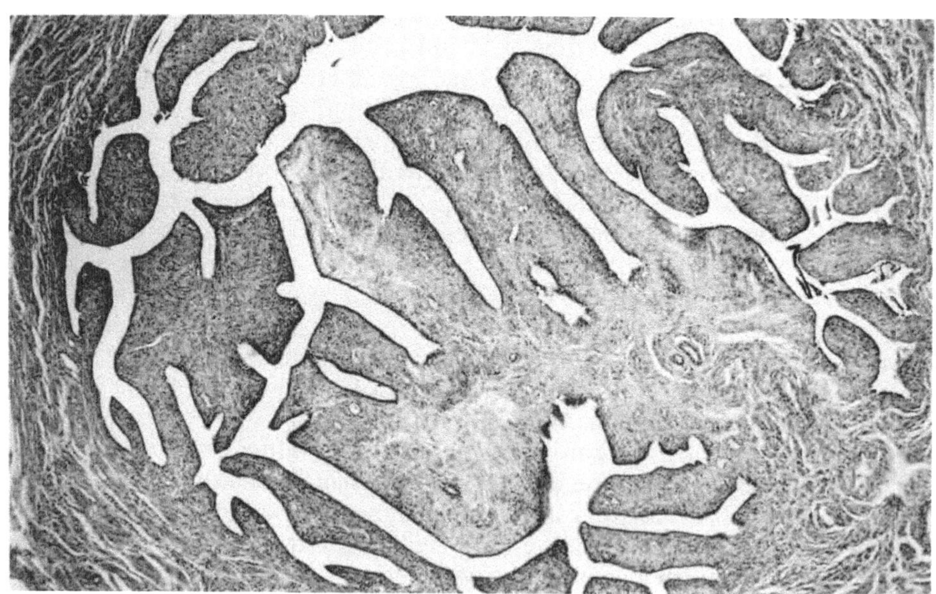

Abb. 235. Postmenopausale Reduktion des Schleimhautreliefs mit Epithelatrophie

intramuralen Teil sind sie nur noch spärlich vertreten (PATEK u. NILSSON 1972). DATCH et al. (1972) finden in rasterelektronenmikroskopischen Untersuchungen eine Anreicherung zilientragender Zellen auf der Höhe der Schleimhautfalten, besonders im ampullären und Fimbrienteil. Die Flimmerzellen sind hochzylindrisch und besitzen einen länglichen Kern. Der apikale Saum enthält unter dem Zilienbesatz eine distinkte Basalkörperchenreihe. Das Zytoplasma der Flimmerzellen ist leicht eosinophil. In Höhe der Basalkörperchen sind histochemisch saure Mukopolysaccharide, SH- und SS-Gruppen sowie RNA nachweisbar. Die supra- und infranukleären Zellabschnitte sind reich an Glykogen (IWATA 1929; FAWCETT u. WISLOCKI 1950; FREDRICSSON 1959a, b).

Elektronenmikroskopisch zeigen die Flimmerhaare den typischen Bauplan der Kinozilien. Zwischen den Zilien stülpt sich die Oberflächenmembran in Form einfacher oder verzweigter Mikrovilli aus. Neben den Flimmerzellen finden sich im einschichtigen Verband des Eileiterepithels zilienfreie Zylinderzellen, deren unterschiedliche Struktur als Funktionsformen sekretorisch tätiger Zellen (Sekretzellen) angesehen werden. Die Zellen sind untereinander und mit den Flimmerzellen durch ein Schlußleistensystem verbunden. Die Indizien einer zellulären Sekretion bestehen in einer büschelförmigen Auffaserung der keulenförmigen Vorwölbung der apikalen Zellanteile. Im Lichtmikroskop sind weder zytomorphologisch noch histochemisch eindeutige Sekretgranula nachzuweisen. Ultramikroskopisch zeigen die Sekretzellen in der peri- und postovulatorischen Phase und während der Gravidität einen gut ausgebildeten, zentral gelegenen Golgi-Komplex und reichlich freie Ribosomen. Die apikalen Zellabschnitte sind mit Vesikeln gefüllt, die lockeres Material von geringer Elektronendichte enthalten (FREDRICSSON u. BJÖRKMAN 1962; HORSTMANN u. STEGNER 1966; OVERBECK 1969). Pinozytosebläschen geben Hinweise auf eine resorptive Funktion des sekretorischen Epithels.

Übergangsformen von Flimmerzellen zu sekretorischen Zellen lassen auf die Möglichkeit einer funktionsmorphologischen Umwandlung beider Zelltypen schließen. SCHULTKA (1963) sowie SCHULTKA u. SCHARF (1963) sind der Ansicht, daß Flimmer-, Sekretions- und Stiftchenzellen (Interkalarzellen) 3 Funktionsformen einer einheitlichen Zellpopulation sind.

Die Stiftchenzellen sind schlanke, unregelmäßig im Epithel verteilte Zylinderzellen mit kelchförmigem Zytoplasmaleib und chromatindichten Kernen (Abb. 236). Nach NOVAK u. EVERETT (1928) sowie SCHRÖDER (1930) sind es entleerte Sekretzellen, die aus dem Epithelverband ausgestoßen werden. Ultramikroskopische Befunde stützen die Interpretation als erschöpfte Sekretzellen (FERENCZY et al. 1972; FERENCZY 1974).

Basalständige auffallend wasserklare Zellen mit runden Kernen sind in älteren Untersuchungen häufiger als „indifferente" Basalzellen oder Reservezellen beschrieben worden. Jüngere Untersuchungen zeigen, daß es sich bei diesen Zellen um immigrierte intraepitheliale Lymphozyten handelt, die offensichtlich ein reguläres Zellkompartiment des Eileiterepithels bilden (Abb. 236). Sie finden sich häufiger im Reproduktions- als im Postmenopausealter. Ihre Zahl nimmt in der zweiten Zyklushälfte zu. Nach MORRIS et al. (1986) sind die intraepithelialen Lymphozyten Teil des immunkompetenten mukosa-assoziierten lymphoiden Gewebes („mucosal-associated lymphoid tissue": MALT). Elektronenmikroskopisch zeigen die Zellen zumeist ein organellenarmes Zytoplasma mit einem zentralen stark heterochromatisierten Kern, aber auch ergastoplasmareiche Zellen sind beschrieben worden (GEPPERT et al. 1977).

Die immunzytochemische Differenzierung der lymphoiden Zellen zeigt, daß es sich nahezu ausschließlich um T-Lymphozyten des zytotoxischen (Suppressor) Typs (OKT 8+) handelt. Daneben finden sich Makrophagen (OKM 1+, HLA-

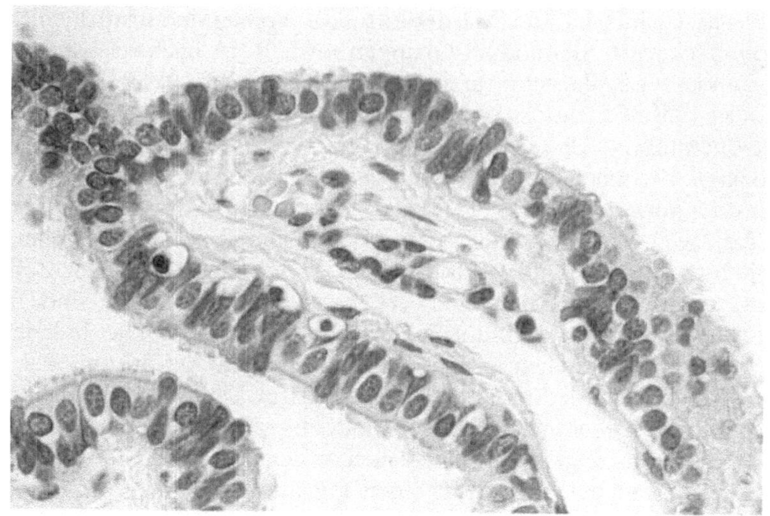

Abb. 236. Normales Tubenepithel mit Flimmerzellen und Stiftchenzellen sowie wasserklaren basalständige Zellen; immigrierte immunkompetente Lymphozyten

DR+) und NK-Zellen (LEU 7+). OKT4 positive Helferzellen sind nur vereinzelt nachzuweisen (MORRIS et al. 1986).

Das lymphozytäre Kompartiment ist offensichtlich Teil eines lokalen immunologischen Regulationssystems, das Epithelzellen, Lymphozyten und Effektorzellen einschließt, und möglicherweise physiologische Aufgaben bei der Erkennung von Antigenen der Spermatozoen und der befruchteten Eizelle wahrnimmt.

Ein weiterer fakultativ im Tubenepithel gefundener Zelltyp sind argyrophile und serotoninhaltige endokrine Zellen (FETISSOF et al. 1986). Ob diese Zellen konstitutive Elemente der Tubenschleimhaut sind, ist noch ungeklärt.

2.3 Zyklische Veränderungen

Steroidhormonbindende Rezeptoren sind als Vermittler der Sexualhormonwirkung im endomyometralen wie auch im Tubengewebe nachzuweisen. Die simultane Quantifizierung der Östradiol- und Progesteronrezeptoren in der Tube zeigt eine zyklusabhängige Variation im Rezeptorbesatz. Die höchsten Rezeptorlevel sind in der frühen bis mittleren Proliferationsphase nachzuweisen (VERHAGE et al. 1980; POLLOW et al. 1982, 1990). Die stärkste Konzentration findet sich im ampullären Teil (ROBERTSON u. LANDGREN 1975, FLICKINGER et al. 1977). Die Rezeptordichte ist im Bereich der Schleimhaut offenbar höher als in der Muskularis. Neben den zirkulatorischen Steroidhormonen erreichen ovarielle Östrogene und Progesteron die Tube direkt im Zuge der Ovulation durch den damit verbundenen Austritt von hormonhaltiger Follikelflüssigkeit wie auch durch peritoneale Sekretion (FLICKINGER et al. 1977).

Die über Steroidhormonrezeptoren ausgelösten Regulationsmechanismen spielen offenbar eine wichtige Rolle für die Tubenmotilität (segmentale Kontraktionen und Pendelbewegungen) und die sekretorische Aktivität des Tubenepithels.

Zellkinetische Untersuchungen mit Tritium-markiertem Thymidin zeigen in der präovulatorischen Phase vermehrt markierte Zellen als Indiz einer – wenn auch geringen – Zellproliferation (KURY u. REV-KURY 1969; BONILLA-MUSOLES u. TORRES 1972).

Über zytomorphologische Veränderungen des Tubenepithels im Zyklus gibt es unterschiedliche Auffassungen. Nach SCHRÖDER (1930), WESTMAN (1930, 1934), NAIR u. THOMAS (1978), VERHEGE et al. (1979) sowie DONNEZ et al. (1985) nehmen die Flimmerzellen in der präovulatorischen Phase bis zur Ovulation zu. BONILLA-MUSOLES et al. (1990) finden auch eine individuelle Vermehrung der Zilienzahl in den Flimmerzellen. Die Ziliogenese ist östrogenabhängig. Im Intermenstruum und post ovulationem sollen Übergangsformen zwischen Flimmer- und Sekretzellen nach Beobachtungen von BALBIONI (1954) vermehrt zu finden sein. Progesteroneinfluß reduziert offenbar die Zahl der Flimmerzellen (Deziliation) und führt bei anhaltendem dominanten Einfluß zur endosalpingealen Atrophie (WEST u. BRENNER 1983). Der postovulatorische Rückgang von Flimmerzellen beträgt im physiologischen Zyklus 10–12% (VERHEGE et al. 1979). HOLUND (1946) und FREDRICSSON (1959a, b) konnten keine zyklusabhängigen Veränderungen in der relativen Zahl der Flimmerzellen nachweisen.

Histochemisch zeigt das Zytoplasma der Flimmerzellen eine Zunahme von Glykogen im Zuge der präovulatorischen Phase bis etwa zum 22. Zyklustag. In der Luteinphase verkleinern sich die supranukleären Glykogendepots. Die Verminderung des Glykogens wird mit der Zunahme der Zilienaktivität nach der Ovulation in Zusammenhang gebracht. Aus zellkinetischen Studien ist zu folgern, daß die Schlagfrequenz der Zilien in der frühen Lutealphase um fast 20% ansteigt (CRITOPH u. DENNIS 1978). Der Zilienschlag ist uteruswärts gerichtet.

K. JOEL (1939a, b) und CH. A. JOEL (1940) finden um den Ovulationstermin, FREDRICSSON (1959) postovulatorisch, einen vermehrten Lipidgehalt in den Zellen des Tubenepithels. Deutlicher als in den Flimmerzellen sind die zyklischen Veränderungen in den sekretorischen Zellen des Epithels (STEGNER 1962; HASHIMOTO et al. 1962, 1964; BULLON et al. 1974; MONTESINO et al. 1975; BONILLA-MUSOLES et al. 1990). Das Zellvolumenlumen der Sekretzellen nimmt in der postovulatorischen Phase zu. Ultramikroskopisch kommt es postovulatorisch zu einer Vermehrung und Aufweitung sowie Vesikulation des endoplasmatischen Retikulum. Der Golgi-Komplex hypertrophiert. Lipidgranula nehmen an Zahl zu. Mit Hilfe der Rasterelektronenmikroskopie konnten genauere Einblicke in die topographische Verteilung und die zyklischen Veränderungen der verschiedenen Zelltypen gewonnen werden. Stärker als quantitative Veränderungen in der Proportion der verschiedenen Funktionsformen sind nach diesen Studien zyklische Veränderungen in der Oberflächenstruktur. In der Ovulationsphase ist das Flimmerepithel hochzylindrisch, die Zilien sind lang und kräftig ausgebildet. Die Oberfläche der sekretorischen Zellen ist zum Zeitpunkt der Ovulation, stärker noch in der anschließenden Lutealphase durch Mikrovilli ausgestülpt, die apikalen Zellmembranen sind vorgewölbt, z. T. durch apokrine Sekretion aufgebrochen und mit Sekrettropfen besetzt (Abb. 237a–f). Die sekretorischen Phänomene sind im isthmischen Tubenteil stärker ausgeprägt als im ampullären Tubenabschnitt. Die Mikrovilli können die Höhe der Zilien erreichen. Die

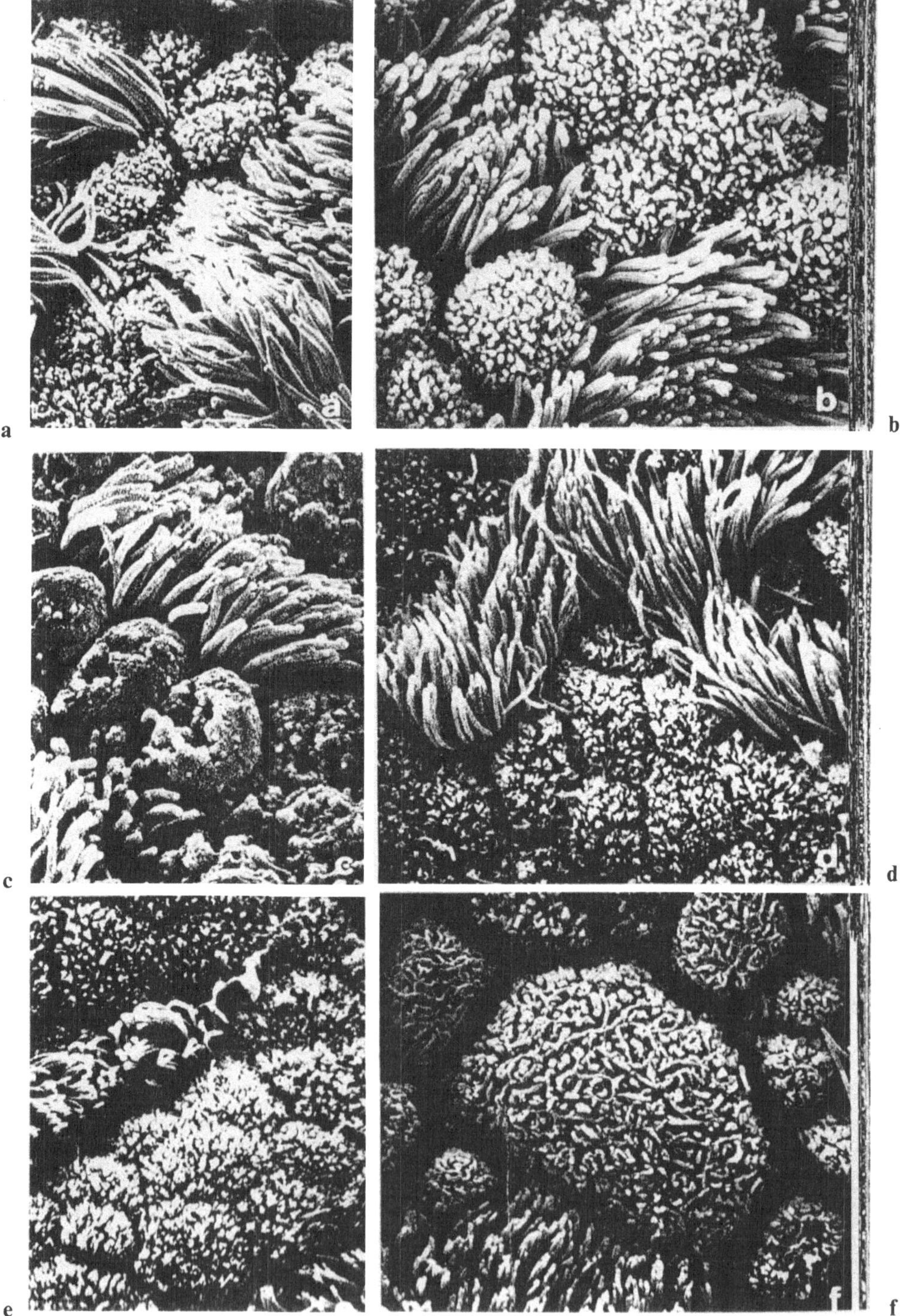
a
b
c
d
e
f

Vorwölbung der apikalen Zellmembran ist ein Indiz des apokrinen Sekretionsmechanismus. Prämenstruell kommt es zur Verkleinerung und Abnahme der Mikrovilli und zum Rückgang der Sekretionsphänomene, zilientragende Zellen treten erneut stärker in Erscheinung (FERENCZY et al. 1972; FERENCZY u. RICHART 1974; LUDWIG et al. 1972; LUDWIG u. METZGER 1976; PATEK et al. 1972, 1973; JANSEN 1980; BONILLA-MUSOLES 1990). Im Zytoplasma der Epithelzellen finden sich vermehrt Lysosomen.

Spezifische Sekrete bilden den kleinsten Anteil an der Bildung der intraluminalen Tubenflüssigkeit. Das Hauptvolumen entsteht durch Schleimhauttransudation. Natrium- und Chloridionen werden aktiv sezerniert, ihre Konzentration ist in der Tubenflüssigkeit höher als im Plasma. Bikarbonat als Produkt epithelialer Carboanhydrase erreicht im Mittzyklus die höchste Konzentration und bewirkt in der Primatentube einen Anstieg des pH von 7,1–7,3 in der Follikelphase auf 7,5–7,8 zum Ovulationstermin. Glykogen wird periovulatorisch vermehrt zu Glukose und Pyruvat konvertiert. Während Glukose ein wichtiger Energielieferant im Spermatozoenstoffwechsel ist, hat Pyruvat vor allem Bedeutung für die frühe Keimesentwicklung.

In der Gravidität behält das Tubenepithel das Aussehen wie in der Sekretionsphase. Die Zellen sind gegenüber der Proliferationsphase plumper und niedriger. Der Glykogen- und Lipidgehalt entspricht dem der Sekretionsphase. Ultramikroskopisch tritt das glatte endoplasmatische Retikulum gegenüber einer verstärkten Präsenz von Ergastoplasma und Polyribosomen in den Hintergrund. Der Golgi-Apparat verkleinert sich. Die Gesamtstruktur erweckt den Eindruck einer Sekretionsruhe.

Postmenopausal plattet sich das Tubenepithel ab und verliert die Zilien. Unter dem altersbedingten Östrogenmangel kommt es zur Reduktion der Schleimhautfalten und Atrophie des Epithels (Abb. 235).

Das Tubenepithel ist als Abkömmling des Müller-Epithels zu verschiedenen metaplastischen Umgestaltungen fähig. Squamöse, muzinöse wie auch onkozytäre Metaplasie sind zu beobachten (WOODRUFF u. PAUERSTEIN 1969; PAUERSTEIN 1974). Das subepitheliale Stroma der Schleimhautfalten zeigt unter gestationellen Bedingungen wie andere Derivate des subzölomischen Epithels deziduale Transformation (Abb. 238).

◄

Abb. 237 a–f. Flimmer- und Sekretzellen des ampullären Tubenteils in verschiedenen Stadien des Zyklus und postmenopausal. **a** Postmenstruelle Phase. Die Zellapices der Sekretzellen sind dicht mit Mikrovilli besetzt. **b** Späte Proliferationsphase. Vergrößerung und stellenweise Verklumpung der Mikrovilli. **c** Unmittelbar postovulatorische Phase. Apikaler Aufbruch und sekretorische Phänomene im Bereich der Sekretzellen. **d** Prämenstruelle Phase. Restitution der Oberflächenmembran der Sekretzellen. **e** Frühe Postmenopause. Verminderte Ziliation, feine Mikrovilli der Sekretzelloberfläche. **f** Senium. Niedrige, leistenartige Struktur der Mikrovilli (Aus LUDWIG u. METZGER 1976)

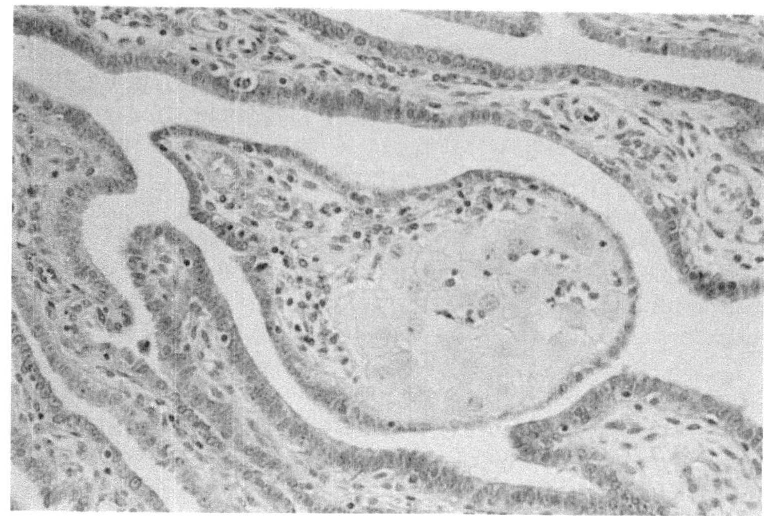

Abb. 238. Dezidualer Herd in der Endosalpinx bei Gravidität

3 Entwicklung

Die Eileiter entwickeln sich symmetrisch aus den kranialen Abschnitten der paramesonephrischen (Müller)-Gänge. Das Anlagematerial des Ductus paramesonephricus stammt aus 2 Quellen, einerseits aus dem Zölomepithel, andererseits als direkte Aussprossung aus dem Ductus mesonephricus. Die zölomatische Komponente wird als Trichterteil, die kaudal anschließende, dem Ductus mesonephricus entstammende Komponente als Wolff-Teil des Ductus paramesonephricus bezeichnet (Ludwig u. Kress 1987).

Der Trichterteil des Müller-Ganges entsteht bei Embryonen von 12–14 mm SSL (8. Woche) kranial der Gonadenanlage und lateral vom Ductus mesonephricus im Bereich des 3.–5. thorakalen Segmentes als Verdichtung des Zölomepithels (Trichterfeld). Vom Trichterfeld wächst eine solide Epithelknospe kaudalwärts wie auch gegen den Ductus mesonephricus. Aus dem verschmelzenden Zellmaterial entsteht der Anfangsteil des Müller-Ganges. Der Wolff-Teil beginnt oberhalb des kaudalen Endes des Trichterteils als solide, später kanalisierte Sprossung. Der Anfang des Wolff-Teils verschmilzt mit dem ihm anliegenden Trichterteil zur Pars ampullaris tubae, seine anschließenden Abschnitte bilden den Isthmus tubae sowie den Uterus und Teile der Vagina.

Der Müller-Gang verläuft kaudalwärts zunächst lateral des Wolff-Ganges, überkreuzt diesen ventral, um in der Mittellinie auf den Müller-Gang der Gegenseite zu treffen. Mit dem mediokaudalen Verlauf der paramesonephrischen Gänge verändern auch die Plicae urogenitales ihre Position und verlagern sich in eine Transversalebene. Es resultiert eine breite frontal gestellte Platte, das Septum urogenitale, welches die dorsal gelegene Excavatio recto-uterina von der ventralen Excavatio vesico-uterina trennt. Aus dem Septum urogenitale entsteht die Plica lata, die am oberen Rande die Eileiter einschließt und an der Hinterfläche das Ovar trägt.

Die nach kaudal zu korrespondierenden, später zum Canalis uterovaginalis verschmelzenden, paramesonephrischen Gänge erreichen bei Embryonen von 20–25 mm SSL (10. Woche) den Sinus urogenitalis im Bereich des sog. Müller-Hügels. Bei Embryonen von 56 mm SSL (13. Woche) ist die Verschmelzung der Müller-Gänge abgeschlossen, so daß nun der Canalis urogenitalis ein einheitliches Rohr darstellt. Im Anheftungsgebiet der vereinigten Müller-Gänge entsteht durch starke Zellproliferation eine solide Gewebsplatte, die sog. Vaginalplatte. Ob sich das Zellmaterial dieser Proliferationszone vom Müller-Epithel oder vom Epithel des Sinus urogenitalis (Bulbus sinovaginales) herleitet, ist strittig. Je nach Interpretation entsteht die zunächst solide Vaginalanlage vollständig oder zumindest im unteren Teil aus Zellmaterial des Sinus urogenitalis.

Im Zuge der Differenzierung entwickelt sich somit aus dem Epithel der paramesonephrischen Gänge in deszendierender Reihenfolge das einschichtige Epithel der Tube und der Korpusschleimhaut, das schleimbildende Zylinderepithel der Cervix uteri und vermutlich auch die Plattenepithelauskleidung der Vagina. Die Differenzierungsprozesse des Müller-Epithels vollziehen sich im Zusammenwirken von Epithel und subzölomischem Mesenchym. Das subzölomische Mesenchym verdichtet sich, kranial beginnend und nach kaudal fortschreitend, zu einer bindegewebig-muskulären Hülle, der Anlage der sekundären Wandung von Tube, Uterus und Vagina.

3.1 Entwicklungsstörungen

Multiple zölomatische Einsenkungen während der Entwicklung des Trichterteils der Tube können Anlaß zur Bildung von mehrfachen Ostien (Nebentrichter) und von Nebentuben geben, die mit der Haupttube in Verbindung stehen oder auch blind enden.

Doppelseitige Agenesie der paramesonephrischen Gänge bedingt ein vollständiges Fehlen aller aus den Gängen hervorgehenden Organe (Tube, Uterus und Teile der Vagina). Agenesie der Müller-Gänge ist meist mit Nierenfehlbildungen (homolaterale Nierenagenesie) verbunden. Die bilaterale Agenesie der Müller-Gänge ist daher aufgrund der begleitenden Nierenfehlbildungen mit der Lebensfähigkeit der Feten nicht zu vereinbaren. Einseitige Agenesie des Ductus paramesonephricus führt, da die kontralaterale Tube sich normal entwickelt, zum Bilde des Uterus unicornis.

Störungen der Ausdifferenzierung der paramesonephrischen Gänge (Bildungshemmung) führen zu partiellen Defekten der Eileiter und/oder der angrenzenden Müller-Derivate (Uterus, Vagina). Bei Bildungshemmung des Wolff-Teils der Eileiteranlage sind Tubenostien und Fimbrienteil regelrecht entwickelt, es fehlen die anschließenden Tubenabschnitte.

Bei Bildungshemmung kaudal der Anheftung der Inguinalbänder sind die Tuben regelrecht entwickelt und der Bildungsdefekt auf Uterus und Vagina beschränkt (z. B. Mayer-Rokitansky-Küster-Syndrom).

4 Kreislaufstörungen

4.1 Tubentorsion

Tubentorsion ist der häufigste Anlaß akuter Zirkulationsstörungen und hämorrhagischer Infarzierung. Die Tubentorsion ist dabei praktisch immer Teil einer Torsion des gesamten Adnexes in Zusammenhang mit benignen oder malignen, zystischen oder soliden Tumoren des Ovars oder auch von Parovarialzysten (Abb. 239). Betroffen sind überwiegend Frauen im Reproduktionsalter (Moravec et al. 1980). Zur Adnextorsion prädisponieren vor allem benigne und gut bewegliche Tumoren. Selten sind isolierte Torsionen des in Form einer Pyo- oder Hydrosalpinx oder einer ektopischen Schwangerschaft vergrößerten Eileiters (Filtenborg u. Hertz 1981). Der venöse Abfluß ist wegen der geringen Wandstärke der Gefäße primär betroffen mit der Folge der hämorrhagischen Infarzierung und Nekrotisierung. Das Ausmaß der anatomischen Veränderungen hängt vom Zeitpunkt der Diagnose ab. In den meisten Fällen führt akute Abdominalsymptomatik zur sofortigen Laparotomie. Verdeckte Torsion mit vollständiger nekrotischer Zerstörung der Adnexe sind beschrieben worden (Sebastian et al. 1973; Nissen et al. 1977; Beyth u. Bar-On 1984).

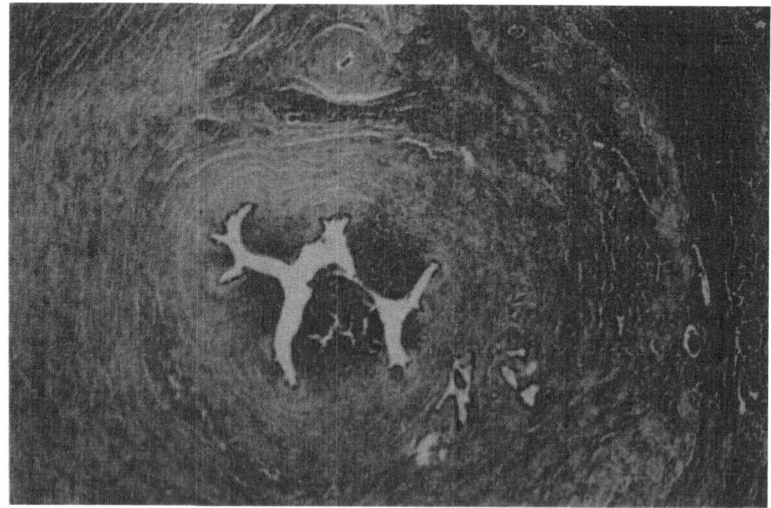

Abb. 239. Frische hämorrhagische Infarzierung der Tube in Zusammenhang mit einer Torsion der Adnexe durch Ovarialfibrom

4.2 Tubenprolaps

Dehiszenz der Scheidenwunde nach vaginaler oder seltener abdominaler Hysterektomie kann Anlaß zum Prolaps einer oder beider Tuben in die Vagina führen. Bei der vaginalen Untersuchung imponieren die prolabierten Tubenteile als hyperämische einem entzündlichen Granulationsgewebe ähnliche polypöse

Strukturen. Histologisch finden sich in den zumeist der Fimbrienregion zugehörigen prolabierten Tubenteilen mehr oder weniger starke entzündliche Veränderungen mit reaktiven pseudoglandulären Epithelwucherungen, die einen malignen Prozeß imitieren können.

5 Endometriose und Endosalpingeose

Ätiologie und Pathogenese der Tubenendometriose werden wie die anderer Organlokalisation nach wie vor kontrovers diskutiert. Die Verschleppungstheorie (metastatische Theorie) und die metaplastische Theorie stehen im Vordergrund der Diskussion.

Eine Verschleppung von implantationsfähiger Uterusschleimhaut ist durch menstruellen Reflux in die Eileiter, durch operative Eingriffe oder durch lymphatische bzw. hämatogene Verbreitung möglich. Hauptstütze findet diese Theorie durch den Nachweis von Endometriosen in postoperativen Narben (Laparotomie- und Episiotomienarben). Lymphatische und hämatogene Ausbreitung dienen zur Erklärung pulmonaler Endometriosen, die auch tierexperimentell erzeugt werden konnten (Hobbs u. Bortnick 1940).

Die Entstehung über eine Metaplasie des zölomatischen Epithels (metaplastische Theorie) wird durch zahlreiche Beobachtungen gestützt wie die multifokale, nicht selten symmetrische Lokalisation der Endometriosen im Ausbreitungsgebiet des sekundären Müller-Systems, die Kombination der Endometriosen mit anderen Differenzierungsformen des Müller-Epithels und die Assoziation mit subzölomischen Gewebsderivaten (z. B. diseminierte pritoneale Leiomyomatose). Gegen eine Implantation von verschlepptem endometrialen Gewebe (metastatische Theorie) spricht auch der Nachweis pelviner Endometriosen bei Patientinnen mit fehlendem oder hypoplastischem Uterus (Turner-Syndrom, Gonadendysgenesie) als potentieller Quelle einer sekundären Verschleppung autochthoner Uterusschleimhaut. Schließlich sind auch Blasen-, Prostata- und Skrotumendometriosen bei Männern gefunden worden (Schrodt et al. 1980; Martin u. Hauck 1985).

Pathologie: Nach Lokalisation und Genese sind verschiedene Formen der Tubenendometriose zu unterscheiden. Die häufigste Variante manifestiert sich in Form der serösen (superfizialen) und/oder subserösen Endometriose. Bei der superfizialen Endometriose ist die Tubenserosa fokal durch ein endometroides Epithel mit typischem subepithelialen zytogenen Stroma ersetzt.

Bei der subserösen Endometriose finden sich dystope endometriale Inseln subserös ohne Beziehung zur Oberfläche innerhalb der Tubenwand ohne Einbeziehung der Muskularis. In ausgeprägten Fällen ist die Tubenwand verdickt, deformiert und mit den Nachbarorganen narbig-adhäsiv verbunden.

Die Tubenendometriose ist in den meisten Fällen mit einer Endometriose anderer Organe des kleinen Beckens kombiniert (z. B. Ovar, Ligamente, pelvines Peritoneum).

Eine zweite Form der Tubenendometriose ist durch die intraluminale Extension endometrialer Schleimhaut in die Eileiter charakterisiert. Die endometriale Schleimhaut ersetzt die endosalpingeale Schleimhaut vollständig (endometriale

Kolonisation) mit kompletter Verlegung der Tubenlumina (DE BRUX 1975; MADELENA et al. 1977; CIOLTEI et al. 1979; FORTER u. HANEY 1985). Im Gegensatz zur multifokalen serösen und subserösen Tubenendometriose ist die endometriale Kolonisation im allgemeinen nicht mit weiteren ektopen Schleimhautherden des pelvinen oder extrapelvinen Bereiches assoziiert. Seltener als die mit Infertilität verbundene bilaterale vollständige endometriale Kolonisation sind fokale endometriale Metaplasien der Tubenschleimhaut ohne Tubenokklusion. Als Komplikation einer operativen Tubensterilisation sind Endometriosen des proximalen Tubenstumpfes beobachtet worden (ROCK et al. 1981; STOCK 1983).

Bei den Endosalpingeosen enspricht das Epithel der zylindrischen zilientragenden Tubenschleimhaut. Wie bei der Endometriose werden suberfiziale und subseröse Endosalpingeosen unterschieden. Bei der superfizialen Form ersetzt das „tubare“ Epithel die Tubenserosa und senkt sich mit mehr oder weniger tiefen Invaginationen in die äußeren Wandschichten des Eileiters. Subseröse Endosalpingeosen sind mikrozystische Einschlüsse von Tubenepithel ohne erkennbare Beziehung zum Oberflächenepithel.

5.1 Sogenannte Salpingitis isthmica nodosa (Endometriosis isthmica nodosa)

Die sog. Salpingitis (Endometriosis) isthmica nodosa zeigt strukturelle Beziehungen sowohl zur Endosalpingeose wie auch zur Adenomyose.

Makroskopisch finden sich überwiegend bilateral und symmetrisch knotige Verdickungen des isthmischen und interstitiellen Tubensegmentes. Histologisch erkennt man – umhüllt von breiten Muskelfaserbündeln – glanduläre und mikrozystische, divertikelartige Ausstülpungen des Tubenepithels in die Muscularis tubae oder auch typische aus Epithel und Stroma bestehende Endometriose-

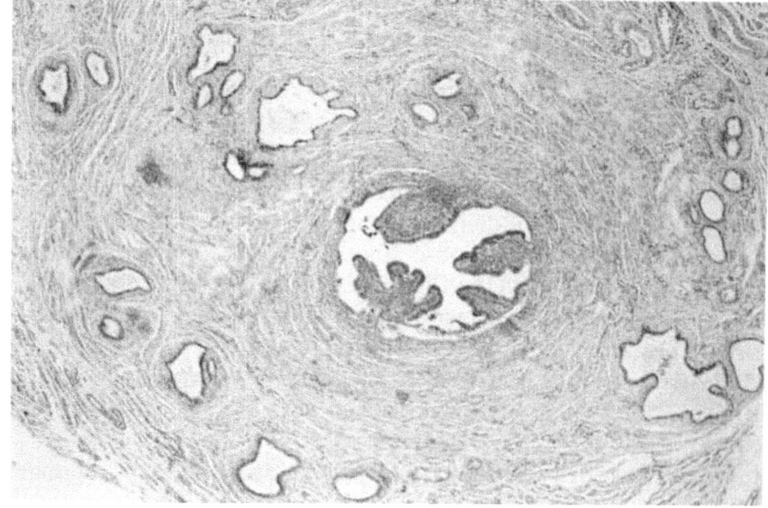

Abb. 240. Tubenendometriose (sog. Salpingitis isthmica nodosa)

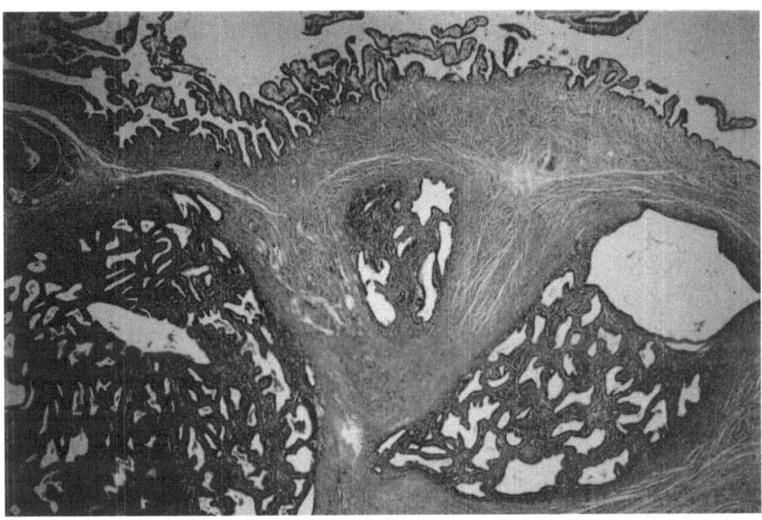

Abb. 241. Tubenendometriose; große endometrioide Schleimhautinseln in Verbindung mit nodulärer Muskelhyperplasie im Bereich der autochthonen Tubenmuskulatur

herde in Verbindung mit nodulärer Muskelhyperplasie (Abb. 240, 241). Durch den Kompressionsdruck der muskulären Hyperplasie wird das isthmische Tubenlumen hochgradig eingeengt oder verschlossen. Infertilität und Tubargravidität sind häufige Komplikationen der Salpingitis isthmica nodosa.

Die Ätiologie der Salpingitis isthmica nodosa ist unzureichend geklärt. Die mikroskopische Struktur und die nicht seltene Kombination mit multifokalen inneren Endometriosen des Uterus sprechen für eine pathogenetische Verwandtschaft zur Adenomyosis uteri interna. Die 1887 von CHIARI gewählte Bezeichnung „Salpingitis isthmica nodosa" geht von einer entzündlichen Genese der Erkrankung aus. Gegen einen postinflammatorischen Prozeß sprechen die strikte Beschränkung auf die Isthmusregion bei regelrechter Struktur der ampullären Tubenabschnitte und Tubenfimbrien, das Fehlen chronisch-entzündlicher Infiltrate wie auch narbig-granulomatöser Veränderungen.

6 Entzündliche Erkrankungen der Eileiter

Die Infektionen der Eileiter lassen sich in 3 Gruppen einteilen: aszendierende, hämatogene und sekundäre Infektionen.

1. Aszendierende Infektion: Sie ist die häufigste, überwiegend im Reproduktionsalter auftretende Form der Eileiterentzündung. Aus einer meist sexuell übertragenen Infektion des unteren Genitaltraktes und der Zervix entsteht durch kanalikuläre Aszension zunächst eine Entzündung der Tubenschleimhaut (Endosalpingitis), die nachfolgend alle Wandschichten des Eileiters einbezieht und auf die Nachbarorgane beziehungsweise das Peritoneum übergreifen kann (Salpingo-Oophoritis, Pelveoperitonitis).

Auf der Basis der Ätiologie und Pathogenese wird die durch Keimaszension verursachte primäre Salpingitis wie folgt unterteilt (WESTRÖM 1980):

1. Primäre aszendierende Salpingitis

A. Entzündung durch exogene Erreger oder Faktoren
  - Venerische Salpingitis (Adnexitis): Infektion durch sexuell übertragene Keime
  - Iatrogene Salpingitis (Adnexitis): Verschleppung einer zervikalen Infektion in die Tuben durch diagnostische und therapeutische Maßnahmen oder durch Einbringen eines Intrauterinpessars.

B. Entzündung durch endogene Erreger
  - Aszendierende Infektion durch Keime der körpereigenen Vaginal- oder Perinealflora.

2. Hämatogene Infektion: Die hämatogene Infektion ist eine seltene Form der Eileiterentzündung. Von praktischer Bedeutung ist lediglich die tuberkulöse Salpingitis im Rahmen einer Genitaltuberkulose.

3. Sekundäre Infektionen: Sekundäre Infektionen der Eileiter entstehen durch übergreifende entzündliche Prozesse bei Infektion der Nachbarorgane (z. B. Appendizitis, Morbus Crohn).

6.1 Akute aszendierende Salpingitis

Aszendierende unspezifische Infektionen machen mehr als 80% aller Adnexentzündungen aus. Die akute aszendierende Salpingitis kommt nahezu ausschließlich bei nichtschwangeren, sexuell aktiven jungen Frauen vor. Der Häufigkeitsgipfel liegt im 3. Dezennium. Prädisponierende Faktoren sind frühzeitig aufgenommener Geschlechtsverkehr, häufiger Partnerwechsel, schlechter sozioökonomischer Status, häufige Schwangerschaftsabbrüche und vaginale Eingriffe sowie Antikonzeption mit Intrauterinpessaren.

Neben Gonokokken, Chlamydien (Chlamydia trachomatis) und Myokoplasmen haben Anaerobier (Bacteroides, Peptostreptokokken) wie auch Aerobier (E. coli) ätiologische Bedeutung. Lange Zeit galten die Gonokokken als Schrittmacher der Infektion, der dann andere im Rahmen einer Mischinfektion auftretende Keime folgen. In jüngerer Zeit ist die Infektion durch Chlamydia trachomatis stärker in den Blickpunkt gerückt. Chlamydien sind bei akuter Salpingitis in 30–70% im Zervixsekret und/oder den infizierten Tuben nachzuweisen (WESTRÖM 1980, 1985; WOLNER-HANSEN et al. 1985; PAAVONEN u. WOLNER-HANSEN 1989). Schon in der Frühphase der Entzündung lassen sich pathogene Keime in Aspiraten des Douglassekretes nachweisen.

Bei der Aszension der Keime im inneren Genitaltrakt spielen möglicherweise infizierte Spermatozoen wie auch Protozoen (Trichomonaden) eine Rolle als Vehikel (TOTH et al. 1984).

Nach Untersuchungen in vitro und in vivo werden bei der gonorrhoischen Infektion die Gonokokken von den Mikrovilli der sekretorischen endosalpingealen Zellen zunächst an der Zelloberfläche fixiert. Über die Zellzwischenräume wie auch transzellulär und unter Zytolyse der befallenen Zellen gelangen sie in das lockere subepitheliale Bindegewebe (WARD et al. 1974).

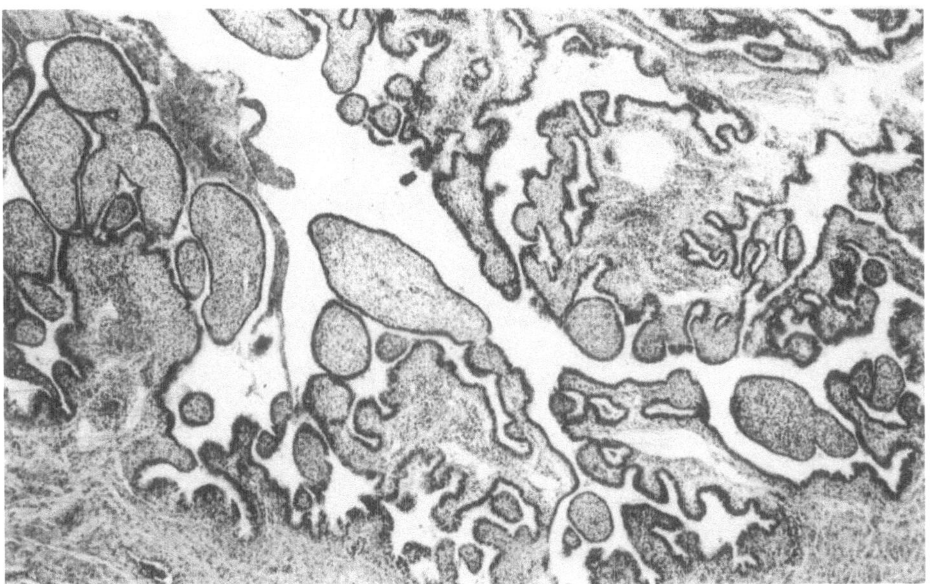

Abb. 242. Akute aszendierte eitrige Salpingitis

Als erstes Zeichen der Wirtsabwehr kommt es zur ödematösen Quellung des Stroma mit leukozytärer Diapedese. Die Schleimhautfalten sind dicht mit polymorphkernigen Leukozyten durchsetzt (Abb. 242).

Die Transudation von Plasmaproteinen führt zur Fibrinablagerung auf der Tubenserosa. Durch Verklebung des abdominalen Tubenostium wird eitriges Sekret intraluminal retiniert mit nachfolgender Ausbildung einer Pyometra. Zellnekrose, Tubendistension und lokale Peritonitis bewirken die akute fieberhafte Symptomatik. Bei subchronischer Infektion dominieren lymphozytäre und plasmazelluläre Infiltrate. Histiozyten und Schaumzellen komplementieren das histologische Bild (Abb. 243).

Im Gegensatz zur Gonorrhoe führt die Infektion mit Chlamydia trachomatis in der Regel zu einer langanhaltenden symptomenärmeren Entzündung. Bei durchschnittlich 30% der Patientinnen mit akuter Salpingitis lassen sich Chlamydien in der Tube nachweisen. Die Keime können noch Monate bis Jahre nach Infektbeginn nachweisbar sein.

Histologisch bewirkt die Chlamydieninfektion der Tube eine lymphofollikuläre Entzündung. Die Endosalpinx ist dicht mit Lymphozyten und Plasmazellen durchsetzt. Granulozyten sind meist nur spärlich vorhanden. Die Ausbildung follikulärer Strukturen mit typischen Keimzentren im subserösen Bereich führt makroskopisch zu einer granulären Verdickung der Tubenserosa (Wallace u. Hart 1991).

Mykoplasmen (Mycoplasma hominis und Ureaplasma urealyticum) spielen anscheinend eine geringere Rolle in der Ätiologie der primären aszendierenden Salpingitis. Während die Keime in einem hohen Prozentsatz im Zervixsekret zu finden sind, ist ein Befall der Tuben in weniger als 10% nachzuweisen (Eschenbach et al. 1975; Sweet et al. 1986).

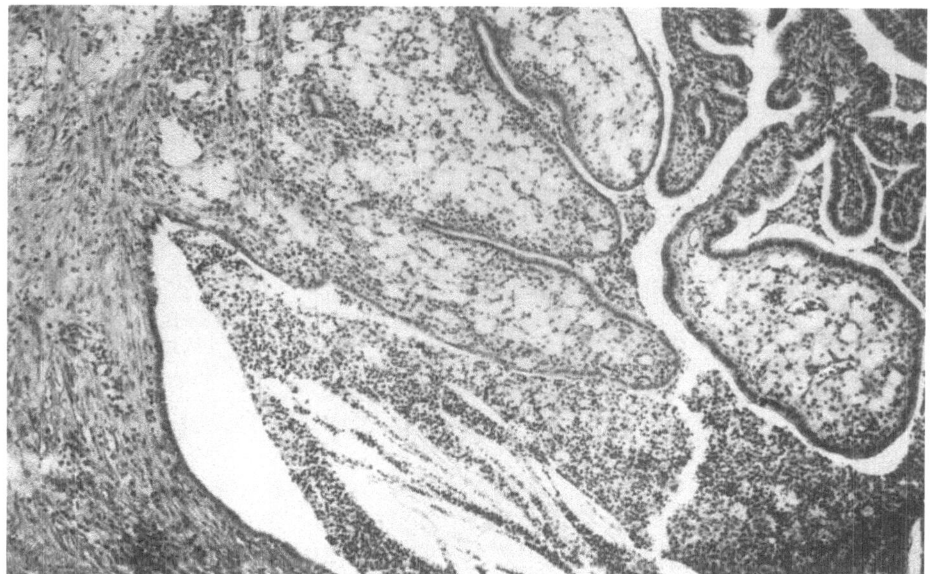

Abb. 243. Unspezifische subchronische Salpingitis mit schaumzelliger Transformation der Stromazellen

Die histologische Untersuchung der Tubenschleimhaut zeigt bei Mykoplasmainfektion nur eine mäßig starke Infiltration mit mononukleären Zellen und polymorphkernigen Leukozyten. Fokal finden sich Zellnekrosen (BRAUN u. BESDINE 1971).

Aerobe und anaerobe Keime aus der Vaginalflora und von der äußeren Haut werden bei fast allen mikrobiellen Untersuchungen im Rahmen einer akuten Salpingitis in den Tuben gefunden (CHOW et al. 1975). Sie treten fast immer als mikrobielle Mischinfektionen auf; Anaerobier (Bacteroides fragilis, Peptostreptokokken) dominieren. Die zweitgrößte Gruppe bilden Enterobakterien (E. coli). Seltener sind Streptokokken, Gardnerellen und Staphylokokken zu finden.

6.2 Frühkomplikationen der aszendierenden Salpingitis

Zu den Frühkomplikationen der aszendierenden Salpingitis (Adnexitis) zählen die Pelveoperitonitis und die Abszeßbildung. Die Peritonitis wird durch den Austritt infizierten Sekretes aus den abdominalen Tubenostien ausgelöst. Durch fibrinöse Verklebung der Nachbarorgane bleibt die Bauchfellentzündung in der Regel lokalisiert, d.h. auf das kleine Becken beschränkt (gedeckte Peritonitis). Diffuse Peritonitiden können durch sekundär rupturierte Abszesse entstehen. Eine spezielle Form der im Rahmen einer akuten Salpingitis auftetenden Peritonitis ist die Perihepatitis (Fitz-Hugh-Curtis-Syndrom), die zu adhäsiver Vernarbung im hepatodiaphragmatischen Bereich führt. Sie kommt sowohl bei gonorrhoischer als auch bei den durch Chlamydien oder anderen Erregern ausgelösten Infektionen vor (CURTIS 1921; FITZ HUGH 1934).

In 10–30% sind Adnexabszesse Frühkomplikationen der aszendierten Salpingitis. Nach Art und Lokalisation sind zu unterscheiden:

- Die Pyosalpinx (Eiterretention durch Tubenverschluß, Tubenempyem),
- der Ovarialabszeß (Abszedierung im Rahmen einer fortgeleiteten Oophoritis),
- der Tuboovarialabszeß (konfluierende Abszedierung im Adnexbereich),
- der Douglas-Abszeß (gegen die freie Bauchhöhle abgekapselte Eiteransammlung in der Tiefe des Douglas-Raumes).

6.3 Spätkomplikationen der aszendierenden Salpingitis (chronische Salpingitis)

Spätkomplikationen der aszendierenden Salpingitis sind die Hydrosalpinx sowie die vernarbende Salpingitis und Perisalpingitis mit Störung oder kompletter Behinderung des Gametentransportes und tubarer Sterilität. Im Zuge einer abgelaufenen Salpingitis kommt es in ca. 13% der Fälle, bei rezidivierter Entzündung in ca. 30% zur Sterilität (WESTRÖM 1975).

Die Mehrzahl der klinisch als sog. chronische Salpingitis (Adnexitis) diagnostizierten Veränderungen sind narbig ausgeheilte Adnexentzündungen mit adhäsionsbedingten Beschwerden. Streng genommen sollte der Begriff der chronischen Salpingitis (Adnexitis) nur Fällen mit persistierenden Infektions- und Entzündungserscheinungen vorbehalten bleiben (z.B. tuberkulöse Salpingitis, unspezifische granulomatöse Entzündungen).

Bei der vernarbten Salpingitis sind die Muskularis und die äußeren Tubenwandschichten narbig verbreitert. Das Schleimhautrelief der Endosalpinx ist bis auf stummelförmige Reste reduziert. Narbige Agglutination der Schleimhaut-

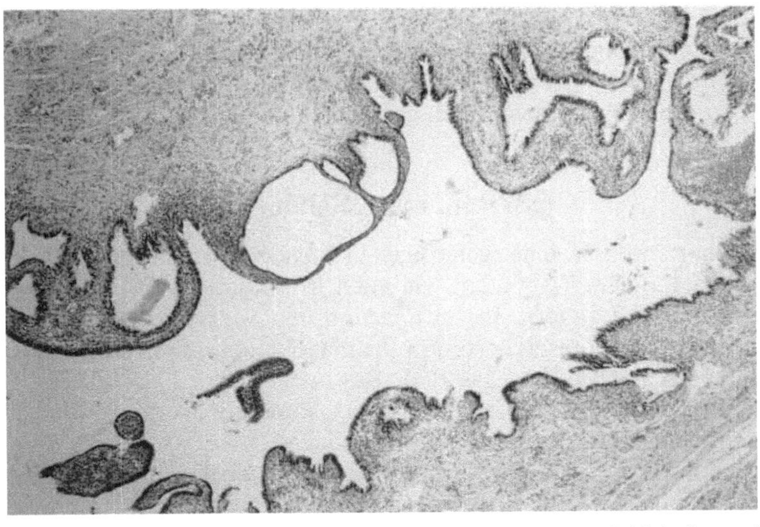

Abb. 244. Narbig ausgeheilte Salpingitis mit reduziertem Schleimhautrelief und „Spangenbildung“

falten (Spangenbildung) führt im histologischen Querschnitt zum Eindruck zystenartiger Räume (Abb. 244). Entzündliche Zellinfiltrate sind nicht mehr nachweisbar.

6.4 Tuberkulöse Salpingitis

Die tuberkulöse Salpingitis ist Teilmanifestation einer systemischen Erkrankung. Die Infektion des Genitale erfolgt hämatogen über eine primäre Lungentuberkulose oder seltener über eine okkulte extrapulmonale Tuberkulose (Nieren, Peritoneum).

In den meisten europäischen Ländern und den Vereinigten Staaten von Nordamerika tritt die Erkrankung nur noch selten auf. Frauen im Reproduktionsalter sind bevorzugt betroffen.

Charakteristisch ist der symptomenarme chronisch-produktive Verlauf. Nicht selten erfolgt die Entdeckung im Zuge der klinischen Abklärung einer Infertilität.

Bei der sekundären (hämatogenen) Genitaltuberkulose sind die Tuben der häufigste Manifestationsort. Eine gleichzeitige tuberkulöse Endometritis findet sich in ca. 50% der Fälle.

Im exsudativen Stadium ist histologisch eine Unterscheidung von unspezifischen Salpingitiden nicht sicher möglich. Auf dem Boden der exsudativen Entzündung kann sich eine Hydro- oder Pyosalpinx entwickeln. Die produktiv-granulomatöse Entzündung geht mit der Bildung typischer epitheloidzelliger verkäsender Granulome mit Riesenzellen einher. Ausgehend von der Endosalpinx können Muskularis und Serosa einbezogen werden. Die Granulome können in das Tubenlumen aufbrechen. Mit fortschreitendem Verlauf treten fibrosierende Prozesse in den Vordergrund. Anstelle der spezifischen diagnoserelevanten Tuberkulome finden sich schließlich nur noch Nekrosen (Verkäsung), fibrosklerotische Veränderungen und Verkalkungen als Indizien der fortgeschrittenen tuberkulösen Entzündung.

Wie bei den unspezifischen Salpingitiden kann die Mukosa mit atypischen pseudoglandulären Proliferationen des Epithels reagieren, die zur Verwechslung mit neoplastischen Prozessen Anlaß geben.

6.5 Parasitäre Salpingitis

Die Bilharziose ist eine geläufige Form der parasitären Salpingitis in afrikanischen Ländern (Ägypten) wie auch in Südamerika (Puerto Rico) und einigen asiatischen Ländern. In Europa und den Vereinigten Staaten spielt sie keine Rolle. Makroskopisch bestimmt die massive noduläre Fibrosis infolge der granulomatösen Entzündung das Bild. Die ovoiden, oft kalzifizierten Eier von Schistosoma haematobium, seltener Schistosoma mansoni, verursachen eine fokale nicht verkäsende granulomatöse Reaktion.

Eine seltene Form der parasitären Salpingitis ist die durch Aszension von Enterobius vermicularis hervorgerufene akute wie auch chronisch granulierende Salpingitis. Die Oxyuren erreichen durch aktive Aszension im Genitaltrakt die Eileiter und bewirken dort eine akute abszedierende Entzündung (abszedierende

Salpingo-Oophoritis). Die Diagnose stützt sich auf die Dominanz eosinophiler Leukozyten in den entzündlichen Zellinfiltraten, den Nachweis von Charcot-Leyden-Kristallen und von Wurmteilen. Die Ablagerung der 20–50 μm großen Wurmeier in der Mukosa führt zu einer chronisch granulomatösen Entzündung.

6.6 Aktinomykose

Actinomyces israelii gehört zur normalen Flora der Mundhöhle und des Gastrointestinaltraktes und ist nach den Untersuchungen von PERSSON u. HOLMBERG (1984) in einem nicht geringen Anteil auch Bestandteil der Vaginalflora. Die seltene Infektion des Eileiters durch Aktinomyzeten erfolgt durch Aszension. Da die intakte Schleimhaut in der Regel einen ausreichenden Schutz gegenüber der Infektion bietet, sind Läsionen der Mukosa z.B. hervorgerufen durch Intrauterinpessare prädisponierend für eine pelvine Infektion (HAGER et al. 1979).

Makroskopisch manifestiert sich die aktinomykotische Entzündung meist als unilateraler entzündlich-fibröser und adhäsiver Konglomerattumor, der Tube und Ovar einbezieht. Im Anschnitt finden sich abgekapselte Mikro- und Makroabszesse.

Mikroskopisch erkennt man im Abszeßeiter typische „Schwefelgranula", runde oder ovale Einschlüsse, die aus einem basophilen Kern aus gewundenen Hyphen und einer radiären Filamentstruktur bestehen (Aktinomyzesdruse) (Abb. 245). Die fibröse Abszeßwand enthält Lymphozyten, Plasmazellen und Histiozyten. A. israelii wächst in anaerober Zellkultur. Sekundäre Disemination in Leber und Lungen sind seltene Komplikationen einer genitalen Aktinomykose.

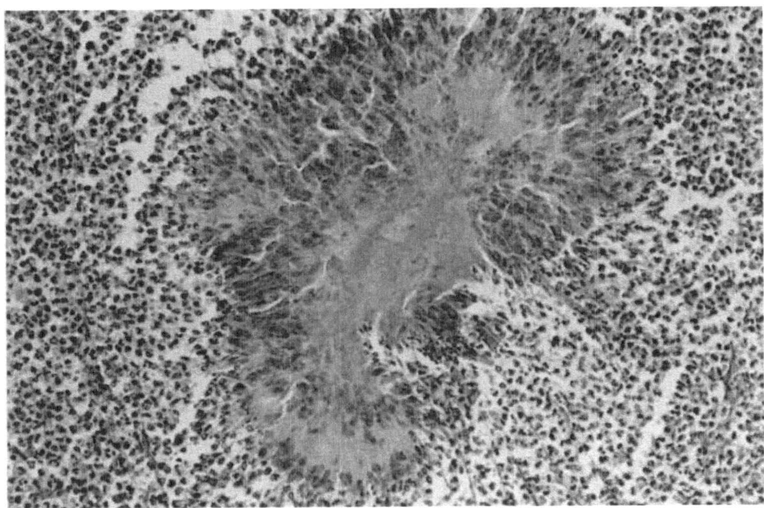

Abb. 245. Aktinomyzesdruse im Abszeßeiter bei Tubennaktinomykose

6.7 Unspezifische granulomatöse Salpingitis und Fremdkörperreaktion

Unspezifische granulomatöse Entzündungen der Eileiter können im Rahmen einer Sarkoidose, eines Morbus Crohn und bei verschiedenen anderen infektiösen und nichtinfektiösen Erkrankungen auftreten. Eine exakte Diagnose ist allein anhand des histomorphologischen Erscheinungsbildes nicht möglich.

Beim Morbus Crohn handelt es sich um einen sekundär von einer intestinalen Entzündung auf die Adnexe übergreifenden Prozeß (BROOKS u. WHEELER 1977b; WLODARSKI u. TRAINER 1975).

Als Ursachen einer granulomatösen Fremdkörperreaktion kommen Gleitgele, kolloidale Blutersatz- und Röntgenkontrastmittel, Mineralöle, Stärke und Talkum in Betracht, die im Zuge hysterosalpingographischer Untersuchungen oder abdominalchirurgischer Eingriffe eingebracht wurden. Neben den typischen Fremdkörpergranulomen sind histologisch auch massive histiozytäre Reaktionen zu beobachten. Der polarisationsoptische Nachweis von Fremdmaterial erleichtert die Diagnose.

Massive Ansammlung lipofuszin(zeroid)speichernder Histiozyten findet sich vor allem in Zusammenhang mit pelvinen Endometriosen, chronisch-rezidivierter Pelveoperitonitis wie auch nach Strahlentherapie pelviner Tumoren (HERRERA et al. 1987; CLEMENT et al. 1988; LADEFOGET u. LORENTZEN 1988).

6.8 Anatomische Veränderungen nach operativer Tubensterilisation

Operative Sterilisation (chirurgische Kontrazeption) hat in den vergangenen 20 Jahren als zuverlässige, allerdings irreversible Methode der Schwangerschaftsverhütung zunehmend an Bedeutung gewonnen. Verschiedene Techniken der operativen Sterilisation sind im Gebrauch. Der Zugang zu den Eileitern kann per laparotomiam oder auf endoskopischem Wege erfolgen. Bei der Tubensterilisation nach MADLENER wird eine Tubenschleife angehoben, gequetscht und an der Basis umstochen. Ähnlich der Madlener-Technik wird bei dem Verfahren nach POMMEROY nach Durchstechungsligatur eine Schleife gebildet, die anschließend reseziert wird. Resektionsverfahren sind die nach LABHARDT u. IRVING sowie die Fimbriektomie nach KROENER, Vorteil der Resektionsverfahren ist die aus forensischen Gründen ratsame nachfolgende histologische Untersuchung zur Überprüfung der Exzisate auf vollständige Durchtrennung.

Die Versagerquote der chirurgischen Sterilisationsverfahren liegt zwischen 0–1,4%.

Gegenüber modernen endoskopischen Verfahren mit Elektro- und Thermokoagulation und Durchtrennung der Eileiter sind die chirurgischen Methoden mehr und mehr in den Hintergrund getreten. Von Ausnahmen abgesehen liegt die Versagerquote bei diesen Verfahren nicht höher als nach chirurgischer Sterilisation. Im Falle nachfolgender Schwangerschaften ist aber der Anteil von Tubargraviditäten höher als die durchschnittliche Inzidenz ektoper Graviditäten (HEPP u. SCHMIDT-TANNWALD 1987).

Die anatomischen Auswirkungen der Tubensterilisation hängen von der gewählten Methode, der Lokalisation und Ausdehnung der Exzision sowie vom Zeitraum post sterilisationem ab.

Bei der Pommeroy-Technik ist der distale Tubenabschnitt im allgemeinen unverändert, der proximale (uterine) Abschnitt mehr oder weniger stark dilatiert und flüssigkeitsgefüllt (Hydrosalpinx). Die endosalpingealen Schleimhautfalten sind in Zahl und Höhe reduziert. Entsprechende Veränderungen finden sich nach distaler Salpingektomie und Fimbriektomie. Hämatosalpinx, Pyosalpinx oder Torsion sind seltene Komplikationen (SHAPIRO et al. 1976; STOCK 1977; BERNARDUS et al. 1984). Ältere Beobachtungen über eine post sterilisationem durch aussprossende endosalpingeale Schleimhaut induzierte Endometriose der Tubenstümpfe (SAMPSON 1930) konnten in jüngeren Untersuchungen nicht bestätigt werden (STOCK 1983). Vom Stumpf ausgehende Endosalpingeosen waren nach der Vorstellung von SAMPSON (1930) die anatomische Grundlage gelegentlich beobachteter Rekanalisation. Nach STOCK (1983) ist Rekanalisation die Folge regulärer Wundheilung nach inkompletter Durchtrennung. Eileiterschwangerschaften nach tubarer Sterilisation entstehen offenbar vorwiegend auf dem Boden tuboperitonealer Fisteln (STOCK 1983). Endometroide Herde im proximalen Stumpf können möglicherweise durch menstruellen Reflux entstehen. Epitheliale Inklusionen in den dem Defekt benachbarten Wandabschnitten sind sowohl nach Ligatur als auch nach Koagulation beobachtet worden (HONORÉ 1987). Die sukzessiven anatomischen Umbauvorgänge am proximalen Tubenstumpf erstrecken sich über einen langen Zeitraum. Rasterelektronenmikroskopisch finden sich Deziliation, Abflachung der Plicae und Bildung von Pseudopolypen. Mit dem zeitlichen Abstand von der operativen Sterilisation vermindert sich die Chance einer erfolgreichen chirurgischen Refertilisation (VASQUES et al. 1980).

7 Tubargravidität

7.1 Ätiologie und klinische Aspekte

Die Tubargravidität ist mit ca. 95% die weitaus häufigste Form der ektopen (extrauterinen) Graviditäten. Isthmischer (20%) und ampullärer Teil (50%) sind die häufigsten Nidationsorte. Varianten der Tubarschwangerschaft sind die Fimbrien- und interstitielle (intramurale) Gravidität (10%); seltene Lokalisationen einer ektopen Einnistung des befruchteten Eies sind Ovar, Peritoneum und Cervix uteri.

Bei der ektopen Gravidität ist die Synchronisation von Keimzelltransport, Implantationsreife der befruchteten Eizelle und Konditionierung des Endometriums gestört. Die ektope Einnistung zeigt, daß ein implantationsreifer Keim auch mit einem inadequaten nicht gewebsspezifischen Bett vorlieb nehmen kann.

Ätiologisch kommen morphologische und funktionelle Ursachen in Betracht. Mechanische Hindernisse des Eizelltransportes können die Folge angeborener Anomalien des Eileiters (z. B. abnorm lange „infantile“ Tuben, Wanddivertikel, Tubenendometriose, Endometriosis isthmica nodosa) oder erworbener Strukturveränderungen (z. B. postinflammatorische intra- und extratubare Narben und

Strikturen, Schleimhautpapillome, Tuben- und Ovarialtumoren) sein. Chronisch-entzündliche Veränderungen und sog. Salpingitis(Endometriosis)isthmica nodosa spielen offenbar die größte Rolle unter den anatomischen Veränderungen, die zu einer tubaren Gravidität Anlaß geben (BONE u. GREEN 1961; KLEINER u. ROBERTS 1967; PERSAUD 1970; HONORE 1978; STOCK 1985; GREENE u. KOTT 1989).

Das häufige Fehlen von anatomischen Veränderungen in den betroffenen Tuben läßt vermuten, daß funktionelle Störungen des Eitransportes z. B. durch gestörte Tubenmotilität infolge hormonaler Dysbalance, eine weitaus größere ätiologische Rolle spielen als ursprünglich angenommen. Auch Störungen der Keimzellentwicklung (vorzeitige Implantationsreife) und immunologische Faktoren werden als potentielle ätiologische Faktoren diskutiert.

Epidemiologische Studien zeigen eine steigende Inzidenz der Extrauteringravidität in den europäischen Ländern und den USA (HEINRICH 1969; BERAL 1975; ECKSTEIN et al. 1978; WESTRÖM et al. 1981; RUBIN et al. 1983; ASELTON u. STERGACHIS 1984; HOCKIN u. JESSAMINE 1984; DORFMAN 1987). Ein bis 2% aller Schwangerschaften enden als ektope überwiegend tubare Graviditäten. Eine Zunahme prädisponierender Faktoren (z. B. aszendierende Infektionen, induzierte Ovulationen bei Infertilität, vorausgegangene inkomplette Tubensterilisation, verbreitete Anwendung von Intrauterinpessaren) wird für die ansteigende Inzidenz der Tubenschwangerschaften verantwortlich gemacht.

Die Tubargravidität ist überwiegend ein einseitiges Geschehen. Der Nachweis eines kontralateralen Schwangerschaftsgelbkörpers zeigt, daß in seltenen Fällen eine sog. äußere Überwanderung möglich ist. In ca. 2 von 1000 Fällen findet sich eine bilaterale Tubenschwangerschaft, in einer von 30000 Graviditäten eine Koexistenz von intra- und extrauteriner Schwangerschaft (BRODY u. STEVENS 1963). Tubare Zwillings- und bilaterale Eileiterschwangerschaft sind Raritäten (HAKIM-ELAHI 1965; STEGNER 1958; STORCH u. PETRI 1976).

Klinisch sind zwei verschiedene Verlaufsformen zu unterscheiden, die weitgehend vom Implantationsort in der Tube abhängen. Isthmische und isthmusnahe Implantation führt durch die engen Raumverhältnisse in der Regel frühzeitig zur Tubenruptur (äußerer Fruchtkapselaufbruch) mit akuter Symptomatik infolge der massiven intraabdominalen Blutung aus dem Stromgebiet der A. ovarica. Bei der ampullären und fimbriennahen Implantation findet sich meist ein weniger dramatischer protrahierter Krankheitsverlauf, der mit der durch Ablösung des Trophoblasten von der Tubenwand (innerer Fruchtkapselaufbruch) oder auch Ausstoßung der Frucht durch das abdominale Tubenostium in die freie Bauchhöhle als Tubarabort endet.

Sekundäre peritoneale Implantation nach Ausstoßung der Frucht aus der Tube ist möglich und wahrscheinlich häufiger als eine primäre peritoneale Einnistung des Keimes. In seltenen Fällen sind Tubargraviditäten bis zur Lebensreife des Feten ausgetragen worden (FRACHTMAN 1953). Im Schrifttum finden sich ca. 100 Berichte über Dritt-Trimester Schwangerschaften in unrupturierten Tuben (DEOPURIA 1970, CLARK u. JONES 1975, AUSGENSEN 1983).

7.2 Pathologie

Die intratubare Einnistung führt durch die meist frühzeitig einsetzenden Abortvorgänge mit Ablösung des Trophoblasten von der Tubenwand und Einblutungen zur Hämatosalpinx. Die Tube ist spindelig oder wurstförmig aufgetrieben, membranös verdünnt und livide verfärbt (Abb. 246). Bei ampullärer Lokalisation ist durch die Elastizität der Tubenwand eine gelegentlich extreme Aufweitung möglich. Protrahierte Blutabgänge durch das abdominale Tubenostium führen zur Ausbildung eines mehr oder weniger großen peritubaren Hämatoms, das die gesamten Adnexe einbeziehen kann.

Die Sektion der Eileiter durch Querschnitte zeigt in ca. $^2/_3$ der Fälle eine unzerstörte Fruchthülle mit Embryo und macht damit die Diagnose einer Tubargravidität bereits makroskopisch möglich (Abb. 247).

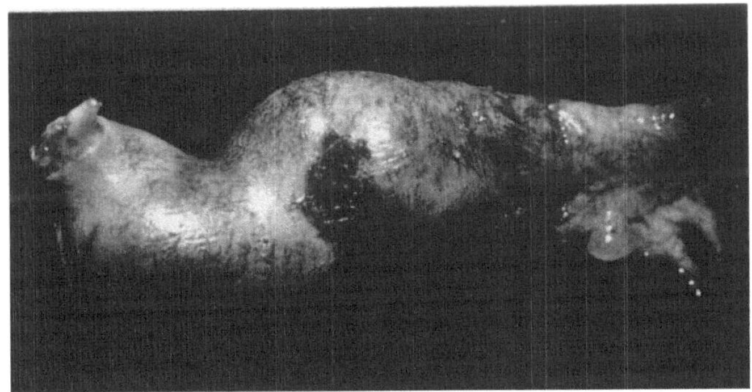

Abb. 246. Tubargravidität, rechnerisch 6. Schwangerschafts-Woche

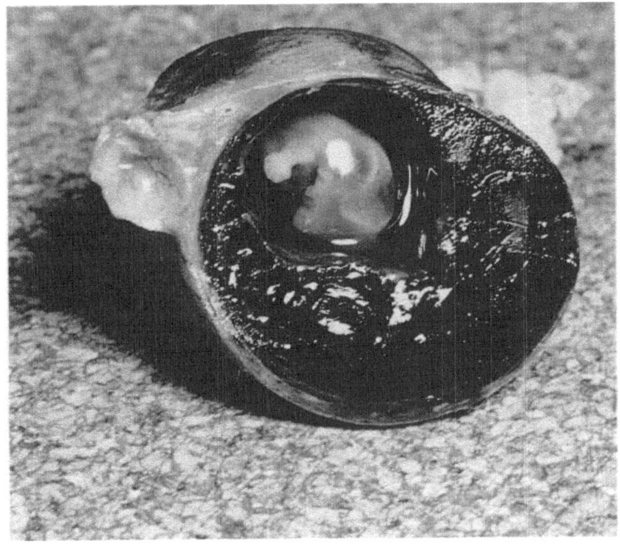

Abb. 247. Tubargravidität im ampullären Tubenabschnitt mit Hämatosalpinx

In den übrigen Fällen findet sich durch frühzeitigen Fruchttod und Degeneration des Trophoblasten makroskopisch lediglich eine Hämatosalpinx, und erst die histologische Untersuchung der Tubenwand und des intratubaren Hämatoms deckt die ektope Gravidität in Form typischer histologischer Wandveränderungen und einzelner im koagulierten Blut eingeschlossener Zotten oder Trophoblastzellen auf.

Beim äußeren Fruchtkapselaufbruch ist die Tubenwand perforiert, die Rupturstelle gelegentlich von einem peritubaren Hämatom abgedeckt.

Unabhängig vom primären Nidationsbezirk implantiert sich der Keim mit fortschreitender Trophoblastentwicklung zumeist in der gesamten Zirkumferenz der Tubenwand (Fox et al. 1987). Bei normaler Fruchtanlage verläuft die Zottenentwicklung wie bei uteriner Implantation regelrecht über primäre Stammzotten mit zytotrophoblastischen Säulen zu sekundären und tertiären Plazentazotten mit autochthoner und allantoider Kapillarisierung. Eine periphere Fibrinanreicherung (Nitabuch-Streifen) kommt im allgemeinen nicht zur Ausbildung. Choriale Zellen (extravillöser Zytotrophoblast) dringen fächerförmig oder auch in longitudinaler Richtung in die muskulären und subserösen Wandschichten der Tube vor und infiltrieren arterielle und venöse Gefäße (Abb. 248). Intravasal zerstören die Trophoblastzellen die endothelialen, muskulären und elastischen Strukturen und bewirken eine fibrinöse Obliteration der Gefäße. In ca. einem Drittel der Fälle finden sich histologisch geordnete, dem Gestationsalter entsprechende Zottenstrukturen. In $^2/_3$ der Fälle finden Fox et al. (1978) degenerative Zottenveränderungen (stromale Fibrose oder hydropische Umwandlung, Gefäßsklerose) wie sie typischerweise auch bei zugrunde gegangener intrauteriner Gravidität zu beobachten sind. In einem Teil der Fälle mit hydropischer Zottenumwandlung handelt es sich möglicherweise um sog. Anlagestörungen (Abortiveier) (Emmrich u. Kopping 1981). Eine zumeist nur fokale deziduale

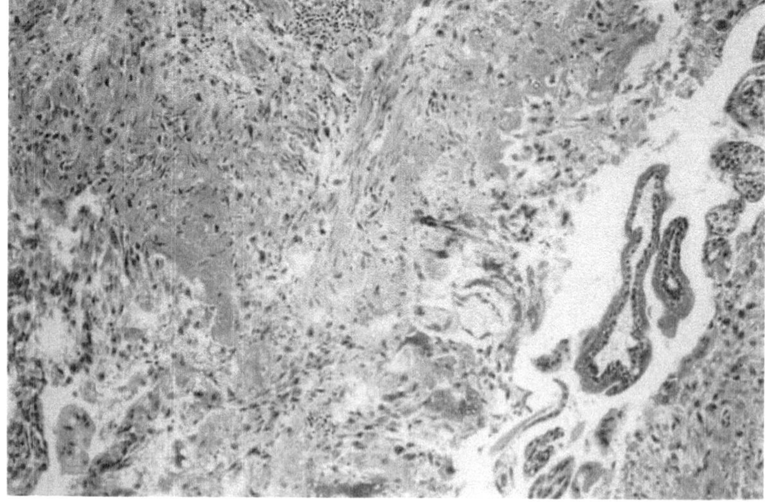

Abb. 248. Trophoblastische Infiltration der M. tubae bei ampullärer Tubenschwangerschaft

Reaktion der endosalpingealen Stromazellen findet sich in 10–20% der Fälle (Budowick et al. 1980; Randall et al. 1987). Ein dem endometrialen Drüsenepithel vergleichbares Arias-Stella-Phänomen ist im Bereich des Tubenepithels in ca. 15% der Fälle zu finden (Birch u. Collins 1961; Mikhael et al. 1977).

Grundsätzlich zeigen choriale Invasion und Zottenentwicklung bei der Tubargravidität keine Unterschiede zur regelhaften intrauterinen Implantation. Im Gegensatz zur lokalisierten, diskusartigen Plazentation im Uterus besteht aber bei der Tubargravidität eine konzentrische membranöse Plazentation ohne Differenzierung in eine Chorion frondosum und Chorion laeve (Robertson et al. 1985; Randall et al. 1987). Eine über die quasi-physiologische Frühphase der Plazentation hinausgehende Entwicklung der Plazenta wird auf verschiedene Weise verhindert:

a) durch fehlendes gewebliches Substrat, insbesondere bei plicaler und fimbrialer Nidation,
b) durch fehlende deziduale Konsolidierung,
c) durch Abruptio placentae infolge gestörter hämostatischer Mechanismen oder
d) durch Perforation der Tubenwand (äußerer Fruchtkapselaufbruch).

7.3 Das endometriale Schleimhautbild bei Extrauteringravidität

Unabhängig vom Implantationsort einer Gravidität bewirkt die schwangerschaftsbedingte hormonale Umstellung eine mehr oder weniger komplette deziduale Reaktion des Endometriums. Die endometrialen Drüsen zeigen exzessive sekretorische Reaktion. Fokal findet sich in 60–70% der Fälle ein sog. Arias Stella-Phänomen (Arias Stella 1954) mit wasserklarem Aspekt des endometrialen Drüsenepithels, Vergrößerung, Pleomorphie und Depolarisation der Zellkerne (Birch u. Collins 1961; Charlet 1962; Overbeck 1962; Lloyd u. Feinber 1965; Bernhardt et al. 1966; Dallenbach-Hellweg 1972) (Abb. 249). Das Arias Stella-Phänomen ist ein charakteristischer wenn auch nicht spezifischer Befund bei Extrauteringravidität. Es kann als Zeichen gonadotroper Überstimulation bei normaler und abnormer, intra- und extrauteriner Schwangerschaft wie auch bei gestörter Corpus luteum-Phase mit vorzeitiger Abstoßung des Endometrium auftreten (Silverberg 1972; Oertel 1978; Dallenbach-Hellweg 1969).

Mit dem Absterben der Frucht wird die Abstoßung der Dezidua induziert. Die Abstoßung erfolgt meist fragmentär und protrahiert, selten als kompletter Deziduasack. Als Rückbildungszeichen an der Dezidua finden sich Kernschrumpfungen und -dekonfigurationen sowie sog. Kollageneinschlüsse im Zytoplasma und Zerfall des Gitterfasernetzes in Verbindung mit entzündlichen Infiltraten und Nekrosen der Schleimhaut.

Insgesamt sind die endometrialen Schleimhautveränderungen bei Tubar- und anderen Formen der Extrauteringravidität äußerst variabel und abhängig vom Gestationsalter, Zeitpunkt des Absterbens der Frucht und anderen Faktoren. Die wichtigsten zytomorphologischen Indizien sind:

- Fehlen chorialer Elemente (choriale Zellen, Plazentazotten),
- deziduale Stromareaktion,

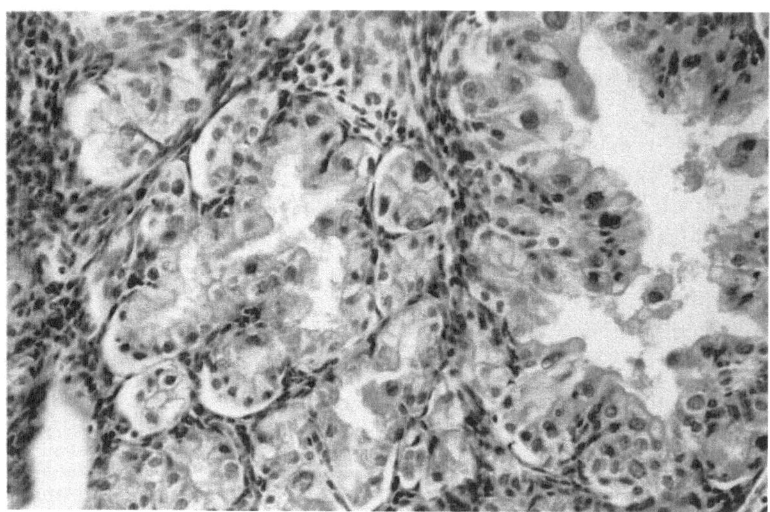

Abb. 249. Arias Stella-Phänomen im Endometrium bei Tubargravidität

- schwangerschaftstypische Umgestaltung der Korpusdrüsen mit oder ohne Arias Stella-Phänomen,
- fehlende fibrinoide Degeneration und Nekrose.

8 Tumoren der Eileiter

Die Eileiter sind die am wenigsten zur Geschwulstbildung prädestinierten Organe des weiblichen Genitale. Diese Tatsache ist vermutlich eher in einer phylogenetischen Stabilität und balancierten Zellkinetik als im Fehlen onkogener Noxen begründet. Trotz relativ geschützter Lage sind die Tuben im Reproduktionsalter der Frau nicht selten aszendierender Infektion und damit einem großen Spektrum exogener Noxen ausgesetzt. Unspezifische und spezifische Salpingitiden sind aus diesem Grunde im älteren Schrifttum häufig als prädisponierende Faktoren der Geschwulstentwicklung angesehen worden. Ein schlüssiger Beweis für diese Hypothese steht aus. Im Laufe der Jahre ist die Zahl kasuistischer Berichte über die verschiedensten gut- und bösartigen Tumoren der Tube gewachsen. Viele dieser Berichte sind eher von histogenetischem als von praktisch-klinischem Interesse. Das gilt insbesondere für zahlreiche Typen benigner asymptomatischer Tumoren, deren Entdeckung mehr zufällig als gezielt erfolgt. Die bösartigen Primärgeschwülste der Tuben sind in vieler Hinsicht den serösen und endometroiden Karzinomen der Ovarien vergleichbar, nicht zuletzt auch in ihrer schlechten Prognose aufgrund ungünstiger Bedingungen der Früherkennung.

8.1 Benigne Tumoren

8.1.1 Inklusionszysten und dysontogenetische Zysten

Inklusionszysten und dysontogenetische Zysten sind mesothelialer, paramesonephrischer oder mesonephrischer Herkunft (Abb. 250).

Mesotheliale Zystchen sind kleine, gelegentlich konfluierende von einem flachen einschichtigen Mesothel ausgekleidete Zystchen. Die meist multiplen, selten mehr als erbsgroßen Zystchen sind im subperitonealen Bereich des Eileiters und den Ligamenten lokalisiert. In Einzelfällen können sie wie funktionelle Zysten des Ovars 5–6 cm groß werden. Differentialdiagnostisch sind von den mesothelialen Inklusionszystchen die mit Adhäsionen und narbig-fibrösen Veränderungen einhergehenden postinflammatorischen Peritonealzysten abzugrenzen.

Walthard-Zellnester sind histogenetisch mesotheliale Inklusionszysten oder oberflächliche Zellgruppen mit urothelialer Metaplasie. Das metaplastische Epithel hat licht- und elektronenmikroskopisch den Charakter eines mehrschichtigen Übergangsepithels (Abb. 251). Es kann oberflächlich eine einfache Lage schleimbildender Zylinderzellen tragen (Roth 1974). Die mesothelialen Inklusionszysten sind ohne klinische Bedeutung. Theoretisch können sie als Matrixstrukturen für die Entstehung von Brenner-Tumoren eine Rolle spielen.

Die paramesonephrogenen Zysten entstehen aus Ausstülpungen des Zölomepithels. Sie zeigen daher die verschiedenen Differenzierungspotenzen des paramesonephrischen (Müller)-Epithels. Der tubare Epitheltyp mit mehr oder weniger reichlich zilientragenden und sekretorischen Zellen überwiegt. Das Epithel kann papilläre endosalpingeale Auffaltungen zeigen. Die Zysten liegen vorwiegend im Bereich der Mesosalpinx. Mit zunehmender Größe der Zysten, die einen Durchmesser von mehr als 10 cm erreichen können, wird die Mesosalpinx aufgetrieben und der Eileiter über der Zyste ausgespannt (Abb. 252). Die gestielte

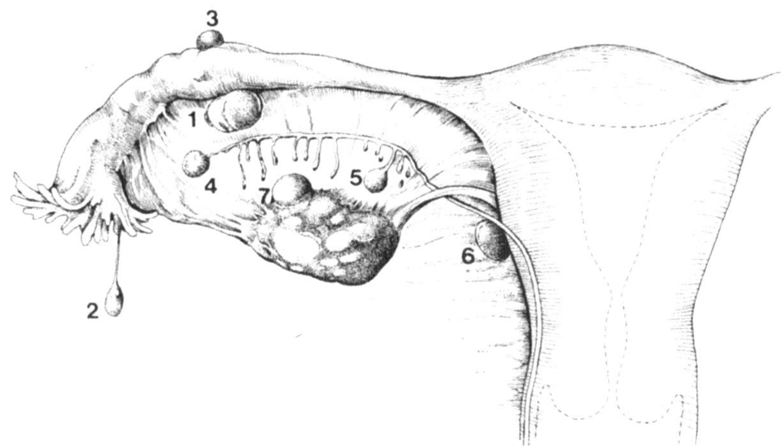

Abb. 250. Paratubare und paraovarielle Retentionszysten. *1* Paramesonephrogene Zyste, *2* Morgagni-Hydatide, *3* mesotheliale Zyste, *4* mesonephrogene Zyste, *5* Paroophoronzyste, *6* mesonephrogene (Gartner-Gang-)Zyste, *7* Zyste des Rete ovarii

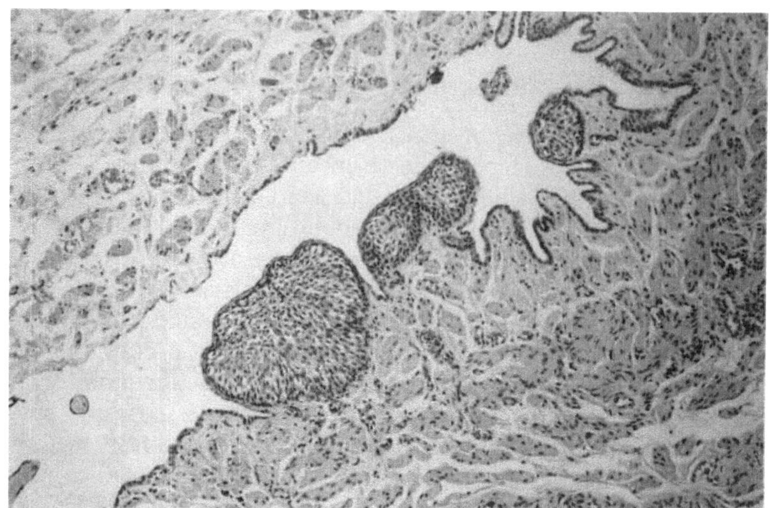

Abb. 251. Walthard-Zellnester im Bereich der Mesosalpinx

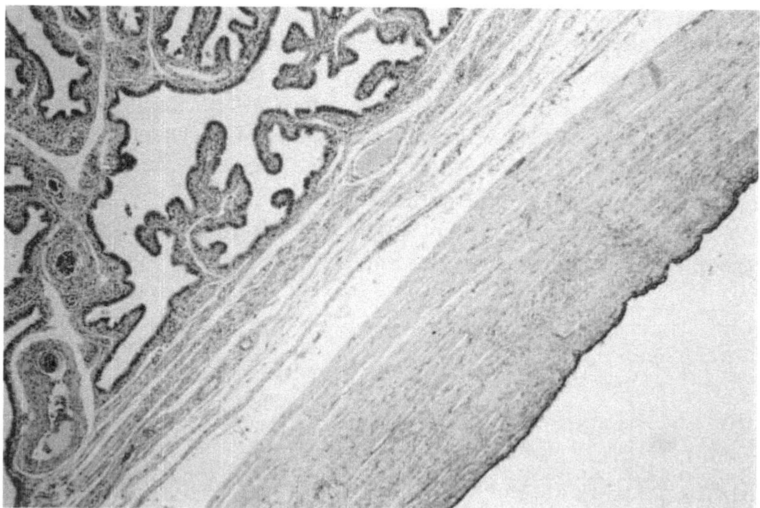

Abb. 252. Paramesonephrogene Zyste mit aufgelagerter Tube

Morgagni-Hydatide ist die häufigste paramesonephrische Zyste. Sie steht mit einer der Tubenfimbrien in Stielverbindung. Die Größe der glatten, transparenten, mit seröser Flüssigkeit angefüllten Hydatiden schwankt zwischen 2 und 10 mm. Das Epithel ist vom tubaren Typ.

Mesonephrogene Zysten der Mesosalpinx sind in der Regel kleiner als 10 mm. Sie entstehen auf dem Boden von Urnierenresten des Epo- und Paraophorons. Ihr Epithel ist kubisch oder zylindrisch, Flimmerzellen sind seltener als in den paramesonephrischen Zysten nachzuweisen. Charakteristisch ist eine mehr oder weniger breite glattmuskuläre Umhüllung der Zystchen.

Andere dysontogenetische Strukturen der Tube und der Plica lata sind Nebennierenreste, die makroskopisch als lipomartige, gelbliche subperitoneale Knötchen imponieren. Zytomorphologisch und architektonisch zeigen sie die typische Struktur von Nebennierenrindengewebe. Adenomatöse Entartung ist von BOULARAN et al. (1945) beschrieben worden.

Aberrierende Hilus-(Leydig)-Zellnester sind gelegentlich im Bereich der Tubenwand und im fimbriellen Stroma zu finden (LEWIS 1964).

8.1.2 Papillome und Adenome

Zu den benignen epithelialen Geschwülsten der Endosalpinx werden Papillome und Adenome gezählt. Die Papillome zeigen ein geordnetes zylindrisches, meist zilientragendes Epithel, das einem verzweigten bindegewebigen Grundstock aufsitzt (WHEELER 1982; GISSER 1986). Die Adenome bestehen aus irregulären glandulären Strukturen in umschriebenen knotigen Arealen (Abb. 253). Meist besteht gleichzeitig eine mehr oder weniger starke Wucherung muskulärer Elemente (Adenomyome). Über papilläre Adenofibrome (benigne Müller-Mischtumoren) des Eileiters berichten VELLIOS et al. (1977).

Papillome und Adenome der Tube sind in der Regel kleine Tumoren, die zur Obstruktion des Tubenlumens und zum Hydrops tubae führen können (GISSER 1986).

In seltenen Fällen werden sie zur Ursache eines gestörten Gametentransportes oder einer Tubargravidität.

Differentialdiagnostisch von den Papillomen und Adenomen abzugrenzen sind reaktive, papilläre und adenomatöse Hyperplasien des Epithels bei chronisch entzündlichen Prozessen sowie endometroide und adenomyotische Herde.

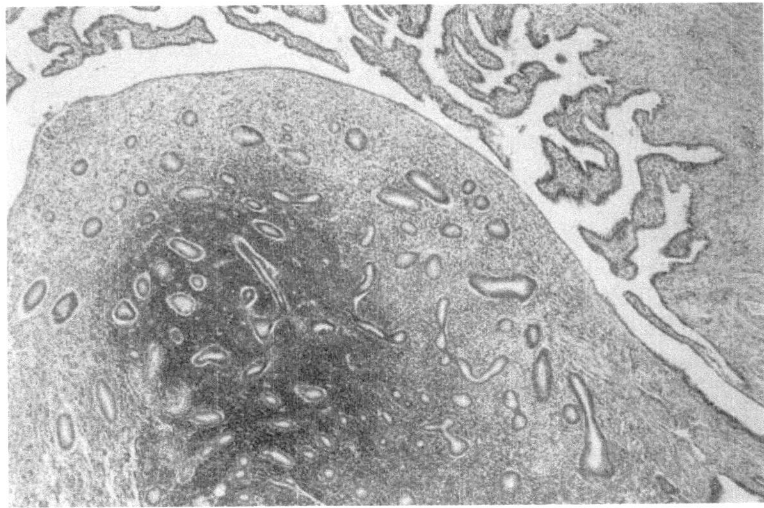

Abb. 253. Endometrial differenziertes Adenom der Tubenschleimhaut

8.1.3 Mesenchymale Tumoren

Unter den gutartigen mesenchymalen Geschwülsten der Tube spielen Lipome die größte Rolle. Sie entstehen überwiegend in der Mesosalpinx, seltener subserös.

Leiomyome sind trotz enger histogenetischer Verwandschaft der Tubenmuskulatur mit dem Myometrium ungleich seltener als im Uterus. Zirka 60 Fälle sind in der Literatur beschrieben worden (Honoré u. Dunnett 1976). Sie können einzeln oder multipel auftreten und gelegentlich beachtliche Größe erreichen. Größere Leiomyome entfalten die Plica lata und dringen in den Bandapparat ein, so daß der primäre Entstehungsort oft nicht mehr sicher eruierbar ist. Durch Kompression des Tubenlumens können größere Leiomyome Fertilitätshindernisse bilden oder durch Stieldrehung akute Abdominalsymptome auslösen. Über Fibrome, Chondrome, Chondrolipome, Osteome und Neurilemmome gibt es kasuistische Berichte (Kulka 1941; Bachmann 1961; Okagaki u. Richert 1970; Weber u. Fazzini 1970; Honoré u. Dunnett 1976). Echte Hämangiome der Tube sind Raritäten, häufiger sind umschriebene kapilläre angiomatöse Hyperplasien, vorwiegend im ampullären Tubenbereich (Janovski u. Paramanandhan 1973; Joglebar 1979). Lymphangiome zeigen die typischen sinusoid erweiterten endothelial ausgekleideten Spalträume (Abb. 254). Lymphangiektasie der Fimbrien wie auch sog. Adenomatoidtumoren sind gelegentlich fälschlich als Lymphangiome gedeutet worden.

Häufiger als das Binde- und Stützgewebe des Eileiters sind die mesenchymalen Anteile der Ligamente Ursprungsort gut- oder bösartiger Neubildungen. Leiomyome bilden das größte Kontingent. Größere intraligamentär entwickelte Leiomyome bewirken durch Kompressionsdruck Einflußstauungen der unteren Extremitäten wie auch Harnabflußstörungen (Ureterkompression).

8.1.4 Mesotheliome (Adenomatoidtumoren)

In die Gruppe der Mesotheliome fällt der häufigste benigne Tumor des Eileiters, der sog. Adenomatoidtumor (Golden u. Ash 1945; Craig u. Hart 1979). Zirka 100 Fälle sind im Bereich des weiblichen Genitale beschrieben worden. Mehr als die Hälfte sind im Eileiter lokalisiert. Bei Männern (Skrotumtumoren) liegt die Inzidenz wahrscheinlich 2–3mal höher (Remmele u. Lewin 1973).

Makroskopisch sind es gut konturierte, rundliche Geschwülste von grauweißer Färbung und mäßig fester Konsistenz. Ihr Durchmesser beträgt selten mehr als 1–2 cm.

Mikroskopisch besteht der adenomatöse Tumor aus irregulären Drüsen oder gefäßartigen Hohlräumen, die von kubischen oder endothelartigen Zellen ausgekleidet sind (Abb. 255). Die Zellapices zeigen positive PAS- und Alcianblau-Reaktion. Die Zellen sind häufig vakuolisiert. In den gefäßartigen Lumina und mikrofollikulären Räumen ist histochemisch Alcainblau-positives Sekret nachzuweisen. Das Zwischengewebe enthält Kollagen, elastische und retikuläre Fasern sowie glattmuskuläre Elemente (Akhtar et al. 1976).

Die histogenetische Ableitung der Tumoren vom Mesothel stützt sich auf unmittelbare topograhische Beziehungen zum Serosamesothel, auf histochemi-

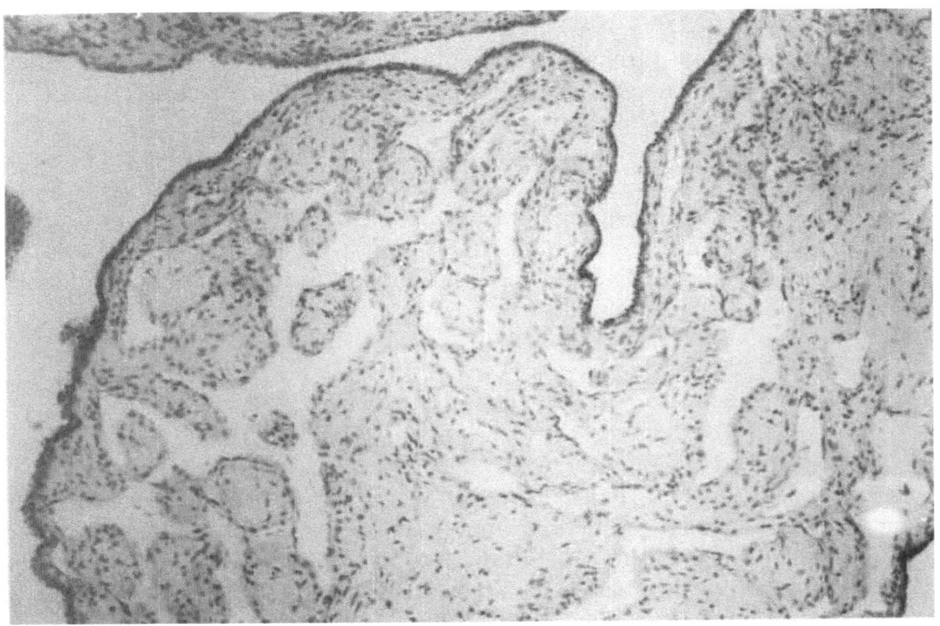

Abb. 254. Lymphangiom der Endosalpinx

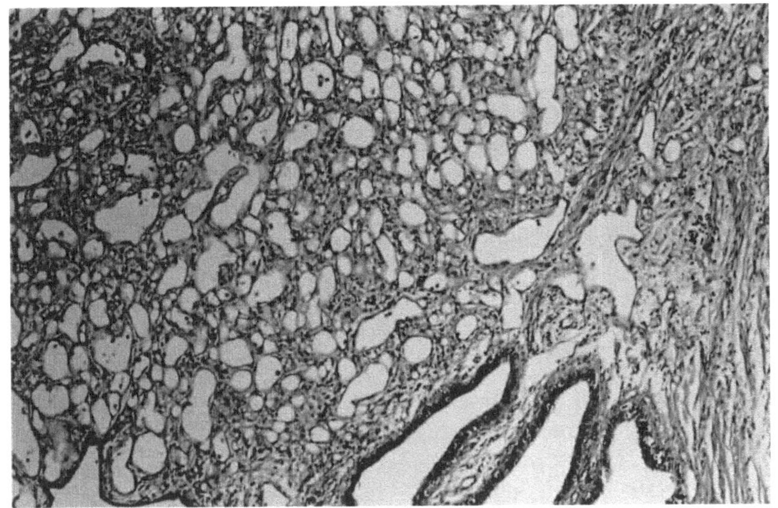

Abb. 255. Adenomatoidtumor der Tube

sche und feinstrukturelle Kriterien (MACKAY et al. 1971; FERENCZY et al. 1972; TAXY et al. 1974; BARWICK u. MADRI 1982). Die Tumoren sind klinisch symptomlos und in der Regel Zufallsbefunde. Über maligne Transformation gibt es keine Berichte.

8.1.5 Teratome

Die seltenen, meist intrakanalikulär entwickelten Teratome der Tube gleichen im histologischen Bild den reifen Teratomen des Ovars (MAZZARELLA et al. 1972). Die zystischen Formen (Dermoide) überwiegen. Ihre Histogenese ist strittig. Die Entwicklung aus aberrierendem Ovargewebe oder dystop implantierten Keimen wird diskutiert. Alle in der Literatur beschriebenen Fälle wurden im Reproduktionsalter, die meisten bei multiparen Frauen gefunden.

Der ampulläre Tubenabschnitt ist prädisponiert. SWEET et al. (1975) beschreiben ein unreifes malignes Teratom der Tube, HENRICKSEN (1955) ein monodermales Teratom (Struma salpingii).

9 Maligne Tumoren

Als Bindeglied zwischen Uterus und Ovar ist der Eileiter häufig von übergreifenden malignen Tumoren dieser Nachbarorgane betroffen. Die Ausbreitung kann sich auf peritonealem, intramuralem wie auch intraluminalem Wege vollziehen. Bei fortgeschrittenen Karzinomen, insbesondere des endometroiden Typs, kann die Ermittlung des Entstehungsortes schwierig sein, zumal multifokale autonome Neoplasien bei den Tumoren des Müller-Systems nicht selten sind. Verglichen mit den penetrierenden und metastasierten Tumoren sind primäre bösartige Geschwülste des Eileiters äußerst selten.

In Zweifelsfällen sprechen folgende Indizien für ein primäres Tubenkarzinom:
- Die Haupttumormasse findet sich in der Tube und geht von der Tubenschleimhaut aus.
- Im histologischen Bild überwiegt die papilläre, der Tubenschleimhaut ähnliche Architektur.
- Übergangsstadien (In-situ-Formationen) zwischen regelrechter Schleimhaut und invasivem Tumor sind nachweisbar.
- Uterus und Ovarien sind unauffällig oder nur in geringem Ausmaß vom Tumor eingenommen.

9.1 Karzinome

Adenokarzinome bilden die größte Gruppe, machen insgesamt aber nicht mehr als 0,5% aller gynäkologischen Malignome aus (DODSON et al. 1970; BENEDET et al. 1977; YOONESSI 1979; HONORE 1987; MUNTZ et al. 1989a, b; PFEIFFER et al. 1989; YOUNG et al. 1989). Der Altersgipfel liegt in der Mitte der 5. Lebensdekade (YOONESSI 1979). In-situ-Stadien sind beschrieben worden, ihre eindeutige Definition steht aber noch aus (WOODRUFF u. PAUERSTEIN 1969; PAUERSTEIN 1974). Als histomorphologische Indizien werden angeführt: aufgehobene Zellpolarität, verstärkte Proliferation mit zahlreichen Mitosen, Differenzierungsverlust, nukleäre Pleomorphie und prominente Nukleolen (BANNANTYNE u. RUSSELL 1981). Umschriebene Proliferationszonen mit Mehrreihigkeit des Epithels, hoher Kerndichte („nuclear crowding") und Atypien sind bei sorgfältiger Untersuchung nicht selten im Bereich der Schleimhaut entzündlich veränderter wie auch normaler Tuben zu beobachten (MOORE u. ENTERLINE 1975). Ob diese atypischen Areale eine Rolle in der formalen Entwicklung des Tubenkarzinoms spielen, ist noch unbewiesen. Papilläre Wucherungen mit Epithelatypien und vermehrt Mitosen finden sich als Ausdruck einer reaktiven Hyperplasie bei chronisch rezidivierten unspezifischen und spezifischen Salpingitiden aber auch in Assoziation mit endometroiden und serösen Adenokarzinomen des Ovars (DOUGHERTY u. COTTEN 1964; STERN et al. 1981; ROBEY u. SILVA 1989; VINALL et al. 1979) (Abb. 256, 257). Die endosalpingeale Proliferation ist in diesen Fällen offenbar Ausdruck einer gleichsinnigen Reaktion histognetisch verwandter

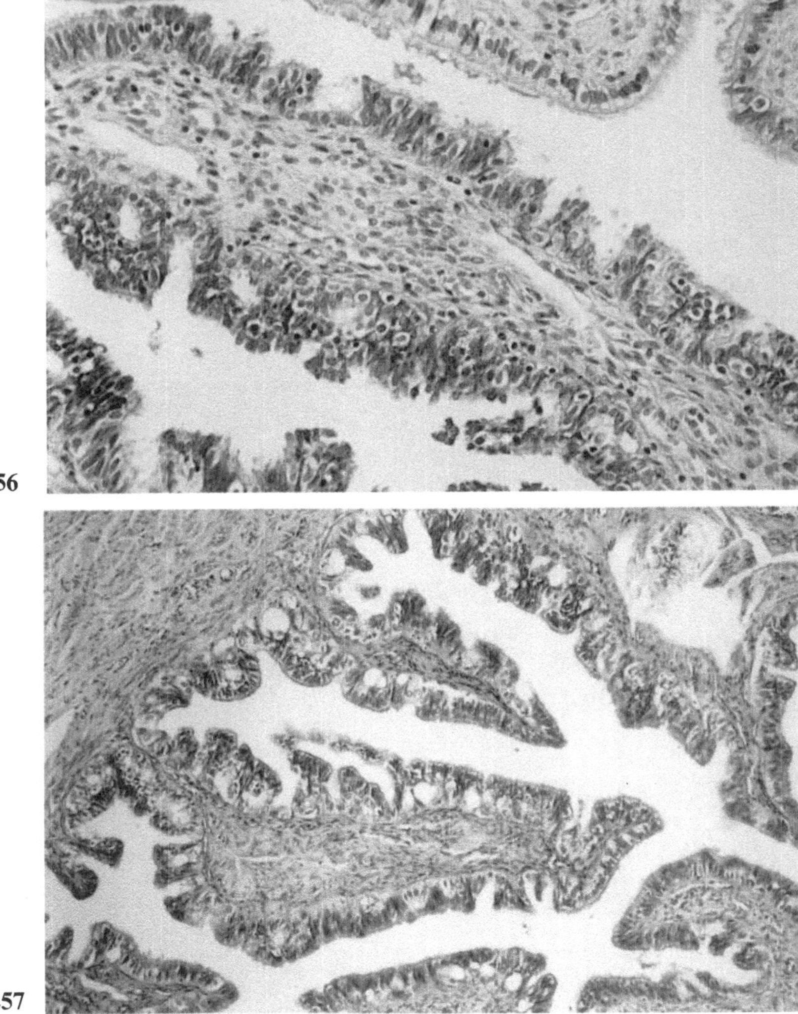

Abb. 256. Fokale atypische Hyperplasie der Tubenschleimhaut

Abb. 257. Atypische Hyperplasie des Tubenepithels in Assoziation mit homolateralem serösen Borderlinetumor des Ovars

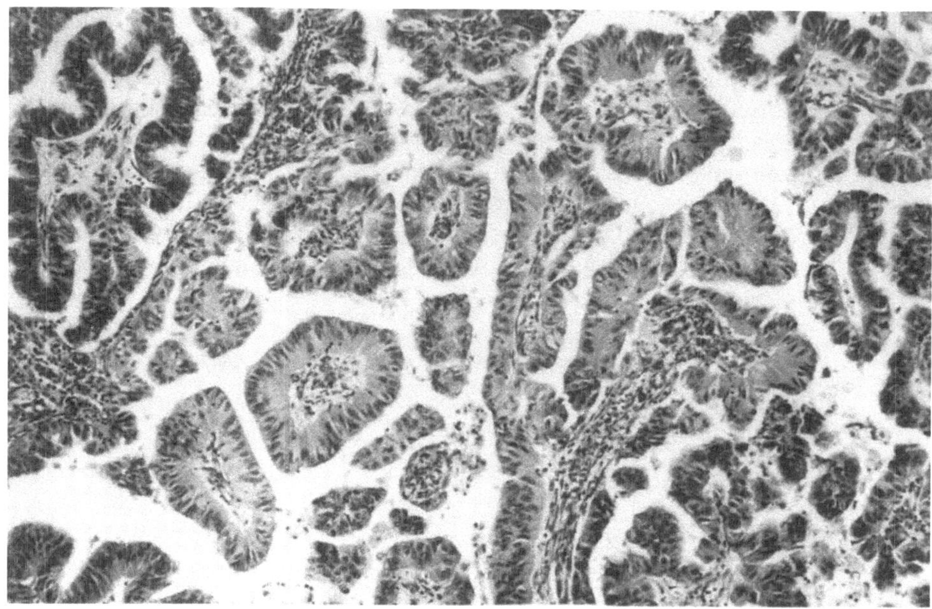

Abb. 258. Papilläres Tubenkarzinom vom endometrioiden Typ

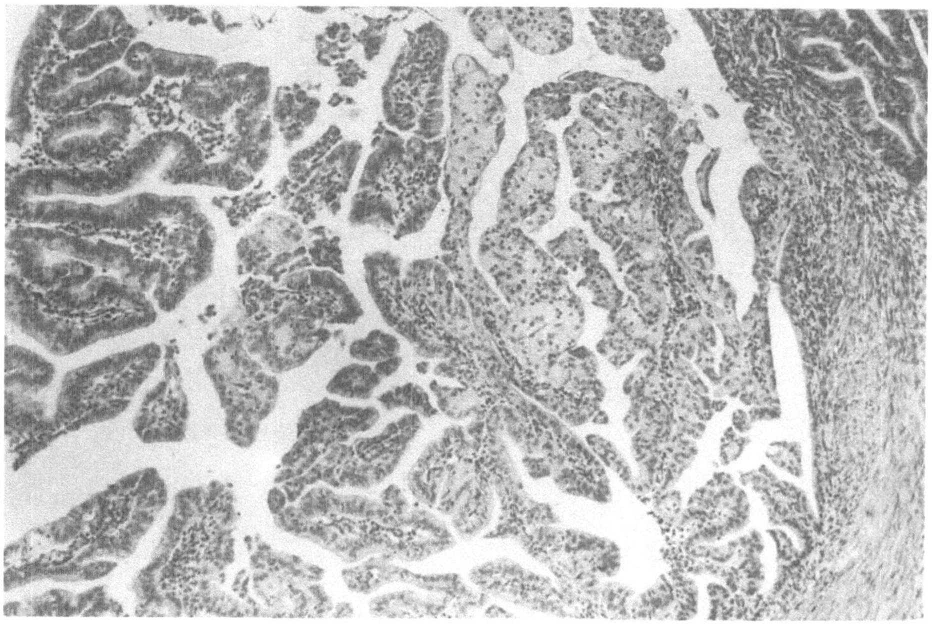

Abb. 259. Papilläres Tubenkarzinom vom endometrioiden Typ mit squamöser Metaplasie

Epithelien auf endogene oder exogene Noxen. Ob ihr präblastomatöse Bedeutung zukommt, ist unbewiesen.

Tubenkarzinome sind typischerweise einseitige Geschwülste. Bilateralität findet sich, als Folge synchroner Tumorentwicklung oder retrograder lymphogener Metastasierung, in bis zu 26% (durchschnittlich 7%) (PLENTL u. FRIEDMAN 1971). Der ampulläre Tubenabschnitt ist überwiegend betroffen.

Makroskopisch sind solid-noduläre, papilläre und diffus infiltrierende Geschwülste zu unterscheiden.

Histologisch finden sich papilläre, endometrioide und anaplastische (medulläre) Subtypen (BENEDET et al. 1977; EDDY et al. 1984; GAFFNEY u. CORNOG 1978; HERSHEY et al. 1981; IMM 1980; KINZEL 1976; MONTAZEE u. KEMPSON 1968; WEISS et al. 1980; YEUNG et al. 1984) (Abb. 258–261). Der seröse Typ bildet die Mehrheit. Meist besteht erhebliche Zellpleomorphie und hohe mitotische Aktivität. Höher differenzierte und solide-anaplastische Varianten sind zu unterscheiden. Gelegentlich findet sich Muzinbildung. Über ein synchrones muzinöses Adenokarzinom beider Eileiter und der Cervix uteri berichten JACKSON-YORK u. RAMZY (1992).

In seltenen Fällen sind die Eileiter Sitz hellzelliger (VOET u. LIFSHITZ 1982), squamöser (MALINAK et al. 1966; WEISS et al. 1980; HERBOLD et al. 1988; CHEUNG et al. 1994), adenosquamöser (CZERNOBILSKY u. CORNOG 1971; IMM et al. 1980; MOORE et al. 1987), transitionalzelliger (FEDERMAN u. TOKER 1972; HOVADHANAKUL et al. 1976) und anderer Varianten homologer und gemischter Müller-Tumoren (MALNASY u. GAAL 1963; MALINAK et al. 1966; WU et al. 1973; MANES u. TAYLOR 1976; HANJANI et al. 1979, 1980; HERBOLD et al. 1988; DAYA et al. 1992). Das Spektrum der Varianten reflektiert die verschiedenen Differenzierungspotenzen des Müller-Epithels.

Obgleich Wolff-Strukturen embryogenetisch zur Bildung des peripheren Tubenabschnittes beitragen, sind eindeutig mesonephrogene Tubenkarzinome bisher nicht beschrieben worden. DAYA et al. (1992) untersuchten 6 Fälle von Tubenkarzinomen mit mesonephrogenem Erscheinungsbild. Mikroarchitektur und immunhistochemische Befunde machen nach ihrer Analyse wahrscheinlich, daß es sich um Varianten endometrioider Geschwülste handelt.

9.2 Sarkome und maligne Mischtumoren

Weniger als 50 Fälle maligner mesenchymaler Tumoren der Eileiter sind in der Literatur beschrieben worden. Unter den reinen Sarkomen der Tube sind Leiomyosarkome, Fibrosarkome, maligne Hämangiome, Hämangioendotheliome, Perizytome und undifferenzierte Sarkome vertreten (SCHEFFEY et al. 1941; ABRAMS et al. 1958). Maligne Lymphome vom Hodgkin oder Non-Hodgkin-Typ sind in der Regel Teilmanifestationen einer multizentrischen systemischen Erkrankung. Die in einzelnen Fällen beobachteten gemischten mesodermalen Sarkome können wie die homologen Geschwülste von Uterus und Ovar epitheliale (glanduläre und squamöse) wie auch heterologe Gewebsbestandteile (Knorpel, Knochen, Rhabdomyoblasten) enthalten (HANJANI et al. 1980; MANES u. TAYLOR 1976; WU et al. 1973; KINOSHITA et al. 1989; MUNTZ et al. 1989). Das Schrifttum enthält insgesamt 28 Fälle. Die malignen Mischtumoren haben unter allen

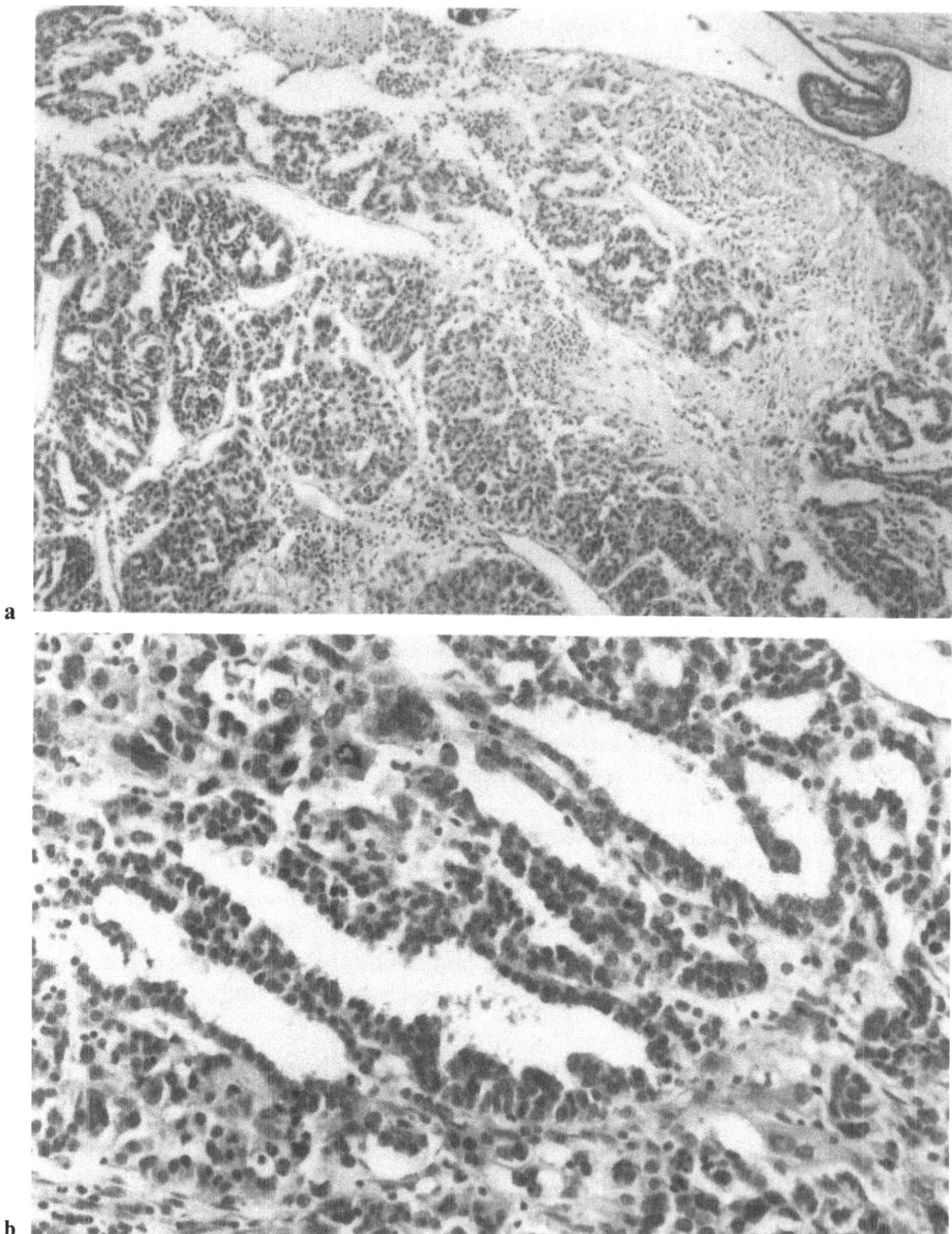

Abb. 260. **a** Undifferenziertes papilläres Tubenkarzinom. **b** stärkere Vergrößerung

genannten bösartigen mesenchymalen Tumoren aufgrund geringer Sensitivität gegenüber Radio- und Chemotherapie die schlechteste Prognose.

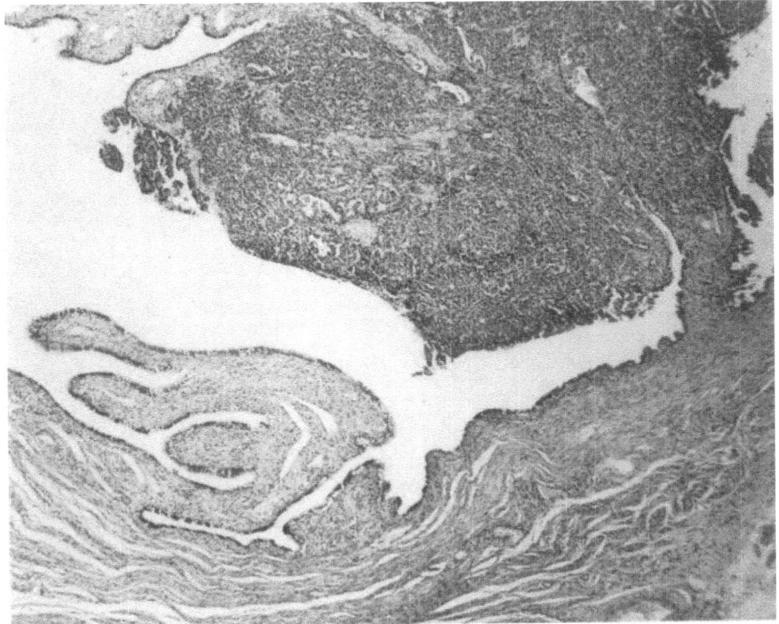

Abb. 261. Solides anaplastisches Tubenkarzinom

9.3 Trophoblasttumoren

Primäre (nicht gestationelle) und sekundäre, auf dem Boden einer ektopen Schwangerschaft entstandene (gestationelle) Trophoblasttumoren sind zu unterscheiden. Die sekundären Trophoblasttumoren fallen naturgemäß in die Reproduktionsphase, die primären sind überwiegend Erkrankungen des Kindes- und Adoleszentenalters. Sie können Symptome einer Pubertas praecox auslösen (JANOVSKI u. PARAMANANDHAN 1973). Bei den sekundären (gestationellen) Trophoblasttumoren entspricht die klinische Symptomatik weitgehend der einer Extrauterinschwangerschaft. Die Prognose der gestationellen Trophoblasttumoren des Eileiters ist durch die Etablierung einer wirksamen Polychemotherapie unter Einschluß von Folsäureantogonisten entscheidend verbessert worden (OBER u. MAIER 1981), die der nichtgestationellen (teratogenen) Trophoblasttumoren des präpuberalen Lebensalters dagegen nach wie vor extrem schlecht.

9.4 Metastatische Tumoren

Achtzig bis 90% der malignen Geschwülste des Eileiters sind metastatischer Natur. Karzinome wie auch Sarkome der Nachbarorgane – Uterus und Ovar – spielen die weitaus größte Rolle als Quelle der Absiedelungen.

Die Abgrenzung metastatischer Tumoren von den für Derivate des Müller-Systems nicht seltenen multizentrischen Neoplasien (Systemgeschwülste) kann schwierig sein. WARREN u. GATES (1932) geben einige Kriterien an, die als

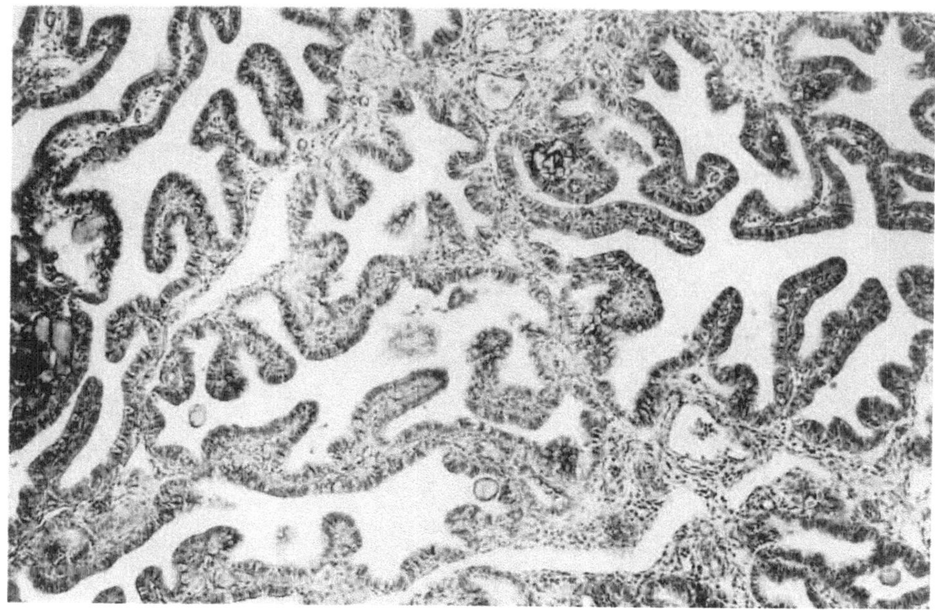

Abb. 262. Transluminal verschleppte Psammomkörper bei ipsolateralem ovariellen Psammokarzinom

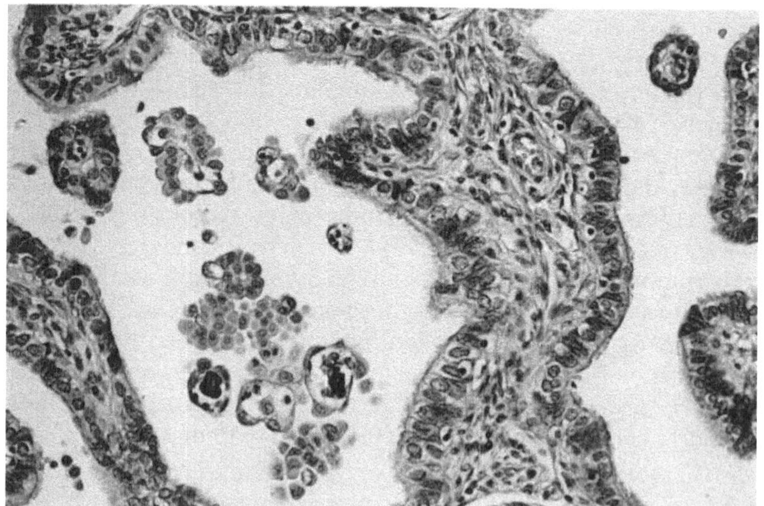

Abb. 263. Intraluminale Tumorzellkomplexe und Psammomkörper bei ipsolateralem serösen papillären Ovarialkarzinom

Unterscheidungshilfe geeignet sind. Das wichtigste Indiz einer multifokalen synchronen Tumorgenese ist die Kombination der Tumoren mit In-situ-Stadien (Jackson-York u. Ramzey 1992).

Intrakanalikuläre Tumorausbreitung kann ein primäres Tubenkarzinom vortäuschen (HU et al. 1950). Bei Ovarialkarzinomen finden sich nicht selten freie Tumorzellkomplexe oder Psammomkörper in der Lichtung der ipsolateralen Tube, die durch Tubenkontraktion und Flimmerschlag uteruswärts befördert werden können (Abb. 262, 263). Ob eine Implantation von intrakanalikulär ausgeschwemmten Tumorzellen im Bereich der intakten Endosalpinx möglich ist, ist ungeklärt. Wahrscheinlicher ist eine autochthone fokale Schleimhautentartung im Rahmen einer multizentrischen malignen Neoplasie (WOODRUFF u. JULIAN 1969; BANNANTHYNE u. RUSSELL 1981).

Der Reichtum an Lymph- und Blutgefäßen, insbesondere der Endosalpinx und der subperitonealen Wandschichten, begünstigt die intravasale Tumorausbreitung (VOET et al. 1979) (Abb. 264).

Primäre Ovarialtumoren sind am häufigsten Ausgangspunkt metastatischer Tubenkarzinome. SCHLOTFELDT (1990) findet im Material der Universitäts-Frauenklinik Hamburg unter 22 metastatischen Karzinomen der Eileiter in 13 Fällen ein primäres Ovarialkarzinom, in 5 Fällen ein Uteruskarzinom und in 4 Fällen ein Karzinom der Mamma. In einem Falle lag ein Primärtumor des Gastrointestinaltraktes vor.

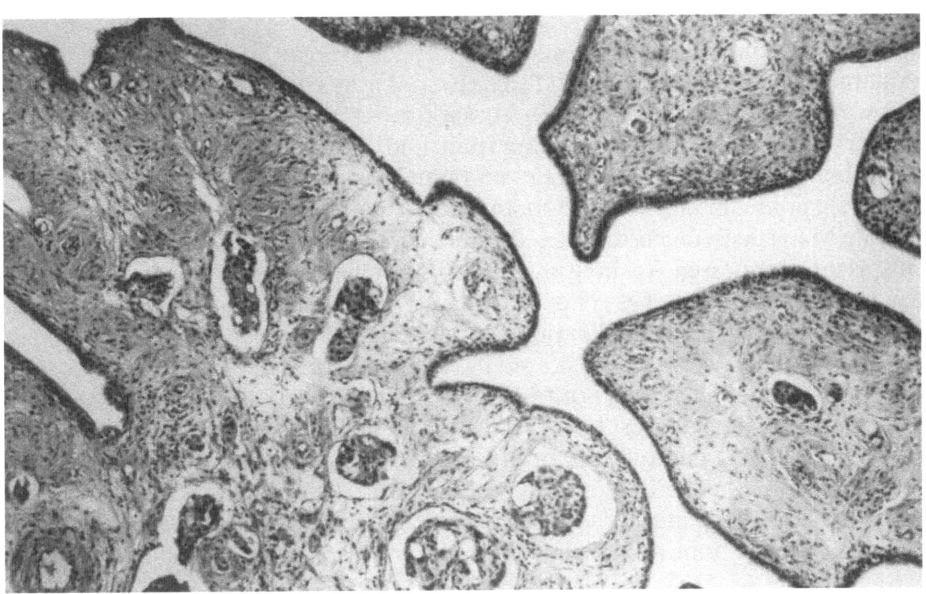

Abb. 264. Lymphangische Karzinose der Endosalpinx bei ipsolateralem Ovarialkarzinom

9.5 Klinik der malignen Tubengeschwülste

Bösartige Geschwülste der Eileiter haben mit einem Anteil von 0,1 – 0,4 % aller Malignome des weiblichen Genitale quantitativ geringe Bedeutung (YEUNG et al. 1984). Die Schwierigkeit der Füherkennung und günstige Voraussetzungen einer lymphogenen und transperitonealen Ausbreitung machen sie aber zu einer ernsten, prognostisch ungünstigen Erkrankung. Der Altersgipfel liegt in der 5. Lebensdekade mit einer Spannbreite von 18–87 Jahren (McMurray et al. 1986). Bilaterale Tumoren sind relativ häufiger in fortgeschrittenen Stadien zu finden. Dies läßt den Schluß zu, daß die Doppelseitigkeit eher Folge einer kontralateralen Metastasierung als einer synchronen Entartung ist.

Die Krankheit verursacht keine Frühsymptome. Mit fortschreitendem Prozeß treten – früher als beim Ovarialkarzinom – Unterbauchschmerzen, Fluor, Tenesmen und Genitalblutungen, schließlich auch Aszites und Kachexie auf. Der palpatorische Befund läßt im Zusammenhang mit der allgemeinen klinischen Symptomatik in der Regel an einen malignen Ovarialtumor denken. Differentialdiagnostisch abzugrenzen sind vor allem Tuboovarialabszesse und endometriotische Konglomerattumoren. In weniger als 5% der Fälle wird die Diagnose Tubenkarzinom präoperativ gestellt. In Einzelfällen kann ein positiver Papanicolaou-Smear im Verein mit einem suspekten Adnexbefund die präoperative Verdachtsdiagnose auf ein Tuben- oder Ovarialkarzinom stützen (Benson 1974). Der Zelltyp im Smear läßt allerdings keine zuverlässige Unterscheidung zwischen beiden Lokalisationen zu.

Die Ausbreitung des primären Tubenkarzinoms erfolgt überwiegend lymphogen, intraluminal und transperitoneal. Über das reich entwickelte Lymphgefäßnetz werden die iliakalen, paraaortalen und glutealen, gelegentlich auch parametranen und inquinalen Lymphknotengruppen erreicht. In seltenen Fällen sind axilläre und supraklavikuläre Metastasen eines primären Tubenkarzinoms gefunden worden (Benedet et al. 1977). Durch retrograde lymphatische Ausbreitung werden Metastasen in das Endometrium und die kontralaterale Tube gesetzt, durch kontinuierliches transmurales und transluminales Wachstum Uterus, Ovar, Colon sigmoideum und andere Organe des kleinen Beckens infiltriert. Transperitoneale Metastasierung erfolgt im allgemeinen später als beim Ovarialkarzinom, entspricht aber dessen Ausbreitungstyp. Die seltene hämatogene Metastasierung bevorzugt Lungen, Leber und Skelettsystem. Vorschläge für eine klinische Stadieneinteilung des Tubenkarzinoms stammen von Erez et al. (1967), Schiller u. Silverberg (1971), Janovski u. Paramanandhan (1973) sowie Yoonessi (1979). Die Einteilung von Yoonessi (1979) unterscheidet nicht zwischen endosalpingealer und muskulärer Infiltration. Nach den Befunden von Schiller u. Silverberg (1971) hat aber die Infiltrationstiefe entscheidenden Einfluß auf die Prognose. Die Mehrzahl der publizierten klinischen Berichte stützt sich auf individuelle Klassifikationen, die sich in der Regel an die FIGO-Klassifikation der malignen Ovarialtumoren anlehnt (Dodson et al. 1970; Bannatyne u. Russell 1981; Hirai et al. 1989; Muntz et al. 1989; Gurney et al. 1990).

Die Stadieneinteilung der UICC ist in Tabelle 24 wiedergegeben.

Das Behandlungsprinzip entspricht dem des Ovarialkarzinoms. Die Operation bildet den letzten Schritt in der Diagnostik und die primäre therapeutische Maßnahme. Präinvasive Karzinome und invasive Karzinome des Stadium I sind überwiegend Zufallsbefunde bei Genitaloperationen aus anderen Indikationen. Im Stadium I wird die Hysterektomie mit bilateraler Adnektomie als ausreichende Therapie erachtet. Die Erfahrung, daß lediglich 75% der Patientinnen mit einem Tubenkarzinom des Stadium I 5 Jahre Überleben, gibt jedoch Anlaß, adjuvante

Tabelle 24. Klassifikation des Tubenkarzinoms, TNM u. FIGO (HERMANEK et al. 1993)

TNM	FIGO	
Tis	O	Carcinoma in situ
T1	I	Tumor auf die Tube(n) beschränkt
T1a	IA	Tumor auf eine Tube beschränkt; Serosa intakt; kein Aszites
T1b	IB	Tumor auf beide Tuben beschränkt; Serosa intakt; kein Aszites
T1c	IC	Tumor auf eine oder beide Tuben beschränkt mit Infiltration der Serosa und/oder tumorzellhaltigem Aszites
T2	II	Tumor in einer oder beiden Tuben mit Ausdehnung im kleinen Becken
T2a	IIA	Infiltration und/oder metastatischer Befall von Uterus und/oder Ovarien
T2b	IIB	Infiltration anderer pelviner Strukturen
T2c	IIC	Tumor entsprechend 2a oder 2b mit Tumorzellen in Aszites oder peritonealer Lavage
T3	III	Tumor in einer oder beiden Tuben mit histologisch nachgewiesenen peritonealen Metastasen außerhalb des kleinen Beckens und/oder regionalen Lymphknotenmetastasen
T3a	IIIA	Mikroskopische Metastasen außerhalb des kleinen Beckens
T3b	IIIB	Makroskopische peritoneale Metastasen außerhalb des kleinen Beckens bis max. 2 cm
T3c	IIIC	Peritoneale Metastasen außerhalb des kleinen Beckens > 2 cm und/oder regionale Lymphknotenmetastasen
M1	IV	Distante Metastasen

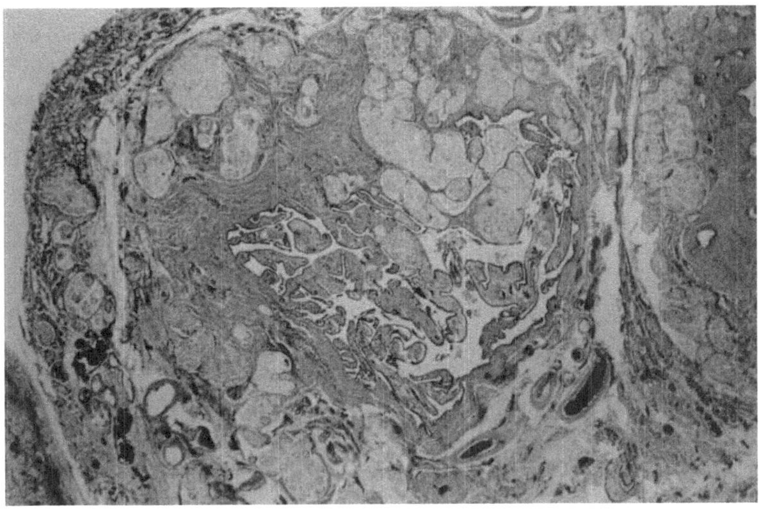

Abb. 265. Tubenmetastase eines Gallertkarzinoms

Maßnahmen zu erwägen. Wahrscheinlich ist durch ein sorgfältiges chirurgisches Staging entsprechend dem beim Ovarialkarzinom empfohlenen Vorgehen eine präzisere Erfassung des Ausbreitungsgrades und damit eine bessere Selektion der Fälle für eine stadiengerechte Therapie möglich. Polychemotherapie und Strahlentherapie kommen als additive Maßnahme in Betracht. Ausreichende vergleichende Untersuchungen über die Wirksamkeit verschiedener Zytostatikakombinationen sind bei der Seltenheit der Tumoren nicht verfügbar. Die histogenetische Verwandtschaft der meisten Tubenkarzinome mit den malignen epithelialen Tumoren des Ovars läßt eine vergleichbare Sensitivität erwarten, obgleich ein derartiger Schluß nur mit Vorbehalt zulässig ist. PHELPS u. CHAPMAN (1974) sowie MORROW u. TOWNSEND (1981) ziehen bei Fällen der Stadien I und II eine adjuvante Radiotherapie nach der Moving-strip-Technik in Kombination mit einer intraperitonealen Radionuklidbehandlung der Polychemotherapie vor. In den Stadien FIGO III und IV gilt die z.Z. für die geläufigen Ovarialkarzinome probate Chemotherapie als adjuvante Methode der Wahl.

Die 5-Jahres-Überlebensraten liegen nach einer Zusammenstellung von MORROW u. TOWNSEND (1981) bei Tubenkarzinomen im Stadium I bei 75%, im Stadium II bei 40%. Nur 2 von 49 Patientinnen der Stadien III u. IV überlebten 5 Jahre. Im Krankengut von MUNTZ et al. (1989) sowie HIRAI et al. (1989) lag die 5-Jahres-Überlebenszeit im Stadium I zwischen 56 und 100%, im Stadium II zwischen 27 und 34% und im Stadium III zwischen 14 und 28%.

10 Paratubare (paraovarielle) Zystome und Tumoren

Inklusionszysten und dysontogenetische Zysten können zum Ausgangspunkt papillärer Neoplasien werden, die im histologischen Erscheinungsbild mit gleichartigen Neubildungen des Ovars identisch sind. Einfache seröse Zystadenofibrome und proliferierende seröse Zystadenofibrome (Borderlinetumoren) sind die häufigsten auf dem Boden dysontogenetischer Zysten, öfter aber multifokal und autonom im Peritoneum entstehenden Neubildungen. Weitaus seltener sind solide mesonephrische Adenome („female adnexal tumors of probably wolffian origin": KARIMINEJAD u. SCULLY 1973).

Bei den wenigen in der Plica lata beobachteten bösartigen Tumoren handelt es sich fast ausschließlich um Karzinome der Müller-Genese. Makroskopisch sind es zystisch-papilläre Geschwülste, histologisch serös-papilläre Neoplasien überwiegend von hohem Differenzierungsgrad oder vom Typ seröser Borderlinetumoren (LENNOX u. MEAGHER 1952; BELLUCCI et al. 1955; GARDNER et al. 1957; MERILL 1959; CZERNOBILSKY u. LANGLEY 1972; GENADRY et al. 1977; STAPLETON et al. 1981; D'ABLAING et al. 1983; DUVALL 1983; ASLANI et al. 1988). Auch die vereinzelt beobachteten, früher als mesonephrogene Tumoren gedeuteten Klarzellkarzinome sind wahrscheinlich paramesonephrogener (Müller)-Genese.

Über primäre Sarkome der Plica lata (Leiomyosarkome, Hämangioperizytome, Retikulumzellsarkome u.a.) gibt es kasuistische Berichte (TOTH et al. 1971; JANOVSKI u. PARAMANANDHAN 1973).

Literatur

Abell MR, Johnson VJ, Holtz F (1965) Ovarian neoplasms in childhood and adolescence. I. Tumors of germ cell origin. Am J Obstet Gynecol 92 : 1059 – 1081

Abbott TM, Herman WJ jr, Scully RE (1984 Ovarian fetiform teratoma (homunculus) in a 9-year-old girl. Int J Gynecol Pathol 2 : 392 – 402

Abeler V, Kjorstad KE, Nesland JM (1988) Small cell carcinoma of the ovary: A report of six cases. Int J Gynecol Pathol 7 : 315 – 329

Ablin A, Krailo M, Ramsay N, Isaacs H, Raney B, Adkins J, Hays D, Leikin S, Benjamin D, Grosfeld J, Hammond D (1986 Malignant germ cell tumors (MGCT) in childhood: An outcome analysis. Proc of ASCO 5: (abstr. 837)

Abrams J, Kazal HL, Hobbs RE (1958) Primary sarcoma of the fallopian tube: Review of the literature and report of one case. Am J Obstet Gynecol 75 : 180 – 182

Abrego D, Ibrahim AA (1975) Mesenteric supernumerary ovary. Obstet Gynecol 45 : 352 – 353

Accardo M, Condorelli B (1966) Arrhenoblastoma in due sorelle. Riv Pat Clin Sper 7 : 171 – 188

Acosta A, Kaplan AL, Kaufman RH (1972) Gynecologic cancer in children. Am J Obstet Gynecol 112 : 944 – 952

Adams EC, Hertig AT (1969a) Studies on the human corpus luteum I. Observations on the ultrastructure of development and regression of the luteal cells during the menstrual cycle. J Cell Biol 41 : 696 – 715

Adams EC, Hertig AT (1969b) Studies on the human corpus luteum. II. Observations on the ultrastructure of luteal cells during pregnancy. J Cell Biol 41 : 716 – 735

Adashi FY, Rock JA, Guzick D, Wentz AC, Jones GS, Jones HW (1981) Fertility following bilateral ovarian wedge resection: A critical analysis of 90 consecutive cases of the polycystic ovarian syndrome. Fertil Steril 56 : 320 – 325

Adelman H, Berkson P, Sackler JP (1972) Partial intestinal obstruction due to peritoneal mesothelioma in chronic asbesthosis exposure. NY State J Med 72 : 2332 – 2334

Aguirre P, Scully RE (1982) Malignant neuroectodermal tumor of the ovary. A distinctive form of neurodermal teratoma. Report of five cases. Am J Surg Pathol 6 : 283 – 292

Aguirre P, Scully RE, Dayal Y, DeLellis RA (1984) Mucinous tumours of the ovary with argyrophil cells. An immunohistochemical analysis. Am J Surg Pathol 8 : 345 – 356

Aguirre P, Scully RE, DeLellis RA (1985) Ovarian heterologous Sertoli-Leydig cell tumors with gastrointestinal-type epithelium. An immunohistochemical analysis. Arch Pathol Lab Med 110 : 528 – 533

Aguirre P, Scully RE, Wolfe HJ, DeLellis RA (1986) Argyrophil cells in Brenner tumors: Histochemical and immunohistochemical analysis. Int J Gynecol Pathol 5 : 223 – 234

Aguirre P, Thor AD, Scully RE (1989) Ovarian endometrial carcinomas resembling sex cord-stromal tumors. Int J Gynecol Pathol 8 : 364 – 373

Aiba M, Hirayama A, Sakurada M, Naruse K, Ishikawa C, Aiba S (1990) Spironolactone rod-like structure in renin-producing Sertoli cell tumor of the ovary. Surg Pathol 3 : 143 – 149

Aiman J, Nalick RH, Jacobs A et al. (1977) The origin of androgen and estrogen in a virilized postmenopausal woman with bilateral cystic teratomas. Obstet Gynecol 49 : 695 – 704

Akhtar M, Reyes F, Young I (1976) Elastogenesis in adenomatoid tumors. Histochemical and ultrastructural observations. Cancer 37 : 338 – 345

Ahktar M, Ali M, Guen E (1981) Application of electron microscopy in the interpretation of fine needle aspiration biopsies. Cancer 48 : 2458 – 2463

Ahktar M, Ali M, Guen E, Bakry M (1980) Simple method for processing fine-needle aspiration biopsy specimens for electron microscopy. J Clin Pathol 33 : 1214 – 1216

Alengha E, Okagaki T, Talerman A (1986) Primary mucinous carcinoid tumor of the ovary. Cancer 58 : 777 – 783

Alfonso JF, Martin GM, Nisco FS, Alvarez RR (1962) Melanogenic ovarian tumors. Am J Obstet Gynecol 84:669–672
Allander E, Wagermark J (1969) Leydig cell tumor of the ovary. Report of three cases. Acta Obstet Gynecol Scand 48:433–439
Allard S, Cadotte M, Boivin Y (1972) Dysgenesie gonadique pure familiare et gonadoblastome L'Union Med Canad 101:448–452
Amerigo J, Nogales FF jr, Fernandez-Sanz J, Oliva H, Velasco A (1979) Squamous cell neoplasms arising from ovarian benign cystic teratoma. Gynecol Oncol 8:277–283
Anderson MC, Govan ADT, Langley FA, Woodcock AS, Tyagi SP (1980) Ovarian sex cord tumors with annular tubuli. Histopathol 4:137–145
Annegers JF, Strom H, Decker SG, Dockerty MB, O'Fallon WM (1979) Ovarian cancer: Incidence and case control study. Cancer 43:723–729
Annual report on the results of treatment in gynecologic cancer. Vol. 18, Radiumhemmet Stockholm 1982
Annual report on the results of treatment in gynecological cancer, Vol. 20. Radiumhemmet, Stockholm
Annual Report on the results of treatment in gynecological cancer. Vol. 21, Pettersson F (ed) Int J Gynecol Obstet 36 Suppl (1991) 1–315
Arhelger RB, Kelly B (1974) Strumal carcinoid: Report of a case with electron microscopical observations. Arch Pathol 97:323–325
Arias-Stella J (1954) Atypical endometrial changes associated with the presence of chorionic tissue. Arch Pathol 58:112–128
Armstrong DT (1981) Prostaglandins and follicular function. J Reprod Fertil 62:283–291
Arps H, v Oertzen K, Stegner H-E (1991) DNA-Zytometrie ausgewählter nicht-epithelialer Ovarialtumoren – Prognostische Relevanz? Verh Dtsch Ges Pathol 75:482
Asadourian LA, Taylor HB (1969) Dysgerminoma. An analysis of 105 cases. Obstet Gynecol 33:370–379
Aselton PJ, Stergachis A (1984) Increasing incidence of ectopic pregnancy (letter). JAMA 251:469
Aslani M, Ahn GH, Scully RE (1988) Serous papillary cystadenoma of borderline malignancy of broad ligament. A report of 25 cases. Int J Gynecol Pathol 7:131–138
Astenga-Osuna C (1984) Ovarian sex cord tumors with annular tubules: Case report with ultrastructural findings. Cancer 54:1070–1079
Atkin NB, Kay R (1979) Prognostic significance of modal DNA value and other malignant tumors based on 1465 cases. Br J Cancer 10:210–231
Auer G, Caspersson TO, Wallgren AS (1980) DNA content and survival in mammary carcinoma. Ann Quant Cytol Histol 2:161–165
Augensen K (1983) Unruptured tubal pregnancy at term with survival of mother and child. Obstet Gynecol 61:259–261
August CZ, Murad TM, Newton M (1985) Multiple focal extraovarian serous carcinoma. Int J Gynecol Pathol 4:11–23
Aure JC, Hoeg K, Kolstad P (1971a) Clinical and histologial studies of ovarian carcinoma. Obstet Gynecol 37:1–9
Aure JC, Hoeg K, Kolstad P (1971b) Carcinoma of the ovary and endometriosis. Acta Obstet Gynec Scand 50:63–67
Aure JC, Hoeg K, Kolstad P (1971c) Mesonephroid tumors of the ovary. Clinical and histopathologic studies. Obstet Gynecol 37:860–867
Aure JC, Hoeg K, Kolstad P (1971d) Radioactive colloidal gold in the treatment of ovarian carcinoma. Acta Radiol (Stockh) 10:399–407
Austin RM, Norris HJ (1987) Malignant Brenner tumor and transitional cell carcinoma of the ovary: A comparison. Int J Gynecol Pathol 6:29–39
Axiotis CA, Lippes HA, Merino MJ, Delanerolle NC, Stewart AF, Kinder B (1978) Corticotroph cell pituitary adenoma within an ovarian teratoma: A new cause of Cushing's syndrome. Am J Surg Pathol 11:218–224
Azoury RS, Woodruff JD (1971) Primary ovarian sarcomas: Report of 43 cases from the Emil Novak Ovarian Tumor Registry. Obstet Gynecol 37:920–941

Baak JPA, Lindeman J, Uverdiep SH et al. (1982) Disagreement of histopathological diagnosis of different pathologists in ovarian tumors. With some theoretical considerations. Eur J Obstet Gynecol Reprod Biol 13 : 51 – 55

Baak JPA, Fox H, Langley FA, Buckley CH (1985) The prognostic value of morphometry in ovarian epithelial tumors of borderline malignancy. Int J Gynecol Pathol 4 : 186 – 191

Baak JPA, Delemarre JFM, Langley FA, Talerman A (1986a) Grading ovarian tumors. Evaluation of decision making by different pathologists. Quant Cytol Histol 8 : 349 – 353

Baak JPA, Langley FA, Talerman A, Delemarre JFM (1986b) Interpathologist and intrapathologist disagreement in ovarian tumor grading and typing. Anal Quant Cytol Histol 8 : 354 – 358

Baak JPA, Langley FA, Talerman A, Delemarre JFM (1987a) The prognostic variability of ovarian tumor grading by different pathologists. Gynecol Oncol 27 : 166 – 172

Baak JPA, Wisse-Brekelmans EC, Uiterlinde AM et al. (1987b) Evaluation of the prognostic value of morphometric features and cellular DNA-content in FIGO I ovarian cancer patients. Quant Cytol Histol 9 : 287 – 290

Bachmann FF (1961) Ein Chondrolipom des Eileiters. Geburtsh Frauenheilkd 21 : 975 – 992

Bader S, Taylor HC, Engle ET (1960) Deoxyribonucleic acid (DNA) content of human ovarian tumors in relation to histological grading. Lab Invest 9 : 443 – 459

Bagg HJ (1936) Experimental production of teratoma testis in a fowl. Am J Cancer 26 : 69 – 84

Bagshawe KD, Begent RH, Newlands ES, Rustin GJ (1985) What sort of oncology team should treat testicular teratoma? (letter) Lancet 1 : 930

Bahattacharya M, Chatterjee SK, Barlow JJ (1984) Identification of human cancer-associated antigen defined with antibodies. Cancer Res 44 : 4528 – 4534

Baker TG (1963) A quantitative and cytological study of germ cells in human ovaries. Proc Roy Soc Lond (Biol) 158 : 417 – 433

Baker TG, Scrimgeour JB (1980) Development of the gonad in normal and anencephalic human fetuses. J Reprod Fert 60 : 193 – 199

Balbioni G (1954) Ricerche istochimico sull'epitelo tubario della donna. Riv Obstet Ginec 9 : 164 – 194

Bamberg M, Metz K, Albert W, Heckemann R, Schulz V (1984) Endodermal sinus tumor of the perineal region. Cancer 54 : 903 – 906

Bannantyne P, Russel P (1981) Early adenocarcinoma of the fallopian tubes: A case of multifocal tumorigenesis. Diagn Gynec Obstet 3 : 49 – 60

Barakat BY, Ances IG, Tang CK, Fajer AB (1979) XX Gonadal dysgenesis with secondary amenorrhea, virilization and bilateral gonadoblastoma. South Med J 72 : 1163 – 1165

Barber HR, Sommers SC, Snyder R, Kwon TH (1975) Histologic and nuclear grading and stromal reaction as indices for prognosis in ovarian cancer. Am J Obstet Gynecol 121: 795 – 807

Barnabei VM, Millers DS, Bauer KD et al. (1990) Flow cytometric evaluation of epithelial ovarian cancer. Am J Obstet Gynecol 162 : 1584 – 1592

Barnes DM, Lammie GA, Millis RR, Gullick WL, Allen DS, Altman LDG (1988) An immunohistochemical evaluation of c-erbB-2 expression in human breast carcinoma. Br J Cancer 58 : 448 – 452

Barnhill D, Heller P, Brzozowski P, Advani H, Gallup D, Park R (1985) Epithelial ovarian carcinoma of low malignant potential. Obstet Gynecol 65 : 53 – 58

Bartel V, Porstmann B, Johannsen B, Ahlberendt I, Rabe H (1991) Sind zur Therapieüberwachung des Ovarialkarzinoms neben dem Ca 125 noch andere Tumormarker notwendig? (Abstr.) In: Clapdor R (Hrsg) Tumor associated antigens, oncogens, receptors, cytokines in tumor diagnosis and therapy at the beginning of the 90s. Zuckschwerdt, München Bern Wien San Francisco

Barwick KW, Madri JA (1982) An immunohistochemical study of adenomatoid tumours utilizing keratin and factor VIII antibodies. Evidence of epithelial origin. Lab Invest 47 : 276 – 280

Bast RC, Feeney M, Lazarus H, Nadler LM, Colvin RB, Knapp RC (1981) Reactivity of a monoclonal antibody with human ovarian carcinoma. J Clin Invest 68 : 1331 – 1337

Bast RC jr, Klug TL, StJohn E, Jenison E, Niloff JM, Lazarus H, Berkowitz RS, Leavitt T, Griffiths CT, Parker L, Zurawski VR jr, Knapp RC (1983) A radioimmunoassay using a monoclonal antibody to monitore the course of epithelial ovarian cancer. N Engl J Med 309 : 883 – 887

Bast RC, Klug TL, Schaetzl E et al. (1984) Monitoring human ovarian carcinoma with a combination of CA 125, CA 19-9 and CEA. Am J Obstet Gynecol 149:553–559
Bast RC, Hunter V, Knapp RC (1987) Pros and cons of gynecologic tumor markers. Cancer 60 (Suppl 8):1984–1992
Battifora H, Kopinski MI (1985) Distinction of mesothelioma from adenocarcinoma: An immunohistochemistry approach. Cancer 55:1679–1685
Battifora H, Sheibani K, Tubbs RR, Kopinski M, Sun T (1984) Antikeratin antibodies in tumor diagnosis. Distinction between seminoma and embryonal carcinoma. Cancer 54:843–848
Bauknecht T (1991) Onkogene und Wachstumsfaktoren beim Ovarialkarzinom und ihre prognostische Bedeutung. In: Schmidt (Hrsg) Jahrbuch der Gynäkologie und Geburtshilfe, Biermann
Bauknecht T, Birmelin G, Kommoss F (1990) Clinical significance of oncogenes and growth factors in ovarian carcinomas. J Steroid Biochem Mol Biol 37:855–862
Baylis MS, Henderson WJ, Pierrepoint CG, Griffiths K (1986) The aetiology of ovarian cancer. In: Morrow CP, Smart GE (eds) Gynaecological oncology. Springer, Berlin Heidelberg New York Tokyo
Beaumont HM, Mandl AM (1962) A qualification and cytological study of oogonia and oocytes in the foetal and neonatal rat. Proc Roy Soc B 155:557–559
Beck JS, Fulmer HF, Lee ST (1969) Solid malignant ovarian teratoma with "embryoid bodies" and trophoblastic differentiation. J Pathol 99:67–72
Beck RP, Latour JPA (1960) Review of 1019 benign ovarian neoplasms. Obstet Gynecol 16: 479–482
Beilby JOW, Todd PJ (1974) Yolk sac tumor of the ovary. J Obstet Gynaecol Br Cwlth 81:90–94
Bejui-Thivolet F, Patricot LM, Vauzelle JL, Viac J (1984) Keratins in malignant mesotheliomas and pleural adenocarcinomas: Comparative immunohistochemical analysis with polyclonal and monoclonal antibodies. Pathol Res Pract 179:67–73
Bell DA, Flotte J (1982) Factor VIII related antigen in adenomatoid tumors. Implications for histogenesis. Cancer 50:932–938
Bell DA, Scully RE (1985a) Atypical and borderline endometrial adenofibromas of the ovary: A report of 27 cases. Am J Surg Pathol: 205–214
Bell DA, Scully RE (1985b) Benign and borderline clear cell adenofibromas of the ovary. Cancer 56:2922–2931
Bell DA, Scully RE (1990) Ovarian serous borderline tumors with stromal microinvasion: A report of 21 cases. Human Pathol 21:397–403
Bell DA, Woodruff JM, Scully RE (1984) Ependymoma of the broad ligament. A report of two cases. Am J Surg Pathol 8:203–209
Bell DA, Weinstock MA, Scully RE (1988) Peritoneal implants of ovarian serous borderline tumors. Histologic features and prognosis. Cancer 62:2212–2222
Belluci FD, Berri CJ, Albano EM (1952) Papillary cystadenoma of a broad ligament cyst. J Med Soc NJ 52:401–403
Beltermann R, Stegner HE (1965) Elektronenmikroskopische Befunde bei beginnender Follikelatresie im Ovar der Maus. Arch Gynecol 200:601–605
Benda JA, Zaleski S (1988) Fine needle aspiration cytology features of hepatic metastasis of granulosa cell tumor of the ovary. Differential diagnosis. Acta Cytol 32:527–532
Ben David M, Feldberg D, Dicker D, Kessler H, Goldman JA (1984) Ovarian melanoma. An interesting case. Int J Gynaecol Obstet 22:77–79
Benedet JL, White GW, Fairey RN et al. (1977) Adenocarcinoma of the fallopian tube. Experience with 41 patients. Obstet Gynecol 50:654–657
Benjamin F, Rorat E (1978) Primary gestational choriocarcinoma of the ovary. Am J Obstet Gynecol 131:343–345
Benjamin E, Law S, Bobrow LG (1987) Intermediate filament cytokeratin and vimentin in ovarian sex cord-stromal tumors with correlative studies in adult and fetal ovaries. J Pathol 1: 52:253–263
Bennington JL, Ferguson BR, Haber SL (1968) Incidence and relative frequency of benign and malignant ovarian neoplasms. Obstet Gynecol 32:627–632
Benson PA (1974) Cytologic diagnosis in primary carcinoma of the fallopian tube. Acta Cytol 18:429–434
Beral V (1975) An epidemological study of recent trends in ectopic pregnancy. Br J Obstet Gynaecol 82:775–782

Beral V, Frazer P, Chilvers C (1978) Does pregnancy protect against ovarian cancer? Lancet 1085–1087

Berchuck A, Olt GJ, Everitt L, Soisson AP et al. (1990a) The role of peptide growth factors in epithelial ovarian cancer. Obstet Gynecol 75: 255–262

Berchuck A, Kamel A, Whitaker R, Kerns B, Olt G, Kinney R, Soper JT, Dodge R, Clarke-Pearson DL, Marks P, McKenzie S, Yin S, Bast RC (1990b) Overexpression of Her-2/new is associated with poor survival in advanced epithelial ovarian cancer. Cancer Res. 56: 4087–4091

Berchuck A, Rodriguez GC, Kamel A, Dodge RK, Soder JT, Clarke-Pearson DL, Bast jr RC (1991) Epidermal growth factor receptor expression in normal ovarian epithelium and ovarian cancer. I. Correlation of receptor expression with prognostic factors in patients with ovarian cancer. Am J Obstet Gynecol 164: 669–674

Bergman F (1966) Carcinoma of the ovary. A clinicopathological study of 86 autopsial cases with special reference to mode of spread. Acta Obstet Gynecol Scand 45: 211–231

Bernardus RE, Van Der Slikke JW, Roex AJM, Dijkhuizen GH, Stock JG (1984) Torsion of the fallopian tube: Some considerations on its etiology. Obstet Gynecol 64: 675–677

Bernhardt RN, Bruns PD, Drose VE (1966) Atypical endometrium associated with ectopic pregnancy. Obstet Gynecol 28: 849–853

Bertoni F, Ferramosca B, Bacchini P (1983) Carcinoma dell'ovaio a piccole cellule con ipercalcemia: ruolo des paratormone. G Clin Med 64: 564–570

Bertrand B, Mason A, Jacobs J (1979) A simple apparatus and a novel method of cell collection for combined light microscopic and scanning electron microscopic exfoliative cytology. Acta Cytol 23: 427–428

Betta P, Bellingers D (1985) Androgenic juvenile granulosa cell tumour. Case report. Eur J Gynaecol Oncol 6: 71–74

Bewtra C, Watson P, Conway, T, Read-Hippee, Lynch HT (1992) Hereditary ovarian cancer: A clinicopathologic study. Int J Gynecol Pathol 11: 180–187

Beyth Y, Bar-On E (1984) Tuboovarian autoamputation and infertility. Fertil Steril 42: 932–934

Bhatia A, Verma K (1980) Endodermal sinus tumor of the ovary – Report of six cases with a review of the literature. Indian J Pathol Microbiol 23: 7–12

Bhattacharya M, Barlow JJ (1975) Tumor associated antigen for cystadenocarcinomas of the ovary. Natl Cancer Inst Monogr 42: 25–32

Bhattacharya M, Chatterjee SK, Baelow JJ, Fuji H (1982) Monoclonal antibodies recognizing tumor-associated antigen of human ovarian mucinous cystadenocarcinomas. Cancer Res 42: 1650–1654

Bhattacharya M, Chatterjee SK, Barlow JJ (1984) Identification of a human cancer-associated antigen defined with a monoclonal antibody. Cancer Res 44: 4528–4534

Bhattacharya M, Chatterjee SK, Gangopadhyay A, Barlow JJ (1985) Production of mucine monoclonal antibodies against cell surface antigens of human ovarian carcinoma. J Surg Oncol 30: 209–214

Bichel P, Jakobsen A (1989) A new histological grading index in ovarian carcinoma. Int J Gynecol Pathol 8: 147–155

Birch HW, Collins CG (1961) Atypical changes of genital epithelium associated with ectopic pregnancy. Am J Obstet Gynecol 81: 1198–1208

Birch JM, Marsden HB, Swindell R (1982) Prenatal factors in the origin of germ cell tumours of childhood. Carcinogenesis 3: 75–80

Biskind MS, Biskind GR (1944) Development of tumors in the rat ovary after transplantation into the spleen. Proc Soc Exp Biol Med 55: 176–179

Bitterman P, Chun BK, Kurman RJ (1990) The significance of epithelial differentiation in mixed mesodermal tumors of the uterus. A clinicopathologic and immunohistochemical study. Am J Surg Pathol 14: 317–328

Bjersing L (1967) On the ultrastructure of granulosa lutein cells in porcine corpus luteum. Z Zellforsch 82: 187–211

Bjersing L, Cajander S (1975) Ovulation and the role of the ovarian surface epithelium. Experentia 31: 605–608

Bjersing L, Cajander S (1977) Ultrastructure of gonadoblastoma and dysgerminoma (seminoma) in a patient with XY gonadal dysgenesis. Cancer 40: 1127–1137

Bjersing L, Frankendal B, Angström T (1973) Studies on a feminizing ovarian mesenchymoma (granulosa cell tumor). Aspiration biopsy, cytology, histology, and ultrastructure. Cancer 32:1360–1369

Bjoerkholm E, Pettersson F, Einhorn N, Krebs I, Nilsson B, Tjernberg B (1982) Long-term follow-up and prognostic factors in ovarian carcinoma. The radiumhemmet series 1958 to 1973. Acta Radiol Oncol 21:413–419

Björkholm E, Silverswärd C (1980) Theca cell tumors. Clinical features and prognosis. Acta Radiol Oncol Radiat Phys Biol 19:241

Björkholm E, Silverswärd C (1981) Granulosa cell tumors. Gynecol Oncol 11:261–274

Blanchette EJ (1966) Ovarian steroid cells II. Lutein cells. J Cell Biol 31:517–542

Blandau RH, White BJ, Rumery RE (1963) Observations on the movement of the living primordial germ cells in the mouse. Fertil Steril 14:482

Blaustein A (1981) Surface cells and inclusion cysts in fetal ovaries. Gynecol Oncol 12: 222–233

Blaustein A (1984) Peritoneal mesothelium and ovarian surface cells share characteristics. Int J Gynecol Pathol 3:361–375

Blaustein A, Lee H (1979) Surface cells of the ovary and pelvic peritoneum: A histochemical and ultrastructural comparison. Gynecol Oncol 8:34–43

Blaustein A, Kantiuss M, Kaganowicz A, Pervez N, Wells J (1982) Inclusions in ovaries of females aged day 1–30 years. Int J Gynecol Pathol 1:145–154

Blobel GA, Moll R, Franke WW, Kayser KW, Gould VE (1985) The intermediate filament cytoskeleton of malignant mesotheliomas and its diagnostic significance. Am J Pathol 121: 235–247

Block E (1952) Quantitative morphological investigations of the follicular system in women: Variations at different ages. Acta Anat 14:108–129

Blumenfeld D, Braly PS, Ben-Ezra J et al. (1987) Tumor DNA-content as a prognostic feature in advanced epithelial ovarian carcinoma. Gynecol Oncol 27:389–402

Blythe JG, Buchsbaum HJ (1973) Embryonal cell carcinoma (endodermal sinus type) of the ovary. Hum Pathol 4:595–599

Böcker W, Stegner H-E (1973) Zur Klinik und Pathologie der Uterussarkome. Arch Gynecol 216:235–255

Böcker W, Stegner H-E (1975a) A light and electron microscopic study of endometrial sarcomas of the uterus. Virchows Arch (A) 368:141–156

Böcker W, Stegner H-E (1975b) Mixed Müllerian tumours of the uterus. Ultrastructural studies on the differentiation of rhabdomyoblasts. Virchows Arch (A) 363:337–349

Böcker W, Lietz H, Delling G (1976) Endodermal sinus tumour of the ovary: A comparative light and electron microscopic study. Z Krebsforsch 86:33–46

Böcking A, Adler CP, Common HA, Hilgarth M, Granzen B, Auffermann W (1984) Algorythm for a DNA cytometric diagnosis and grading of malignancy. Anal Quant Cytol 6: 1–8

Böhm E, Tan KH, Eitner ST, Walz PH (1991) Ausbreitungsmuster der intratubulären Keimzellneoplasie – zugleich ein Beitrag zur Bedeutung der Hodenbiopsien bei Risikopatienten. Pathologe 12:196–203

Boerman OC, Van Niekerk CC, Makkink, Hanselaar TGJM, Kenemans P, Poels FL (1991) Comparative immunohistochemical study of four monoclonal antibodies directed against ovarian carcinoma-associated antigens. Int J Gynecol Pathol 10:15–25

Bolen JW (1981) Mixed germ cell – sex cord stromal tumor. A gonadal tumor distinct from gonadoblastoma. Am J Clin Pathol 75:565–573

Bollinger DJ, Wick MR, Dehner LP et al. (1989) Peritoneal malignant mesothelioma vs serous papillary adenocarcinoma: A histochemical and immunohistochemical comparison. Am J Surg Pathol 13:659–670

Bonakdar MI, Peisner DB (1980) Gonadoblastoma with a 45,X karyotype. Obstet Gynecol 56:748–750

Bonazzi Del Poggetto C, Virtanen I, Lehto VP, Wahlstom T, Saksela E (1983) Expression of intermediate filaments in ovarian and uterine tumors. Int J Gynecol Pathol 1:359–366

Bone NL, Greene RR (1961) Histologic study of uterine tubes with tubal pregnancy. A search for evidence of previous infection. Am J Obstet Gynecol 82:196–172

Bonilla-Musoles F, Torres JV (1972) Cambios ciclicos del epitelio tubarico. Estudios con timidina tritiada. Rev Esp Obstet Ginec 31 : 376 – 386

Bonilla-Musoles F, Ferrer-Barriendos J, Pellicer A (1990) Makroskopische, mikroskopische und ultramikroskopische Anatomie und Nucleinsäure-Synthese der Tuba Falloppii. In: Inthraphuvasak J, Pellicer A, Bonilla-Musoles F, Friedberg V (Hrsg) Mikrochirurgie des Eileiters. Schattauer, Stuttgart New York

Borello JD, Wood WG, Newman RL (1979) Müllerian adenosarcoma. Am J Diagn Gynecol Obstet 1 : 275 – 282

Bortolozzi G, Frigoli A, Maggi R, Arnoletti E, Garsia S, Mangili G (1989) Il carcinoma primitivo della tuba: casistica dal 1971 al 1985 (27 pazienti). Actuali orientamenti terapeutici. Ann Ostet Ginecol Med Perinat 110 : 7 – 14

Bosari S, Viale G, Radaelli U, Bossi P, Bonoldi E, Coggi G (1993) P53 accumulation in ovarian carcinomas and its prognostic implications. Human Pathol 24 : 1175 – 1179

Boss JH, Scully RE, Wegner KH, Cohen RB (1965) Structural variations in the adult ovary – clinical significance. Obstet Gynecol 25 : 747 – 764

Bostwick DG, Tazelaar HD, Ballon SC, Hendrickson MR, Kempson RL (1986) Ovarian epithelial tumors of borderline malignancy. A clinical and pathological study of 109 cases Cancer 58 : 2052 – 2065

Boucher MD, Tetu B (1994) Morphologic prognostic factors of malignant mixed müllerian tumors of the ovary: a clinicopathologic study of 15 cases. Int J Gynecol Pathol 13 : 22 – 28

Boughton RS, Hughmanick S, Marin-Padilla M (1987) Malignant melanoma arising in an ovarian cystic teratoma in pregnancy. J Am Acad Dermatol 17 : 871 – 875

Boularan, Cahuzag, Salvador, Genesseau (1945) Macrogénitosomie et gynandrie chez un sujet porteur de deux tumeurs cortico-surréalennes incluses dans les ligaments larges. Ann Endocrin (Paris) 6 : 57 – 72

Bower JF, Erickson ER (1967) Bilateral ovarian fibroma in a 5 year old. Am J Obstet Gynecol 99 : 880 – 882

Bradof JE, Hakes TB, Ochoa M, Golbey R (1982) Germ cell malignancies of the ovary. Treatment with vinblastine, actinomycin D, bleomycin and cisplatin containing chemotherapy combination. Cancer 50 : 1070 – 1075

Brady K, Page D, Benn LE, De Las Morenas A, O'brien M (1987) Ovarian myxoma. Am J Obstet Gynecol 156 : 1240 – 1242

Braly PS (1992) Flow cytometry in ovarian cancer. In: Sharp F, Mason WP, Creasman W (eds) Ovarian cancer 2, Biology, diagnosis and management. Chapman & Hall, London Glasgow New York Tokyo Melbourne Madras

Brandau H, Lehmann V (1970) Histoenzymatische Untersuchungen an menschlichen Gonaden während der intrauterinen Entwicklung. Z Geburtsh 173 : 233 – 249

Brandau H, Luh W (1964) Zur Lokalisation der innersekretorischen Funktion des menschlichen Ovars. Acta Endocrin 46 : 580 – 596

Brandau H, Luh W (1965) Die Histotopik von Oxydoreduktasen des Intermediärstoffwechsels im interstitiellen Gewebe des menschlichen Ovars. Arch Gynecol 200 : 407 – 420

Brandau H, Brandau L, Mestwerth W (1974) Endocrine activity in postmenopausal ovaries. Eur J Obstet Gynecol Reprod Biol 1 : 187 – 196

Bransilver BR, Ferenczy A, Richart RM (1974) Brenner tumors and Walthard cell nests. Arch Pathol 98 : 76 – 86

Braun P, Besdine R (1971) Tuboovarian abscess with recovery of T.mycoplasm. Am J Obstet Gynecol 117 : 861 – 862

Breen JL (1967) Ovarian tumors in children with special reference to the germ cell tumors. Ann NY Acad Sci 141 : 568 – 674

Breen JL, Maxson WS (1977) Ovarian tumors in children and adolescents. Clin Obstet Gynecol 20 : 607 – 623

Breen JL, Neubecker RD (1963) Malignant teratoma of the ovary: An analysis of 17 cases. Obstet Gynecol 21 : 669 – 681

Breitenecker G, Bartl W, Scheiber V (1982) Die Bedeutung verschiedener morphologischer Parameter für die Prognose des Ovarialkarzinoms. In: Dallenbach-Hellweg G (Hrsg) Ovarialtumoren, Springer, Berlin Heidelberg New York

Breitenecker G, Neunteufel W, Bieglmayer C, Kölbl H, Schieder IC (1989) Comparison between tissue and serum content of CA 125, CA 19-9, and carcinoembryonic antigen in ovarian tumors. Int J Gynecol Pathol 8 : 97–102
Brenner F (1907) Das Oophoroma folliculare. Frankf Z Pathol 1:150–171
Brescia RJ, Cardoso De Almeida PC, Fuller AF, Dickerson GR, Robboy SJ (1985) Female adnexal tumor of probably wolffian origin with multiple recurrences over 16 years. Cancer 56:1456–1461
Brescia RJ, Dubin N, Demopoulos RI (1989) Endometroid and clear cell carcinoma of the ovary. Factors affecting survival. Int J Gynecol Pathol 8 : 132–138
Brescia RJ, Barakat RA, Beller U et al. (1990) The prognostic significance of nuclear DNA-content in malignant epithelial tumors of the ovary. Cancer 65 : 141–147
Brickman M, Ferreira B (1969) Metastasis of breast carcinoma to the ovaries – incidence, significance and relationship to survival: a preliminary study. Grace Hosp Bull 45 : 44–49
Broders AC (1926) Grading and practical application. Arch Pathol 2 : 376– 381
Brodeur GM (1987) The involvement of oncogenes and suppressor genes in human neoplasia. Adv Pediatr 34 : 1–44
Brodeur GM, Howarth CB, Pratt CB, Caces J, Hustl HO (1981) Malignant germ cell tumors in 57 children and adolescents. Cancer 48 : 1890–1898
Brodeur GM, Seeger RC, Schwab M, Varmus HE, Bishop JM (1984) Amplification of N-myc in untreated human neuroblastomas correlates with advanced disease stage. Science 224 : 1121–1124
Brooks JJ, Wheeler JE (1977a) Malignancy arising in extragonadal endometriosis. A case report and summary of the world literature. Cancer 40 : 3065–3073
Brooks JJ, Wheeler JE (1977b) Granulomatous salpingitis secondary to Crohn's disease. Obstet Gynecol 318–378
Bruijn JA, Smit VTHBM, Que D-G, Fleuren GJ (1987) Immunohistology of a sarcomatous mural nodule in an ovarian mucinous cystadenocarcinoma. Int J Gynecol Pathol 6 : 287–293
Brux J de (1975) The contribution of pathological anatomy to the diagnosis and prognosis of different forms of tubal sterility. Acta Endocr Fertil 6 : 185–195
Budowick A, Johnson TRB, Genadry R, Parmley TH, Woodruff JD (1980) The histopathology of the developing ectopic pregnancy. Fertil Steril. 34 : 169–171
Bullon F, Bullon A, Gonzalez F (1974) Estudio electromicroscópico del epitelio tubárico humano. Reproducción 1: 129–149
Bur ME, Greene GL, Press MF (1987) Estrogen receptor localization in formalin-fixed, paraffin-embedded endometrium and endometroid tissue. Int J Gynecol Pathol 6 : 140–151
Burghardt E, Pickel H, Holzer E, Lahousen M (1983) The significance of lymphadenectomy in therapy of ovarian carcinoma. Am J Obstet Gynecol 146 : 111–112
Burghardt E, Pickel H, Stettner H (1984) Management of advanced ovarian cancer. Eur J Gynaecol Oncol 3 : 155–159
Burghardt E, Pickel H, Stettner H (1985) Die Behandlung des Ovarialkarzinoms. In: Burghardt E (ed), Spezielle Gynäkologie und Geburtshilfe. Springer, Berlin Heidelberg New York Tokyo
Burghardt E, Girardi F, Lahousen M, Tamussino K, Stettner H (1991) Patterns of pelvic and paraortic lymph node involvement in ovarian cancer. Gynecol Oncol 40 : 103–106
Burket RL, Rauh JL (1976) Gorlin's syndrome. Ovarian fibromas at adolescence. Obstet Gynecol 47 : 43–46S
Burmeister RE, Fechner RE, Franklin RR (1969) Endosalpingeosis of the peritoneum. Obstet Gynecol 34 : 310–318
Burrig K, Pfitzer P, Hort W (1990) Well differentiated papillary mesothelioma of the peritoneum: A borderline mesothelioma. Virch Arch (A) 417 : 434–447
Burrus DR, Okagaki T, Twiggs LB, Brooker DC (1985) Imunocytochemical ·evidence of heterogeneous origin of alpha-fetoprotein in immature teratoma of the ovary. Gynecol Oncol 21 : 73–79
Butofsky MK (1933) On the nature of the tubo-uterine sphincter. Am J Roentgen 29 : 469–482
Byskow AG (1978) Regulation of initation of meiosis in fetal gonads. Int J Androl Suppl 2 : 29–38
Byskow AG (1986) Differentiation of mammalian embryonic gonad. Physiol Rev 66 : 71–117

Byskow AG, Hoyer PE (1988) Embryology of mammalian gonads and ducts. In: Knobil E, Neill J, Elling LL, Greenwald GS, Markert CL, Pfaff DW (eds) The physiology of reproduction. Raven Press, New York

Byskow AG, Skakkebaek NE, Stafanger G, Peters H (1977) Influences of ovarian surface epithelium and rete ovarii on follicle formation. J Anat 123 : 77 – 86

Cain JM, Saigo PE, Pierce VK, Clark DG, Jones WB, Smith DH, Hakes TB, Ochoa M, Lewis JL (1986) A review of second look laparotomy for ovarian cancer. Gynecol Oncol 23 : 14 – 25

Cajander S, Bjersing L (1975) Fine structural demonstration of acid phosphatase in rabbit germinal epithelium prior to induced ovulation. Cell Tissue Res 164 : 279 – 289

Campenhout JV, Vauclair R, Maraghi K (1972) Gonadotropin-resistant ovaries in primary amenorrhea. Obstet Gynecol 40 : 6 – 12

Cangir A, Smith J, Van Eys J (1978) Improved prognosis in children with ovarian cancers following modified VAC (Vincristine sulfate, Dactinomycin, and Cyclophosphamide) chemotherapy. Cancer 42 : 1234 – 1238

Canney PA, Moore M, Wilkinson PM, James RD (1984) Ovarian cancer antigen CA 125: A prospective clinical assessment of its role as tumor marker. Br J Cancer 50 : 765 – 769

Canney PA, Wilkinson PM, James RD, Moore M (1985) Ca 19-9 as a marker for ovarian cancer: Alone and in comparison with Ca 125. Brit J Cancer 52 : 131 – 133

Carache H (1959) Ovarian tumors in childhood: Report of six new cases and review of the literature. Arch Surg 79 : 573 – 580

Caresano G (1977) L'emangioma carcinosa dell'ovaio presentazione di un caso e rassegua della bibliografia. Minerva Ginec 29 : 103 – 106

Cariker M, Dockerty WB (1954) Mucinous cystadenoma and mucinous cystadenocarcinomas of the ovary: A clinical and pathological study of 355 cases. Cancer 7 : 302 – 310

Carleton RL, Friedmann NB, Bromze EJ (1953) Experimental teratomas of testis. Cancer 6 : 464 – 473

Carlson GJ, Samuelson JJ, Dehner LP (1986) Cytologic diagnosis of florid peritoneal endosalpingeosis. A case report. Acta Cytol 30 : 494 – 496

Casagrande JT, Louie EW, Pike MC, Roy S, Rock RK, Henderson BE (1975) Incessant ovulation and ovarian cancer. Lancet 2 : 170 – 173

Casagrande JT, Pike MC, Henderson BE (1983) Oral contraceptives and ovarian cancer. N Engl J Med 308 : 843 – 847

Casper S, Nagell van JR, Powell DF, Dubilier LD, Donaldson ES, Hanson MB, Pavlik EJ (1984) Immunohistochemical localization of tumor markers in epithelial ovarian cancer. Am J Obstet Gynecol 149 : 154 – 158

Chadha S, Van Der Kwast ThH (1989) Immunohistochemistry of ovarian granulosa cell tumor. The value of tissue specific proteins and tumor markers. Virchow's Arch (A) 414 : 439 – 445

Chaitin BA, Gershenson DM, Evans HL (1985) Mucinous tumors of the ovary. A clinicopathologic study of 70 cases. Cancer 55 : 1958 – 1962

Chalvardijan A (1978) Sarcoidosis of the female genital tract. Am J Obstet Gynecol 132 : 78 – 80

Chalvardijan A, Derzko CH (1982) Gynandroblastoma in ultrastructure. Cancer 50: 710 – 721

Chalvardijan A, Scully RE (1973) Sclerosing stromal tumors of the ovary. Cancer 31 : 664 – 670

Chan LCK, Plathap K (1970) Virilization in pregnancy associated with an ovarian mucinous cystadenoma. Am J Obstet Gynecol 108 : 946 – 949

Chang SH, Robert JM, Homesley MD (1977) Proliferating Brenner tumor. Obstet Gynecol 49 : 489 – 493

Channing CP, Hoover D, Tanabe K, Batta SK, Gagliano P, Sulewski J, Lebech P (1981) Relationship between human follicular fluid inhibin activity and steroid content. J Clin Endocrinol Metab 52 : 1193 – 1198

Channing CP, Tanabe K, Jones GS, Jones jr HW, Lebech P (1984) Inhibin activity of preovulatory follicles of gonadotropin treated and untreated women. Fertil Steril 42 : 243 – 248

Charache H (1959) Ovarian tumors in childhood. Arch Surg 79 : 573 – 580

Chari S, Hopkinson LRN, Daume E, Strum G (1979) Purification of "inhibin" from human ovarian follicular fluid. Acta Endocrinol (Copenh) 90 : 157 – 166

Charles D (1964) Iatrogenic endometrial patterns. J Clin Pathol 17 : 205

Charpin C, Bhan AK, Zurawski VRjr, Scully RE (1982) Carcinoembryonic antigen (CEA) and carbohydrate determinant 19-9 (CA 19-9) localization in 121 primary and metastatic ovarian

tumors: An immunohistochemical study with the use of monoclonal antibodies. Int J Gynecol Pathol 1:231–245
Chen KTK (1981) Benign glandular inclusions of the peritoneum and periaortic lymph nodes. Diagn Gynecol Obstet 3:265–268
Chen KTK, Hendricks EJ, Freeburg B (1982) Benign glandular inclusions of the peritoneum associated with leiomyomatosis peritonealis disseminata. Diagn Gynecol Obstet 4:41–44
Chenevart P, Gloor E (1980) Cystadenomes sereux et muqueux de l'ovaire a la limite de la malignite. Schweiz Med Wochenschr 110:531–539
Chervenak FA, Castadot MJ, Wiederman J, Sedlis A (1980) Massive ovarian edema: Review of world literature and report of two cases. Obstet Gynecol Surv 35:677–684
Cheung ANY, So KF, Ngan HYS, Wong LC (1994) Primary squamous carcinoma of fallopian tube. Int J Gynecol Pathol 13:92–95
Chiari H (1887) Zur pathologischen Anatomie des Eileiter-Catarrhs. Z Heilk 8:457–473
Chiquione AD (1960) A study of the fine structure of the rabbit primary oocyte. J Ultrastruct Res 5:349–363
Chorlton I (1987) Malignant lymphoma of the female genital tract and ovaries. In: Fox H (ed) Haines and Taylor obstetrical and gynaecological pathology, vol 2. Churchill Livingstone, Edinburgh London Melbourne New York
Chorlton I, Norris HJ, King FM (1974) Malignant reticuloendothelial disease involving the ovary as primary manifestation: A series of 19 lymphomas and 1 granulocytic sarcoma. Cancer 34:397–407
Choudhuri PK, Mukherji AK (1972) Leiomyoma of the ovary. Am J Obstet Gynecol 113:1142–1144
Chow AW, Malkasian KL, Marshall JR, Guze LB (1975) The bacteriology of acute pelvic inflammatory disease. Am J Obstet Gynecol 122:876–879
Chow KK, Choo HT (1984) Ovarian hyperstimulation syndrome with clomiphene citrate. Case report. Br J Obstet Gynecol 91:1051–1052
Christen RD, Hom DK, Porrter DC, Andrews PA, MacLeod CL, Hafstrom L, Howell SB (1990) Epidermal growth factor regulates the in vitro sensitivity of human ovarian cells to cisplatin. J Clin Invest 86:1632–1640
Chumas JC, Scully RE (1991) Sebaceous tumors arising in ovarian dermoid cysts. Int J Gynecol Pathol 10:356–363
Ciolteil A, Tasca L, Titirigal L, Maakaron G, Calciu V (1979) Nodular salpingitis and tubal endometriosis. I. Comparative clinical study. Acta Eur Fertil 10:135–141
Civantos F, Rywlin AM (1972) Carcinoma with trophoblastic differentiation and secretion of chorionic gonadotrophins. Cancer 29:789–798
Clark JF, Jones SA (1975) Advanced ectopic pregnancy. J Reprod Med 14:30–33
Clement PB (1987) Histology of the ovary. Am J Surg Pathol 11:277–303
Clement PB, Scully RE (1978) Extrauterine mesodermal (Müllerian) adenosarcoma. Am J Clin Pathol 69:276–283
Clement PB, Scully RE (1979) Large solitary luteinized follicle cyst of pregnancy and puerperium. A clinicopathologic analysis of 8 cases. Am J Surg Pathol 4:431–438
Clement PB, Young RH, Scully RE (1988) Ovarian granulosa cell proliferations of pregnancy: a report of nine cases. Human Pathol 19:657–662
Climie ARW, Heath LP (1968) Malignant degeneration of benign cystic teratomas of the ovary. Review of the literature and report of a chondrosarcoma and carcinoid tumor. Cancer 22:824–832
Coates G, Bush RS, Aspin N (1973) A study of ascites using lymphoscintigraphy with 99 Tc sulfur colloid. Radiol 107:577–583
Coffin ChM, Adcock LL, Dehner LP (1985) The second-look operation for ovarian neoplasms: A study of 85 cases emphasizing cytologic and histologic problems. Int J Gynecol Pathol 4:97–109
Cohen MB (1979) Surgical management of infertility in the polycystic ovarian syndrome. In: Givens JR (ed) The infertile female. Yearbook, Chicago
Cohen MB, Mulchaney KM, Molnar, JJ (1986) Ovarian endodermal sinus tumor with intestinal differentiation. Cancer 57:1580–1583
Colgan TJ, Norris HJ (1983) Ovarian epithelial tumors of low malignant potential: A review. Int J Gynecol Pathol 1:367–382

Corner GW jr (1956) The histological dating of the human corpus luteum of menstruation. Am J Anat 98 : 377–401

Corson JM, Pinkus GS (1982) Mesothelioma: Profile of keratin proteins and carcinoembryonic antigen. An immunoperoxidase study of 20 cases and comparison with pulmonary adenocarcinomas. Am J Pathol 108 : 80–87

Costa MJ, DeRose PB, Roth LM, Brescia RJ, Zaloudek ChJ, Cohen C (1994) Immunohistochemical phenotype of ovarian granulosa cell tumors: absence of epithelial membrane antigen has diagnostic value. Human Pathol 25 : 60–66

Coulam CB (1982) Premature gonadal failure. Fertil Steril 38 : 645–655

Coulam CB, Hill LM, Breckle R (1982) Ultrasonic evidence for luteinization of unruptured preovulatory follicles. Fertil Steril 37 : 524–529

Covell CM, Disciullo AJ, Knapp RC (1977) Decidual change in pelvic lymph nodes in the presence of cervical squamous cell carcinoma during pregnancy. Am J Obstet Gynecol 127 : 674–676

Covell JL, Carry JB, Feldman PS (1985) Peritoneal washings in ovarian tumors: Potential source of error in cytologic diagnosis. Acta Cytol 29 : 310–316

Craig JR, Hart WJ (1979) Extragenial adenomatoid tumor. Evidence for the mesothelial theory of origin. Cancer 43 : 1678–1681

Craighead JE (1987) Current pathogenetic concepts of diffuse malignant mesothelioma. Human Pathol 18 : 544–557

Craighead JE, Akley NJ, Gould LB, Libbus BL (1987) Characteristics of tumors and tumor-cells cultured from experimental asbestosis-induced mesotheliomas in rats. Am J Pathol 129 : 448–462

Cramer DW, Hutchington GB, Welch WR, Scully RE, Knapp RC (1982a) Factors affecting the association of oral contraceptives and ovarian cancer. N Engl J Med 307 : 1047–1051

Cramer DW, Welch WR, Scully RE (1982b) Ovarian cancer and talc: A case control study. Cancer 50 : 372–376

Cramer SF, Roth LM, Ulbright TM, Mazur MT, Nunez CA, Gersell DJ, Mills SE, Kraus FT (1987) Evaluation of the reproducibility of the World Health Organization classification of common ovarian cancers. With emphasis on methodology. Arch Path Lab Med 111 : 819–829

Creasman WT, Rutledge F (1971) The prognostic value of peritoneal cytology in gynecologic malignant disease. Am J Obstet Gynecol 110 : 773–781

Creasman WT, Abu-Ghazaleh, Schmidt HJ (1978) Retroperitoneal metastatic spread of ovarian cancer. Gynecol Oncol 6 : 447–450

Creasman WT, Fetter BF, Hammond CB, Parker RT (1979) Germ cell malignancies of the ovary. Obstet Gynecol 53 : 226–230

Creasman WT, Sasso RA, Weed JC, McCarty KS (1981) Ovarian carcinoma: histologic and clinical correlation of cytoplasmic estrogen and progesteron binding. Gynecol Oncol 12 : 319–327

Criscuolo M, Martinelli AM, Migaldi M, Zunarelli E, Bergamaschi M, Falchi AM, de Gaetani C (1993) Prognostic significance of nucleolar organizer regions in ovarian epithelial tumors. Int J Gynecol Pathol 12 : 259–263

Crisp TM, Dessouky DA, Denys FR (1970) The fine structure of the human corpus luteum of early pregnancy and during the progestational phase of the menstrual cycle. Am J Anat 127 : 37–70

Crissman JD, Hart WR (1981) Ovarian sex cord tumors with annular tubules. An ultrastructural study of three cases. Am J Clin Pathol 75 : 11–17

Cronje HS, Woodruff JD (1981) Primary ovarian malignant melanoma arising in cystic teratoma. Gynecol Oncol 12 : 379–383

Crosby JH, Allsbrook WC jr, Pantazis CG et al. (1988) Cytology and flow cytometric DNA evaluation of peritoneal washings in gynecologic patients. Acta Cytol 32 : 746

Critoph FN, Dennis KJ (1978) Ciliary activity in the human oviduct. Br J Obstet Gynaecol 84 : 216–218

Cubilla AL, Fitzgerald PJ (1978) Pancreas cancer. I. adenocarcinoma. A clinical-pathologic study of 380 patients. Pathol Ann 1 : 241–289

Cubilla AL, Fitzgerald PJ (1979) Classification of pancreatic cancer (nonendocrine). Mayo Clin Proc 54 : 449–458

Curry SL, Smith JP, Gallager HS (1978) Malignant teratoma of the ovary. Prognostic factors and treatment. Am J Obstet Gynecol 131:845–849
Curtis AH (1930) A cause of adhesions in the right upper quadrant. JAMA 94:1221–1222
Curtis WR, White BJ, Lucky AW, Roche-Bender N, Knab DR, Johnsom Baugh RE (1980) Gonadal dysgenesis with mosaicism and a non-fluorescent Y-chromosome: Report of two cases with correlation of clinical, pathologic and cytologic findings. Am J Obstet Gynecol 136:639–645
Czernobilsky B (1982) Endometrioid neoplasia of the ovary: a reappraisal. Int J Gynecol Pathol 1:203–210
Czernobilsky B (1985) Co-expression of cytokeratin and vimentin filaments in mesothelial, granulosa and rete ovarii cells of the human ovary. Eur J Cell Biol 37:175–190
Czernobilsky B (1986) Diagnostische Schwerpunkte der Tumormarker in Ovarialtumoren. Verh Dtsch Ges Pathol 70:184–189
Czernobilsky B (1987) Common epithelial tumors of the ovary. In: Kurman RJ (ed) Blaustein's pathology of the female genital tract, 3rd edn, Springer, New York
Czernobilsky B, Cornog JL (1971) Sqamous predominance in adenoacanthoma of adnexa. Report of a patient. Obstst Gynecol 37:355–359
Czernobilsky B, Langley M (1972) Broad ligament adenocarcinomas of mullerian origin. Obstet Gynecol 40:238–242
Czernobilsky B, Morris WJ (1979) A histologic study of ovarian endometriosis with emphasis on hyperplastic and atypical changes. Obstet Gynecol 53:318–323
Czernobilsky B, Silverman BB, Enterline T (1970a) Clear cell carcinoma of the ovary. A clinicopathologic analysis of pure and mixed forms and comparison with endometroid carcinoma. Cancer 25:762–772
Czernobilsky B, Silverman BB, Mikuta JJ (1970b) Endometroid carcinoma of the ovary: A clinicopathological study of 75 cases. Cancer 26:1141–1152
Czernobilsky B, Borenstein R, Lancet M (1974) Cystadenofibroma of the ovary. A clinicopathologic study of 34 cases and comparison with serous cystadenoma. Cancer 34:1971–1981
Czernobilsky B, Dgani R, Roth LM (1983) Ovarian mucinous cystadenocarcinoma with mural nodules of carcinomatous derivation: A light and electron microscopic study. Cancer 51:141–148
Czernobilsky B, Moll R, Levy R, Franke WW (1985) Co-expression of cytokeratin and vimentin filaments in mesothelial, granulosa and rete ovarii cells of the human ovary. Eur J Cell Biol 37:175–190
Czernobilsky B, Lifschitz-Mercer B, Luzon A, Jacob N, Ben-Hur H, Gorbacz S, Fogel M (1989) Cytokeratin patterns in the epidermis of human ovarian mature cystic teratomas. Human Pathol 20:185–192
Dabbs DJ, Geisinger KR (1988) Common epithelial ovarian tumors. Immunohistochemical intermediate filament profiles. Cancer 62:368–374
D'Aibling G, Klatt EC, Di Rocco G, Hibbard LT (1983) Broad ligament serous tumor of low malignant potential. Int J Gynecol Pathol 2:93–99
Dallenbach-Hellweg G (1969) Endometrium. Springer, Berlin Heidelberg New York
Dallenbach-Hellweg G (1981) Histopathology of the Endometrium. Springer, Berlin Heidelberg New York
Dallenbach-Hellweg G, Rom E (1971) Über proliferative Veränderungen des Tubenepithels beim Endometriumkarzinom (sog. atypische Hyperplasie). Arch Gynecol 209:396–410
Damjanov I, Drobnjak P, Grizel JV, Longhino N (1975) Sclerosing stromal tumor of the ovary. A hormonal and ultrastructural analysis. Obstet Gynecol 45:675–679
Dasgupta T, Brasfield R (1964) Metastatic melanoma: A clinicopathologic study. Cancer 17:1323–1339
Dauplat J, Nieberg RK, Philippe A, Hacker NF (1988) Changes in the histocytological grading of epithelial ovarian carcinoma following treatment. Int J Gynecol Pathol 7:12–22
Day TG jr, Gallager HS, Rutledge FN (1975) Epithelial carcinoma of the ovary: Prognostic importance of histologic grade. Natl Cancer Inst Monogr 42:15–18
Daya D, McCaughey WTE (1990) Well-differentiated papillary mesothelioma of the peritoneum. A clinicopathologic study of 22 cases. Cancer 65:292–296

Daya D, Young RH, Scully RE (1992) Endometrial carcinoma of the Fallopian tube resembling an adnexal tumor of probable Wolffian origin: A report of six cases. Int J Gynecol Pathol 11:122–130

DeBoer WGR, Nayman J (1981) Intestine-associated antigens in ovarian tumors: an immunohistochemical study. Pathol 13:547–555

Decker DG, Malkasian GD jr, Taylor WF (1975) Prognostic importance of histologic grading in ovarian carcinoma. Natl Cancer Inst Monogr 43:9–11

Decker DG, Malkasian GD jr, Taylor WF (1973a) Prognostic importance of histologic grading in ovarian carcinoma. Natl Cancer Inst Monogr 42:9–11

Decker DG, Mussey E, Williams TJ, Taylor WF (1973b) Grading of gynecologic malignancy: Epithelial ovarian cancer. Natl Cancer Conf 7:223–231

Decker K (1979) Bakteriologische Befunde und Antibiotika-Empfindlichkeit bei Adnexitiden. Infection 7:142–144

Dehennin L, Jondet L, Scholler R (1987) Androgen and 19-norsteroid profiles in human preovulatory follicles from stimulated cycles: An isotope dilution spectometric study. J Steroid Biochem 26:399–405

Dehner KP (1983) Gonadal and extragonadal germ cell neoplasia of childhood. Human Pathol 14:493–511

Dehner LP, Norris HJ, Taylor HB (1971) Carcinosarcomas and mixed mesodermal tumors of the ovary. Cancer 27:207–216

Dekel N, Kraicer PF (1978) Induction in vitro of mucification of rat cumulus oophorus by gonadotrophins and adenosine 3′5′-monophosphate. Endocrinol 102:1797–1802

Dekel N, Hultborn R, Hillensjö T, Hamberger L, Krailer P (1976) Effect of luteinizing hormone on respiration of the preovulatory cumulus oophorus of the rat. Endocrinology 98:498–504

Deligdisch L, Plaxe S, Cohen CJ (1988) Extrauterine pelvic malignant mixed mesodermal tumors. A study of 10 cases with immunohistochemistry. Int J Gynecol Pathol 7:361–372

DeMaurizi M, Bondi A, Betts CM, Eusebi V (1983) Strumal carcinoid of the ovary: An immunohistochemical and electron microscopic study. Tumori 69:261–267

Demopoulos RI, Sitelman A, Flotte T, Bigelow B (1980) Ultrastructural study of a female adnexal tumor of probably wolffian origin. Cancer 46:2273–2280

Demopoulos RI, Bigelow B, Blaustein A, Chait J, Gutman E, Dubin N (1984) Characterization and survival of patients with serous cystadenocarcinoma of the ovaries. Obstet Gynecol 64:557–563

Demopoulos RI, Touger L, Dubin N (1987) Secondary ovarian carcinoma: A clinical and pathological evaluation. Int J Gynecol Pathol 6:166–175

DeNictolis M, Montironi R, Tommasoni S, Valli M, Pisani E, Fabris G, Prat J (1994) Benign, borderline and well differentiated malignant intestinal mucinous tumours of the ovary: a clinicopathologic, histochemical, immunohistochemical, and nuclear quantitative study of 57 cases. Internat J Gynecol Pathol 13:10–21

Deopuria RH (1970) Full-term unruptured, intratubal pregnancy. J Obstet Gynaecol India 566–571

Dewhurst CJ, Dekoos EB, Ferreira HP (1975) The resistent ovary syndrome. Br J Obstet Gynaecol 82:341–345

Dickersin GR, Kline IW, Scully RE (1982) Small cell carcinoma of the ovary with hypercalcemia: A report of eleven cases. Cancer 49:188–197

Diddle AW (1955) Krukenberg tumors: Diagnostic problems. Cancer 8:1026–1034

Dignam PJ, Pion RJ, Lamb EJ (1964) Plasma androgens in women. II. Patients with polycystic ovaries and hirsutism. Acta Endocrinol (Copenh) 45:254–271

Dienemann D, Pickartz H (1987) So-called peritoneal implants of ovarian carcinomas. Problems in differential diagnosis. Pathol Res Pract 183:195–201

Dietel M (1982) Facultative malignant ovarian tumors (tumors of borderline malignancy): An immunohistochemical, cytophotometric, and electron microscopic study. In: Dallenbach-Hellweg G (ed) Ovarialtumoren. Springer, Berlin Heidelberg New York

Dietel M (1985) Discrimination between benign, borderline, and malignant ovarian tumors using tumor markers. An immunohistochemical study. Cancer Detect Prevent 6:255–262

Dietel M, Stegner H-E (1984) Zur Klassifikation maligner Ovarialtumoren. Klinisch-pathologische Studie an 498 Fällen. Pathologe 2:226–232

Dietel M, Bodecker R, Arps H, Bahnsen J, Hölzel F (1985) Borderline tumors of the ovary. New aspects on morphologic prognosis determination. Geburtsh Frauenheilkd 45:213–219

Dietel M, Arps H, Rohlff A, Bodecker R, Niendorf A (1986) Nuclear DNA content of borderline tumors of the ovary: Correlation with histology and significance for prognosis. Virchows Arch (A) 409:829–836

Dietl J, Horny H-P, Kaiserlin E (1993) Zur Immunhistologie des Dysgerminoms. In: Meerpohl H-G, Pfleiderer A, Profous Ch Z (Hrsg) Das Ovarialkarzinom, Tumorbiologie, Screening, Staging, Springer, Berlin Heidelberg New York Tokyo

Dikman SH, Toker C (1971) Strumal carcinoid of the ovary with masculinization. Cancer 27:925–930

Dizerega GS, Campeau JD, Nakamura RN, Ujita EL, Lobo R, Marrs RP (1983) Activity of human follicular fluid protein(s) in spontaneous and induced ovarian cycles. J Clin Endocrinol Metab 57:838–846

Dizerega GS, Goebelsmann V, Nakamura RM (1982) Identification of protein secreted by the preovulatory ovary which suppresses the follicle response to gonadotropins. J Clin Endocrinol Metat 54:1091–1096

Dizerega GS, Marrs RP, Roche PC, Campeau JD, Kling OR (1983) Identification of proteins in pooled human follicular fluid which suppress follicular response to gonadotropins. J Clin Endocrinol Metab 56:35–41

Dockerty MB (1954) Primary and secondary ovarian adenoacanthoma. Surg Gynecol Obstet 99:392

Dockerty MB (1962) Malignancy complicating endometriosis. Am J Obstet Gynecol 83: 175–179

Dodson MG, Ford JH, Averette HE (1970) Clinical aspects of fallopian tube carcinoma. Obstet Gynecol 36:935–939

Doll R, Payne P, Waterhouse J (1966) Cancer incidence in five continents. A technical report. Springer, Berlin

Donnez J, Langerock S, Thomas K (1982) Peritoneal fluid volume and 17β-estradiol and progesterone concentrations in ovulatory, anovulatory and postmenopausal women. Obstet Gynecol 59:687–692

Donnez J, Casanas-Roux F, Caprasse J, Ferin J, Thomas K (1985) Cyclic changes in ciliation, cell height, and mitotic activity in human tubal epithelium during reproductive life. Fertil Steril 43:554–559

Dorfman SF (1987) Epidemiology of ectopic pregnancy. Clin Obstet Gynecol 30:173–179

Dougherty CM, Cotten NM (1964) Proliferative epithelial lesions of the uterine tube. I. Adenomatous hyperplasia. Obstet Gynecol 24:849–854

Dressler K, Lauke H, Hartmann M (1988) Zur Morphologie der Tumorzellen des Seminoms. Carl Schirren Symposium. Advances in andrology. Diesbach

Driscoll JA (1964) Ovarian fibroma. J Irish Med Ass 53:184–187

Duane G, Kanter MH (1985) Light and electron microscopic characteristics of signet-ring adenocarcinoma cells in serous effusions and their distinction from mesothel cells. Acta Cytol 29:2211–2218

Düe W, Pickartz H, Gerdes J, Stein H (1986) Die Bedeutung des Nachweises von Intermediärfilamenten und epithelialem Membran-Antigen für die Differentialdiagnose und die histogenetische Differenzierung von Ovarialtumoren. Verh Dtsch Ges Pathol 70:275–299

Duggan MA, Masters CB, Alexander F (1987) Immunohistochemical differentiation of malignant mesotheliomas, mesothelial hyperplasia and metastatic adenocarcinoma in serous effusions, utilizing staining for carcinoembryonic antigen, keratin and vimentin. Acta Cytol 31:807–814

Duhig JD (1956) An unusual adenocarcinoma of the ovary. Am J Obstet Gynecol 77:201–205

Dunn JE (1975) Cancer epidemiology in populations of the United States with emphasis on Hawaii and California and Japan. Cancer Res 35:3240–3245

Dunnick RN, Jones RB, Speyer J, Meyers CE (1979) Intraperitoneal contrast infusion for assessment of intraperitoneal fluid dynamics. Am J Radiol 133:221–223

Dunnihoo DR, Glieme JL, Woolf PB (1966) Hilar-cell tumor of the ovary – report of two new cases and a review of the world literature. Obstet Gynecol 27:703–713

Durfee HA, Clark BF, Peers JH (1937) Primary lymphosarcoma of the ovary. Am J Cancer 30:567–573
Dutz W, Stout AP (1961) The myxoma in childhood. Cancer 14:629–635
Duvall E, Survis JA (1983) Borderline tumor of broad ligament. Case report. Br J Obstet Gynaecol 90:372–375
Ebrahimi T, Goldsmith JW, Okagaki J (1970) Hemangioma of the ovary: A case report. Obstet Gynecol 38:477–479
Eckstein N, David MP (1978) Unusual complications of gonadotropin-induced pregnancies. HAREFUAH 95:427–429
Echt CR, Haad HE (1968) Androgen excretion pattern in a patient with a metastatic hilus cell tumor of the ovary. Am J Obstet Gynecol 100:1055–1061
Eddy GLL, Copeland LJ, Gershenson DM, Atkinson EN, Wharton JT, Rutledge FN (1984) Fallopian tube carcinoma. Obstet Gynecol 64:546–552
Edwards CL, Herson J, Gershenson DM, Copeland LJ, Wharton JT (1983) et al. (1983) A prospective randomized clinical trial of melphalan and cis-platinum versus hexamethylmelamine, adriamycin, and cyclophosphamide in advanced ovarian cancer. Gynecol Oncol 15:261–277
Egli GE, Newton M (1961) The transport of carbon particles in the human female reproductive tract. Fertil Steril 12:151–155
Ehlen T, Dubeau L (1990) Loss of heterozygosity in chromosomal segments 3p, 6q, and 11p in human ovarian carcinomas. Oncogene 5:219–223
Ehren IM, Hosseln Mahour JG, Isaacs H (1984) Benign and malignant ovarian tumors in children and adolescents. A review of 63 cases. Am J Surg 147:339–344
Ehrmann RL, Federschneider JM, Knapp RC (1980) Distinguishing lymph node metastases from benign glandular inclusions in low-grade ovarian carcinoma. Am J Obstet Gynecol 136:737–746
Ehrmann RL, Weidner N, Welch WR, Gleiberman I (1990) Malignant mixed Müllerian tumor of the ovary with prominent neuroectodermal differentiation (teratoid carcinosarcoma). Int J Gynecol Pathol 9:272–282
Eichhorn JH, Scully RE (1991) Ovarian myxoma: Clinicopathologic and immunocytologic analysis of five cases and a review of the literature. Int J Gynecol Pathol 10:156–169
Eichhorn JH, Bell JA, Young RH et al. (1992) DNA-content and proliferative activity in ovarian small cell carcinomas of the hypercalcemic type: Implications for diagnosis, prognosis and histogenesis. Am J Clin Pathol 98:579–586
Eichner E, Bove ER (1954) In vivo studies in the lymphatic drainage of the human ovary. Obstet Gynecol 3:287–297
Einhorn LH (1986) Have new agressive chemotherapy regimes improved results in advanced germ cell tumors? Eur J Cancer Clin Oncol 22:1289–1293
Einhorn LH, Donohue J (1977) Cisdiammine dichloroplatinum, vinblastine, and bleomycin combination chemotherapy in disseminated testicular cancer. Am Intern Med 87:293–298
Einhorn N (1991) Collected statements from thc participants in the session on early detection and staging. In: Campbell S, Epenetos A, Kreienberg R, Lahousen M, Schillinger H, Einhorn N (Hrsg) Ovarialkarzinome. Consensuskonferenz, Freiburg
Einhorn N, Bast RC jr, Knapp RC et al. (1986) Preoperative evaluation of serum CA 125 levels in patients with primary epithelial ovarian cancer. Obstet Gynecol 67:414–416
Elling D, Pink V (1992) Tumormarker und Immunszintigraphie in der gynäkologischen Onkologie. Springer, Berlin Heidelberg New York Tokyo
Emmrich P, Köpping H (1981) A study of placental villi in extrauterine gestation: A guide to the frequency of blighted ova. Placenta 2:63–70
Erba A, Ubezio P, Pepe S et al. (1989) Flow cytometric analysis of DNA content in human ovarian cancer. Br J Cancer 60:45–50
Erez S, Kaplan LA, Wall JA (1967) Clinical staging of carcinoma of the uterine tube. Obstet Gynecol 30:547
Erhardt K, Auer G, Björkholm E et al. (1984) Prognostic significance of nuclear DNA content in serous ovarian tumors. Cancer Res 44:2198–2202
Erickson GF, Magoffin DA, Dyer CA, Hofeditz C (1985) The ovarian androgen producing cells: A review of structure/function relationships. Endocrinol Rev 6:371–399

Erkkola R, Seppålå P, Klemi PJ (1985) Virilization during pregnancy due to bilateral hyperthecosis. A case report. Hormone Res 21:83–87
Enticknap JB, Smither WJ (1964) Peritoneal tumors in asbesthosis. Brit J Ind Med 21:20
Eschenbach DA (1980) Epidemiology and diagnosis of acute pelvic inflammatory disease. Obstet Gynecol 55:1428–1528
Espey LL (1974) Ovarian proteolytic enzymes and ovulation. Biol Repr 10:216–235
Evans RW (1957) Developmental stages of embryo-like bodies in teratoma testis. J Clin Pathol 10:31–39
Fallahzadeh H, Dockerty MB, Lee RA (1972) Leiomyoma of the ovary. Report of five cases and review of the literature. Am J Obstet Gynecol 113:394–398
Farhi DC, Silverberg SG (1982) Pseudometastases in female genital cancer. Pathol Annu 17:47–76
Farrer HK, Elesh R, Libretti J (1960) Brenner tumors and estrogen production. Obstet Gynecol Surv 15:1
Fathalla MF (1967) The occurrence of granulosa and theca tumors in clinically normal ovaries. J Obstet Gynaecol Br Cwlth 74:279–282
Fathalla MF (1972) Factors in causation and incidence of ovarian cancer. Obstet Gynecol Surv 27:751
Fawcett DW, Wislocki GB (1950) Histochemical observations of the human fallopian tube. J Natl Cancer Inst 12:213–214
Fawcett DW, Long JA, Jones AL (1969) Ultrastructural characteristics of steroid secreting cells. Recent Progr Horm Res 25:315–368
Fearn CB (1969) Retroperitoneal pseudomucinous cystadenoma of the ovary. Br J Surg 56:153–155
Federman Q, Toker C (1973) Primary transitional tumor of the uterine adnexa. Am J Obstet Gynecol 115:863–864
Feichter GE, Kühn W, Czernobilsky B, Müller A, Heep J, Abel V, Kubli F, Guerttler K (1985) DNA-flow cytometry of ovarian tumors with correlation to histopathology. Int J Gynecol Pathol 4:336–345
Feldman GB, Knapp RC (1974) Lymphatic drainage of the peritoneal cavity and its significance in ovarian cancer. Am J Obstet Gynecol 119:991–994
Feldman GB, Knapp RC, Order SE, Hellman S (1972) The role of lymphatic obstruction in the formation of ascites in a murine ovarian carcinoma. Cancer Res 32:1663–1666
Fenoglio CM (1980) Ultrastructural features of the common epithelial tumors of the ovary. Ultrastr Pathol 1:419–444
Fenoglio CM, Ferenczy A, Richart RM (1975) Mucinous tumors of the ovary: Ultrastructural studies of mucinous cystadenomas with histogenetic consideration. Cancer 36:1719–1722
Ferenczy A (1974) Scanning electron microscopy of the female genital tract. NY J Med 74:794–816
Ferenczy A (1976) The ultrastructural morphology of gynecologic neoplasms. Cancer 38:463–486
Ferenczy A, Richart RM (1972) The fine structure of the gonads in the complete form of testicular feminization syndrome. Am J Obstet Gynecol 113:399–409
Ferenczy A, Richart RM (1974) Female reproductive system: Dynamics of scan and transmission electron microscopy. Wiley, New York
Ferenczy A, Fenoglio J, Richart RM (1972) Observations on benign mesothelioma of the genital tract (adenomatoid tumor). A comparative ultrastructural study. Cancer 30:244–260
Ferenczy A, Richart RM, Agate FJ jr, Parkerson MT, Dempsey EW (1972) Scanning electron microscopy of the human fallopian tube. Science 175:783–785
Ferreira HP, Clayton SG (1958) Three cases of malignant changes in endometriosis including two cases arising in rectovaginal septum. J Obstet Gynecol Br Emp 65:41
Fetissof F, Dubois MP, Heitz PV, Lansac J, Arbeille-Brassart B, Jobard P (1986) Endocrine cells in the female genital tract. Int J Gynecol Pathol 5:75–87
Fidler WJ (1982) Recurrent granulosa-cell tumor: Aspiration cytologic findings. Acta Cytol 26:688–690

Fienberg R (1969) The stromal theca cell and postmenopausal endometrial adenocarcinoma. Cancer 24:32–38

Filtenborg TA, Hertz JB (1981) Torsion of the fallopian tube. Eur J Obstet Gynecol Reprod Biol 12:177–181

FiorettiI P, Gadducci A, Ferdeghini M, Bartolini T, BianchiI R, Facchini V (1987) Correlation of CA 125 and CA 19-9 serum levels with clinical course and second look findings in patients with ovarian carcinoma. Gynecol Oncol 28:278–283

Fisher ER, Krieger JS, Skirpan PJ (1955) Ovarian cystoma. Clinicopathologic observation. Cancer 8:437

Fitz-Hugh T (1934) Acute gonococcic peritonitis of the right upper quadrant in women. JAMA 102:2094–2096

Fleuren GJ, Nap M (1988) Carcinoembryonic antigen in primary and metastatic ovarian tumors. Gynec Oncol 30:407–415

Fleury-Feith J, Escuder E, Pocholle MJ, Carre C, Bernaudin JF (1989) The effects of cytocentrifugation on differential cell counts in samples obtained by bronchoalveolar lavage. Acta Cytol 31:606–610

Flickinger CL, Elsner C, Illingworth DV, Muechler EK, Mikhail G (1977) Estrogen and progesterone receptors in the female genital tract of humans and monkeys. Ann NY Acad Sci 286:180–189

Foekens JA, Van Putten WL, Portengen H, Rodenburg CJ, Reubi JC, Berns PM, Henzen-Logmans SC, Van der Burg ME, Alexieva-Figusch J, Klijn JG (1990) Prognostic value of p52 protein and receptors for epidermal growth factor (EGF-R), insulin-like growth factor 1 (IGF-1-R) and somatostatin (SS-R) in patients with breast and ovarian cancer. J Steroid Biochem Mol Biol 37:815–821

Ford LC, Berek JS, Lagasse LD, Hacker NF, Heins Y, Esmailan F, Leuchter RS, DeLange RJ (1983) Estrogen and progesterone receptors in ovarian neoplasias. Gynecol Oncol 15: 299–304

Forshall I (1960) Ovarian neoplasms of children. Arch Dis Child 35:17–21

Forsslund G, Cedermark B, Ohman U, Erhardt K, Zetterberg A, Auer G (1984) The significance of DNA distribution pattern in rectal carcinoma: A preliminary study. Dis Colon Rectum 27:579–584

Fortier KJ, Haney AF (1985) The pathologic spectrum of uterotubal junction obstructions. Obstet Gynecol 65:93–98

Fortt RW, Mathiz IK (1969) Gliomatosis peritonei caused by ovarian teratoma. J Clin Pathol 22:348–353

Fortune MA, Ireland IC (1986) Small cell carcinoma of the ovary: A review of eight cases with clinicopathologic correlation and ultrastructural findings. Am J Clin Pathol 86:399

Fowler RE, Chan STH, Walters DE, Edwards RG, Steptoe PC (1977) Steroidogenesis in human follicles judged from assays of follicular fluid. J Endocrinol 72:259–271

Fox H (1978) Pathology of the placenta. Saunders, London

Fox H (1983) Ovarian tumors of borderline malignancy. In: Morrow CP, Bonnar J, O'Balen TJ, Gibbons WE (eds) Recent clinical development in gynecologic oncology. Raven Press, New York

Fox H (1989) The concept of borderline malignancy in ovarian tumours: A reappraisal. In: Nogales (ed) Ovarian pathology. Springer, Berlin Heidelberg New York Tokyo

Fox H, Langley FA (1976a) Tumors of the ovary. Year Book, Chicago

Fox H, Langley FA (1976b) Malignant lymphoma of the ovary. In: Tumours of the ovary. Heinemann, London

Fox H, Kazzae B, Langley FA (1964) Argyrophil and argentaffin cells in the female genital tract and in ovarian mucinous cysts. J Pathol Bacteriol 88:479–488

Fox H, Agrawal K, Langley FA (1975) A clinicopathologic study of 92 cases of granulosa cell tumor of the ovary with special reference to the factors influencing prognosis. Cancer 35:231–241

Foyle A, Al-Jabi M, McCaughey WTE (1981) Papillary peritoneal tumors in women. Am J Surg Pathol 5:241–249

Frachtman CG (1953) Unruptured tubal term pregnancy. Am J Surg 86:161–168

Franchis MA de, Galliani A (1964) Neurinoma dell ovario. Riv Pat Clin 19:567

Fraumeni JF, Grundy GW, Creagan ET, Everson RB (1975) Six families prone to ovarian cancer. Cancer 36 : 364 – 369

Frasier SD, Bashore RA, Mosier HD (1964) Gonadoblastoma associated with pure gonadal dysgenesis in monozygous twins. J Pediatr 64 : 740 – 745

Fredricsson B (1959a) Studies of the morphology and histochemistry of the fallopian tube epithelium. Acta Anat (Basel) 37 (Suppl) 1

Fredricsson B (1959b) Histochemical observations on the epithelium of human fallopian tubes. Acta Obstet Gynecol Scand 38 : 109 – 129

Fredricsson B, Björkman N (1962) Studies on the ultrastructure of the human oviduct epithelium in different functional states. Z Zellforsch 58 : 387 – 402

Freeman C, Berg JW, Cutler SJ (1972) Occurrence and prognosis of extranodal lymphomas. Cancer 29 : 252 – 260

Friedländer ML, Taylor IW, Russell P, Musgrove EA, Hedley DH, Tattersall MHN (1983) Ploidy as a prognostic factor in ovarian cancer. Int J Gynecol Pathol 2 : 55 – 63

Friedländer ML, Hedley DW, Taylor IW et al. (1984) Influence of cellular DNA content on survival in advanced ovarian cancer. Cancer Res 44 : 397 – 400

Friedländer ML, Hedley DW, Swanson C, Russell P (1988) Prediction of long-term survival by flow cytometric analysis of cellular DNA content in patients with advanced ovarian cancer. J Clin Oncol 6 : 282 – 290

Fritz MA, Speroff L (1982) The endocrinology of the menstrual cycle: The interaction of folliculogenesis and neuroendocrine mechanisms. Fertil Steril 38 : 509 – 529

Fu YS, Stock RJ, Reagan JW, Stoorasli JP, Wentz WBC (1979) Significance of squamous components in endometrioid carcinoma of the ovary. Cancer 44 : 614 – 621

Fujii S, Konishi I, Kobayashi F, Okamura H, Yamabe H, Mori T (1985) Sarcoma-like mural nodules combined with a microfocus of anaplastic carcinoma in mucinous ovarian tumor. Gynecol Oncol 20 : 219 – 233

Fujimoto I, Hirai Y, Hasumi K, Masubuchi K, Osamura Y (1990) The value of epithelial membrane antigen in the diagnosis of ovarian tumors. Acta Cytol 34 : 549 – 554

Fukushima M, Sharpe L, Okagaki T (1984) Peritoneal melanosis secondary to a benign dermoid cyst of the ovary: A case report with ultrastructural study. Int J Gynecol Pathol 2 : 403 – 409

Fung Y-KT, Murphree AL, T'ang A, Qianj, Hinrichs SH, Benedict W (1987) Structural evidence for the authenticity of the human retinoblastoma gene. Science 244 : 217 – 221

Funkenstein B, Watermann WR, Simpson ER (1984) Induction of synthesis of cholesterol side chain cleavage, cytochrome p450 and adrenodoxin by follicle stimulating hormone, 8-bromocyclic AMO, and low density lipoprotein in cultured bovine granulosa cells. J Biol Chem 259 : 8572 – 8577

Furth ME, Davis LJ, Fleurdelys B et al. (1982) Monoclonal antibodies to the p21 products of the transforming gene of harvey mucine sarcoma virus and of the cellular ras gene family. J Virol 43 : 294 – 304

Gaffney EF, Cornog J (1978) Endometrial carcinoma of the fallopian tube (Suppl.). Obstet Gynecol 52 : 34 – 36

Gaffney EF, Majmudar B, Hertzler GI, Zane R, Furlong B, Breding G (1983) Ovarian granulosa cell tumors – Immunohistochemical localization of estradiol and ultrastructure, with functional correlations. Obstet Gynecol 61 : 311 – 318

Gaffney EF, Majmudar B, Hewan-Lowe K (1984) Ultrastructure and immunohistochemical localization of estradiol in three thecomas. Human Pathol 15 : 153 – 160

Gagné E, Tetu B, Blondeau L, Raymond PE (1989) Morphologic prognostic factors of malignant mixed müllerian tumors of the uterus (MMMT): a clinicopathologic study of 58 cases. Mod Pathol 2 : 433 – 438

Gallion H, Nagell JR van, Powell DF, Donaldson ES, Hanson M (1979) Therapy of endodermal sinus tumor of the ovary. Am J Obstet Gynecol 135 : 447 – 451

Ganjei P, Nadji M (1984) Aspiration cytology of ovarian meoplasms. A review. Acta Cytol 28 : 329 – 332

Gardner GH, Greene RL, Peckham B (1957) Tumors of the broad ligament. Am J Obstet Gynecol 73 : 536 – 555

Garneau R, Cabanne F (1968) Dysembryoma ovarian de type enteroide et biliohepatoide avec hypoplastic functionelle des cellules sympathicotropes de Berger. Ann Anal Pathol (Paris) 13:423–432

Gatter KC, Felini B, Mason DY (1984) The use of monoclonal antibodies in histopathologic diagnosis. In: Anthony PP, Macsween R (eds) Recent advances in histopathology, 12 th edn. Churchill Livingstone, London

Gatter KC, Dunnhill MS, Huijen GNP van, Mason DY (1986) Human lung tumours may coexpress different classes of intermediate filaments. J Clin Pathol 39:950–954

Gaudrauld GL (1961) Papillary carcinoma of the ovary – Report of a case with prolonged dormancy and spontaneous regression of metastases. Engl J Med 264:398

Gay RM, Janovski NA (1969) Cavernous haemangioma of the ovary. Gynaecologia 168: 248–257

Gee DC, Russell P (1979) Sclerosing stromal tumor of the ovary. Histopathology 3:367–376

Gee DC, Russell P (1981) The pathological assessment of ovarian neoplasms. IV. The sex cord-stromal tumours. Pathol 13:235–255

Geier G (1976) Der diagnostische Wert der Zytologie beim Ovarialkarzinom. Dtsch Med Wochenschr 101:1463–1465

Geisinger K, Dabbs J, Marshall R (1987) Malignant mixed Mullerian tumors: An ultrastructural and immunohistochemical analysis with histogenetic considerations. Cancer 59:1781–1790

Geisthövel F (1992) Intraovarielle Regulation. In: Gynäkologie und Geburtshilfe Käser O, Friedberg V, Ober KG, Thomsen K, Zander J (Hrsg) Thieme, Stuttgart New York

Genadry R, Parmley T, Woodruff JD (1977) The origin and clinical behavior of the parovarian tumor. Am J Obstet Gynecol 129:873–877

Genadry R, Parmley T, Woodruff JD (1979) Secondary malignancies in benign cystic teratomas. Gynecol Oncol 8:246–251

Genadry R, Poliakoff S, Rothmensh J, Rosenheim NB, Parmley T, Woodruff JD (1981) Primary papillary peritoneal neoplasia. Obstet Gynecol 58 (6):730–734

Genton CY (1978) Ein Sertoli-Leydigzelltumor als Zufallsbefund bei einer 72jährigen Patientin. Zbl Gynäkol 100:154–156

George E, Manivel CJ, Dehner LP, Wick MR (1991) Malignant mixed Mullerian tumors: An immunohistochemical study of 47 cases, with histogenetic considerations and clinical correlation. Human Pathol 22:215–223

Geppert M, Geppert J, Bohle A (1977) On the lympho-epithelial relationships in the human oviduct. Virchows Arch (Pathol Anat) 373:133–142

Gerbie AB, Hirsch MR, Greene RR (1955) Vascular tumors of the female genital tract. Obstet Gynecol 6:499–507

Gerbie MV, Brewer J, Tamini H (1975) Primary choriocarcinoma of the ovary. Obstet Gynecol 46:720–723

Gershenson DM (1985) Malignant germ-cell tumors of the ovary. Clin Obstet Gynecol 28:824–838

Gershenson DM, Copeland LJ, Kavanagh JJ, Cangir A, Del Junco G, Saul PB, StringerTR CA, Freedman RS, Edwards CL, Wharton JD (1985) Treatment of malignant nondysgerminomatous germ cell tumors of the ovary with vincristine, dactinomycin, and cyclophosphamide. Cancer 56:2756–2761

Ghosh AK, Gatter KC, Dunnhill MS, Mason DY (1987) Immunohistological staining of reactive mesothelium, mesothelioma and lung carcinoma with a panel of monoclonal antibodies. J Clin Pathol 40:19–25

Gilks CB, Bell DA, Scully RE (1990) Serous psammocarcinoma of the ovary and peritoneum. Int J Gynecol Pathol 99:110–121

Gillespie JJ, Arnold LK (1978) Anaplastic dysgerminoma. Cancer 42:1886–1889

Gillman J (1948) The development of the gonads in man, with a consideraton of the role of fetal endocrines and the histogenesis of ovarian tumors. Contrib Embyol Carnegie Inst Wash 32:81–131

Gisser SD (1986) Obstructing fallopian tube papilloma. Int J Gynecol Pathol 5:179–182

Giuntoli RL, Celebre JA, Wu CH, Wheeler JE, Mikuta JJ (1976) Androgenic function of a granulosa cell tumor. Obstet Gynecol 47:77–79

Gloor E (1978) Un cas de syndrome de Peutz-Jeghers associé à un carcinoma mammaire bilatéral, à un adénocarcinome du col uterine et à des tumeurs des cordons sexuels à tubules annelés bilatérales dans les ovaires. Schweiz Med Wochenschr 108:717–721
Godwin MC (1957) Diffuse mesotheliomas. Cancer 10:298–319
Göbel U, Bamberg M, Engert J, Gnekow AK, Haas HJ, Jürgens H, Kühl J, Lenard H-G, Lumenta CH, Niethammer D, Spaar HJ, Sternschulte W, Teeske L, Harms D (1991) Die Behandlung nichttestikulärer Keimzelltumoren bei Kindern und Jugendlichen mit BEP und VIP: Erste Ergebnisse der Therapiestudie MAKEI 89. Klin Pädiatr 203:236–245
Göbel U, Bamberg M, Haas RJ, Bökkering JPM, Brämswig G, Calaminus G, Engert J, Gadner H, Havers W, Janka-Schaub GE, Jürgens H, Matthiesen H von, Niethammer D (1989) Nichttestikuläre Keimzelltumoren: Analyse der Therapiestudie MAKEI 83/86 und Protokolländerungen für die Nachfolgestudie. Klin Pädiatr 201:247–268
Göbel U, Haas RJ, Harms D, Janka G, Brämswig J, Jürgens H, Weissbach L, Faber B, Müller E (1983) Behandlungsstrategie für nichttestikuläre maligne Keimzelltumoren bei Kindern und Jugendlichen – Konzept der kooperativen Therapiestudie MAKEI 83 der GPO. In: Hertl M, Kornhuber B, Schellong G (Hrsg) Ergebnisse der Pädiatrischen Onkologie. Enke, Stuttgart, S 201–206
Goepel JR (1981) Benign papillary mesothelioma of the peritoneum: A histological, histochemical and ultrastructural study of six cases. Histopathol 5:21–30
Golden A, Ash JE (1945) Adenomatoid tumors of the genital tract. J Pathol 21:63–79
Goldstein DB, Lamb EJ (1970) Arrhenoblastoma in Ist cousins. Report of two cases. Obstet Gynecol 35:444–450
Goldstein DP, Piro AJ (1972) Combination therapy in the treatment of germ cell tumours containing choriocarcinoma in males and females. Surg Gynecol Obstet 134:61–66
Goldzieher JW, Axelrod LR (1963) Clinical and biochemical features of polycystic ovarian disease. Fertil Steril 14:631–641
Gondos B (1969a) Ultrastructure of the germinal epithelium during oogenesis in the rabbit. J Exp Zool 172:465–480
Gondos B (1969b) Ultrastructure of a metastatic granulosa-theca cell tumor. Cancer 24:954–959
Gondos B (1987a) Comparative studies of normal and neoplastic ovarian germ cells: 1. Ultrastructure of oogonia and intercellular bridges in the fetal ovary. Int J Gynecol Pathol 6:114–123
Gondos B (1987b) Comparative studies of normal and neoplastic ovarian germ cells: 2. Ultrastructure and pathogenesis of dysgerminoma. Int J Gynecol Pathol 6:124–131
Gondos B, Monroe DA (1971) Cystic granulosa cell tumor with massive hematoperitoneum. Light and electron microscopic study. Obstet Gynecol 38:683–689
Gondos B, Bhiraleus P, Hobel CJ (1971b) Ultrastructural observations of germ cells in the human fetal ovaries. Am J Obstet Gynecol 110:644–652 (1971)
Gondos B, Berthelsen JG, Skakkebaek NE (1983) Intratubular germ cell neoplasia (carcinoma in situ): A preinvasive lesion of the testis. Am Clin Lab Sci 313:185–192
Gonzales-Crussi F, Roth LM (1976) The human yolk sac and yolk sac carcinoma. An ultrastructural study. Human Pathol 7:675–691
Goodman AL, Hodgen D (1983) The ovarian triad of the primate menstrual cycle. Recent Progr Horm Res 39:1–67
Gooneratne S, Sossone M, Blaustein A, Talerman A (1982) Serous surface papillary carcinoma of the ovary: A clinicopathologic study of 16 cases. Int J Gynecol Pathol 1:258–269
Gorlin RD, Sedano HO (1971) The multiple necroid basal cell carcinoma syndrome. Birth Def 7:140–148
Gorstein F, Anderson TL (1991) Malignant mixed mesodermal tumors: Carcinoma, sarcoma or both? Human Pathol 22:207–209
Goslar HG, Haider SG, Freundl G, Pickarz H, Passia O (1984) Steroid biosynthesis in the Sertoli-Leydig cell tumor tissue of the human ovary; enzymhistochemical studies. Acta Histochem (Suppl) 29:175–177
Govan ADT (1970) Ovarian follicular activity in late pregnancy. J Endocrinol 48:235–241
Graham JB, Graham RM (1967) Cul-de-sac puncture in the diagnosis of early invasive ovarian carcinoma. J Obstet Gynaecol Br Cwlth 74:371–378
Gray CL, Ruffolo EA (1978) Ovarian pregnancy associated with intrauterine contraceptive devices. Am J Obstet Gynecol 132:134–139

Greco MA, LiVolsi VA, Pertschuk LP, Bigelow B (1979) Strumal carcinoid of the ovary: An analysis of its components. Cancer 42 : 1380–1388

Green DM (1983) The diagnosis and treatment of yolk sac tumors in infants and children. Cancer Treat Rev 10 : 265–288

Green LK, Kott ML (1989) Histopathologic findings in ectopic tubal pregnancy. Int J Gynecol Pathol 8 : 255–262

Greenebaum E, Mayer JR, Stangel JJ, Hughes P (1992) Aspiration cytology of ovarian cysts in in vitro fertilization patients. Acta Cytol 36 : 11–18

Griffin NB (1971) Haemangiomas of the female genital tract. Southern Med J 64 : 104–117

Griffin NR, Wells M (1990) Immunolocalization of alpha-amylase in ovarian mucinous tumors. Int J Gynecol Pathol 9 : 41–46

Griffiths AP, Pickles A, Wells M (1989) AgNORs in diagnosis of serous and mucinous ovarian tumours. J Clin Pathol 42 : 1311

Grodin JM, Siiter PK, McDonald PC (1973) Source of estrogen production in postmenopausal women. J Clin Endocrin Metab 36 : 207–214

Grody WW, Nieberg RK, Bhuta S (1985) Ependymoma-like tumor of the mesovarium. Arch Pathol Lab Med 109 : 291–293

Gröber WR (1963) Ovarian tumors during infancy and childhood. Am J Obstet Gynecol 86 : 1027–1035

Gruner W (1944) Zur Anatomie und Klinik des intramuralen Abschnittes der Tuba uterina. Z Geburtsh Gynäkol 126 : 245–364

Grunze H (1964) The comparative diagnostic accuracy, efficiency, and specifity of cytologic techniques used in the diagnosis of malignant neoplasm in serous effusions of the pleural and peritoneal cavities. Acta Cytol 8 : 150–163

Guerard MJ, Arguelles MD, Ferenczy A (1982) Rhabdomyosarcoma of the ovary: Ultrastructural study of a case and review of the literature. Gynecol Oncol 15 : 325–339

Gunnala S, Eskin BA, Bartuska JG (1981) Pure gonadal dysgenesis with microscopic ovarian streak and gonadoblastoma. Obstet Gynecol 57 : 58–61

Gupta RK, Levine AJ (1967) Hyperplasia of the endometrium and Brenner's tumor in a postmenopausal woman. Am J Obstet Gynecol 99 : 190–291

Gurney H, Murphy D, Crowther D (1990) The management of primary fallopian tube carcinoma. Br J Obstet Gynecol 97 : 822–826

Guruaya SS, Motta PM (1980) Interstitial cells and related structures. In: Motta PM, Hafez ESE (eds) Biology of the ovary. Martinus Nijhoft, The Hague Boston, London

Guzman J, Hilgarth M, Bross KJ, Ross A, Wiehle U, Kresin V, Grunert F, Kleist S von (1988) Malignant ascites of serous papillary ovarian adenocarcinoma: An immunohistochemical study of the tumor cells. Acta Cytol 32 : 519–522

Haaf HGP, Kaatsch P, Michaelis J (1990) Jahresbericht 1989 des Kinderkrebsregisters. Univ. Mainz

Haam E von (1977) Cytology of transudates and exsudates. In: Wied GL (ed) Monographs in clinical cytology, Karger, Basel

Haam E von (1990) Radiation cell changes. In: Wied GL, Keebler CM, Koss LG, Reagan JW (eds) Compendium on diagnostic cytology. Tutorials of cytology, Chicago

Haapasalo H, Collan Y, Montironi R, Pesonen E, Atkin NB (1990) Consistency of quantitative methods in ovarian tumor histopathology. Int J Gynecol Pathol 9 : 208–216

Hadek R (1965) The structure of the mammalian egg. Int Rev Cytol 10 : 19–68

Hafez ESE (1972) Scanning electron microscopy of the female reproductive tract. J Reprod Med 9 : 119–134

Hafiz MA, Rupp M, Khalluf E, Wood C (1988) Fine needle aspiration biopsy in the evaluation of lymphoma presenting as an ovarian and uterine mass. Acta Cytol 32 : 540–542

Hagelquist E, Engstrom E (1973) Electron microscopy studies on cytologic material acquired by fine-needle biopsy. Ups J Med Sci 78 : 153–159

Hager WD, Majmudar B (1979) Pelvic actinomycosis in women using intrauterine contraceptive devices. Am J Obstet Gynecol 133 : 60–63

Hager WD, Eschenbach DA, Spence MR, Sweet RL (1983) Criteria for diagnosis and grading of salpingitis. Obstet Gynecol 61 : 113–114

Haid M, Victor TA, Weldon-Linne M, Danforth BN (1983) Malignant Brenner Tumor of the ovary. Electron microscopic study of a case responsive to radiation and chemotherapy. Cancer 51 : 498–508

Haider SG, Pickarzt H, Freundl G, Passia D (1985) Demonstation of hydroxysteroid dehydrogenases and testosterone in the Sertoli-Leydig cell tumor (Androblastoma) tissue of the human ovary: An enzyme histochemical and immunohistochemical study. Acta Anat 121 : 170–173

Hakim-Elahi E (1965) Unruptured bilateral tubal pregnancy. Report of a case. Obstet Gynecol 26:763–766

Haldane JS, Hird V, Hugheds CM, Gullick WJ (1990) C-erb B-2 oncogene expression in ovarian cancer. J Pathol 162 : 231–237

Hale RW (1968) Krukenberg tumor of the ovaries. A review of 81 records. Obstet Gynecol 32 : 221–225

Hall JM, Lee MK, Newmann B et al. (1990) Linkage of early-onset familial breast cancer to chromosome 17 or 21. Science 250 : 1681–1689

Hallgrimsson J, Scully RE (1972) Borderline and malignant Brenner tumors of the ovary. A report of 15 cases. Acta Pathol Microbiol Scand (A) 80 (Suppl 233) : 56–66

Halme J, Ikonen M, Rutanen EM, Seppälä M (1978) Gonadotropin receptors of human corpus luteum during menstrual cycle and pregnancy. Am J Obstet Gynecol 131 : 728–734

Hameed K (1972) Brenner tumor of the ovary with Leydig cell hyperplasia. A histologic and ultrastructural study. Cancer 30 : 945–952

Hammond RH, Bates TD, Clarke DG, Grant AG, Haines MAR, Eustace DLS, Heyderman E (1991) The immunoperoxidase localization of tumor markers in ovarian cancer: the value of CEA, EMA, cytokeratin and DD9. Br J Obstet Gynaecol 98 : 73–83

Hamwi GJ, Byron RC, Besch PK, Vorys N, Teter NJ, Ullery JC (1963) Testosterone synthesis by a Brenner tumor. Part I. Clinical evidence of masculinization during pregnancy. Am J Obstet Gynecol 86 : 1015–1020

Hanjani P, Petersen RO, Bonnell SA (1980) Malignant mixed müllerian tumor of the fallopian tube. Report of a case and review of the literature. Gynecol Oncol 9 : 381–393

Hanna W, Kahn H (1985) The ultrastructure of metastatic adenocarcinoma in serous fluids: An aid in identification of the primary site of the neoplasm. Acta Cytol 29 : 202–210

Harms D, Jänig U (1986) Germ cell tumours of childhood. Report of 170 cases including 59 pure and partial yolk-sac tumours. Virchows Arch (A) 409 : 223–239

Harms D, Jänig U, Göbel U (1989) Gliomatosis peritonei in childhood and adolescence. Clinicopathological study of 13 cases including immunohistochemical findings. Pathol Res Pract 184 : 422–430

Harms D, Schmidt D, Juergens H (1990) Therapiestudien aus der pädiatrischen Onkologie. Pathologe 12 : 175–181

Harris CC, Hollstein M (1993) Clinical implications of the p53 tumor-suppressor gene. New Engl J Med 329 : 1318–1327

Hart WR (1977) Ovarian epithelial tumors of borderline malignancy (carcinomas of low malignant potential). Human Pathol 8 : 541–549

Hart WR (1981) Pathology of malignant and borderline epithelial tumors of ovary. In: Coppleson M (ed) Gynecologic oncology. Churchill Livingstone, Edinburg

Hart WR, Abell MR (1970) Adipose prosoplasia of ovary. Am J Obstet Gynecol 106 : 929–931

Hart WR, Norris HJ (1973) Borderline and malignant mucinous tumors of the ovary. Histologic criteria and clinical behaviour. Cancer 31 : 1031–1045

Hart WR, Regezi JA (1978) Strumal carcinoid of the ovary: Ultrastructural observations and long-term follow-up study. Am J Clin Pathol 69 : 356–359

Hart WR, Kumar N, Crisman JD (1980) Ovarian neoplasms resembling sex cord tumors with annular tubules. Cancer 45 : 2352–2363

Hartz PH (1945) Giant cystic arrhenoblastoma of the ovary containing endodermal epithelium and a carcinoid. Am J Pathol 21 : 1167–1191

Hashimoto M, Shimoyama T, Kosaka M, Komori A, HIrasawa Y, Yokosawa J, Akashik Y (1962) Electron microscopic studies in the epithelium cells of the human fallopian tube. Rapport I. Jap Obstet Gynec Soc 9 : 200–209

Hashimoto M, Shimoyama T, Kosaka M, Komori A, HIrasawa Y, Yokosawa J, Kawase N, Nakamura K (1964) Electron microsopic studies in the epithelium of the human fallopian tube. Rapport II. Jpn Obstet Gynecol Soc 11:92–100

Hastka J, Pfiester P (1988) Zellmarker zur Differentialdiagnose maligner Mesotheliome. Pathologe 9:245–247

Haugen OA, Taylor CR (1984) Immunohistochemical studies of ovarian and testicular teratomas with antibodies to glial fibrillary acidic protein. Acta Pathol Microbiol Immunol Scand (A) 92:9–14

Hayes MC, Scully RE (1987) Stromal luteoma of the ovary: A clinicopathologial analysis of 25 cases. Int J Gynecol Pathol 6:313–321

Heald J, Buckley CH, Fox H (1979) An immunohistochemical study of distribution of carcinoembryonic antigen in epithelial tumours of the ovary. J Clin Pathol 32:918–926

Hedley DW, Philips J, Rugg C, Taylor IW (1984) Measurement of cellular DNA content as an adjunct to diagnostic cytology in malignant effusions. Eur J Cancer Clin Oncol 20:749–752

Heffner DK, Hyams VJ (1984) Teratocarcinosarcoma (malignant teratoma?) of the nasal cavity and paranasal sinuses. Cancer 53:2140–2154

Heinrich HD (1969) Die ektopische Gravidität. In: Käser O, Friedberg V, Ober KG, Thomsen K, Zander J (Hrsg) Gynäkologie und Geburtshilfe. Thieme, Stuttgart New York

Henricksen E (1955) Struma salpingii. Obstet Gynecol 5:833–835

Hepp H, Schmid-Tannwald I (1987) Sterilisation der Frau. In: Käser O, Friedberg V, Ober KG, Thomsen K, Zander J (Hrsg) Gynäkologie und Geburtshilfe, Bd 1, Teil 1. Thieme, Stuttgart New York

Herbold DR, Axelrod JH, Bobowski HJ, Freel JH (1988) Glassy cell carcinoma of the Fallopian tube: A case report. Int J Gynecol Pathol 7:384–390

Hermanek P, Scheibe O, Spiessl B, Wagner G (1987) TNM Klassifikation maligner Tumoren. Springer, Berlin Heidelberg New York Tokyo

Hermanek P, Henson DE, Hutter RVP, Sobin LH (Hrsg) (1993) TNM Supplement 1993, Springer-Verlag Berlin Heidelberg New York London Paris Tokyo Hong Kong Barcelona Budapest

Hernandez E, Bhagavan BS, Parmley TH et al. (1984) Interobserver variability in the interpretation of epithelial ovarian cancer. Gynecol Oncol 17:117–123

Herrera GA, Reimann BEF, Greenberg HL et al. (1987) Pigmentosis tubae, a new entity: Light and electron microscopic study. Obstet Gynecol 61:80–83S

Hershey DW, Fennel RH, Majol FJ (1981) Primary carcinoma of the fallopian tube. Obstetr Gynecol 57:369–370

Hertel BF, Kempson RL (1977) Ovarian sex cord tumors with annular tubules: An ultrastructural study. Am J Surg Pathol 1:145–153

Hertig AT, Gore H (1961) Atlas of tumor pathology. Section IX, vol 33: Tumors of the female sex organs. Part 3: Tumors of the ovary and fallopian tubes. Armed Forces, Inst of Pathol, Washington DC

Heyderman E, Brown BME, Richardson TC (1984) Epithelial markers in prostatic, bladder and colorectal cancer: An immunoperoxidase study of epithelial membrane antigen, carcinoembryonic antigen and prostatic acid phosphatase. J Clin Pathol 37:1363–1369

Hickey GJ, Chen S, Besman MJ, Shivey JE, Hall PF, Gaddy-Kurten D, Richards JS (1988) Hormonal regulation, tissue distribution, and content of aromatase cytochrome P450 messenger ribonucleic acid and enzyme in rat ovarian follicle and corpora lutea: Relationship in estradiol biosynthesis. Endocrinol 123:1426–1436

Hiersche H-D (1979) Gynäkologische Tumoren im Kindes- und Heranwachsenden-Alter. Fortschr Med 97:907–918

Hilborne LH, Cheng L, Nieber RK, Lewin KJ, Evaluation of an antibody to human milk fat globule antigen in the detection of metastatic carcinoma in pleural, pericardial and peritoneal fluids. Acta Cytol 30:245–250

Hillier SG, Wickings EJ (1985) Cellular aspects of corpus luteum function. In: Jeffcoate SL (ed) The luteal phase. Wiley, London

Hillier SG, Reichert LER, Hall EV van (1981) Control of preovulatory follicular estrogen biosynthesis in the human ovary. J Clin Endocrinol Metab 52:847–856

Himelstein-Braw R, Bykov AG, Peters H, Faber M (1976) Follicular atresia in the infant human ovary. J Reprod Fert 46:55–59

Hirabayashi K, Graham J (1970) Genesis of ascites in ovarian cancer. Am J Obstet Gynecol 106:492–497
Hirakawa T, Tsuneyoshi M, Enjoji M (1988) Adenomatoid tumor of the ovary: An immunohistochemical and ultrastructural study. Jpn J Clin Oncol 18:154–166
Hirschfield LS, Kahn LB, Winkler B, Bochner RZ, Gibstein AA (1985) Adenocarcinoid of the appendix presenting as bilateral Krukenberg's tumor of the ovaries. Immunohistochemical and ultrastructural studies and literature review. Arch Pathol Lab Med 109:930–933
Hjortrup A, Kehlet H, Lockwood K, Hasner E (1983) Long-term clinical effects of ovarian wedge resection in polycystic ovarian syndrome. Acta Obstet Gynecol Scand 62:55–57
Hobbs JE, Bortnick R (1940) Endometriosis of the lungs. An experimental and clinical study. Am J Obstet Gynecol 40:832–843
Hockin JS, Jessamine AG (1984) Trends in ectopic pregnancy in Canada. Can Med Assc J 131:737–740
Holstein AF, Körner F (1974) Light and electron microscopical analysis of cell types in human seminoma. Virchows Arch (A) 363:97–112
Holt JA, Caputo TA, Kelly KM, Greenwald P, Chorost S (1979) Estrogen and progestin binding in cytosols of ovarian adenocarcinomas. Obstet Gynecol 53:50–58
Holtz F, Hart WR (1982) Krukenberg tumors of the ovary. A clinicopathologic analysis of 27 cases. Cancer 50:2438–2447
Holtz G, Kling OR, Miller DD, Wilson DA (1982) Ovarian hyperstimulation syndrome caused by clomiphene citrat. South Med J 75:368–369
Holund T (1946) Tuba og Uterinslimkindens Epitjel morfologiske og cytologiske under sogelser. Busck, Kobenhavn
Honoré LH (1978) Salpingitis isthmica nodosa in female infertility and ectopic tubal pregnancy. Fertil Steril 29:164–168
Honoré LH (1987) Pathology of the Fallopian tube. In: Fox H (ed) Haines & Taylor, Obstetric and gynecologic pathothology. Churchill, Livingstone Edinbourgh London Melbourne New York
Honoré LH, Dunnett IP (1976) Leiomyoma of the fallopian tube. A case report and review of the literature. Arch Gynecol 221:447–450
Honoré LH, O'Hara KE (1978) Failed tubal sterilisation as an etiologic factor in ectopic tubal pregnancy. Fertil Steril 29:509–511
Honoré LH, O'Hara KE (1980) Serous papillary neoplasms arising in paramesonephric parovarian cysts. Acta Obstet Gynecol Scand 59:525–528
Hood IC, Jones BA, Watts JC (1986) Mucinous carcinoid tumor of the appendix presenting as bilateral ovarian tumors. Arch Pathol Lab Med 110:336–340
Horstmann E (1952) Die Muskel- und Gefäßarchitektur des menschlichen Eileiters. Z Zellforsch 37:415–454
Horstmann E, Stegner H-E (1966) Tube, Vagina und äußere weibliche Geschlechtsorgane, 4. Teil. In: Bargmann W (Hrsg) Handbuch der mikroskopischen Anatomie des Menschen, Bd. 7: Harn- und Geschlechtsapparat. Springer, Berlin Heidelberg
Hou Jensen K, Kempson RL (1974) The ultrastructure of gonadoblastoma and dysgerminoma. Human Pathol 5:79–91
Hourihane DO (1964) The pathology of mesotheliomata and an analysis of their association with asbestos exposure. Thorax 19:268
Hourihane DO (1965) A biopsy series of mesotheliomata, and attempts to identify asbestos within some of the tumors. Ann NY Acad Sci 132:647–673
Hovadhanakul P, Nuerenberger SP, Ritter PJ et al. (1976) Primary transitional cell carcinoma of the fallopian tube asociated with primary carcinomas of the ovary and endometrium. Gynecol Oncol 4:138–143
Hsu C, Ma L, Mak L (1983) Sclerosing stromal tumor of the ovary: A case report and review of the literature. Int J Gynecol Pathol 2:192–200
Hsu YK, Parmley TH, Rosenhein NB, Bhagavan BS, Woodruff JD (1980) Neoplastic and non-neoplastic mesothelial proliferations in pelvic lymph nodes. Obstet Gynecol 55:83–88
Hsu YK, Rosenshein NB, Parmley TH, Woodruff JD, Elberfeld HT (1981) Leiomyomatosis in pelvic lymph nodes. Obstet Gynecol 57:91–93S
Hu CY, Taylor ML, Hertig AT (1950) Primary carcinoma of the fallopian tube. Am J Obstet Gynecol 59:58–67

Hughesdon PE, Bennett MH (1986) The oocyte origin of dysgerminoma. Int J Gynecol Pathol 5:52–62
Hughesdon PE, Kumarasamy T (1970) Mixed germ cell tumors (gonadoblastomas) in normal and dysgenetic gonads. Virchows Arch (A) 349:258–280
Hull MGR, Campell CR (1973) The malignant Brenner tumor. Obstet Gynecol 42:527
Hull MT, Warfel KA (1987) Mucinous breast carcinomas with abundant intracytoplasmic mucin and neuroendocrine features: Light microscopic, immunohistochemical, and ultrastructural study. Ultrastr Pathol 11:29–38
Huntington RW, Bullock WK (1970a) Yolk sac tumors of the ovary. Cancer 25:1357–1367
Huntington RW, Bullock WK (1970b) Yolk sac tumors of extragonadal origin. Cancer 25:1368–1376
Huntrakoon M (1985) Benign glandular inclusions in the abdominal lymph nodes of a man. Human Pathol 16:644–646
Hunzicker-Dunn M, Jungmann RA (1978) Rabbit ovarian protein kinases I, II, III. Endocrinol 103:420–430, 431–440, 441–451
Iacobelli S, Scambia G, Natoli C, Battaglia F, Polizzi G, Benedetti-Panici P, Boiocchi G, Perone L, Mancuso S (1989) Steroid hormone receptors in human ovarian tumors. In: Conte PF, Ragni N, Rosso R, Vermorken JB (eds) Multimodal treatment of ovarian cancer. New York
Idelson MG (1963) Malignancy in Brenner tumors of the ovary, with comments on histogenesis and possible estrogen production. Obstet Gynecol Surv 18:246
Imm FC (1980) Primary adenosqamous carcinoma of the Fallopian tube. South Med J 73:678–680
Ingram DL (1962) “Atresia”. In: Zuckerman (ed) The ovary, vol 1. Academic Press, New York London
Inoue Y, Ueda G, Yamasaki M, Inoue M, Tanaka Y, Nishino T, Saito J, Abe Y, Tanizawa O (1986) Immunohistological demonstration of peptide hormones and serotonin in ovarian mucinous and endometroid tumors with argyrophil cells. Nippon Sanka Fujinka Gakkai Zasshi 38: 361–365
Ireland K, Woodruff JD (1976) Masculinizing ovarian tumors. Obstet Gynecol Surv 31:83–111
Irvine WJ, Chan MMW, Scarth L, Kolb FO, Hartog M, Bayliss RIS, Drury MI (1968) Immunological aspects of premature ovarian failure associated with idiopathic Addison’s disease. Lancet 2:883–887
Irvine WJ, Chan MMW, Scarth C (1969) The further characterization of autoantibodies reactive with extra-adrenal steroid-producing cells in patients with adrenal disorders. Clin Exp Immunol 4:489–503
Isaacson P, Judd MA (1977) Immunohistochemistry of carcinoembryonic antigen: Characterization of cross-reaction with other glycoproteins. CuZ 18:779–785
Ishida T, Taagatz GE, Okagaki T (1976) Gonadoblastoma: Ultrastructural evidence for testicular origin. Cancer 37:1770–1781
Ishikura H, Scully RE (1987) Hepatoid carcinoma of the ovary. A newly described tumor. Cancer 60:2775–2784
Isobe M, Emanuel BS, Givol D, Oren M, Crocc CM (1986) Localisation of gene for human p53 tumor antigen to band 17p13. Nature 320:84–85
Israel SL, Helsel EV, Hausmann DH (1965) The challenge of metastatic ovarian carcinoma. Am J Obstet Gynecol 93:1094–1101
Ito T, Horton R (1971) The source of plasma dihydrotestosterone in man. J Clin Invest Metabol 50:1621–1627
Iversen OE (1988) Prognostic value of the flow cytometric DNA-index in human ovarian carcinoma. Cancer 61:971–975
Iwafuchi M, Watanabe H, Ishihara N, Enjoji M, Iwashita A, Yanaihara N, Ito S (1987a) Neoplastic endocrine cells in carcinomas of the small intestine: Histochemical and immunohistochemical studies in 24 tumors. Human Pathol 18:185–194
Iwafuchi M, Watanabe H, Kijima H, Ajioka Y, Shimoda T, Ito S (1987b) Argyrophil, non-argentaffin carcinoids of the appendix vermiformis. Acta Pathol Jpn 37:1237–1247
Iwata M (1929) Beiträge zur Morphologie der menschlichen Tube. Monatsschr Geburtsh Gynäkol 81:283–299
Jackson B, Valentine R, Wagner G (1986) Primary aldosteronism due to a malignant ovarian tumor. Aust NZ J Med 16:69–71

Jackson-York GL, Ramzy I (1992) Synchronous papillary mucinous adenocarcinoma of the endocervix and fallopian tubes. Int J Gynecol Pathol 11:63–67

Jäger W, Adam R (1989) Vergleich der Serumkonzentrationen des CA 72.4 mit dem CA 125 während des klinischen Verlaufs von Ovarialkarzinom-Patientinnen. Oncology 12:164–166

Jakobs IJ, Kohler MF, Wiseman RW, Marks JR, Whitaker R, Kerns BAJ, Humphrey P, Berchuck A, Ponder BAJ, Bast RC jr (1992) Clonal origin of epithelial ovarian carcinoma. Analysis by loss of heterozygositiy, p53 mutation, and X-chromosome inactivation. J Natl Cancer Inst 84:1793–1798

James PD, Taylor CW, Templeton AC (1973) Tumours of the female genitalia. In: Templeton AC (ed) Tumours in a tropical country. Springer, New York

Janovski NA, Paramanandhan TL (1973) Ovarian tumors. Tumors and tumor-like conditions of the ovaries, fallopian tubes and ligaments of the uterus. Stuttgart, Thieme

Jansen RPS (1980) Cyclic changes in the human fallopian tube isthmus and their functional importance. Am J Obstet Gynecol 136:292–308

Jansen RPS (1984) Endocrine response in the fallopian tube. Endocr Rev 5:525–551

Jarabak J, Talerman A (1983) Virilization due to a metastasizing granulosa cell tumor. Int J Gynecol Pathol 2:316–324

Joel CHA (1940) Zur Histologie und Histochemie der menschlichen Eileiter während Zyklus und Schwangerschaft. Monatsschr Geburtsh Gynäkol 110:252–261

Joel K (1939a) The glycogen content of the tubes during the menstrual cycle and during pregnancy. Br J Obstet Gynaecol 45:721–733

Joel K (1939b) The lipid content of the tube during the menstrual cycle and during pregnancy. Br J Obstet Gynaecol 46:734–742

Joglebar VM (1979) Haemangioma of the fallopian tube. Case report. Brit J Obstet Gynaecol 86:823–825

Johansson H (1960) Clinical aspects of metastatic ovarian cancer of extragenital origin. Acta Obste Gynecol Scand 39:681–697

John M, Cham W, Wollner N, Lewis JL, DAngio GJ, Tefft M (1976) Endodermal sinus tumor of the ovary in children. Radiology 121:177–181

Johnston TL, Kumar NB, Hopkins M, Hughes J (1988) Cytologic features of ovarian tumors of low malignant potential in peritoneal fluids. Acta Cytol 32:513–518

Johnston WW, Szpak CA, Lottich SC, Thor A, Schlom J (1985) Use of a monoclonal antibody (B72.3) as an immunocytochemical adjunct to diagnosis of adenocarcinoma in human effusions. Cancer Res 45:1894–1900

Johnston WW, Szpak CA, Thor A, Simpson JF, Schlom J (1987) Applications of immunocytochemistry to clinical cytology. Cancer Invest 5:593–611

Joly DJ, Lilienfeld AM, Diamond EB, Bross ID (1974) An epidemiologic study of the relationship of reproductive experience to cancer of the ovary. Am J Epidem 99:190–209

Jones OV (1965) Primary carcinoma of the uterine tube. Obstet Gynecol 26:122–128

Joshi VV (1965) Primary Krukenberg tumor of ovary. Review of literature and case report. Cancer 22:1199–1207

Juckes AW, Fraser MM, Dexter O (1979) Endodermal sinus (yolk sac) tumors in infants and children. J Pediatr Surg 14:520–524

Judd HI, Scully RE, Herbst AL, Yen SS, Ingersol FM, Kliman B (1973) Familial hyperthecosis: Comparison of endocrinologic findings with polycystic ovarian disease. Am J Obstet Gynecol 117:976–982

Julian CG, Woodruff JD (1972) The biological behaviour of low-grade papillary serous carcinoma of the ovary. Obstet Gynecol 40:860–867

Julian CG, Goss J, Blanchard K, Woodruff JD (1974) Biologic behaviour of ovarian malignancy. Obstet Gynecol 44:873

Julkunen R, Partanen S, Salaspuro M (1983) Gastrin-producing ovarian mucinous cystadenoma. J Clin Gastroenterol 5:67–70

Kabawat SE, Bast RC jr, Bhan AK, Welch WR, Knapp RC, Colvin RB (1983a) Tissue distribution of a coelomic-epithelium-related antigen recognized by the monoclonal antibody OC 125. Int J Gynecol Pathol 2:275–285

Kabawat SE, Bast RC, Welch WR, Knapp RC, Colvin RB (1983b) Immunopathologic characterization of a monoclonal antibody that recognizes common surface antigens of human ovarian tumors of serous, endometriod, and clear cell types. Am J Clin Pathol 79: 98–104

Kahn MA, Demopoulos RI (1992) Mucinous ovarian tumors with pseudomyxoma peritonei: A clinicopathologic study. Int J Gynecol Pathol 11 : 15 – 23

Kalifat R, DeBrux J (1987) Ovarian sex cord tumor with annular tubules: An ultrastructural study. Int J Gynecol Pathol 6 : 380 – 388

Kallenberg GA, Pesce CM, Norman B, Ratnert RE, Silverberg SG (1990) Ectopic hyperprolactinemia resulting from an ovarian teratoma. JAMA 263 : 2472 – 2474

Kallioniemi OP, Punnonen R, Mittila J et al. (1988) Prognostic significance of DNA index, multiploidy, and S-phase fraction in ovarian cancer. Cancer 61 : 334 – 339

Kalra VB, Kalra R, Sareen PM, Lodra SK, Utreja RK (1981) Leiomyoma of the ovary: Case report with brief review. J Obstet Gynaecol India 31 : 1037 – 1038

Kalstone CE, Jaffe RB, Abell MR (1969) Massive edema of the ovary simulating fibroma. Obstet Gynecol 34 : 564 – 571

Kannerstein M, Churg J (1977) Peritoneal mesothelioma. Human Pathol 8 : 83 – 94

Kannerstein M, Churg J, Mc Caughey WTE, Hill DP (1977) Papillary tumors of the peritoneum in women. Mesothelioma or papillary carcinoma. Am J Obstet Gynecol 127 : 306 – 314

Kanzaki H, Okamura H, Okuda Y, Takenaka A, Morimoto K, Nishimura T (1982) Scanning electron microscopic study of rabbit ovarian follicle microvasculature using resin injection-corrosion casts. J Anat 134 : 697 – 704

Kao GF, Norris HJ (1978a) Cystadenofibromas of the ovary with epithelial atypia. Am J Surg Pathol 2 : 357 – 363

Kao GF, Norris HJ (1978b) Benign and low grade variants of mixed mesodermal tumour (adenosarcoma) of the ovary and adnexal region. Cancer 42 : 1314 – 1324

Kao GF, Norris HJ (1979) Unusual cystadenofibromas: endometroid, mucinous, and clear cell types. Obstet Gynecol 54 : 729 – 736

Kappes St, Milde-Langosch K, Kressin Ph, Passlack B, Deckhorn-Dwornizcak B, Röhlke P, Löning Th (1994) P53 mutations in ovarian tumors – detected by temperature gradient gel electrophoresis, direct sequencing and immunohistochemistry. Int J Cancer. In press

Karam K, Haij S (1979) Hyperthecosis syndrome. Clinical, endocrinologic and histologic findings. Acta Obstet Gynecol Scand 58 : 73 – 79

Kariminejad MH, Scully RE (1973) Female adnexal tumor of probably wolffian origin. Cancer 31 : 671 – 677

Karp KA, Czernobilsky B (1969) Glandular inclusions in pelvic and abdominal para-aortic lymph nodes. A study of autopsy and surgical material in males and females. Am J Clin Pathol 52 : 121 – 218

Kasilag FB, Rutledge FN (1957) Metastatic breast carcinoma in ovary. Am J Obstet Gynecol 74 : 989 – 992

Katsube Y, Berg JW, Silverberg StG (1982a) Epidemiologic pathology of ovarian tumors: A histopathologic review of primary ovarian neoplasms diagnosed in the Denver standard metropolitan statistical area, 1 July–31 December 1969 and 1 July–31 December 1979. Int J Gynecol Pathol 1 : 3 – 16

Katsube Y, Mukai K, Silverberg StG (1982b) Cystic mesothelioma of the peritoneum. A report of five cases and review of the literature. Cancer 50 : 1615 – 1622

Katzenstein AA, Mazur MT, Morgan TE, Kao M (1978) Proliferative serous tumors of the ovary. Am J Surg Pathol 2 : 339 – 355

Kay S, Silverberg SG, Schatzki PF (1972) Ultrastructure of an ovarian dysgerminoma: Report of a case featuring neurosecretory-type granules in stromal cells. Am J Clin Pathol 58 : 458 – 468

Keal E (1960) Asbestosis and abdominal neoplasms. Lancet 1211 – 1216

Kela K, Aurdra AL (1980) Haemangioma of the ovary. J Indian Med Ass 75 : 201 – 202

Kelley RR, Scully RE (1961) Cancer developing in dermoid cysts of the ovary. A report of 8 cases including a carcinoid and a leiomyosarcoma. Cancer 14 : 989

Kelsten MC, Chianese D (1988) Multiparameter flow cytometric analysis in the detection of malignant effusions. Acta Cytol 32 : 773

Kemmann E, Orenstein D, Smith C, Shelden RM, Jones JR (1980) Estrogenization in women with postmenopausal ovarian hyperthecosis. Int J Obstet Gynecol 18 : 188 – 191

Kempson RL (1978) Benign glandular inclusions in iliac lymph nodes. Am J Surg Pathol 2 : 321 – 325

Kempson RI, Bari W (1970) Uterine sarcomas. Classification, diagnosis, and prognosis. Human Pathol 1 : 331 – 349
Kern WH (1969) Benign papillary structures with psammoma bodies in culdocentesis fluid. Acta Cytol 13 : 178 – 180
Ketel WC, Elkins HB (1956) Experience with radioactive gold in the treatment of ovarian carcinoma. Am J Obstet Gynecol 71 : 553
Khalifa MA, Sesterhenn N (1990) Tumor markers of epithelial ovarian neoplasms. Int J Gynecol Pathol 9 : 217 – 236
Kheir SM, Mann WJ, Wilkerson JA (1981) Glandular inclusions in lymph nodes. The problem of extensive involvement and relationship to salpingitis. Am J Surg Pathol 5 : 353 – 359
Kherdsekar MS, Kher AV, Sharma KD, Hardas VD (1974) The endodermal sinus tumor of the ovary – A report of two cases with special reference to histogenesis. Indian J Cancer 11 : 88 – 94
Khodury N, Raju U, Crissman JD, Zarbo R, Greenwald KA (1990) A comparative immunohistochemical study of peritoneal and ovarian serous tumors, and mesotheliomas. Human Pathol 21 : 811 – 819
Khoo SK, Buntine D (1981) Malignant stromal tumour of the ovary with virilizing effect in an XXX female with streak ovaries. Clinical and pathological study. Aust NZ Obstet Gynaecol 20 : 123 – 128
Kiechle-Schwarz M, Walz L, Pfleiderer A (1992) Der Verlust von genetischem Material vom kurzen Arm des Chromosomes 11: Ein häufiger Befund beim Ovarialkarzinom. In: Meerpohl H-G, Pfleiderer A, Profous ChZ (Hrsg) Das Ovarialkarzinom, Tumorbiologie, Screening, Staging. Springer, Berlin Heidelberg New York Tokyo
Kihana T, Tsuda H, Teshima S, Okada S, Matsuura S, Hirohashi S (1992) High incidence of p53 gene mutation in human ovarian cancer and its association with nuclear accumulation of p53 protein and tumor DNA aneuploidy. Jpn J Cancer Res 83 : 978 – 984
Kilman JW, Waldhausen JA, Vellios F, Battersby JS (1967) Ovarian tumors in infants and children. Am J Surg 113 : 772 – 776
Kim MH (1974) "Gonadotropin-resistent ovaries" syndrome in association with secondary aenorrhea. Am J Obstst Gynecol 120 : 257 – 263
Kimura N, Sasano N, Tamiki T (1986) Evidence of hybrid cell of thyroid follicular cell and carcinoid cell in strumal carcinoid. Int J Gynecol Pathol 5 : 269 – 277
Kinch RAH, Plunkett ER, Smout MS, Carr DH (1965) Primary ovarian failure. A clinicopathological and cytogenetic study. Am J Obstet Gynecol 91 : 630 – 641
King CR, Magensis E, Bennett S (1979) Pregnancy and the Turner syndrome. Obstet Gynecol 52 : 617
King ME, Mouradian JA, Micha JP et al. (1985) Immature teratoma of the ovary with predominant malignant retinal anlage component: A parthenogenetically derived tumor. Am J Surg Pathol 9 : 221 – 231
King ME, Hubdell MJ, Talerman A (1991) Mixed germ cell tumors of the ovary with a prominent polyembryoma component. Int J Gynecol Pathol 10 : 88 – 95
Kinoshita M, Asano S, Yamashita M, Matsuda T (1989) Mesodermal mixed tumor primary in the fallopian tube. Gynecol Oncol 32 : 331 – 335
Kinsey W, Randall B, Brown LJR (1989) AgNOR counts in borderline ovarian tumours. In: Sharp F, Mason WP, Leake RE (eds) Ovarian cancer, biology and therapeutic challenge. Chapman & Hall, London Glasgow New York Tokyo
Kinzel GE (1976) Primary carcinoma of the fallopian tube. Am J Obstet Gynecol 125 : 816 – 820
Kipfer K (1950) Die Muskulatur der Tuba uterina als funktionelles System. Acta Anat (Basel) 9 : 35 – 56
Kistner RW (1966) Use of clomiphene citrate, human chorionic gonadotropin, and human menopausal gonadotropin for induction of ovulation in the human female. Fertil Steril 17 : 569 – 583
Kivinen S, Kuoppala T, Leppilampi M, Vuori J, Kauppila A (1986) Tumor associated antigen CA 125 before and during the treatment of ovarian carcinoma. Obstet Gynecol 67 : 468 – 472
Kjellgren O, Angstrom T, Bergman F, Wiklund DE (1971) Fine needle aspiration biopsy in diagnosis and classification of ovarian carcinoma. Cancer 28 : 967 – 976

Kjoerstad KE, Abeller V (1983) Carcinoma of the ovary. Borderline lesions and their therapy. In: Grundmann E (ed) Cancer campaign, vol 7: Carcinoma of the ovary. Fischer, Stuttgart New York

Kleiner GJ, Roberts TWI (1967) Current factors in the causation of tubal pregnancy. Am J Obstet Gynecol 99: 21–28

Kleiner GK, Solomon L, Greston WM, Levgur M (1978) Wedge resection in massive edema of the ovary. Am J Obstet Gynecol 132: 107–108

Kleinman GM, Young RH, Scully RE (1984) Ependymoma of the ovary: Report of three cases. Human Pathol 15: 632–638

Klemi PJ (1977) Epithelial mucosubstances. Acta Pathol Microbiol Scand (A) 85: 819–825

Klemi PJ (1978) Pathology of mucinous ovarian cystadenomas. I. Argyrophil and argentaffin cells and epithelial mucosubstances. Acta Pathol Microbiol Scand A 86: 465–470

Klemi PJ, Oronrios M (1979) Endometroid carcinoma of the ovary. Obstet Gynecol 53: 572–579

Klemi PJ, Meurman L, Grönroos M, Talerman A (1982) Clear cell (mesonephroid) tumors of the ovary with characteristics resembling endodermal sinus tumor. Int J Gynecol Pathol 1: 95–100

Klemi PJ, Joensuu H, Maenpaa J et al. (1989) Influence of cellular DNA content on survival in ovarian carcinoma. Obstet Gynecol 74: 200–204

Kliman L, Rome RM, Fortume DW (1986) Low malignant potential tumors of the ovary: A study of 76 cases. Obstet Gynecol 68: 338–344

Kline TS (1981) Handbook of fine needle aspiration biopsy cytology. Mosby, St Louis

Knapp RC, Friedman EA (1974) Aortic lymph node metastases in early ovarian cancer. Am J Obstet Gynecol 119: 1013–1017

Koelma IA, Nap M, VanSteenis GJ, Fleuren GJ (1988) Tumor markers for ovarian cancer. A comparative immunohistochemical and immunocytochemical study of two commercial monoclonal antibodies (OV 672 and OC 125). Am J Clin Pathol 90: 391–396

Koering MJ, Wolf RC, Meyer RK (1973a) Morphological changes in the corpus luteum correlated with progestin levels in rhesus monkeys during early pregnancy. Biol Reprod 9: 254–271

Koering MJ, Wolf RC, Meyer RK (1973b) Morphological and functional evidence for corpus luteum activity during late pregnancy in the rhesus monkey. Endocrinol 93: 686–693

Kolstad P, Davy M, Hoeg K (1977) Individualized treatment of ovarian cancer. Am J Obstet Gynecol 128: 617–625

Kommoss F, Wintzer HO, Kleist S von, Kohler M et al. (1990) In situ distribution of transforming growth factor alpha in normal human tissues and in malignant tumours of the ovary. J Pathol 162: 223–230

Kommoss F, Pfisterer J, Thome M, Geyer H, Sauerbrei W, Pfleiderer A (1991) Estrogen and progesterone receptors in ovarian neoplasms: Discrepant results of immunohistochemical and biochemical results. Int J Gynecol Cancer 1: 147–153

Kommoss F, Pfisterer J, Thome M, Sauerbrei W, Pfleiderer A (1993) Steroidrezeptoren beim Ovarialkarzinom: Die immunhistochemische Bestimmung birgt neue Perspektiven. In: Meerpohl H-G, Pfleiderer A, Profous ChZ (Hrsg) Das Ovarialkarzinom, 1 Tumorbiologie, Screening, Staging. Springer, Berlin Heidelberg New York Tokyo

Koninckx PR (1981) New aspects of ovarian functions in man and rat. Thesis, Katholicke Universiteit Leuven, Fakulteit Geneeskunde, Belgium

Koninckx PR, Brosens IA (1977) The "gonadotropin-resistent ovary" syndrome as a cause of secondary amenorrhea and infertility. Fertil Steril 28: 926–931

Koprowski H, Steplewski Z, Mitchell K, Herlyn M, Herlyn D, Fuhrer P (1979) Colorectal carcinoma antigens detected by hybridoma antibodies. Somatic Cell Genet 5: 957–971

Korzets A, Nouriel H, Steiner Z, Griffel B, Kraus L, Freund U, Klajman A (1986) Resistent hypertension associated with a renin-producing ovarian Sertoli cell tumor. Am J Clin Pathol 85: 242–247

Koss LG (1979) Diagnostic cytology and its histopathologic bases. Lippincott, Philadelphia

Koss LG (1983) Examinations of effusions. In: Wied GL, Koss LG, Reagan JW (eds) Compendium on diagnostic cytology. Tutorials of cytology, Chicago

Koss LG, Woyke S, Olzewski W (1984) Research on the aspirated cell sample. In: Aspiration biopsy: Cytologic interpretation and histologic bases. Igaku-Shoin, New York

Kotylo RK, Michael H, Fineberg N, Sutton G, Ruth LM (1992) Flow cytometric analysis of DNA content and ras p21 oncoprotein expression in ovarian neoplasms. Int J Gynecol Pathol 11:30–37

Kretser DM de (1968) The fine structure of the immature testis in hypogonadotropic hypogonadism. Virchow's Arch (B) 1:283–296

Kretser TA de, Thorne HJ, Jacobs DJ, Jose DG (1985) The sebaceous gland antigen defined by the OM-1 monoclonal antibody is expressed at high density on the surface of ovarian carcinoma. Eur J Cancer Clin Oncol 21:1019–1035

Kronke E, Parase GW (1938) Morbus Cushing bei Ovarialteratoma. Z Klin Med 134:678–718

Krug H, Ebeling K (1976) Impulszytophotometrische Charakterisierung von malignen Ovarialtumoren. Arch Geschwulstforsch 2:214–224

Kühnel R, Rao BR, Stolk JG, Kessel H van, Seldenrijk CA, Willig AP (1987) Estrogen synthesizing rare malignant Brenner tumor of the ovary with the presence of progesterone and androgen receptors in the absence of estrogen receptors. Gynecol Oncol 26:263–269

Kühn W, Feichter GE, Hanke J, Rummel HH, Kaufmann M, Schmid H (1987) Klinischer Verlauf des Ovarialkarzinoms in Abhängigkeit von morphologischen Prognosefaktoren und zellkinetischen Parametern. Geburtsh Frauenheilk 47:173–178

Kühn W, Kaufmann M, Feichter GE, Rummel HH, Schmid H, Heberling D (1989) DNA flow cytometry, clinical and morphological parameters as prognostic factors for advanced malignant and borderline ovarian tumors. Gynecol Oncol 33:360–367

Kühn W, Feichter GE, Beier K, Rummel HH, Abel U, Kaufmann M (1988) Zur Dignität von Psammomkarzinomen des Ovars – eine klinische, DNA-durchflußzytometrische und morphometrisch-bildanalytische Studie. Geburtsh Frauenheik 50:597–604

Kühn W, Kaufmann M, Feichter GE, Schmid H, Hanke J, Rummel HH (1988) Psammoma body content and DNA flow cytometric results as prognostic factors in advanced ovarian carcinoma. Eur J Gynecol Oncol 9:243

Kulka EW (1941) True bone formation in the fallopian tube. Am J Obstet Gynecol 44:384–386

Kumar PV, Efashani FN (1988) Cytopathology of peritoneal endometriosis caused by ruptured ovarian cyst. Acta Cytol 32:523–526

Kung ITM, Chan SK, Lo ESF (1990) Application of the immunoperoxidase technique to cell block preparations from fine needle aspirates. Acta Cytol 34:297–303

Kupryjanczyk J, Thor AD, Beauchamp R, Merritt V, Edgertomn SM, Bell DA, Yandell DW (1993) P53 gene mutations and protein accumulation in human ovarian cancer. Proc Natl Acad Sci USA 90:4961–4965

Kurman RJ, Craig JM (1972) Endometrial and clear cell carcinoma of the ovary. Cancer 29:1653–1664

Kurman RJ, Trimble CL (1993) The behavior of serous tumors of low malignant potential: are they ever malignant? Int J Gynecol Pathol 12:120–127

Kurman RJ, Andrade D, Goebelsmann V, Taylor CR (1978) An immunohistological study of steroid localization in Sertoli-Leydig-tumors of the ovary and testis. Cancer (Philad) 42: 1772–1783

Kurman RJ, Goebelsman V, Taylor CR (1979a) Steroid localization in granulosa-theca tumors of the ovary. Cancer 43:2377–2384

Kurman RJ, Scardino PT, MacIntire KR, Waldmann TA, Javadpour N, Norris HJ (1979) Malignant germ cell tumors of the ovary and testis. An immunohistologic study of 69 cases. Ann Clin Lab Sci 9:462–466

Kurman RJ, Goebelsman V, Taylor CR (1981) Localization of steroid hormones in functional ovarian tumors. In: DeLellis RA (ed) Diagnostic immunohistochemistry. Masson, New York

Kurman RJ, Ganjei P, Nadji M (1984) Contributions of immunocytochemistry to the diagnosis and study of ovarian neoplasma. Int J Gynecol Pathol 3:3–26

Kury G, Rev-Kury LH (1969) Metabolism of human fallopian tube epithelium. A radiographic study. Am J Obstet Gynecol 104:523–531

Kuzur ME, Cubleigh MA, Greco A, Einhorn LH, Oldham RK (1982) Endodermal sinus tumor of the mediastinum. Cancer 50:766–774

Kyrkow KA, Iatridis SG, Athanassiadou PP, Emmanouilidou AG (1985) Detection of benign or malignant origin of ascites with combined indirect immunoperoxidase assays of carcinoembrionic antigen and lysozyme. Acta Cytol 29:57–62

Laatikainen T, Pelkonen R, Vihko R (1972) Plasmasteroids in two subjects with ovarian androgen-producing tumor, arrhenoblastoma and gynandroblastoma. J Clin Endocrinol Metab 34 : 580 – 585

Ladefoget C, Lorentzen M (1988) Xanthogranulomatous inflammation of the female genital tract. Histopathology 13 : 541 – 551

LaGrenade A, Silverberg STG (1988) Ovarian tumors associated with atypical endometriosis Human Pathol 19 : 1080 – 1084

Langley FA (1982) Ovarian tumours of germinal epithelium. In: Dallenbach-Hellweg G (Hrsg) Ovarialtumoren. Springer, Berlin

Langley FA, Fox H (1987) Ovarian tumours: Classification, histogenesis and aetiology. In: Haynes & Taylor, Obstetrical and gynaecological pathology, vol 1. Churchill, Livingstone Edinburgh London Melbourne New York

Langley FA, Cummins PA, Fox H (1972) An ultrastructural study of mucin-secreting epithelia in ovarian neoplasms. Acta Path Microbiol Scand (Suppl 80) 233 : 76 – 86

Langman J (1972) Medizinische Embryologie. Die normale menschliche Entwicklung und ihre Fehlbildungen. Thieme, Stuttgart

Lasaponara F, Pagliano GL, Rizello N (1983) Metastasi rivelatrici de neoplasia renale. Minerva Urol 35 : 195 – 200

Lauchlan SC (1968) Conceptual unity of the Mullerian tumor group. A histologic study. Cancer 22 : 601 – 610

Lauchlan SC (1972) The secondary mullerian system. Obstet Gynecol Surv 27 : 133 – 146

Lauchlan SC (1984) Metaplasias and neoplasias of müllerian epithelium. Histopathol 8 : 543 – 557

Lauritzen A (1987) Distinction between cells in serous effusions using a panel of antibodies. Virchows Arch (A) 411 : 299 – 304

Lawhead RA, Copeland LJ, Edwards CL (1985) Bilateral ovarian hemangiomas associated with diffuse abdominopelvic hemangomatosis. Obstet Gynecol 65 : 597 – 599

Lee D, Pontifex AH (1975) Melanosis peritonei. Am J Obstet Gynecol 122 : 526 – 527

Lee JH, Kavanagh JJ, Wharton GT, Wildrick DM, Wharton JT, Blick M (1990) Frequent loss of heterozygosity on chromosomes 6q, 11 and 17 in human ovarian carcinoma. Cancer Res 50 : 2724 – 2728

Lee MJ, Dockerty MB, Thomspon GJ, Waugh JM (1950) Benign mesotheliomas (adenomatoid tumors) of the genital tract. Surg Gynecol Obstet 91 : 221 – 231

Lehfeldt H, Tietze C, Gorstein F (1970) Ovarian pregnancy and the intrauterine device. Am J Obstet Gynecol 108 : 1005 – 1009

Leiman G, Markowsiz ST, Veiga-Ferreira MM, Margolius KA (1986) Endometriosis of the rectovaginal septum: Diagnosis by fine needle aspiration cytology. Acta Cytol 30 : 313 – 316

LeMaire WJ, Leidner R, Marsh JM (1975) Pre- and postovulatory changes in the concentration of prostaglandins in rat Graafian follicles. Prostaglandins 9 : 221 – 229

LeMaire WJ, Koos RD, Clark MR, Curry TE, Holmes PV, Janson PO, Sogn JH, Ahrens KEB (1985) Studies on the role of prostaglandins in ovulation using the isolated perfused ovary as a model. In: Hayashi O, Yamamoto S (eds) Advances in prostaglandin, thromboxane and leukotriene research. Raven Press, New York

Lennox B, Meagher DJ (1952) Paraovarian carcinoma: A hitherto undescribed tumor. Obstet Br Emp 59 : 783 – 785

Levine AJ, Momand J, Finlay CA (1991) The p53 tumor suppressor gene. Nature 351 : 453 – 456

Lewis JD (1964) Hilus-cell hyperplasia in ovaries and tubes. Obstet Gynecol 24 : 728 – 731

Lifschitz-Mercer B, Czernobilsky B, Shezen E et al. (1988) Selective expression of cytokeratin polypeptides in various epithelia of human Brenner tumor. Human Pathol 19 : 640 – 650

Limber GK, King RE, Silverberg StG (1973) Pseudomyxoma peritonei: A report of ten cases. Ann Surg 178 : 587 – 593

Linder D, McCaw BK, Hecht F (1975) Parthenogenetic origin of benign ovarian teratoma. N Engl J Med 292 : 63 – 66

Lindfors O (1971) Primary ovarian neoplasms in infants and children. Ann Chir Gynaecol Fenn 177 : 1 – 66

Lindvall S, Wahlgren F (1940) Beitrag zur Diskussion über die Genese der sexuellen Zwischenstufen beim Menschen. Acta Pathol Microbiol Scand 17 : 60 – 99

Line DH, Deeley TJ (1971) The necropsy findings in carcinoma of the Grondins. Br J Dis Chest 65:238–242
Lingemann CH (1974) Etiology of cancer of the human ovary. A review. J Natl Cancer Inst 53:1603
Lintern-Moore S, Peters H, Moore GPM, Faber M (1974) Follicular development in the infant human ovary. J Reprod Fertil 39:53–64
Lipsetti MB, Kirschner MA, Wilson H, Bardin CW et al. (1970) Malignant lipid cell tumor of the ovary: Clinical, biochemical and etiologic consideration. J Clin Endocrinol Metab 30: 336–344
Lisa JR, Gioia JD, Rubin IC (1954) Observations on the interstitial portion in the fallopian tube. Surg Gynecol Obstet 99:159–173
Lisboa BP, McHalket J, Stegner H-E (1978) Steroid metabolism in an arrhenoblastoma investigated by radio-gaschromatography and gaschromatographymass spectometry. J Steroid Biochem 1:824
Livolsi VA, Merino MJ, Schwartz PE (1983) Coexistant endocervical adenocarcinoma and mucinuous adenocarcinoma of ovary: A clinico-pathological study of four cases. Int J Gynecol Pathol 1:391–402
Lloyd HED, Feinberg R (1965) The Arias-Stella reaction: A non-specific involutional phenomenon in intra- as well as extrauterine pregnancy. Am J Clin Pathol 43:428–432
Lloyd KO (1989) Ovarian tumor antigens: Targets for diagnosis, monitoring and therapy. In: Conte PF, Ragni N, Rosso R, Vermorken JB (eds) Multinodal treatment of ovarian cancer. Raven Press, New York
Long ME, Taylor HC (1964) Endometroid carcinoma of the ovary. Am J Obstet Gynecol 90:936
Long RT, Spratt JS, Dowling E (1969) Pseudomyxoma peritonei: New concepts in management with a report of 17 patients. Am J Surg 117:162–169
Lucraft HH (1979) Ovarian tumours in children – A review of 40 cases. Clin Radiol 30: 279–285
Ludwig KS, Kress A (1987) Grundlagen der sexuellen Differenzierung. Normale Entwicklung und Entwicklungsstörungen des weiblichen Genitales. In: Käser O, Friedberg V, Ober KG, Thomsen K, Zander K (Hrsg) Gynäkologie und Geburtshilfe, Bd I, Teil 1. Thieme, Stuttgart New York
Ludwig H, Metzger H (1976) The human femal reproduction tract. Springer, Berlin
Ludwig H, Wolf A, Metzger H (1972) Zur Ultrastruktur der Tubeninnenfläche im Rasterelektronenmikroskop. Arch Gynecol 212:380–396
Luisi A (1968) Metastatic ovarian tumours. In: Junqueira AC, Gentil F (eds) Ovarian cancer. UICC monograph series, vol 11. Springer, Berlin, 87–104
Lumb G, McKenzie H (1959) The incidence of metastases in adrenal glands and ovaries removed for carcinoma of the breast. Cancer 12:521
Lurain JR, Piver MS (1979) Familial ovarian cancer. Gynecol Oncol 8:185–192
Lüttges J, Neumann K, Pflüger K-H, Schmitz-Moormann P (1988) Differentialzytologie von Ergußflüssigkeiten unter Anwendung von monoclonalen Antikörpern. Pathologe 9:137–142
Luzzatto R, Murray JM, Gallager HS (1979) Gonadoblastoma associated with malignant teratoma. South Med J 72:624–627
Lynch HT, Harris RE, Guirgis HA, Maloney K, Carmody LL, Lynch JF (1978) Familial association of breast/ovarian carcinomas. Cancer 41:1543–1549
Lynch HT, Bewtra C, Lynch JF (1986) Familial ovarian carcinoma: Clinical nuances. Am J Med 81:1073–1076
MacKay B, Bennington JL, Skoglund RW (1971) The adenomatoid tumor: Fine structure evidence for mesothelial origin. Cancer 21:109–115
Madelenar P, DeBrux J, Palmer R (1977) L'etiologie des obstructions tubaires proximales et son rôle dans le prognostic des implantations. Gynecologie 28:47–53
Madiedo G, Tiel TH, Aiman J (1985) Atypical ovarian hyperthecosis in a virilized postmenopausal woman. Am J Clin Pathol 83:101–107
Mahesh VB, Greenblatt RB (1964) Steroid secretions in the normal and polycystic ovary. Rec Prog Horm Res 20:341–394
Majmudar B, Kapernick PS, Phillips RS (1978) Ovarian myxoma. Human Pathol 9:723
Malinak LJ, Miller GV, Armstromg JT (1966) Primary squamous cell carcinoma of the fallopian tube. Am J Obstet Gynecol 95:1167–1168

Malkasian GD jr, Symmonds RE, Dockerty MB (1965) Malignant ovarian teratomas. Report of 31 cases. Obstet Gynecol 25:810–814

Malkasian GD jr, Decker DG, Webb MJ (1975) Histology of epithelial tumors of the ovary: clinical usefulness and prognostic significance of the histologic classification and grading. Semin Oncol 2:191–201

Malkasian GD jr, Melton III LJ, O'Brien PC, Greene MH (1984) Prognostic significance of histologic classification and grading of epithelial malignancies of the ovary. Am J Obstet Gynecol 149:274–284

Malloy JJ, Dockerty MB, Welch JS, Hunt AB (1965) Papillary ovarian tumors. I. Benign tumors and serous and mucinous cystadenocarcinomas. Am J Obstet Gynecol 93:867–879

Malnasy J, Gaal M (1963) Primary carcinosarcoma of the Fallopian tube. Gynaecologia 156: 203–208

Malpas P (1959a) Pseudomyxoma peritonei: A report of 7 cases. Gynecol Oncol 1:195–202

Malpas P (1959b) Pseudomyxoma peritonei. J Obstet Gynaecol Br Emp 66:247–250

Manes JL, Taylor HB (1976) Carcinosarcoma and mixed mullerian tumor of the uterine tube. Report of four cases. Cancer 38:1687–1693

Manivel JC, Wick MR, Coffin ChM, Behner L (1989) Immunohistochemistry in the differential diagnosis in the second-look operation for ovarian carcinomas. Int J Gynecol Pathol 8: 105–113

Mann RH, Grosh JL, O'Donnel WM (1966) Mesothelioma associated with asbestos. Cancer 19:521–526

Marcial Rojas RA, Arellano RGA (1956) Malignant melanoma arising in a dermoid cyst of the ovary. Cancer 9:523–527

Marcial Rojas RA, Medina R (1958) Cystic teratoma of the ovary. A clinical and pathological analysis of two hundred sixty-eight tumors. Arch Pathol 66:577–589

Marin-Padilla M (1065) Origin, nature and significance of the "embryoids" of human teratoma. Virchows Arch (A) 340:105–121

Marinelli G, Tapparelli E, Merz R, Aldovini D, Zumiani G (1984) Case of bilateral ovarian metastasis from regressed melanoma. Eur J Gynaecol Oncol 5:150–153

Marsden HB, Birch JM, Swindell R (1981) Germ cell tumours of childhood: A review of 137 cases. J Clin Pathol 34:879–883

Marshall WA, Tanner JM (1970) Variations in the pattern of pubertal changes in boys. Arch Dis Child 45:13–23

Marth CH, Zeimet AG, Müller-Holzner E, Schatzer J, Cronauer MV, Ullrich A, Oxenbichler G (1992) Die Bedeutung des Onkogens HER 2 beim Ovarialkarzinom. In: Meerpohl H-G, Pfleiderer A, Profous ChZ (Hrsg) Das Ovarialkarzinom 1. Tumorbiologie, Screening, Staging. Springer, Berlin Heidelberg New York Tokyo

Martin AR, Kotylo PK, Kennedy JC, Fineberg NS, Roth LM (1992) Flow cytometric DNA analysis of ovarian Brenner tumors and transitional cell carcinomas. Int J Gynecol Pathol 11:188–196

Martin JD jr, Hauck AE (1985) Endometriosis in the male. Am Surg 51:426–430

Martinelli G, Govoni E, Pileri S, Grigioni FW, Doglioni C, Pelusi G (1983) Sclerosing stromal tumor of the ovary. Virchows Arch (A) 402:155–161

Martins SM, Klinger OJ (1964) Bilateral ovarian fibromas before the menopause. Am J Obstet Gynecol 87:381–390

Masood S, Heitmann J, Nuss RC, Benrubi GI (1989) Clinical correlation of hormone receptor status in epithelial ovarian cancer. Gynecol Oncol 34:57–60

Masson P (1922) Epitheliomas Pflügeriens. In: Diagnostics de laboratoire les tumeurs. 1 edn. Maloin, Editions Paris

Masubuchi K, KimuraI M, Suzmura M, Suzuki T, Aoki M (1970) A case of ovarian myxoma. Jpn J Cancer Clin 16:156–159

Matamala M, Nogales FF, Aneiros J et al. (1988) Leiomyomas of the ovary. Int J Gynecol Pathol 7:190–196

Matias-Guiu X, Prat J (1990) Ovarian tumors with functioning stroma. An immunohistochemical study of 100 cases with human chorionic goadotropin monoclonal and polyclonal antibodies. Cancer 65:2001–2005

Matsuda M, Ishikura H, Murakami K, Kagabu T, NishiaI I (1991) Hepatoid carcinoma of the ovary: A case report. Int J Gynecol Pathol 10:302–310

Mattes MJ, Cordon-Cardo C, Lewis JL jr, Old LJ, Lloyd KO (1984) Cell surface antigens of human ovarian and endometrial carcinoma defined by mouse monoclonal antibodies. Proc Natl Acad Sci 81:568–572

Maughan TS, Fisg RG, Shelley M, Jasani B, Williams GT, Adams M (1988) Antigen Ca 125 in tumor tissue and serum from patients with adenocarcinoma of the ovary. Gynecol Oncol 30:342–346

Mauri FA, Barbareschi M, Scampini S et al. (1990) Nucleolar organiser regions in mucinous tumours of the ovary. Histopathology 16:396–398

Mazur MT, Hsueh S, Gersell D (1984) Metastases to the female genital tract: Analysis of 325 cases. Cancer 53:1978–1984

Mazzarella P, Okagaki T, Richart RM (1972) Teratoma of the uterine tube. Obstet Gynecol 39:381–388

McArdle C, Seibel M, Hann LE, Weinstein F, Taymor M (1983) The diagnosis of ovarian hyperstimulation (OHS): The impact of ultrasound. Fertil Steril 39:464–467

McCaughey WTE (1985) Papillary peritoneal neoplasms in females. Pathol Ann 20:387–404

McCaughey WTE, Kirk ME, Lester W, Dardick I (1984) Peritoneal epithelial lesions associated with proliferative serous tumors of the ovary. Histopathology: 195–208

McCaughey WTE, Kannerstein M, Churg J (1985) Tumors and pseudotumors of the serous membranes. In: Greenwald KA (ed) Atlas of tumor pathology, Series 2, fascicle 20. Washington DC

McDonough PG, Byrd JR, Tho PT, Otken L (1976a) Gonadoblastoma in a true hermaphrodite with a 46,XX karyotype. Obstet Gynecol 47:355–358

McDonough PG, Ellegood JO, Byrd JR, Mahesh VB (1976b) Ovarian and peripheral venous steroids in XY gonadal dysgenesis and gonadoblastoma. Obstet Gynecol 47:351–355

McGowan L (1989) Peritoneal fluid washings. Acta Cytol 33:414–415

McGrew EA, Nanos S (1983) The cytology of serous effusions. In: Keebler CM, Reagan JW (eds) A manual of cytotechnology. Am Soc Clin Pathol, Chicago

McKenna H, Ansford A (1976) Malignant Brenner tumor. Aust NZ J Obstet Gynaecol 14:244–248

McMurray EH, Jacobs AJ, Perez CA, Camel HM, Kao MS, Galakatos A (1986) Carcinoma of the Fallopian tube. Management and sites of failure. Cancer 58:2070–2075

McNatty KP (1978a) Cyclic changes in antral fluid hormone concentrations in humans. Clin Endocrinol Metast 7:577–600

McNatty KP (1978b) Follicular fluid. In: Jones RE (ed) The vertebrate ovary. Plenum Press, New York

McNatty KP (1981) Hormonal correlates of follicular development in the human ovary. Aust J Biol Sci 34:249–268

McNatty KP, Smith DM, Makris A, Grazia C de, Tulchinsky D, Osathanondh R, Schiff I, Ryan KJ (1980) The intraovarian sites of androgen and estrogen formation in women with normal and hyperandrogenic ovaries as judged by in vitro experiments. J Clin Endocrinol Metab 50:755–763

Meden H, Marx D, Rath W, Kron M, Fattahi-Meibodi A, Hinney B, Kuhn W, Schauer A (1994) Overexpression of the oncogene c-erb B2 in primary ovarian cancer: evaluation of the prognostic value in a Cox proportional Hazards multiple regression. Int J Gynecol Pathol 13:45–53

Meerpohl H-G (1989) Palliative Hormontherapie beim Ovarialkarzinom. In: Meerpohl H-G, Kaufmann M, Alt D, Pfleiderer A (Hrsg) Aktuelle Onkologie. Zuckschwerdt, München

Mennemeyer R, Smith M (1979) Multicystic peritoneal mesothelioma: A report with electron microscopy of a case mimicking intra-abdominal cystic hygroma (lymphangioma). Cancer 44:692–698

Merino MJ, Edmonds P, Livolsi V (1985) Appendiceal carcinoma metastatic to the ovaries and mimicking primary ovarian tumors. Int J Gynecol Pathol 4:110–120

Merkow LP, Slifkin M, Acevedo HF, Pardo M, Greenberg WV (1971) Ultrastructure of an interstitial (hilus) cell tumor of the ovary. Obstet Gynecol 37:845–859

Merrill JA (1959) Carcinoma of the broad ligament. Obstet Gynecol 13:472–476

Mestwerth W, Brandau H, Müller O (1972) Struktur und Funktion steroidaktiver Zellen im Postmenopauseovar. Arch Gynecol 212:268–284

Mestwerdt W, Müller O, Brandau H (1977) Die differenzierte Struktur und Funktion der Granulosa und Theka in verschiedenen Follikelstadien menschlicher Ovarien. I. Mitteilung: Der Primordial-, Primär-, Sekundär- und ruhende Tertiärfollikel. Arch Gynecol 222:45–71

Metz SA, Sevin B, Averette H, Karnei R, Hoskins R (1981) Lymphatic metastases in apparently early carcinoma of the ovary. Gynecol Oncol 12:261–267

Meyer R (1943) Nerve tumors of the female genitals and pelvis. Arch Pathol 36:437

Mezger J, Lamerz R, Permanetter W (1990) Diagnostic significance of carcinoembryonic antigen in the differential diagnosis of malignant mesothelioma. J Thorac Cardiovasc Surg 100:860–866

Mezger J, Stötzer O, Schilli G, Bauer S, Wilmanns W (1992) Identification of carcinoma cells in ascitic and pleural fluid. Comparison of four panepithelial antigens with carcinoembryonic antigen. Acta Cytol 36:75–81

Michael H, Roth LM (1986) Invasive and non-invasive implants in ovarian surface tumors of low malignant potential. Cancer 57:1240–1247

Michael H, Sutton G, Roth LM (1987) Ovarian carcinoma with extracellular mucin production: Reassessment of "pseudomyxoma ovarii et peritonei". Int J Gynecol Pathol 6:298–312

Miettinen M, Lehto LP, Virtanen I (1983) Expression of intermediate filaments in normal ovaries and ovarian epithelial sex cord-stromal and germinal tumors. Int J Gynecol Pathol 2:64–71

Miettinen M, Talerman A, Wahlstrom T, Astengo-Osuna C, Virtanen I (1985) Cellular differentiation in ovarian sex cord-stromal and germ cell tumors studied with antibodies to intermediate filament protein. Am J Pathol 9:640–651

Mikhael NZ, Campbell JS, Lee SY, Acharya VC, Hurteau GD (1977) Tubal Arias Stella atypia. Eur J Obstet Gynecol Reprod Biol 7:13–15

Miles PA, Norris HJ (1972) Proliferating and malignant Brenner tumors of the ovary. Cancer 30:174–186

Mills StE (1983) Decidua and squamous metaplasia in abdominopelvic lymph nodes. Int J Gynecol Pathol 2:209–215

Mills GB, Hashimoto S, Hurteau J, Schmandt R, Campell S, MayAY C, Hill M, Shaw P, Buckman P, Hogg D (1992) Regulation of growth of human ovarian cancer cells. In: Sharp F, Mason WP, Creasman W (eds) Ovarian cancer 2: Biology, diagnosis, and management, Chapman & Hall, London Glasgow New York Tokyo

Milner BJ, Allan LA, Eccles DM, Kitchener HC, Leonard RCF, Kelly KF, Parkin DE, Haites NE (1993) P53 mutation is a common genetic event in ovarian carcinoma. Cancer Res 53:2128–2132

Min-Yi P, Tong-Hua L (1982) Ovarian sclerosing stromal tumors. Chin Med J 95:186–190

Ming SC, Goldman H (1962) Hormonal activity of Brenner tumors in postmenopausal women. Am J Obstet Gynecol 83:666–673

Mintz B (1957) Germ cell origin and history in the mouse: Genetic and histochemical evidence. Anat Rec 127:335–336

Mintz B, Russell ES (1957) Gene-induced embryological motification of primordial germ cells in the mouse. J Exp Zool 134:207–230

Miotti S, Agvanno S, Canevari S, Diotti A, Orlandi R, Sonnino S, Colnaghi MI (1985) Biochemical analysis of human ovarian cancer – associated antigens defined by murine monoclonal antibodies. Cancer Res 45:826–832

Mira JL (1991) Lipoleiomyoma of the ovary: Report of a case and review of the english literature. Int J Gynecol Pathol 10:198–202

Mishura VI (1963) Report of large benign tumour: Three cases. Voprosy Onkologii 9:102–106

Mitze M, Wagner R (1986) Gliomatosis peritonei. Eine ungewöhnliche Metastasierungsform unreifer Teratome des Ovars. Pathologe 7:222–224

Möbius V, Kreienberg R, Crombach G, Würz H, Schmidt-Rhode P, Sturm G, Caffier H, Kaesemann FJ, Kaufmann M (1987) Ca 125-Serumspiegel und Second-look-Befunde bei Patientinnen mit Ovarialkarzinomen. In: Breitbach GP, Bastert G (Hrsg) Klinische Tumorimmunologie in der Gynäkologie. Zuckschwerdt, München Bern Wien San Francisco, 137–146

Moll R, Levy R, Czernobilsky B, Hohlweg-Majert P, Dallenbach-Hellweg, Franke WW (1983) Cytokeratins of normal epithelia and some neoplasms of the female genital tract. Lab Invest 49:599–610

Moll R, Pitz S, Levy R, Weikel W, Franke WW, Czernobilsky B (1991) Complexity of expression of intermediate filament proteins, including glial filament protein, in endomctrical and ovarian adenocarcinomas. Human Pathol 22:989–1001
Moltz L, Schwartz U, Pickartz H, Hammerstein J, Wolf U (1981) XY gonadal dysgenesis: Abnormal testicular differentiation in the presence of HY-antigen Obstet Gynecol 58:17–25
Momburg F, Moldenhauer G, Hammerling GJ, Moller P (1987) Immunohistochemical study of the expression of a MMR 34000 human epithelium-specific surface glycoprotein in normal and malignant tissue. Cancer Res. 47:2883–2891
Monis B, Dorfman HD (1967) Some histochemical observations on transitional epithelium of man. J Histochem Cytochem 15:475–481
Montag AG, Jenison EL, Griffith CT, Welch WR, Lavin PT, Knapp RC (1989) Ovarian clear cell carcinoma. A clinocopathologic analysis of 44 cases. Int J Gynecol Pathol 8:85 –96
Montag TW, Murphy RE, Belinson JL et al. (1984) Virilizing malignant lipid cell tumor produces erythroferritin. Gynecol Oncol 19:98–103
Montazee S, Kempson RL (1968) Primary adenocarcinoma of the fallopian tube. Obstet Gynecol 32:649–656
Montesino M, Bonilla-Musoles F, Forner JV, Smith V (1975) Microscopia electrónica de transmissión del epitelio tubárico fetal. Rev Esp Obstet ginecol 34:456–463
Moore DH, Woosley JT jr, Reddick RL et al. (1987) Adenosquamous carcinoma of the fallopian tube. Am J Obstet Gynecol 157:903–905
Moore JG, Schifrin BS, Erez S (1967) Ovarian tumors in infancy, childhood, and adolescence. Am J Obstet Gynecol 99:913–922
Moore JH, Crum CP, Chandler JG, Feldman PS (1980) Bening cystic mesothelioma. Cancer 45:2395–2399
Moore SW, Enterline HT (1975) Significance of proliferative epithelial lesions of the uterine tube. Obstet Gynecol 45:385–390
Moraes-Rushsen MD de, Blizzard RM, Garcia-Bunnel R, Jones GS (1972) Autoimmunity and ovarian failure. Am J Obstet Gynecol 112:693–703
Moravec UD, Angerman NS, Reale FR, Haij SN (1980) Torsion of the uterine adnexa: Clinicopathologic correlation. Int J Gynecol Obstet 18:7–14
Morgan K, Wells M, Scotts JS (1985) Ovarian strumal carcinoid tumor with amyloid stroma – report of a case with 20 years follow-up. Gynecol Oncol 22:121–128
Mori H, Matsumoto K (1970) On the histogenesis of the ovarian interstitial gland in rabbits. I. Primary interstitial gland. Am J Anat 129:289–306
Morris H, Emms M, Visser T, Timme A (1986) Lymphoid tissue of the normal fallopian tube – a form of mucosal-associated lymphoid tissue (MALT)? Int J Gynecol Pathol 5:11–22
Morris JM, Scully RE (1958) Endocrine pathology of the ovary. Mosby, St Louis
Morrow CP, Disaia PJ (1976) Malignant melanoma of the female genitalia: A clinical analysis. Obstet Gynecol Surv 31:233–271
Morrow C, Townsend DE (1981) Synopsis of gynecologic oncology, 2nd edn. Wiley, New York
Morrow CP, d'Ablaing G, Brady LW, Blessing JA, Hreshchyn MM (1984) A clinical and pathologic study of 30 cases of malignant mixed Mullerian epithelial and mesenchymal ovarian tumors: A gynecologic oncology group study. Gynecol Oncol 18:278–292
Mostoufizadeh M, Scully RE (1980) Malignant tumors arising in endometriosis. Clin Obstet Gynecol 23:951–963
Motlik K (1970) Ovarian neoplasms. Morphology and classification. In: Acta Univ Carol Med Monographia XLIV, Karls-Universität, Prag
Motlik K, Starka L (1973) Adrenocortical tumor of the ovary (A case report with particular stress upon morphological and biochemical findings). Neoplasm 20:97–110
Motta P (1974) Superficial epithelium and surface invaginations in the cortex of mature rabbit ovaries: A note on the histogenesis of the interstitial cells. Fertil Steril 25:336–347
Motta PM, Makabe S (1982) Development of the ovarian surface and associated germ cells in the human fetus. A correlated study by scanning and electron microscopy. Cell Tissue Res 226:493–510
Mount PM, Norris HJ (1982) Advances in germ cell tumors of the ovary. In: Dallenbach-Hellweg G (Hrsg) Ovarialtumoren, Springer, Berlin
Marsden HB, Birch JM, Swindell R (1981) Germ cell tumours of childhood: A review of 137 cases. J Clin Pathol 34:879–883

Mattes MJ, Look K, Lewis JL jr, Old LJ, Lloyd KO (1985) Three mouse monoclonal antibodies to human differentiation antigens; reactivity with two mucin-like antigens and with connective tissue fibers. J Histochem Cytochem 33 : 1095–1102

Muller J, Shakkebaek NE (1984) Testicular carcinoma in situ in children with the androgen insensitivity (testicular feminization) syndrome. Br Med J 288 : 1419–1420

Mullin TJ, Lankerani MR (1986) Ovarian dysgerminoma: Immunocytochemical localization of human chorionic gonadotropin in the germinoma cell cytoplasm. Obstet Gynecol 68 : 80–83s

Munnell EW (1969) Is conservative therapy ever justified in stage I (I A) cancer of the ovary? Am J Obstet Gynecol 103 : 641–650

Muntz HG, Rutgers JL, Tarrazza HM, Fuller AF jr (1989) Carcinosarcomas and mixed Mullerian tumors of the Fallopian tube. Gynecol Oncol 34 : 109–115

Muntz HG, Tarazza HM, Granai et al. (1989) Primary adenocarcinoma of the fallopian tube. Eur J Gynaecol Oncol 10 : 239–249

Musumeci R, DePalo G, Kenda R, Tesoro-Tess JD, Dire F, Petrillo R, Rilke F (1980) Retroperitoneal metastases from ovarian carcinoma: Reassessment of 365 patients studied with lymphography. Am J Radiol 134 : 449–452

Myerson PJ, Myerson DA, Spencer RP (1979) Anatomic correlation in radiogallium imaging of the peritoneum cavity and retroperitoneum. Semin Nucl Med 9 : 66–70

Nagano T (1966) Some observations of the fine sturcture of the Sertoli cells in the human testis. Z Zellforsch 73 : 89–106

Nagell JR van, Donaldsen ES, Gay EC, Sharkey RM, Rayburn P, Goldenberg DM (1973) Carcinoembryonic antigens in ovarian epithelial cystadenocarcinomas: The prognostic value of tumor and serial plasma determinations. Cancer 41 : 2335–2340

Nagell van JR, Donaldson ES, Gay EC, Sharkey RM, Rayburn P, Goldenberg DM (1978) Carcinoembryonic antigen in ovarian epithelial cystadenocarcinomas. Cancer 41 : 2335–2340

Nair J, Thomas JA (1978) Fallopian tube morphology in normal and abnormal menstrual cycle in South Indian women. Indian J Med Res 67 : 78–85

Naito M, Satake M, Sakai E, Hirano Y, Tsuchida N, Kanzaki H, Ito Y, Mori T (1992) Detection of p53 gene mutations in human ovarian and endometrial cancers by polymerase chain reaction – single strand conformation polymorphism analysis. Jpn J Cancer Res 83 : 1030–1036

Nakamura K, Tashiro S, Uemura K, Takayama K (1983) Alpha-fetoprotein and chorionic gonadotropin in embryonal carcinoma of the ovary. An 8-year survival case. Cancer 52 : 1470–1472

Nakanisai I, Kawahara E, Kajikawa K, Miwa A, Terahata S (1982) Hyaline granules in yolk sac tumor. Histochemical, immunohistochemical and electron microscopic studies. Acta Pathol Jpn 32 : 733–739

Nassar R, Virgilio LA, Abdul-Karim VV (1976) Massive edema of the ovary. A case report and a review of the literature. Obstet Gynecol 47 : 775

Negishi Y, Furuno K, Sano Y, Hirata T, Utsunomija A, Nakajima Y, Okabe K, Shimizu K, Akija K, Fujiwara Y (1985) Studies of CA 125, Ca 19-9, TPA and IAP as tumor markers in patients with ovarian cancer. Gan No Rinsho 31 : 655–663

Neunteufel W, Breitenecker G (1988) Immunhistologische Darstellung von CA 125, Ca 19-9 und CEA in normalen und pathologisch veränderten Adnexen. Geburtsh Frauenheilkd 48 : 334–337

Newhouse MC, Pearson RM, Fullerton JM, Boesen EA, Shasnon HS (1977) A case control study of carcinoma of the ovary. Brit J Prev Soc Med 31 : 148

Newslands ES, Begent RMJ, Rustin CJS, Holden L, Bagshawe KD (1985) Chemotherapy for malignant ovarian germ cell tumours. In: Bleehen NM (ed) Ovarian cancer. Springer, Berlin Heidelberg New York Tokyo

Nguyen GK (1982) Cytopathologic aspects of a metastatic malignant Müllerian tumor of the uterus: Report of a case with transabdominal fine needle aspiration biopsy. Acta Cytol 26 : 521–526

Nichter LS (1984) Seminoma in a 46,XX true hermaphrodite with positive H-Y antigen. A case report. Cancer 53 : 1181–1184

Niekerk WA van, Retief AE (1982) The gonads of human true hermaphrodites. Hum Genet 58 : 117–122

Nieminen V, Purola E (1970) Stage and prognosis of ovarian cystadenocarcinomas. Acta Obstet Gynecol Scand 49: 49–55

Nigro JM, Baker SJ, Preisinger AC, Jessup JM, Hostetter R, Cleary K, Bigner SH, Davidson N, Baylin S, Devilee P, Glover T, Collins FS, Weston A, Modali R, Harris CC, Vogelstein B (1989) Mutations in the p53 gene occur in diverse human tumour types. Nature 342: 705–708

Nikrui N (1981) Survey of clinical behaviour of patients with borderline epithelial tumors of the ovary. Gynecol Oncol 12: 107–119

Nilsson L, Hillensjö T, Ekholm C (1977) Preovulatory changes in rat follicular cyclic AMP and sensitivity to gonadotropin. Acta Endocrinol 86: 384–393

Nissen EJ, Kent DR, Nissen SE, Feldman BM (1977) Unilateral tuboovarian amputation. J Reprod Med 19: 151–153

Nogales F (1987) Germ cell tumours of the ovary. In: Fox (ed) Haynes & Taylor, Obstetrical and gynaecological pathology. Churchill Livingstone, London

Nogales FF, Favara BE, Major FJ, Silverberg StG (1976) Immature teratoma of the ovary with a neural component ("solid" teratoma). A clinicopathologic study of 20 cases. Human Pathol 7: 625–639

Nogales FF, Ayala A, Ruiz-Avilaio, Sirvent JJ (1991) Myxoid leiomyosarcoma of the ovary: Analysis of three cases. Human Pathol 22: 1268–1273

Norris HJ (1982) The identification and prognosis of borderline epithelial tumors. In: Dallenbach-Hellweg G (Hrsg) Ovarialtumoren, Springer, Berlin Heidelberg New York

Norris HJ, Jensen RD (1972) Relative frequency of ovarian neoplasms in children and adolescents. Cancer 30: 713–719

Norris HJ, Taylor HB (1966) Mesenchymal tumors of the uterus. III. A clinical and pathologic study of 31 carcinosarcomas. Cancer 19: 1459–1465

Norris HJ, Taylor HB (1967) Nodular theca-lutein hyperplasia of pregnancy (so-called "pregnancy luteoma"). A clinical and pathologic study of 15 cases. Am J Clin Pathol 47: 557–566

Norris HJ, Taylor HB (1968) Prognosis of granulosa-theca tumors of the ovary. Cancer 21: 255–263

Norris HJ, Taylor HB (1969) Virilization associated with cystic granulosa tumor. Obstet Gynecol 34: 629–635

Norris HJ, Roth E, Taylor HB (1966) Mesenchymal tumors of the uterus. II. A clinical and pathologic study of 31 mixed mesodermal tumors. Obstet Gynecol 28: 57–63

Norris HJ, Zirkin HJ, Benson WL (1976) Immature (malignant) teratoma of the ovary. A clinical and pathological study of 58 cases. Cancer 37: 2359–2372

Nouwen EJ, Hendrix PG, Dauwe S, Ferdekens MW, DeBroe ME (1987) Tumor markers in the human ovary and its neoplasms. Am J Pathol 126: 230–242

Novak ER (1967) Gynandroblastoma of the ovary: Review of 8 cases from the ovarian tumor registry. Obstet Gynecol 30: 709–715

Novak E, Everett HD (1928) Cyclical and other variations in the tubal epithelium. Am J Obstet Gynecol 16: 499–530

Novak ER, Long JH (1965) Arrhenoblastoma of the ovary. Am J Obstet Gynecol 92: 1082–1093

Novak ER, Woodruff JD (1967) Gynecological and obstetric pathology with clinical and endocrine relations. Saunders, Philadelphia

Novak ER, Goldberg B, Jones GS, O'Toole RV (1965) Enzyme histochemistry of the menopausal ovary associated with normal and abnormal endometrium. Am J Obstet Gynecol 93: 669–682

Ober WB, Maier RC (1981) Gestational choriocarcinoma of the fallopian tube. Diagn Obstet 3: 213–231

Odselius R, Fält K, Sandell L (1985) A simple method for processing cytologic samples obtained from body cavity fluids and by fine needle aspiration biopsy for ultrastructural studies. Acta Cytol 31: 194–198

O'Dowd J, Gaffney EF, Young RH (1990) Malignant sex cord stromal tumor in a patient with the androgen insensitivity syndrome. Histopathology 16: 279–282

Oertel YC (1978) The Arias Stella reaction revisited. Arch Path Lab Med 102: 651–654

Oertzen K von (1992) DNS-Zytophotometrie seltener Ovarialtumoren und die Bedeutung für Therapieplanung und Prognose. Dissertation, Hamburg

Okagaki T, Richart RM (1970) Neurilemmoma of the fallopian tube. Am J Obstet Gynecol 106: 929

Okamoto A, Sameshima Y, Yokoyama S, Terashima Y, Sugimura T, Terada M, Yokoda J (1991) Frequent allelic losses and mutations of the p53 gene in human ovarian cancer. Cancer Res 51:5171–5176

Okamura H, Virutamasen P, Wright KH, Wallach EE (1972) Ovarian smooth muscles in the human being, rabbit and cat. Histochemical and electron microscopic study. Am J Obstet Gynecol 112:183–191

Okamura H, Takenaka A, Yajima Y, Nishimura T (1980) Ovulatory changes in the wall at the apex of the human Graafian follicle. J Reprod Fertil 58:153–155

Okamura H, Fukumoto M, Mori T (1985) Prostaglandin mediated changes of vasculature and collagen degradation/synthesis, in the follicle wall during ovulation. In: Hayashi O, Yamamoto S (eds) Advances in prostaglandin, thromboxane and leukotrine research. Raven Press, New York

Ordonez NG (1989) The immunohistochemical diagnosis of mesothelioma: Differentiation of mesothelioma and lung adenocarcinoma. Am J Surg Pathol 13:276–291

Ordonez NG, Manning JT jr (1984) Comparison of alpha-1-antitrypsin and alpha-1-antichymotrypsin in hepatocellular carcinoma: an immunoperoxidase study. Am J Gastroenterol 79:959–963

Orell SR, Dowling KD (1983) Oncofetal antigens as tumor markers in the cytologic diagnosis of effusions. Acta Cytol 27:625–629

Orr PS, Gibson A, Young DG (1976) Ovarian tumors in childhood: A 27-year review. Br J Surg 63:367–370

Ortega I, Nogales FF, Amerigo J, Fernandez-Sanz J (1978) Carcinosarcomas and mixed mesodermal tumors of the ovary: A clinicopathological study of six cases. Int J Gynecol Obstet 15:561–565

Osborn CL (1973) Pseudomyxoma peritonei: A report of seven cases. Gynecol Oncol 1: 195–202

Osborne BM, Robboy S (1983) Lymphoma or leukemia presenting as ovarian tumors: An analysis of 42 cases. Cancer 52:1933–1943

Otis CN, Carter D, Cole S et al. (1987) Immunohistochemical evaluation of pleural mesothelioma and pulmonary adenocarcinoma. A bi-institutional study of 47 cases. Am J Surg Pathol 11:445–456

Oud PS, Soeters RP, Pahlplatz MM, Hermkens HG, Beck HL, Reubsaet-Veldhuizen J, Vooijs GP (1988) DNA cytometry of pure dysgerminomas of the ovary. Int J Gynecol Pathol 7: 258–267

Overbeck L (1962) Die funktionelle Rückbildung der Uterusschleimhaut bei ektopischer Schwangerschaft. Enke, Stuttgart

Overbeck L (1969) Die Ultrastruktur des Tubenepithels im menstruellen Zyklus bei der Frau. Arch Gynecol 207:165–169

Overbeck L, Philipp E (1969a) Die Ultrastruktur des Dysgerminoms im Ovar. Z Geburtsh Gynäkol 170:125–136

Overzier C (Hrg) (1961) Die Intersexualität. Thieme, Stuttgart

Owman C, Sjöberg N-O, Svensson KG, Walles B (1975) Autonomic nerves mediating contractility in the human Graafian follicle. J Reprod Fertil 45:553–556

Ozols RF, Garvin AJ, Sosta J, Simon RM, Young RC (1979) Histologic grade in advanced ovarian cancer. Cancer Treat Rep 63:255–263

Paalman RJ, Vliet PD van (1969) Brenner's tumor with theca cell luteinization and hormonal function. Am J Obstet Gynecol 104:1216–1218

Paavonen J, Wølner-Hanssen P (1989) Chlamydia trachomatis: A major threat to reproduction. Hum Reprod 4:111–124

Padberg B-CH, Arps H, Franke U, Thiedemann C, Rehpenning W, Stegner H-E, Lietz H, Schröder S, Dietel M (1992) DNA-cytometry and prognosis in ovarian tumors of borderline malignancy – a clinicomorphological study of 80 cases. Cancer 69:2510–2514

Padberg B-CH, Stegner H-E, Sengbusch S von, Arps H, Schröder S (1992) DNA-cytophotometry and immunocytochemistry in ovarian tumours of borderline malignancy and related peritoneal lesions. Virchows Arch (A) 421:497–503

Paladugu RR, Bearman RM, Rappaport H (1980) Malignant lymphoma with primary manifestation in the gonad: A clinicopathologic study of 38 patients. Cancer 45:561–571

Palmer PE, Bogojavlensky S, Bhan AK, Scully RE (1990) Prolactinoma in wall of ovarian dermoid cyst with hyperprolactinemia. Obstet Gynecol 75 : 540 – 543
Palo GM de, Doci R, Gasparini M, Fossati-Bellani F (1978) Malignant ovarian neoplasms in childhood. Tumori 64 : 33 – 43
Palotie A, Peltonen L, Foidart JM, Rajaniemi H (1984) Immunohistochemical localization of basement membrane components and interstitial collagen types in preovulatory rat ovarian follicles. Cell Relat Res 4 : 279 – 287
Pantoja E, Noy Ma, Axtmayer RW, Colon FE, Pelegrina I (1975) Ovarian dermoids and their complications. Obstet Gynecol Surv 30 : 1 – 20
Paraskevas M, Scully RE (1989) Hilus cell tumor of the ovary. A clinicopathological analysis of 12 Reinke crystal-positive and nine crystal-negative cases. Int J Gynecol Pathol 8 : 299 – 310
Parish JM, Lufkin EC, Lee RA, Gaffey TA (1984) Ovarian leiomyoma with hilus cell hyperplasia that caused virilization. Mayo Clin Proc 59 : 275 – 277
Park J, Pyeatte JC, Jones HW jr, Woodruff JD (1972) Gonadoblastoma in a true hermaphrodite with 46,YX genotype. Obstet Gynecol 40 : 466 – 472
Park TW, Riviere A, Löning TH (1991) A comparative investigation on c-erb B-2 and c-myc activation in normal tissues and tumors of the ovary. In: Clinical and scientific aspects of HER-2/neu/werb B-2, Jonat W, Lönin Th. (Hrsg) International Symposium, Hamburg 1991
Parmley TH, Woodruff JD (1974) The ovarian mesothelioma. Am J Obstet Gynecol 120:234–241
Parr EL (1974) Histological examination of the rat ovarian follicle wall prior to ovulation. Biol Reprod 11 : 483 – 503
Patek E, Nilsson L, Johanisson E (1972) Scanning electron microscopic study of the human fallopian tube. Report I. The proliferative and secretory stages. Fertil Steril 23 : 549 – 565
Patek E, Nilsson L, Hellema M (1973) Scanning electron microscopic study of the human fallopian tube. Report IV. At term gestation and in the puerperium. The effect of synthetic progestin on the postmenopausal tube. Fertil Steril 24 : 832 – 843
Patsner B, River MS, Lele SB, Tsukada Y, Bielat K, Castillo NB (1985) Small cell carcinoma of the ovary: A rapidly lethal tumor occurring in the young. Gynecol Oncol 22 : 233 – 239
Patton GW, Goldstein DP (1973) Gestational choriocarcinoma of the tube and ovary. Surg Gynecol Obstet 137 : 608 – 612
Pauerstein CJ (1974) The fallopian tube: A reappraisal. Lea & Febiger, Philadelphia
Pauerstein CJ, Hodgson BJ, Flemming BD, Martin JO (1974) Effects of sympathetic denervation of the rabbit oviduct on normal ovum transport and on transport modified by estrogen and progesterone. Gynecol Obstet Invest 5 : 121 – 132
Pearl EM, Plotz EJ (1963) Supernumerary ovary. Report of a case. Obstet Gynecol 21 : 253 – 256
Pejovic T, Heim S, Mandahl N, Elmfors B, Furgyrik S, Floderus UM, Helm G, Willen H, Mitelman F (1989) Consistent occurrence of a 19p-marker chromosome and loss of 11p material in ovarian seropapillary cystadenocarcinoma. Genes, Chromosomes & Cancer 1 : 167 – 171
Perez-Veridiano N, Gal D, Delke I, Rosen Y, Tancer ML (1980) Gestational choriocarcinoma of the ovary. Gynec Oncol 10 : 235 – 240
Permanetter W, Wiesinger H (1987) Immunohistochemical study of lysozyme, alpha-1-antichymotrypsin, tissue polypeptide antigen (TPA), keratin, and carcinoembryonic antigen in effusion sediments. Acta Cytol 31 : 104 – 112
Pernkopf E, Pichler A (1953) Systematische und topographische Anatomie des weiblichen Beckens. In: Seitz L, Amreich AJ (Hrsg) Biologie und Pathologie des Weibes. Urban & Schwarzenberg, Berlin Innsbruck München Wien
Persaud V (1969) Etiology of tubal ectopic pregnancy. Am J Obstet Gynecol 105 : 1230
Persaud V (1970) Etiology of tubal ectopic pregnancy: Radiologic and pathologic studies. Obstet Gynecol 36 : 257 – 263
Persson E, Holmberg K (1984) A longitudinal study of Actinomyces israelii in the female genital tract. Acta Obstet Gynecol Scand 63 : 207 – 216
Pesonen S, Ikonen M, Procope BJ, Saure A (1968) Androst-5-ene-3β, 17β-diol in ovary of postmenopausal hyperoestrogenic women. Acta Endocrin 58 : 364 – 376
Peters H (1979) Some aspects of early follicular developments. In: Midgleyra I, Sadler WA (eds) Ovarian follicular development and function. Raven Press, New York
Peters H, McNatty KP (1980) The ovary. A correlation of structure and function in mammals. Paul Elek Granada Publ, London Toronto Sidney New York

Peters H, Byskow AG, Grinsted J (1978) Follicular growth in fetal and prepubertal ovaries in humans and other primates. In: Ross GT, Lipsett MB (eds) Gynecological endocrinology. Saunders, London Philadelphia Toronto

Peterson WF (1956) Solid histological benign teratomas of the ovary. A report of four cases and a review of the literature. Am J Obstet Gynecol 72: 1094

Peterson WF (1957) Malignant degeneration of benign cystic teratomas of the ovary. A collective review of the literature. Obstet Gyncol Survey 12:793–830

Peyron A (1939) Faits nouveaux relatifs à l'origine et à l'histogenese des embryones. Bull Ass France Cancer 23:658–681

Pfaltz M, Odermatt B, Christen B, Ruettner JR (1987) Immunohistochemistry in the diagnosis of malignant mesothelioma. Virchows Arch (A) 411:387–393

Pfeiffer P, Mogensen MH, Amtrup F, Honoré E (1989) Primary carcinoma of the fallopian tube. A retrospective study of patients reported to the Danish Cancer Registry in a five-year period. Acta Oncol 28:7–11

Pfleiderer A, Teufel G (1968) Incidence and histochemical investigation of encymatically active cells in stroma of ovarian tumors. Am J Obstet Gynecol 102:997–1003

Pfleiderer A, Teufel G, Kleine W, Meerpohl HG, Geyer H, Günther M, Yoshida Y (1983) Chemotherapy of malignant ovarian tumors at the Gynecologie Clinic of Freiburg University. In: Grundmann (ed) Cancer campaign, vol. 7: Carcinoma of the ovary. Fischer, Stuttgart New York, pp 171–183

Phelps HM, Chapman KE (1974) Role of radiation therapy in treatment of primary carcinoma of the uterine tube. Obstet Gynecol 43:669–673

Pick L (1905) Über Adenome der männlichen und weiblichen Keimdrüse bei Hermaphroditismus verus und spurius. Berl Klin Wochenschr 42:502–510

Pickartz H, Moltz L, Altenähr E (1980) XY (H-Y) gonadal dysgenesis. Virchows Arch (A) 389: 103–117

Pierce GB jr, Dixon FJ (1959) Testicular teratomas: Teratocarcinoma as ascitic tumor. Cancer 12:584

Pierce GB jr, Midgley AR (1963) The origin and function of human syncytiotrophoblastic giant cells. Am J Pathol 43:153

Pinckerton HM, McKay DG, Adams EL, Hertig AT (1961) Development of the human ovary – a study using histochemical techniques. Obstet Gynecol 18:152

Piver MSt (1983) Ovarian malignancies: A clinical care of adults and adolescents. Churchill, Edinburgh London Melbourne New York

Piver MSt, Lurain J (1979) Childhood ovarian cancers. New advances and treatment. N Y State J Med: 1196–1199

Piver MS, Lurain J (1979) Childhood ovarian cancer – New advances in treatment. Cancer 43:1830

Piver MS, Lele SB, Patsner B (1984) Pseudomyxoma peritonei: Possible prevention of mucinous ascites by peritoneal lavage. Obstet Gynecol 64:95–96S

Plate WP (1933) Eine seltene Form eines Granulosazelltumors des Ovariums, das sog. "Folliculome lipidique" (LECENE). Arch Gynecol 153:318–332

Plentl AA, Friedman EA (1971) Lymphatic system of the female genitalia. Major problems in obstetrics and gynecology. Saunders, Philadelphia

Plotz EJ, Wiener M, Stein AA, Hahan RD (1967) Enzymatic activities related to steroidogenesis in postmenopausal ovaries of patients with or without endometrial carcinoma. Am J Obstet Gynecol 99:182–197

Podratz KC, Malkasian GD, Hilton JF, Harris EA, Gafey TA (1983) Second look laparotomy in ovarian cancer: Evaluation of pathological variables. Am J Obstet Gynecol 52:230–238

Poels LG, Peters D, Megen Y van (1986) Monoclonal antibody against human ovarian tumor-associated antigens. JNCI 76:781–787

Pollow K, Inthraphuvasak J (1990) Analyse von Östradiol- und Progesteronrezeptoren in der menschlichen Tube. In: Inthraphuvasak J, Pellicer A, Bonilla-Musoles F, Friedberg L (Hrsg) Mikrochirurgie des Eileiters. Schattauer, Stuttgart New York

Pollow K, Inthraphuvasak J, Grill HJ, Manz B (1982) Estradiol and progesterone binding components in the cytosol of normal human fallopian tubes. J Steroid Biochem 16:429–435

Pondera BAJ, Peto J, Easton DF (1992) Familian ovarian cancer. In: Sharp F, Mason WP, Creasman W (eds) Ovarian cancer 2: Biology, diagnosis and management. Chapman & Hall, London Glasgow New York Tokyo

Poropatich C, Nozawa S, Rojas M, Chapman WD, Silverberg StG (1990) MSN-1 antibody in the evaluation of female genital tract adenocarcinomas. Int J Gynecol Pathol 9:73–79

Prat J, Scully RE (1979a) Sarcomas in ovarian mucinous tumors: A report of two cases. Cancer 44:1327–1331

Prat J, Scully RE (1979b) Ovarian mucinous tumors with sarcoma-like mural nodules: A report of seven cases. Cancer 44:1332–1344

Prat J, Scully RE (1981) Cellular fibromas and fibrosarcoma of the ovary: A comparative clinicopathologic analysis of seventeen cases. Cancer 47:2663–2670

Prat J, Young RH, Scully RE (1982a) Ovarian mucinous tumors with foci of anaplastic carcinoma. Cancer 50:300–304

Prat J, Young RH, Scully RE (1982b) Ovarian Sertoli-Leydig cell tumors with heterologous elements. Cartilage and sceletal muscle. Cancer 50:2465–2475

Prat J, Bhan AK, Dickersin GR, Robboy SJ, Scully RE (1982) Hepatoid yolk sac tumor of the ovary (endodermal sinus tumor with hepatoid differentiation). A light microscopic, ultrastructural and immunohistochemical study of seven cases. Cancer 50:2355–2368

Pratt-Thomas HR, White L, Meska HH (1974) Primary ovarian pregnancy: Presentation of the cases including one full-term pregnancy. South Med J 67:920–925

Pratt-Thomas HR, Kreutner A jr, Underwood PB, Dowdeswell H (1976) Proliferative and malignant Brenner tumors of ovary. Report of two cases, one with Meigs' Syndrome, review of literature and ultrastructural comparison. Gynecol Oncol 4:176–193

Price A, Russell P, Elliot P, Bannatyne (1990) Composite mucinous and granulosa-cell tumor of the ovary: Case report of a unique neoplasm. Int J Gynecol Pathol 9:372–378

Printz JL, Choate JW, Townes PL, Harper RC (1973) The embryology of supernumerary ovaries. Obstet Gynecol 41:246–252

Pruett KM, Gordon AN, Estrada R, Lynch GR (1988) Small cell carcinoma of the ovary: An agressive epithelial cancer occurring in young patients. Gynecol Oncol 29:365–369

Puga FJ, Gibbs CP, Williams TJ (1973) Castrating operations associated with metastatic lesions of the breast. Obstet Gynecol 41:713–719

Punnonen R, Groenroos M, Lauren P (1971) Brenner tumours. Oestrogen activity and coincidence with other neoplasms. Acta Obstet Gynecol Scand 50:363–366

Punnonen R, Terho P, Klemi PK (1982) Chlamydial pelvic inflammatory disease with ascites. Fertil Steril 37:270–272

Purola E (1963) Serous papillary ovarian tumors. Acta Obstet Gynecol Scand 42 (Suppl. 3):1–77

Quigley MM, Vaughn TC, Hammond CB, Haney AF (1981) Production of testosterone and estrogen in vitro by gonadal tissue from a 46,XX true hermaphrodite with gonadal failure and gonadoblastoma. Obstet Gynecol 58:253–259

Quinn MA, Oster AA, Fortune D (1981) Sclerosing stromal tumor. Case report with endocrine studies. Br J Obstet Gynecol 88:555–558

Radharrishnan S, Sivaraman L, Natarajan PS (1978) True hermaphrodite with multiple gonadal neoplasms: report of a case with cytogenetic study. Cancer 42:2726–2732

Raggio M, Kaplan AL, Harberg JF (1983) Recurrent ovarian fibromas with basal cell nevus syndrome (GORLIN syndrome). Obstet Gynecol 60:955–965

Raju U, Fine G, Greenawald KA, Ohordnik JM (1989) Primary papillary serous neoplasia of the peritoneum. A clinicopathologic and ultrastructural study of eight cases. Human Pathol 20: 426–436

Rajaniemi HJ, Roenneberg L, Kauppila A, Yloestalo P, Jalkanen M, Saastamoinen J, Selander K, Pystynen P, Vihko R (1981) Luteinizing hormone receptors in human ovarian follicles and corpora lutea during menstrual cycle and pregnancy. J Clin Endocrin Metab 52:307–313

Rammou-Kinia R, Sirmakechian-Karra T (1986) Pseudomyxoma peritonei and malignant mucocele of the appendix: A case report. Acta Cytol 30:169–172

Randall S, Buckley H, Fox H (1987) Placentation in the fallopian tube. Int J Gynecol Pathol 6:132–139

Rao BR, Slotman BJ (1991) Endocrine factors in common epithelial ovarian cancer. Endocr Rev 12:14–26

Ravinsky EI (1986) Cytology of peritoneal washings in gynecologic patients. Diagnostic criteria and pitfalls. Acta Cytol 30:8–16
Rawson JMR, Espey LL (1977) Concentration of electron dense granules in the rabbit ovarian surface epithelium during ovulation. Biol Reprod 17:561–566
Readhead R, Cobo RA, Kletzky OA (1983) The activity of 3β-hydroxysteroiddehydrogenase and 4–5 isomerase in human follicular tissue. Am J Obstet Gynecol 145:491–495
Rebar RW (1983) Hypergonadotropic amenorrhea and premature ovarian failure. A review. J Reprod Med 27:179–186
Reddy SA, Poon TP, Ramaswamy G, Tschertkoff V (1985) Leiomyosarcoma of the ovary. NY State J Med 85:218–220
Reifferscheid W (1935) Über sieben neue Fälle von „Disgerminoma ovarii" (R. MEYER), davon einen mit kleinen Einschlüssen von follikuloiden Bildungen. Zsch Geburtsh Gynäkol 110: 273–290
Remmele W, Lewin J (1973) Adenomatoidtumoren des weiblichen Genitale (mit Literaturübersicht Adenomatoidtumoren bei beiden Geschlechtern). Arch Gynäkol 215:389–408
Richards JS, Jahnsen T, Hedin L, Lifka J, Ratoosh SL, Durica JM, Goldring NB (1987) Ovarian follicular development: From physiology to molecular biology. Rec Progr Horm Res 43: 231–270
Ridley JH (1966) Primary adenocarcinoma in implant of endometriosis. Obstet Gynecol 27:261–267
Riou G, Barrois M, LE MG, George M, Le Doussal V, Haie C (1987) C-myc protooncogene expression and prognosis in early carcinoma of the uterine cervix. Lancet I:761–763
Risch HA, Weiss NS, Lyon JD, Dailing JR, Liff JM (1983) Events of reproductive life and the incidence of epithelial ovarian cancer. Am J Epidemiol 117:128–139
Roberts G, Irvine RW (1970) Peritoneal mesothelioma. Brit J Surg 57:645–650
Robertson DM, Landgren BM (1975) Oestradiol receptor levels in the human fallopian tube during the menstrual cycle and after the menopause. J Steroid Biochem 6:511–513
Robertson WB, Brosens I, Landells WN (1985) Abnormal placentation. Obstet Gynecol Ann 14:411–426
Robey SS, Silva EG (1989) Epithelial Hyperplasia of the Fallopian tube. Int J Gynecol Pathol 8:214–220
Robey SS, Silva EG, Gershenson DM et al. (1989) Transitional cell carcinoma in high-grade high stage ovarian carcinoma. An indicator of favorable response to chemotherapy. Cancer 63: 839–847
Robboy SJ, Scully RE (1970) Ovarian teratoma with glial implants of the peritoneum. An analysis of 12 cases. Human Pathol 1:643–653
Robboy SJ, Scully RE (1972) Strumal carcinoid tumor of the ovary (Abstract). Lab Invest 26:448
Robboy SJ, Scully RE (1980) Strumal carcinoid of the ovary: An analysis of 50 cases of a distinctive tumor composed of thyroid tissue and carcinoid. Cancer 46:2019–2034
Robboy SJ, Norris HJ, Scully RE (1975) Insular carcinoid primary in the ovary. Cancer 36: 404–418
Robboy SJ, Scully RE, Norris HJ (1977) Primary trabecular carcinoid of the ovary. Obstet Gynecol 49:202–207
Rock JA, Parmley TH, King TM, Laufe LE, Su BC (1981) Endometriosis and the development of tubo-peritoneal fistulas after tubal ligation. Fertil Steril 35:16–20
Roddick JW jr, Greene RR (1987) Relation of ovarian stromal hyperplasie to endometrial carcinoma. Am J Obstet Gynecol 73:843–852
Rodenburg CJ, Cornelisse CJ, Heintz PA et al. (1987) Tumor ploidy as a major prognostic factor in advanced ovarian cancer. Cancer 59:317–323
Rodenburg C, Koelma I, Nap M, Fleuren G (1988) Immunohistochemical detection of the ras oncogene product p21 in advanced ovarian cancer. Arch Pathol Lab Med 112:151–154
Rodriguez GC, Berchuck A, Whitaker RS, Schlossman D et al. (1991) Epidermal growth factor expression in normal ovarian epithelium and ovarian cancer. II. Relationship between receptor expression and response to epidermal growth factor. Am J Obstet Gynecol 164: 745–750

Rosenberg L, Shapiro S, Slone D, Kaufman DW, Helmrich SP, Miettinen OS, Stolley PD, Rosenhein NB, Schottenfeld D (1982) Epithelial ovarian cancer and combination oral contraceptives. JAMA 247 : 3210–3212
Rosenfeld ED (1949) Peritoneal pseudomyxoma. Four unusual cases. Arch Pathol 48 : 255–273
Rondell P (1970a) Follicular processes in ovulation. Fed Proc 29 : 1875–1879
Rondell P (1970b) Biophysical aspects of ovulation. Biol Reprod Suppl 2 : 64–89
Ross GT (1976) Hormones and preantral follicle growth in women. Mayo Clin Proc 51 : 617–620
Ross GT, Vandewiele RL (1974) The ovaries. In: Williams RH (ed) Textbook of Endocrinology. Saunders, London Philadelphia Toronto
Ross MJ, Welch WR, Scully RE (1989) Multilocular peritoneal inclusion cysts (so-called cystic mesothelioma). A report of twenty-five cases and review of the literature. Cancer 64: 1336–1346
Roth LM (1971a) Massive ovarian edema with stroma luteinization: a newly recognized virilizing syndrome apparently related to partial torsion of the mesovarium. Am J Clin Pathol 55 : 757–760
Roth LM (1971b) Fine structure of Brenner tumor. Cancer 27 : 1482–1488
Roth LM (1974) The Brenner tumor and the Walthard cell nests. An electron microscopic study. Lab Invest 31 : 15–23
Roth LM, Czernobilsky B (1985) Ovarian Brenner tumors II. Malignant. Cancer 56 : 592
Roth LM, Eglen DE (1989) Gonadoblastoma. Immunohistochemical and ultrastructural observations. Int J Gynecol Pathol 8 : 72–81
Roth LM, Ehrlich CE (1977) Mucinous cystadenocarcinoma of retroperitoneum. Obstet Gynecol 49 : 486–488
Roth LM, Panganiban WG (1976) Gonadal and extragonadal yolk sac carcinomas. A clinicopathologic study of 14 cases. Cancer 37 : 812–820
Roth LM, Sternberg UH (1971) Proliferating Brenner tumors. Cancer 27 : 687–693
Roth LM, Nicholas TR, Ehrlich CE (1979) Juvenile granulosa cell tumor. A clinicopathologic study of three cases with ultrastructural observations. Cancer 44 : 2194–2205
Roth LM, Czernobilsky B, Langley FA (1981a) Endometroid adenofibromatous and cystadenofibromatous tumors. Benign, proliferating and malignant. Cancer 48 : 1838–1845
Roth LM, Anderson MC, Govan ADT, Langley FA, Gowing NFC, Woodcock As (1981b) Sertoli-Leydigcell tumors. A clinicopathologic study of 34 cases. Cancer 48 : 187–197
Roth LM, Langley FA, Fox H, Wheeler JE, Czernobilsky B (1984) Ovarian clear cell adenofibromatous tumors: Benign, of low malignant potential, and associated with invasive clar cell carcinoma. Cancer 53 : 1156–1163
Roth LM, Dallenbach-Hellweg G, Czernobilsky B (1985a) Ovarian Brenner tumors I. Metaplastic, proliferating and of low malignant potential. Cancer 56 : 582–591
Roth LM, Slayton RE, Brady LW, Blessing JA, Johnson G (1985b) Retiform differentiation in ovarian Sertoli-Leydig cell tumors. A clinicopathologic study of six cases from a gynecologic oncology study group. Cancer 55 : 1093–1098
Rothacker D (1990) Seröses, papillöses Zystadenokarzinom (Borderline-Typ) im Retroperitoneum. Pathologe 11 : 251–253
Rotmensch J, Woodruff JD (1982) Lymphoma of the ovary: A report of twenty new cases and update of previous series. Am J Obstet Gynecol 143 : 870–875
Rubin GL, Peterson HB, Dorfman SF, Layde PM, Maze JM, Ory HW, Cates W jr (1983) Ectopic pregnancy in the United States, 1970 through 1978. JAMA 249 : 1725–1729
Rubin SC, Finstad CL, Hoskins WJ, Provencher D, Frederici MG, LLoyd KO (1991) Analysis of antigen expression at multiple tumor sites in epithelial ovarian cancer. Am J Obstet Gynecol 164 : 558–563
Rüttner JR, Wälchli P, Vogt P, Christen B (1990) Asbesttypen, Lungenstaubanalyse, Expositions- und Latenzzeit maligner Mesotheliome in der deutschen Schweiz. Pathologe 11 : 25–30
Russell HB (1945) Decidual reaction of endometrium ectopic in an abdominal lymph node. Surg Gynecol Obstet 81 : 218–220
Russell P (1979a) The pathological assessment of ovarian neoplasms. I. Introduction to the common "epithelial" tumors and analysis of benign "epithelial" tumors. Pathology 11 : 5–26
Russell P (1979b) The pathological assessment of ovarian neoplasms. II. The proliferating "epithelial" tumors. Pathology 11 : 251–282

Russell P (1979c) The pathological assessment of ovarian neoplasms. III. The malignant "epithelial" tumors. Pathology 11:493–532
Russell P (1984) Borderline epithelial tumors of the ovary: A conceptual dilemma. Clin Obstet Gynecol 11:259–277
Russell P, Merkur (1979) Proliferating ovarian "epithelial" tumours: A clinicopathological analysis of 144 cases. Austr NZ J Obstet Gynaecol 19:45–51
Russell P, Bannatyne P, Shearman RP, Frazer IS, Corbett P (1982) Premature hypergonadotropic ovarian failure: Clinicopathologic study of 19 cases. Int J Gynecol Pathol 1:185–201
Russell P, Bannatyne PM, Solomon HJ, Stoddard LD, Tattersall HN (1985) Multifocal tumorigenesis in the upper female genital tract – implications for staging and management. Int J Gynecol Pathol 4:192–210
Rutgers JL (1991) Advances in the pathology of endocrine conditions. Human Pathol 22:884–891
Rutgers JL, Scully RE (1986) Functioning ovarian tumors with peripheral steroid cell proliferation: A report of twenty-four cases. Int J Gynecol Pathol 5:319–337
Rutgers JL, Scully RE (1987) Pathology of the testis in intersex syndromes. Sem Diagn Pathol 4:275–291
Rutgers JL, Scully RE (1988a) Cysts (Cystadenomas) and tumors of the rete ovarii. Int J Gynecol Pathol 7:330–342
Rutgers JC, Scully RE (1988b) Ovarian mullerian mucinous papillary cystadenomas of borderline malignancy. A clinicopathologic analysis. Cancer 61:340–348
Rutgers JL, Scully RE (1991) The androgen insensitivity syndrome (testicular feminization): A clinicopathologic study of 43 cases. Int J Gynecol Pathol 10:126–145
Rybak BJ, Ober WB, Bernacki EG (1981) Malignant Brenner tumor of the ovary. Diagn Gynecol Obstet 3:61–74
Sachs H, Stegner H-E, Würthner K (1974) Zytophotometrische Untersuchungen an papillomatösen Ovarialcystomen. Grenzfälle zur Malignität. Beitr Pathol 159:42–64
Saksela E (1989) Advances in immunohistochemistry of ovarian tumours. In: Nogales F (ed) Ovarian pathology. Springer, Berlin Heidelberg New York Tokyo
Salardi S, Orsini LF, Cacciari E, Bovicelli L, Tassoni P, Reggiani A (1985) Pelvic ultrasonography in premenarchal girls: Relation to puberty and sex hormone concentration. Arch Dis Child 60:120–125
Salazar H, Kanbour A, Burgers F (1972) Ultrastructural observations on the histogenesis of mesotheliomas "adenomatoid tumors" of the female genital tract. Cancer 29:141–152
Salomon-Bernard Y, Thibaud E, Vignal J, Musset R (1975) Tumeurs a stroma fonctionnel. Chapter II. In: Tumeurs de l'ovaire. Societe francaise de gynecologie. Masson, Paris
Samaan NA, Smith JP, Rutledge FN, Schultz PN (1976) The significance of measurement of human placental lactogen, human chorionic gonadotropin, and carcinoembryonic antigen in patients with ovarian carcinoma. Am J Obstet Gynecol 126:186–189
Sampson JA (1930) Postsalpingectomy endometriosis (endosalpingeosis). Am J Obstet Gynecol 20:443–480
Samuels ML, Lanzotti VJ, Holoye PY, Boyle LE, Smith TL, Johnson DE (1976) Combination chemotherapy in germinal cell tumors. Cancer Treatm Rev 3:185–204
Sandenbergh HA, Woodruff JD (1977) Histogenesis of pseudomyxoma peritonei. Review of 9 cases. Obstet Gynecol 49:339–345
Santesson L, Kottmeier HL (1968) General classification of ovarian tumors. In: Gentils F, Junqueira AC (eds) Ovarian cancer. UICC Monogr Ser, vol 11. Springer, New York
Santini O, Gelli MC, Mazzoleni G, Ricci M, Severi B, Pasquinelli G, Pelusi G, Martinelli G (1989) Brenner tumor of the ovary: A correlative histologic, histochemical, immunohistochemical, and ultrastructural investigation. Human Pathol 20:787–795
Sapala JA, Sapala MA (1983) Clinical node: excision of a large ovarian leiomyoma in a centenarian. Henry Ford Hosp Med J 31:37–39
SasakiA E, Sasano N, KimuraI N, Andoh N, Ajima K (1989) Demonstration of neuroendocrine cells in ovarian mucinous tumors. Int J Gynecol Pathol 8:189–200
Sasano H, Garret CT (1992) Oncogenes in gynecological tumors. In: Sasano N (ed) Gynecological tumors. Current topics in pathology 85. Springer, Berlin Heidelberg New York Tokyo

Sasano H, Okamoto M, Mason JI, Simpson ER, Mendelson CR, Sasano N, Silverberg SG (1989a) Immunolocalization of aromatase, 17alpha hydroxylase and side chain cleavage cytochromes p450 in the human ovary. J Reprod Fertil 85 : 163 – 169
Sasano H, Fukunaga M, Rojas M, Silverberg SG (1989b) Hyperthecosis of the ovary. Clinicopathologic study of 19 cases with immunohistochemical analysis of steridogenic enzymes. Int J Gynecol Pathol 8 : 311 – 320
Sasano H, Okamoto M, Mason J, Simpson RE, Mendelson CR, Sasano N, Silverberg SG (1989c) Immunohistochemical studies of steroidogenic encymes (aromatase, 17-hydroxylase and cholesterol side chain cleavage cytochromas P-450) in sex cord-stromal tumors of the ovary. Human Pathol 20 : 452 – 457
Sasano H, Mason I, Sasaki E, Yajima A, KimuraI N, Namiki T, Sasano N, Nagura H (1990a) Immunohistochemical study of 3β-hydroxysteroiddehydrogenase in sex cord-stromal tumors of the ovary. Int J Gynecol Pathol 9 : 352 – 362
Sasano H, Garrett Cz, Wilkinson DS, Silverberg St, Comerford J, Hyde J (1990b) Protooncogene amplifications and tumor ploidy in human ovarian neoplasms. Human Pathol 21 : 382 – 391
Sartaine P, Ducore JM, Buchanan GR (1982) Yolk sac tumors (YST) in childhood: Primary treatment with chemotherapy (Meeting abstr.) Proc Am Soc Clin Oncol:1 C 404
Sauramo H (1954) Development, occurrence, function and pathology of the rete ovarii. Acta Obstet Gynecol Scand 33 (Suppl 2) : 29 – 46
Schapiro G (1927) Zur Frage des Hermaphroditismus. Virchows Arch (A) 266 : 392 – 406
Scharl A, Crombach G, Müsch H, Vierbuchen M, Bolte A (1987) Immunohistochemical investigations concerning the distribution of Ca 125 in normal and malignant tissues of endocervix, endometrium and Fallopian tube. In: Breitbach GP, Bastert G (Hrsg) Klinische Tumorimmunologie in der Gynäkologie. Zuckschwerdt, München Bern Wien San Francisco, Sp 96 – 102
Scharl A, Crombach G, Vierbuchen M, Göhring V-J, Göttert T (1989) Ca 19.9 – A differentiation marker for adenocarcinomas of the Müllerian duct (Abstr.). In: Klapdor R (ed) Recent results in tumour diagnosis and therapy. Zuckschwerdt, München Bern Wien San Francisco
Schedler U, Wöckel W (1993) Maligner Lipidzelltumor des Ovars. Pathologe 14 : 375 – 380
Scheffey LC, Lang WR, Nugent FB (1946) Clinical pathologic aspects of primary sarcoma of the uterine tube. Am J Obstet Gynecol 52 : 904 – 915
Schellhas HF (1974a) Malignant potential of the dysgenetic gonad: Part I. Obstet Gynecol 44 : 298 – 309
Schellhas HF (1974b) Malignant potential of the dysgenetic gonad: Part II. Obstet Gynecol 44 : 455 – 462
Schenker JG, Weinstein D (1978) Ovarian hyperstimulation syndrome: A current survey. Fertil Steril 30 : 255 – 268
Schenker JG, Polishuk WZ, Steinith P (1968) An epidemiological study of carcinoma of ovary in Israel. Israel J Med Sci 4 : 820 – 826
Schiller W (1934a) Disgerminom und Tuberkulose. Arch Gynecol 156 : 513 – 533
Schiller W (1934b) Zur Histogenese des Brennerschen Ovarialtumors. Acta Gynaecol 157 : 65 – 83
Schiller W (1939) Mesonephroma ovarii. Am J Cancer 35 : 1 – 21
Schiller HM, Silverberg SG (1971) Staging and prognosis in primary carcinoma of the fallopian tube. Cancer 28 : 389 – 395
Schlotfeldt T (1990) Das weibliche Genitale als Zielorgan metastatischer Tumoren – Eine Studie an 3835 Genitaltumoren der Jahre 1971 – 1988. Diss. Hamburg
Schmeiser HC, Anderson WAD (1938) Ganglioneuroma of the ovary. JAMA 111 : 2005
Schnurr RC, Delgado G, Lhun B (1978) Benign glandular inclusions in para-aortic lymph nodes in women undergoing lymphadnectomies. Am J Obstet Gynecol 130 : 813 – 816
Schrodt GR, Alcorn MO, Ibanez J (1980) Endometriosis of the male urinary system: a case report. J Urol 124 : 722 – 723
Schröck R, Hafter R, Schmid L, Babic R, Ulm K, Gössner W, Graeff H (1986) Tumorassoziierte Antigene und Fibrinderivate als Reaktionsprodukte des Ovarialkarzinoms. Geburtsh Frauenheilkd 47 : 1 – 10
Schröder R (1930) Die weiblichen Genitalorgane. In: v Möllendorf W (Hrsg), Handbuch der mikroskopischen Anatomie des Menschen. Springer, Berlin
Schueller EF, Kirol PM (1966) Prognosis in endometrioid carcinoma of the ovary. Obstet Gynecol 27 : 850 – 858

Schultka R (1963) Der Sekretionszyklus der Flimmerzellen der menschlichen Tuba uterina auf Grund cytologischer und cytotopochemischer Untersuchungen. Acta Histochem 15:285–315
Schultka R, Scharf J (1963) Sekretionszyklus der Tubenepithelzellen in Abhängigkeit vom ovariellen Zyklus. Jbl Gynäk 85:1601–1609
Schulz BO, Baker E, Strolz C, Sellin D, Stegner HE, Krebs D (1984) Grading epithelialer Ovarialkarzinome. Geburtsh Frauenheilkd 45:11–16
Schulz BO, Baker E, Krebs D, Oberheuser F, Schnede J, Sellin D (1985) Die prognostische Bedeutung der Psammomkörper bei epithelialen Ovarialkarzinomen. Tumor Diagnostik & Therapie 6:107–110
Schulze C (1984) Sertoli cells and Leydig cells in man. Acta Anat Embryol Cell Biol 88:1–104
Schwab M, Ellison J, Busch M, Rosenau W, Varmus HE, Bishop JM (1984a) Enhanced expression of the human gene N-myc consequent to amplification of DNA may contribute to malignant progression of neuroblastoma. Proc Natl Acad Sci 81:4940–4944
Schwab M, Varmus HE, Bishop JM, Grzeschik KH, Naylor SL, Sakaguchi AY, Brodeur G, Trent J (1984b) Chromosome localization in normal human cells and neuroblastomas of a gene related to c-myc. Nature 308:288–291
Scott JS, Lumsden LE, Levell MJ (1967) Ovarian endocrine activity in association with hormonally inactive neoplasia. Am J Obstet Gynecol 97:161–170
Scully RE (1953) An unusual ovarian tumor containing Leydig cells but associated with endometrial hyperplasia, in a postmenopausal woman. J Clin Endocrin Metab 13:1254–1263
Scully RE (1964) Stromal luteoma of the ovary. Cancer 17:769–778
Scully RE (1970) Recent progress in ovarian cancer. Human Pathol 1:73
Scully RE (1975) World Health Organization classification and nomenclature of ovarian cancer. Natl Cancer Inst Monogr 42:5–7
Scully RE (1977a) Estrogens and endometral carcinoma. Human Pathol 8:481–483
Scully RE (1977b) Sex cord-stromal tumors. In: Blaustein A (ed) Pathology of the female genital tract. Springer, New York
Scully RE (1979) Tumors of the ovary and maldeveloped gonads. In: Atlas of tumor pathology. Armed Forces, Inst. of Pathology, Second series, fasc. 16, Washington DC
Scully RE (1982) Common epithelial tumors of borderline malignancy (carcinomas of low malignant potential). Bull Cancer 69:228–238
Scully RE (1991) Gonadal pathology of genetically determined diseases. In: Kraus FT, Damjanov I (eds) The pathology of reproductive failure. Int Acad Pathol Monogr No 33. Williams & Wilkins, Baltimore
Scully RE, Barlow JF (1967) "Mesonephroma" of the ovary. Tumor of Mullerian nature related to endometrioid carcinoma. Cancer 20:1405–1417
Scully RE, Cohen RB (1964) Oxidative enzyme activity in normal and pathologic human ovaries. Obstet Gynecol 24:667–681
Scully RE, Richardson GS (1961) Luteinization of the stroma of metastatic cancer involving the ovary and its endocrine significance. Cancer 14:827–840
Scully RE, Salazar H (1983) Problems in the histological typing of ovarian cancer. UICC Rep Series 75:123
Scully RE, Richardson GS, Barlow JF (1966) The development of malignancy in endometriosis. Clin Obstet Gynecol 9:384–411
Scully RE, Aguirre P, Delellis RA (1984) Argyrophilia, serotonin, and peptide hormones in the female genital tract and its tumors. Int J Gynecol Pathol 3:51–70
Sears D, Hajdu S (1985) The cytologic diagnosis of malignant neoplasms in pleural and peritoneal effusions. Acta Cytol 31:85–97
Sebastian JA, Baker RR, Cordray D (1973) Asymptomatic infarction and separation of ovary and distal uterine tube. Obstet Gynecol 41:531–535
Sebastiani E (1933) Ricerche istologiche sulla struttura del tratto interstiziale delle tromba in rapporto con l'existenza di uno sfintere utero-tubarica. Fol Gynaecol (Genova) 30:647–657
Steinkampf MP, Henderson CR, Simpson ER (1987) Regulation by follicle-stimulating hormone of the synthesis of aromatase cytochrome p450 in human granulosa cells. Mol Endocrinol 1:465–471
Seldenrijk CA, Willig AP, Baak JP, Kuhnel R, Rao BR, Burger CW, Van der Harten JJ, Dijkhuizen GH, Meijer CJ (1986) Malignant Brenner tumor. A histologic, morphometrical, immunohistochemical, and ultrastructural study. Cancer 58:754–760

Selvaggi SM (1992) Cytologic features of malignant ovarian monodermal teratoma with an ependymal component in peritoneal washings. In J Gynecol Pathol 11 : 299 – 303
Sengupta S, Daita P, Pal A (1979) Ovarian fibroma with massive calcification. J Indian Med Ass 72 : 64 – 65
Sens MA, Levenson TB, Metcalf J (1982) A case of metastatic carcinoid arising in an ovarian teratoma. Case report with autopsy findings and review of the literature. Cancer 49 : 2544 – 2546
Senterman MK, Cassidy PN, Fenoglio CH, Ferenczy A (1984) Histology, ultrastructure, and immunohistochemistry of strumal carcinoid. A case report. Int J Gynecol Pathol 3 : 232 – 240
Serov SF, Scully RE, Sobin LH (1973) International histological classification of tumours. No 9, Histological typing of ovarian tumours. World Health Organization, Genf
Sevin BU, Nadji M (1983) Pelvic fine needle aspiration cytology in gynecology. In: Linsk JA, Franzen S (eds) Clinical aspiration cytology. Lippincott, Philadelphia
Sevin BU, Greening SE, Nadji M, Ng ABP, Averette HE, Nordquist SRB (1979) Fine needle aspiration cytology in gynecologic oncology. I. Clinical aspects. Acta Cytol 23 : 277 – 281
Shanks HGI (1961) Pseudomyxoma peritonei. J Obstet Gyneaecol Br Comm 68 : 212 – 224
Shanmugaratnam K, Kunatatnam N, Chia KB, Chiang GSC, Sinniah R (1983) Teratoid carcinosarcoma of the paranasal sinuses. Pathology 15 : 413 – 419
Shapiro H, Hughes WF, Adler DH (1976) Torsion of the oviduct after laparoscopic sterilization. Am J Obstet Gynecol 126 : 733 – 735
Shawis RN, El Gohary A, Cook RCM (1985) Ovarian cysts and tumours in infancy and childhood. Ann Roy Coll Surg of Engl 67 : 17 – 19
Shearman RP (1981) Secondary amenorrhea. In. Dewhurst CJ (ed) Integrated obstetrics and gynecology for post-graduates, 3rd edn. Blackwell, Oxford
Sherman BM, West JH, Korenman SG (1976) The menopausal transition: Analysis of LH, FCH, estradiol, and progesterone concentrations during menstrual cycles of older women. J Clin Endocrinol Metab 42 : 629 – 636
Shetty MR, Boghossian HM, Duffell D, Freel R, Gonzales JC (1982) Tumor-induced hypoglycemia: A result of ectopic insulin production. Cancer 49 : 1920 – 1923
Shevchuk MM, Fenoglio CM, Richart RM (1980a) Histogenesis of Brenner tumors. I. Histology and ultrastructure. Cancer 46 : 2607 – 2616
Shevchuk MM, Fenoglio CM, RichartI RM (1980b) Histogenesis of Brenner tumors. II. Histochemistry and CEA. Cancer 46 : 2617 – 2622
Shevchuk MM, Fenoglio CM, Richart RM (1981) Carcinoembryonic antigen localization in benign and malignant transitional epithelium. Cancer 47 : 899 – 905
Shinada T, Tsukuli J, Matsumoto S (1973) Estrogen synthesis by Brenner tumors. Am J Obstet Gynecol 116 : 408 – 411
Shirai T, Itoh T, Yoshiki T, Noro T, Tomino Y, Hayasaka T (1976) Immunofluorescent demonstration of alpha-fetoprotein, and other plasma proteins in yolk sac tumor. Cancer 38 : 1661 – 1667
Sidawy MK (1992) Cytology in gynecological disorders. In: Sasano N (ed) Gynecological tumors. Recent progress in diagnostic pathology. Springer, Berlin Heidelberg New York Tokyo
Sidawy MK, Silverberg SG (1987) Endosalpingeosis in female peritoneal washings: A diagnostic pitfall. Ind J Gynecol Pathol 6 : 340 – 346
Siebers JW, Warkentin B, Bender K, Vogel W (1975) Ovarialkarzinom bei einem eineiigen Zwillingspaar. Geburtsh Frauenheilkd 35 : 107 – 111
Sigurdsson K, Alm P, Gullberg B (1983) Prognostic factors in malignant epithelial ovarian tumors. Gynecol Oncol 15 : 370 – 380
Silva EG, Robey-Cafferty SS, Smith TL et al. (1990) Ovarian carcinomas with transitional cell pattern. Am J Clin Pathol 93 : 457 – 465
Silverberg SC (1971) Brenner tumor of the ovary: A clinicopathologic study of 60 tumors in 54 women. Cancer 28 : 588 – 596
Silverberg SG (1972) Arias Stella phenomenon in spontaneous and therapeutic abortion. Am J Obstet Gynecol 112 : 477 – 480
Silverberg SC (1973) Ultrastructure and histogenesis of clear cell carcinoma of the ovary. Am J Obstet Gynecol 115 : 394 – 400

Silverberg ES, Holleb AI (1975) Major trends in cancer: 25 years survey. CA 25:2–8

Silverberg SG, Major FT, Blessing JA et al. (1990) Carcinosarcoma (malignant mixed mesodermal tumor) of the uterus. A gynecologic oncology group pathologic study of 203 cases. Int J Gynecol Pathol 9:1–19

Silverman JF, Gardner J, Larkin EW, Finley JL, Norris T (1986) Ascitic fluid cytology in a case of metastatic malignant mixed mesodermal tumor of the ovary. Acta Cytol 30:173–176

Simard LC (1950) Teratome malin total de l'ovaire humain d'origine parthenogenetique vraisemblable. Rev Canad de Biol 9:344–365

Simard LC (1957) Polyembryonic embryoma of the ovary of parthenogenetic origin. Cancer 10:215–223

Singh RP, Carr DH (1966) The anatomy and histology of XO human embryos and fetuses. Anat Rec 155:369–384

Singh RP, Carr DH, (1967) Anatomic findings in human abortions of known chromosomal constitution. Obstet Gynecol 29:806–818

Sirsat MV, Amin BM (1963) Primary lymphosarcoma of the ovary. J Obstet Gynecol India 13:426–427

Skakkebaek NE, Berthelsen JG, Giwercman A, Müller J (1987) Carcinoma-in-situ of the testis: Possible origin from gonocytes and precursor of all types of germ cell tumors except spermatocytoma. In J Androl 10:19–28

Slamon DJ, DeKernion JB, Verma IM et al. (1984) Expression of cellular oncogenes in human malignancies. Science 224:256–262

Slamon DJ, Godolphin W, Jones LA, Holt JA, Wong SG, Keith DE, Levin WJ, Stuart SG, Udove J, Ullrich A, Press M (1988) Studies of the HER-2/neu proto-oncogene in human breast and ovarian cancer. Science 244:707–712

Slayton RE, Hreshchyshyn MM, Silverberg SG, Shinleton HM, Park RC, Disaia PJ, Blessing JA (1978) Treatment of malignant ovarian germ cell tumors. Cancer 42:390–398

Slotman BJ, Rao BR (1988) Ovarian cancer. Etiology, diagnosis, surgery, radiotherapy, chemotherapy, and endocrine therapy. Anticancer Res 8:417–434

Smirz GCE, Jeffries M, Stuart JL, Anderson RJ (1982) The changing role of "second look" laparotomy in the management of epithelial carcinoma of the ovary. Am J Obstet Gynecol 142:612–616

Smith FR (1931) Neurofibroma of the ovary associated with Recklinghausen's disease. Am J Cancer 15:859–862

Smith PG, Higgins P, Park WD (1968) Peritoneal mesothelioma presenting surgically. Br J Surg 55:681–684

Sneige N, Dekmezian R, Ordonez NG (1985) Ovarian and omental ependymomas in peritoneal washings: Cytologic and immunocytochemical features. (Meeting abstr.) Acta Cytol 29: 957–958

Sneige N, Fernandez T, Copeland LJ, Katz RL (1986) Müllerian inclusions in peritoneal washings. Potential source of error in cytologic diagnosis. Acta Cytol 30:271–276

Snyder RR, Tavassoli FA (1986) Ovarian strumal carcinoid: Immunohistochemical, ultrastructural and clinicopathologic observations. Int J Gynecol Pathol 5:187–901

Sommers SC (1953) Ovarian rete cysts. Am J Pathol 29:853–859

Sommers SC (1983) Female genital tract granulomas. In: Ioachim HI (ed) Pathology of granulomas. Raven Press, New York

Soost WJ, Baur S (1980) Gynäkologische Zytodiagnostik. Lehrbuch und Atlas. Thieme, Stuttgart New York

Sorbe B, Frankendal B (1983) Prognostic importance of ascites in ovarian carcinoma. Acta Obstet Gynecol Scand 62:415–418

Sorbe B, Frankendal B, Veress B (1982) Importance of histologic grading in the prognosis of epithelial ovarian carcinoma. Obstet Gynecol 59:567–582

Spaun E, Rix P (1990) Benign cystic monodermal teratoma of neurogenic type. Int J Gynecol Pathol 9:283–290

Sporrong B, Alumets J, Clase J, Falkmer S, Hakanson R, Ljungberg O, Sundler F (1981) Neurohormonal peptide immunoreactive cells in mucinous cystadenoma and cystadenocarcinoma of the ovary. Virchows Arch (A) 392:271–280

Sporrong B, Falkmer S, Robboy SJ, Alumets J, Hakanson JR, Ljungberg O, Sundler F (1982) Neurohormonal peptides in ovarian carcinoids. An immunohistochemical study of 81 primary carcinoids and of intraovarian metastases from six midgut carcinoids. Cancer 48: 68–74

Stalsberg H, Abeler L, Bom P, Bostad L, Skarland E, Westgaarg G (1988) Observer variation in histologic classification of malignant and borderline ovarian tumors. Human Pathol 19: 1030–1035

Stamp GWH, Kranz Th (1988) Fine needle aspiration cytology of a recurrent juvenile granulosa cell tumor. Acty Cytol 32:533–539

Stapleton JJ, Haber MH, Lindner LE (1981) Paramesonephric papillary serous cystadenoma. Acta Cytol 25:310–316

Starup J, Sele V (1973) Premature ovarian failure. Acta Obstet Gynecol Scand 52:259–268

Starup J, Sele V, Henriksen B (1971) Amenorrhea associated with increased production of gonadotropins and a morphological normal ovarian follicular apparatus. Acta Endocrinol 66: 248–250

Steenstrup EK (1972) Ovarian tumours and Peutz-Jeghers-Syndrome: A case of "sex cord tumour with annular tubules" (Scully). Acta Obstet Gynecol Scand 51:237–240

Steeper TA, Mukai K (1984) Solid ovarian teratomas: An immunocytochemical study of thirteen cases with clinicopathologic correlation. Pathol Annu 19:81–92

Steffen R, Genton CY (1980) Die Bedeutung der lymphozytären Infiltration für die Prognose der Dysgerminome. Schweiz Med Wochenschr 110:1013–1019

Stegner H-E (1960) Ektopische Zwillingsschwangerschaft im Fimbrienende der Tube. Med Bild 3:218–221

Stegner H-E (1962) Elektronenmikroskopische Untersuchungen zur Sekretionsmorphologie des menschlichen Tubenepithels. Arch Gynecol 197:351–363

Stegner H-E (1967) Die elektronenmikroskopische Struktur der Eizelle. Erg Anat Entw Gesch 39:1–113

Stegner H-E (1969) Die funktionellen Wechselwirkungen zwischen Tube und befruchtetem Ei. Arch Gynecol 207:136–154

Stegner H-E (1982a) Die Pathologie der Gonadendysgenesie. Verh Dtsch Ges Pathol 66: 343–353

Stegner H-E (1982b) Ovarian tumors of childhood. In: Dallenberg-Hellweg G (ed) Ovarialtumoren. Springer, Berlin Heidelberg New York Tokyo

Stegner H-E, Lisboa BP (1984) Steroid metabolism in an androblastoma (Sertoli-Leydigcell tumor): A histopathological and biochemical study. Int J Gynecol Pathol 2:410–425

Stegner H-E (1989) Hormonally related non-neoplastic conditions of the ovary. In: Ovarian Pathology, Nogales F (ed), Springer Berlin Heidelberg New York London Paris Tokyo, S. 11–46

Stegner H-E, Wartenberg H (1961) Elektronenmikroskopische und histotopochemische Untersuchungen über Struktur und Bildung der Zona pellucida menschlicher Eizellen. Z Zellforsch 53:702–713

Stegner H-E, Wartenberg H (1963) Elektronenmikroskopische Untersuchungen an Eizellen des Menschen in verschiedenen Stadien der Oogenese. Arch Gynecol 199:159–172

Stegner H-E, Pape C, Günther P (1976) The ultrastructure of the interstitial cells in human fetal ovaries. Arch Gynecol 221:289–298

Steiner MM, Hadaw SA (1964) Sexual precocity. Association with follicular cysts of the ovary. Am J Dis Child 102:28–36

Stenwig JT, Hazekamp JT, Beecham JB (1979) Granulosa cell tumors of the ovary. A clinicopathologic study of 118 cases with long-term follow-up. Gynecol Oncol 7:136–152

Stern J, Buscema J, Parmley T, Woodruff JD, Rosenshein NB (1981) Atypical epithelial proliferations in the fallopian tube. Am J Obstet Gynecol 140:309–312

Sternberg WH (1949) The morphology, androgenic function, hyperplasias and tumors of the human ovarian hilus cells. Am J Pathol 25:493–521 (1949)

Sternberg WH, Barclay DL (1966) Luteoma of pregnancy. Am J Obstet Gynecol 95:165–181

Sternberg WA, Roth LM (1973) Ovarian stromal tumors containing Leydig cells. 1. Stroma-Leydig cell tumor and non-neoplastic transformation of stroma to Leydig cells. Cancer 32:940–951

Sternberg WH, Barclay DL, Kloepfer HW (1968) Familial XY gonadal dysgenesis. N Engl J Med 278:695–700

Stevens LC (1959) Embryology of testicular teratomas in strain 129 mice. J Natl Cancer Inst 23:1249

Stevens LC (1960) Embryonic potency of embryoid bodies derived from a transplantable testicular teratoma of the mouse. Develop Biol 2:285–297

Stewart AF, Romero R, Schwartz PE, Kohorn EI, Broadus AE (1982) Hypercalcemia associated with gynecologic malignancies. Biochemical characterization. Cancer 49:2389–2394

Stewart RS, Woodward DE (1962) Malignant ovarian hilus cell tumor. The first reported case. Arch Pathol 73:91–99

Stieber P, Meier W, Bayer B, Eiermann W, Fateh-Moghadam A (1989) CA 125 und TAG 72 zur frühzeitigen Rezidiverkennung beim Ovarialkarzinom. In: Klapdor R (Hrsg) Neue Ergebnisse in der Tumordiagnostik und Tumortherapie. 5. Hamburger Symp über Tumormarker. Zuckschwerdt, München

Stiller CA, Bunch KJ (1990) Trends in survival of childhood cancer in Britain diagnosed 1971–1985. Br J Cancer 62:806–815

Stock RJ (1977) Torsion of a segment of fallopian tube: A case report of a long term complication of sterilization by laparoscopic coagulation. J Reprod Med 19:241–242

Stock RJ (1983) Histopathologic changes in Fallopian tubes subsequent to sterilization procedure. Int J Gynecol Pathol 2:13–27

Stock RJ (1985) Histopathologic changes in tubal pregnancy. J Reprod Med 30:923–928

Stone SL, Pomerantz SH, Schwartz-Kripner A, Channing CP (1978) Inhibitor of oocyte maturation from porcine follicular fluid: Further purification and evidence for reversible action. Biol Reprod 19:585–592

Stonesifer KJ, Xiang J, Wilkinson EJ, Benson NA, Braylan RC (1987) Flow cytometric analysis and cytopathology of body cavity fluids. Acta Cytol 31:125–130

Storch MP, Petrie RH (1976) Unilateral tubal twin gestation. Am J Obstet Gynecol 125: 1148–1156

Strauss AF, Gates HA (1964) Giant sebaceous gland tumor of the ovary. Am J Clin Pathol 41:78–83

Sumithran E, Susil BJ, Looi LM (1988) The prognostic significance of grading in borderline mucinous tumors of the ovary. Human Pathol 19:15–18

Swanson SA, Norris HJ, Kelsten ML, Wheeler JE (1990) DNA-content of juvenile granulosa tumors determined by flow cytometry. Int J Gynecol Pathol 9:101–109

Sweeney EC, Barry-Walsh C, Robinson A (1983) Sertoli-Leydig cell tumor of the ovary with heterologous elements and carcinoid: An immunohistochemical and ultrastructural study. Ultrastr Pathol 5:185–194

Sweet RL (1982) Chlamydial salpingitis and infertility. Fertil Steril 38:530–533

Sweet RL, Selinger HE, McKay DG (1975) Malignant teratoma of the uterine tube. Obstet Gynecol 45:553–556

Sweet RL, Draper DL, Schachter J, James J, Hadley WK, Brooks GF (1980) Microbiology and pathogenesis of acute salpingitis as determined by laparoscopy: What is the appropriate site to sample? Am J Obstet Gynecol 138:985–989

Sweet RL, Blankfort-Doyle M, Robbie MO, Schachter J (1986) The occurrence of chlamydial and gonococcal salpingitis deriving during the menstrual cycle. JAMA 255:2062–2064

Swenerton KB, Hislop TG, Spinelli J, Le Riche JC, Yang N, Boyes DA (1985) Ovarian carcinoma: A multivariate analysis of prognostic factors. Obstet Gynecol 65:264–270

Swerdloff M (1959) Mesothelioma of the pelvic peritoneum resembling papillary cystadenocarcinoma of the ovary. Am J Obstet Gynecol 77:197–200

Szalay S, Frimmel H, Bartl W, Breitenecker G, Denk H, Janisch H (1980) Karzinoembryonales Antigen (CEA) und Blutgruppenantigene A, B in Paraffinschnitten epithelialer Ovarialtumoren. Gynäkol Rdsch 20:148–150

Szamborski JJ (1978) Ovarian tumors in childhood and adolescence. Histological types and malignancy with reference to the age and menstrual activity of patients. Neoplasma 25: 493–499

Szokol M, Kondrai G, Papp Z (1977) Gonadal malignancies and 46,XY karyotype in a true hermaphrodite. Obstet Gynecol 49:358–366

Szollosi D (1972) Changes in some cell organelles during oogenesis in mammals. In: Biggers JD, Schuetz AW (eds) Oogenesis. University Park Press, Baltimore Butterworth London
Szpak CA, Johnston WW, Roggli V, Kolbeck J, Lottich SC, Vollmer R, Thor A, Schlom J (1987) The diagnostic distinction between malignant mesothelioma of the pleura and adenocarcinoma of the lung as defined by monoclonal antibody (B72.3). Am J Pathol 122 : 252 – 260
Szpak CA, Soper JT, Thor A, Schlom J, Johnston WW (1989) Detection of adenocarcinoma in peritoneal washings by staining with monoclonal antibody B72.3. Acta Cytol 33 : 205 – 214
Tagliabue E, Menard S, Della-Torre G, Barbanti P, Mariani-Costatini R, Porro G, Colnaghi MI (1985) Generation of monoclonal antibodies reacting with human epithelial ovarian cancer. Cancer Res 45 : 379 – 385
Takeda A, Ishizuka T, Goto T, Goto S, Ohta M, Tomoda Y, Hoshino M (1982a) Polyembryoma of ovary producing alpha-fetoprotein and HCG. Immunoperoxidase and electron microscopic study. Cancer 49 : 1878 – 1889
Takeda A, Matsuyama M, Chihara T, Suchi T, Sato T, Tomoda Y (1982b) Ultrastructure and immunohistochemisty of gastro-entero-pancreatic (GEP) endocrine cells in mucinous tumors of the ovary. Acta Pathol Jpn 32 : 1003 – 1005
Takubo K, Yasui H, Toi IC (1986) Strumal carcinoid of the ovary. A case report. Acta Pathol Jpn 36 : 765 – 771
Talbert LM, Hammond MG, Groff T, Udry R (1985) Relationship of age and pubertal development to ovulation in adolescent girls. Obstet Gynecol 66 : 542 – 544
Talerman A (1967) Hemangiomas of the ovary and the uterine cervix. Obstet Gynecol 30 : 108 113
Talerman A (1971) Gonadoblastoma and dysgerminoma in two siblings with dysgenetic gonads. Obstet Gynecol 38 : 416 – 426
Talerman A (1972) A mixed germ cell-sex cord stroma tumor of the ovary in a normal female infant. Obstet Gynecol 40 : 473 – 478
Talerman A (1974) Gonadoblastoma associated with embryonal carcinoma. Obstet Gynecol 43 : 138 – 142
Talerman A (1980) The pathology of gonadal neoplasms composed of germ cells and sex cord stroma derivatives. Path Res Pract 170 : 24 – 38
Talerman A (1982) Germ cell tumors of the ovary. In: Blaustein A (ed), Pathology of the female genital tract, 2nd ed Springer, New York
Talerman A (1984) Carcinoid tumors of the ovary. J Cancer Res Clin Oncol 107 : 125 – 133
Talerman A (1987) Ovarian Sertoli-Leydig cell tumor (androblastoma) with retiform pattern: A clinicopathologic study. Cancer 60 : 3056 – 3064
Talerman A, Harten JJ (1977) A mixed germ cell-sex cord stroma tumor of the ovary associated with isosexuell precocious puberty in a normal girl. Cancer 40 : 889 – 894
Talerman A, Okagaki T (1985) Ultrastructural features of primary trabecular carcinoid tumor of the ovary. Int J Gynecol Pathol 4 : 153 – 160
Talerman A, Haije WG, Baggerman L (1978) Serum alphafetoprotein (AFP) in diagnosis and mangement of endodermal sinus (yolk sac) tumor and mixed germ cell tumor of the ovary. Cancer 41 : 272 – 278
Talerman A, Haije WG, Baggerman L (1980) Serum alphafetoprotein (AFP) in patients with germ cell tumors of the gonads and extragonadal sites: Correlation between endodermal sinus (yolk sac) tumor and raised serum AFP. Cancer 46 : 380 – 385
Talerman A, Jarabak J, Amarose AP (1981) Gonadoblastoma and dysgerminoma in a true hermaphrodite with a 46,XX karyotype. Am J Obstet Gynecol 140 : 475 – 477
Tang MY, Liu TH (1982) Ovarian sclerosing stromal tumors: a clinicopathologic study of 10 cases. Chin Med J 95 : 186 – 190
Tang MY, Lian LJ, Liu TH (1980) The characterization of ovarian serous tumors of borderline malignancy. Chin Med J 93 : 459 – 464
Targett CS (1974) Estrogen excretion in a case of theca granulosa cell tumor. Am J Obstet Gynecol 119 : 859 – 861
Tasker M, Langley FA (1985) The outlook of women with borderline epithelial tumours of the ovary. Br J Obstet Gynaecol 92 : 969 – 973
Tavassoli FA, Norris HJ (1980) Sertoli tumors of the ovary. A clinicopathologic study of 28 cases with ultrastructural observation. Cancer 46 : 2281 – 2297

Tavassoli FA, Norris HJ (1982) Peritoneal leiomyomatosis (leiomyomatosis peritonealis disseminata): A clinicopathologic study of 20 cases with ultrastructural observations. Int J Gynecol Pathol 1: 59–73

Tavassoli PA, Andrade R, Merino M (1990) Retiform wolffian adenoma. In: Fenoglio-Preiser CM, Wolff M, Rilke F (eds) Progress in surgical pathology, vol. 11. Field and Wood, New York

Taxy JB, Battifora H, Oyasu R (1974) Adenomatoid tumor: a light microscopic, histochemical and ultrastructure study. Cancer 34: 306–316

Taylor HC jr (1959) Studies in the clinical and biological evolution of adenocarcinomas of the ovary. J Obstet Gynaecol Br Emp 66: 827–842

Taylor HC, Alsop WE (1932) Spontaneous regression of peritoneal implantations from ovarian papillary cystadenoma. Am J Cancer 16: 1305–1325

Taylor HB, Norris HJ (1967b) Lipid cell tumors of the ovary. Cancer 20: 1953–1962

Taylor MH, Depetrillo AD, Turner AR (1985) Vinblastine, bleomycin, and cisplatin in malignant germ cell tumors of the ovary. Cancer 56: 1341–1349

Taylor WC (1950) The pathology of malignant ovarian tumours. J Obstet Gynecol Brit Emp 57: 328

Tazelaar HD, Vareska G (1986) Benign glandular inclusions. Human Pathol 17: 100–101

Teel P (1958) Adenomatoid tumors of the genital tract. With special reference to the female. Am J Obstet Gynecol 75: 1347–1355

Teh H, Lee YS (1991) Lectin histochemistry of ovarian mucinous cystadenomas. Int J Gynecol Pathol 10: 170–176

Teilum G (1946) Gonocytoma; homologous ovarian and testicular tumours with discussion of "mesonephroma ovarii" (Schiller). Acta Pathol Microbiol Scand 23: 242–251

Teilum G (1965) Classification of endodermal sinus tumour (mesoblastoma vitellinum) and socalled embryonal carcinoma of the ovary. Acta Pathol Microbiol Scand 64: 407–429

Teilum G (1976) Special tumors of the ovary and testis. Comparative histology and identification. Munksgard, Copenhagen

Teneriello MG, Ebina M, Linnolia RI, Henry M, Nash JD, Parks RC, Birrer MJ (1993) P53 and Ki-ras gene mutations in epithelial ovarian neoplasms. Cancer Res 53: 3103–3108

Teter J (1970) Prognosis, malignancy and curability of the germ cell tumors occurring in dysgenetic gonads. Am J Obstet Gynecol 108: 894–900

Teter J, Bulki T, Wasilewska B (1962) A virilizing adrenal rest tumor of the ovary with postmenopausal uterine hypertrophy. Bull Pol Med Hist Sci 5: 144

Tetu B, Ordonez NG, Silva EG (1986) Sertoli-Leydig cell tumor of the ovary with alphafetoprotein production. Arch Pathol Lab Med 110: 65–68

Teufel G, Geyer H, Degregorio G, Fuchs A, Kleine W, Pfleiderer A (1983) Östrogen- und Progesteronrezeptoren in malignen Ovarialtumoren. Geburtsh Frauenheilkd 43: 732– 740

Thompson AB, Robbins RA, Ghafouri MA, Linder J, Rennard S (1989) Bronchoalveolar lavage fluid processing: Effect of membrane filter preparation on neutrophil recovery. Acta Cytol 33: 544–549

Thomsen K, Humke W (1972) Entzündungen des Uterus und der Adnexe. In: Käser O, Friedberg V, Ober KG, Thomsen K, Zander J (Hrsg) Gynäkologie und Geburtshilfe. Thieme, Stuttgart New York

Thor AD, Gorstein F, Ohuchi N, Szpak CA, Johnston WW, Schlom J (1986) Tumor-associated glycoprotein (Tag-72) in ovarian carcinomas defined by monoclonal antibody B 72.3. J Natl Cancer Inst 76: 995–1006

Thor AD, Young RH, Clement PB (1991) Pathology of the fallopian tube, broad ligament, peritoneum and pelvic soft tissue. Human Pathol 22: 856–867

Thurlbeck WM, Scully RE (1960) Solid teratoma of the ovary. A clinicopathological analysis of 9 cases. Cancer 13: 804–811

Tickman RJ, Cohen C, Varma VA, Fekete PS, Derose PB (1990) Distinction between carcinoma cells and mesothelial cells in serous effusions: Usefulness of immunohistochemistry. Acta Cytol 34: 491–496

Tietze C (1966) Contraception with intrauterine devices 1959–1966. Am J Obstet Gynecol 96: 1043–1054.

Tietze C (1968) Therapeutic abortions in the United States. Amer J Obstet Gynecol 101: 784–787

Tiltman AJ (1985) Sclerosing stromal tumor of the ovary: Demonstration of ligandin in three cases. Int J Gynecol Pathol 4:362–369

To A, Coleman DV, Dearnaley DP, Omerod MG, Steele K, Neville AM (1981) Use of antisera to epithelial membrane antigen by the cytodiagnosis of malignancy in serous effusions. J Clin Pathol 34:1326–1332

Tohya T, Iwamasa T, Maeyama M (1986) Biochemical and immunohistochemical studies in carcinoembryonic antigen of ovarian mucinous and serous tumors. Gynecol Oncol 23: 291–303

Toker C (1968a) Ultrastructure of a granulosa cell tumor. Am J Obstet Gynecol 100:388–392

Toker C (1968b) Theca cell tumor. An ultrastructural study. Am J Obstet Gynecol 100:779–784

Tonetta SA, Dizerega GS (1989) Intragonadal regulation of follicular maturation. Endocrinol Rev 10:205–229

Toscano V, Adamo MV, Bosherini B (1981) The hormone pattern in a case of arrhenoblastoma. Eur J Pediatr 136:203–206

Toth A, Lesser M, Labriola D (1984) Development of infections of the genito-urinary tract in wifes of infertile males and possible role of spermatozoa in development of salpingitis. Surg Gynecol Obstet 159:565–569

Toth F, Horn B, Juhasz E (1971) Über die Strahlen- und operative Behandlung des Hämangioperizytoms. Strahlentherapie 142:291–298

Truong LD, Maccato ML, Awalt H, Cagle PT, Schwartz MR, Kaplan AL (1990) Serous surface carcinoma of the peritoneum: A clinicopathologic study of 22 cases. Human Pathol 21:99–110

Tsalacopoulos G, Tiltman AJ (1981) Leiomyoma of the ovary. A report of 3 cases. S Afr Med J 59:574–575

Tsang BK, Moon YS, SimpsonI CW, Armstrong DT (1979) Androgen biosynthesis in human ovarian follicles: Cellular source, gonadotropic control, and adenosine 3′,5′-monophosphate mediatives. J Clin Endocrinol Metab 48:153–158

Tsang BK, Armstrong T, Whitfield JF (1980) Steroid biosynthesis by isolated human ovarian follicular cells in vitro. J Clin Endocrinol 51:1407–1411

Tsuchida Y, Saito S, Ishida M, Ohmi K, Urano Y, Endo Y, Oda T (1973) Yolk sac tumor (endodermal sinus tumor) and alpha-fetoprotein. Cancer 32:917–921

Tsuchida Y, Kaneko M, Yokomori K, Saito S, Urano Y, Endo Y, Asaka T, Takeuchi T (1978) Alpha-fetoprotein, prealbumin, albumin, alpha-1-antitrypsin, and transferrin as diagnostic and therapeutic markers for endodermal sinus tumor. J Pediatr Surg 13:25–29

Tsuji Y, Suzuki T, Nishiura H, Takemura T, Isojima S (1985) Identification of two different surface epitopes of human ovarian epithelial carcinomas by monoclonal antibodies. Cancer Res 45:2350–2362

Tsujimura T, Kawano K (1992) Rhabdomyosarcoma coexistent with ovarian mucinous cystadenocarcinoma: A case report. Int J Gynecol Pathol 11:58–62

Tsukamoto N, Matsukuma K, Daimaru Y, Ota M (1984) Cytologic presentation of ovarian adenosquamous carcinoma in ascitic fluid: A case report. Acta Cytol 28:703–705

Tulusan AH, Adam R, Reinhard M, Atanasow N, Thyselius D, Merkle E, Jäger W, Lang N (1990) Lymph node metastasis in epithelial ovarian cancer. In: Sharp F, Mason WP, Leake RE (eds). Chapman & Hall, London

Turksoy N (1960) Ovarian metastasis of breast carcinoma: A surgical surprise. Obstet Gynecol 15:573–578

Turner HH (1938) Syndrome of infantilism, congenital webbed neck, and cubitus valgus. Endocrinology 23:566–574

Tutschka BG, Lauchlan SC (1980) Endosalpingeosis. Obstet Gynecol (Suppl) 55:575–605

Ueda G, Hamanaka N, Haykawa K, Tanizawa O, Ischii O, Nagakawa H et al. (1972) Clinical, histochemical and biochemical studies of an ovarian dysgerminoma with trophoblast and Leydig cells. Am J Obstet Gynecol 114:748–754

Ueda G, Sato Y, Yamasaki M (1978) Strumal carcinoid of the ovary: histological, ultrastructural, and immunohistological studies with anti-human thyreoglobulin. Gynecol Oncol 6:411–419

Ueda G, Yamasaki M, Inoue M, Tanaka Y, Hiramatsu K, Inoue Y, Saito J, Nishino T, Kurachi K (1984) Argyrophil cells in the endometroid carcinoma of the ovary. Cancer 54:1569–1573

Ulbright TM, Roth LM (1985) Secondary tumors of the ovary. In: Roth LM, Czernobilsky B (eds) Tumors and tumor-like conditions of the ovary. Contemporary issues in surgical pathology. Churchill Livingstone, New York

Ulbright TM, Roth LM, Erlich CE (1982) Ovarian strumal carcinoid. An immunohistochemical and ultrastructural study of two cases. Am J Clin Pathol 77 : 622–631

Ulbright TM, Morley DJ, Roth LM, Berkow RL (1983) Papillary serous carcinoma of the retroperitoneum. Am J Clin Pathol 79 : 633–637

Ulbright TM, Roth LM, Stehman FB, Talerman A, Senekjian EK (1987) Poorly differentiated (small cell) Carcinoma of the ovary in young women: evidence supporting a germ cell origin. Human Pathol 18 : 175–184

Ulbright TM, Roth LM, Sutton GP (1990) Papillary serous carcinoma of the ovary with squamous differentiation. Int J Gynecol Pathol 9 : 86– 94

Ullrich O (1930) Über typische Kombinationsbilder multipler Abartungen. Zschr Kinderheilkd 49 : 271–276

Ungerleider RS, Donaldson SS, Warnke RA, Wilbur JR (1978) Endodermal sinus tumor. The Stanford experience and the first reported case arising in the vulva. Cancer 41 : 1627–1634

Vadez VA, Planas AT, Lopez LF, Goldberg M, Herrera NE (1979) Adenosarcoma of uterus and ovary. Cancer 43 : 1439–1447

Vaitukaitis JL (1974) Human chorionic gonadotropin as a tumor marker. Am Clin Lab Sci 4 : 276–280

Vance RP, Geisinger KR (1985) Pure nongestational choriocarcinoma of the ovary. Report of a case. Cancer 56 : 2321–2325

Van de Vijver MD, Mooi WJ, Wisman P, Peterse JL, Nusse R (1988a) Immunohistochemical detection of the neu protein in tissue sections of human breast tumors with amplified neu DNA. Oncogene 2 : 175–178

Van de Vijver MD, Peterse JL, Mooi WJ, Wisman P, Lomans J, Dalesio O, Nusse R (1988b) Neu-protein overexpression in breast cancer. Association with comedo-type ductal carcinoma in situ and limited prognostic value in stage II breast cancer. The New Engl J Med 319 : 1239–1245

Van Der Burg MEL, Bon G, Oosterom R, Verstraeten A, Van Kamp G, Yedemac, Rozendal L, Vermorken J, Kenemans P (1992) Evaluation of the serum markers Ca 125, Ca 15.3 and Ca M29 in monitoring ovarian cancer. In: Meerpohl H-G, Pfleiderer A, Profous ChZ (Hrsg) Das Ovarialkarzinom. 1. Tumorbiologie, Screening, Staging. Springer, Berlin Heidelberg New York Tokyo

Vane GW de, Czekala NM, Judd HL, Yen SSC (1975) Circulating gonadotropins, estrogens, and androgens in polycystic ovarian disease. Am J Obstet Gynecol 121 : 496–500

Varley JM, Swallow JE, Brammar WJ, Whittaker JL, Walker RA (1987) Alterations to either c-erbB-2(neu) or c-myc protooncogenes in breast carcinomas correlate with poor short-term prognosis. Oncogene 1 : 423–430

Vasilev SA, Schaerth JB, Campeau J, Morrow CK (1988) Serum CA 125 levels in preoperative evaluation of pelvic masses. Obstet Gynecol 71 : 751–756

Vasquez G, Winston RML, Boeck W, Blosens IA (1980) Tubal lesions subsequent to sterilization and their relations to fertility after attempts at reversal. Am J Obstet Gynecol 183 : 86–92

Vasquez G, Winston RML, Brosens IA (1983) Tubal mucosa and ectopic pregnancy. Br J Obstet Gynecol 90 : 468–474

Vasques SB, Sotos JF, Kim MH (1982) Massive edema of the ovary and virilization. Obstet Gynecol 59 : 95–99S

Vellios F, Ng ABP, Reagan JW (1973) Papillary adenofibroma of the uterus: A benign mixed mesodermal tumor of Müllerian origin. Am J Clin Pathol 60 : 543–551

Venter DJ, Truzi NL, Kumar S, Gullick WJ (1987) Overexpression of the c-erbB-2 oncoprotein in human breast carcinomas: Immunohistological assessment correlates with gene amplification. Lancet 1 : 69–72

Verhage HG, Baareither ML, Jaffe RC, Akbar M (1979) Cyclic changes in ciliation, secretion and cell height of the oviductal epithelium in women. Am J Anat 156 : 505–521

Verhage HG, Akbar M, Jaffe RC (1980) Cyclic changes in cytosol progesterone receptor of human fallopian tube. J Clin Endocrinol Metab 51 : 776–780

Vermeulen A (1976) The hormonal activity of the postmenopausal ovary. J Clin Endocrinol 42:247–253
Vessey M, Metcalf A, Wells C, MC Pherson K, Westhoff C, Yeates D (1987) Ovarian neoplasms, functional cysts, and oral contraceptives. Br Med J 4:236–238
Villasanta V, Jovanovski D (1980) Follow-up study of ovarian carcinoma by cytology of cul-de-sac aspirates. Gynecol Oncol 10:58–66
Vinall PS, Buxton N, Cowen PN (1979) Primary carcinoma of the fallopian tube associated with tuberculous salpingitis. A case report. Br J Obstet Gynaecol 86:984–989
Virieux C (1962) Untersuchungen über Häufigkeit und Entstehungsweise von Krebsmetastasen in den Eierstöcken. Gynaecologia (Basel) 153:209–224
Voet RL, Lifshitz S (1982) Primary clear cell adenocarcinoma of the fallopian tube: Light microscopic and ultrastructural findings. Int J Gynecol Pathol 1:292–298
Voet RL, Naishman JL, Ballon SC (1979) Intraepithelial epidermoid carcinoma of the cervix, endometrium and a fallopian tube. Gynecol Oncol 8:349–352
Volm M, Klein W, Pfleiderer A (1989) Flow-cytometric prognostic factors for the survival of patients with ovarian carcinoma: A 5-year follow-up study. Gynecol Oncol 35:84–89
Vortmeyer AO, Preuss J, Padberg BC, Kastendieck H, Schröder S (1991) Immunocytochemical differential diagnosis of diffuse malignant pleural mesotheliomas – a clinicomorphological study of 158 cases. Anticancer Res 11:889–894
Wagenen G van, Simpson ME (1965) Embryology of the ovary and testis: Homo sapiens and Macaca mulatta. Yale Univ Press: New Haven
Wahlström F, Virtanen I (1989) Urothelial differentiation in Brenner's tumor (zitiert nach Saksela 1989)
Waisman J, Lischkel JH, Mwasi LM, Dignam WJ (1975) The ultrastructure of a feminizing granulosa theca tumor. Am J Obstet Gynecol 123:147–150
Wallart J, Scheidegger S (1938) Untersuchung von Ovarien und verwandten Organen im Alter. Arch Gynäkol 165:188–238
Wallace TH M, Hart WR (1991) Acute chlamydial salpingitis with ascites and adnexal mass simulating a malignant neoplasm. Int J Gynecol Pathol 10:394–401
Walker AH, Ross RK, Pike MC, Henderson BE (1984) A possible rising incidence of malignant germ cell tumors in young women. Br J Cancer 49:669–672
Walker AM, Stanta G, Delendi M (1985) Asbestos and tuberculosis in Trieste, Italy. J Occup Med 27:831–834
Walther O (1934) Über die Lymphosarcomatose der weiblichen Genitalorgane. Arch Gynäkol 157:44–64
Ward ME, Watt PJ, Robertson JN (1974) The human fallopian tube: A laboratory model for gonococcal infection. J Inf Dis 129:650–659
Warhol MJ, Hunter NJ, Corson JM (1982) An ultrastructural comparison of mesotheliomas and adenocarcinomas of the ovary and endometrium. Int J Gynecol Pathol 1:125–134
Warren S, Gates O (1932) Multiple primary tumors: A survey of the literature and a statistical study. Am J Cancer 16:1358–1414
Warren S, Gates O (1964) Lung cancer and metastasis. Arch Pathol 78:467–473
Wartenberg H (1982) Development of the early human ovary and role of the mesonephros in the differentiation of the cutex. Anat Embryol 165:253–280
Wartenberg H (1990) Entwicklung des Ovars. In: Hinrichsen KV (ed) Human Embryologie. Springer, Berlin Heidelberg New York Tokyo
Wartenberg H, Stegner H-E (1961) Über die elektronenmikroskopische Feinstruktur des menschlichen Ovarialeies. Z Zellforsch 52:450–474
Watson J (1986) Oncogenes, cancer and analytical cytology. Cytometry 7:400–410
Watson JV, Curling OM, Munn CF et al. (1987) Oncogene expression in ovarian cancer: A pilot study of c-myc oncoprotein in serous papillary ovarian cancer. Gynecol Oncol 28:137–150
Watson P, Lynch HT (1992) Hereditary ovarian cancer. In: Sharp F, Mason WP, Creasman W (eds) Ovarian cancer 2, Biology, diagnosis and treatment, Chapman & Hall, London Glasgow New York Tokyo Melbourne, Madras
Waxman M (1979) Pure and mixed Brenner tumours of the ovary. Cancer 43:1830–1839
Waxman M, Vuletin JC, Urcuyo R, Belling CG (1979) Ovarian low-grade stromal sarcoma with thecomatous features. A critical reappraisal of the so-called malignant thecoma. Cancer 44:2206–2217

Webb MJ (1983) The role of staging procedures in therapy. In: Grundmann E (ed), Carcinoma of the ovary, Fischer, Stuttgart

Webb MJ, Decker DG, Mussey E (1975) Cancer metastatic to the ovary: Factors influencing survival. Obstet Gynecol 45 : 391 – 396

Weber DL, Fazzini E (1970) Ganglioneuroma of the fallopian tube. A heretofore unreported finding. Acta Neuropath (Basel) 16 : 173 – 175

Wellman KF (1961) Leiomyoma of the ovary: Report of an unusual case and review of the literature. Canad Med An J 85 : 429 – 432

Weiss G, O'Byrne EM, Hochmann JA, Goldsmith LT, Rifkin I, Steinetz BG (1977) Secretion of progesterone and relaxin by the human corpus luteum at midpregnancy and at term. Obstet Gynecol 50 : 679 – 681

Weiss PD, MacDougall MK, Reagan JW, Wentz WB (1980) Primary adenosquamous carcinoma of the fallopian tube (Suppl). Obstet Gynecol 55 : 88 – 89

Weiss RR, Richart RM, Okagaki T (1969) DNA content of mucinous tumors of the ovary. Am J Obstet Gynecol 103 : 409 – 424

Weiss NS (1980) Epidemiology of ovarian cancer. In: Murray ED, Beamish WG (eds). Biology of ovarian neoplasia. UICC, Geneva

Weiss NS, Peterson A (1978) Racial variation in the incidence of ovarian cancer in the U.S. Amer J Epidemiol 107 : 91 – 95

Weiss NS, Homonchuk T, Young JL (1977) Incidence of the histologic types of ovarian cancer: The U.S. third national cancer survey 1969–1971. Gynec Oncol 5 : 161 – 167

Weiss NS, Lyon JL, Liff JM, Vollmer WM, Daling JR (1980) Incidence of ovarian cancer in relation to use of oral contraceptives. New Engl J Med 302 : 551 – 554

Weiss NDS, Lyon JL, Liff JM, Vollmer WM, Daling JR (1981) Incidence of ovarian cancer in relation to use of oral contraceptiva. Int J Cancer 28 : 669 – 671

Weiss ND, Lyon JL, Krishnamurthy S, Dietert SE, Lif JM, Daling JR (1982) Noncontraceptive estrogen use and the occurrence of ovarian cancer

Wenzel JGW, Odend'hal S (1985) The mammalian rete ovarii: A literature review. Cornell Vet 75 : 411 – 425

West NB, Brenner RM (1983) Estrogen receptor levels in the oviducts of cynomolgus macaques during the menstrual cycle. Biol Reprod 29 : 1303 – 1312

Westman A (1930) Studies of the functions of the uterine tube. Acta Obstet Gynec Scand 10 : 288 – 293

Westman AE (1934) Einige Bemerkungen aus Anlaß des Aufsatzes von Jägeroos: Die sexualzyklischen Umwandlungen in der Tuba uterina beim Menschen und bei den niedrigen Primaten. Acta Obstet Gynecol Scand 13 : 262 – 268

Weström L (1975) Effect of acute pelvic inflammatory disease on fertility. Am J Obstet Gynecol 121 : 703 – 713

Weström L (1980) Incidence, prevalence, and trends of acute pelvic inflammatory diseae and its consequences in industrialized countries. Am J Obstet Gynecol 138 : 880 – 892

Weström L (1985) Genital chlamydial infections in the female. Arch Gynecol 238 : 811 – 819

Weström L, Bengtsson LP, Mardh PA (1976) The risk of pelvic inflammatory disease in women using intrauterine contraceptive devices as compared to non-users. Lancet 2 : 221 – 224

Weström L, Bengtsson LP, Mardh PA (1981) Incidence, trends and risks of ectopic pregnancy in a population of women. Br Med J 282 : 15 – 18

Weyland Ch (1990) Immunhistochemische Untersuchungen an Keimstrang-Stromatumoren des Ovars – Beitrag zur Histogenese und Differentialdiagnose. Diss. Hamburg

Wharton L (1959) Two cases of supernumerary ovary and one of accessory ovary with an analyses of previously reported case. Am J Obstet Gynecol 78 : 1101 – 1119

Wheeler JE (1982) Pathology of the fallopian tube. In: Blaustein A (ed), Pathology of the femal genital tract. Springer, New York

White PF, Merino MJ, Barwick KW (1985) Serous surface papillary carcinoma of the ovary: A clinical, pathologic, ultrastructural, and immunohistochemical study of 11 cases. Pathol Annu 20 : 403 – 418

Wick MR, Mills StE, Dehner LP, Bollinger DJ, Fechner RE (1989) Serous papillary carcinomas arising from the peritoneum and ovaries. A clinicopathologic and immunohistochemical comparison. Int J Gynecol Pathol 8 : 179 – 188

Wider JA, Marshall JR, Bardin CW, Lipsett MB, Rose GT (1969) Sustained remissions after chemotherapy for primary ovarian cancer containing choriocarcinoma. N Engl J Med 280: 1439–1442

Wilansky DL, Scott BH, Lachance RC (1976) Masculinizing granulosa cell tumour. Canad Med Ass J 115: 545–546

Williams PC, Malvar TC, Kraft JR (1982) Term ovarian pregnancy with delivery of a life female infant. Am J Obstet Gynecol 142: 589–591

Williams PP, Gall SA, Prem KA (1971) Ectopic mucinous cystadenoma: a case report. Obstet Gynecol 38: 831–837

Williamson HO, Moore MP (1964) Ovarian and paraovarian adenomatoid tumors. Case reports. Am J Obstet Gynecol 90: 388–394

Winslow RC, Funkhauser JW (1968) Sarcoidosis of the female reproductive organs. Report of a case. Obstet Gynecol 32: 285–289

Winslow DJ, Taylor HB (1960) Malignant peritoneal mesotheliomas: a clinico-pathological analysis of 12 fatal cases. Cancer 13: 127–136

Winter R, Lahousen M, Stettner H (1991) Die operative Behandlung des epithelialen Ovarialkarzinoms. In: Schmidt W (Hrsg) Jahrbuch der Gynäkologie und Geburtshilfe, Biermann, Zülpich

Winter R, Lahousen M, Pickel H (1993) Indikation und Bedeutung der Lymphonodektomie beim Stadium II und III des Ovarialkarzinoms. In: Meerpohl H-G, Pfleiderer A, Profous ChZ (Hrsg) Das Ovarialkarzinom: Springer, Berlin Heidelberg New York Tokyo

Wisniewski M, Deppisch LM (1973) Solid teratoma of the ovary. Cancer 32: 440–446

Witschi E (1948) Migration of the germ cells of human embryos from the yolk sac to the primitive gonadal folds. Contr Embr Carnegie Inst Wash 32: 67–80

Wlodarski FM, Trainer TD (1975) Granulomatous oophoritis and salpingitis associated with Crohn's disease of the appendix. Am J Obstet Gynecol 122: 527–528

Wolf U (1980) Geschlechtsumkehr beim Menschen infolge genetischer Defekte im H-Y-Antigen-System. In: Spranger J, Tolksdorf M (Hrsg), Thieme, Stuttgart

Wollner-Hanssen P, Svensson L, Mardh PA, Weström L (1985) Laparoscopic findings and contraceptive use in women with signs and symptoms suggestive of acute salpingitis. Obstet Gynecol 66: 233–238

Wollner-Hanssen P, Kiviat NK, Holmes KK (1989) Atypical pelvic inflammatory disease: Subacute, chronic, or subclinical upper genital tract infection in women. In: Holmes KK, Mardh P-A, Sparling PF et al. (eds) Sexually transmitted diseases, 2nd edition McGraw-Hill, New York

Wolpert HR, Fuller AF, Bell JA (1989) Primary mucinous carcinoid tumor of the ovary: A case report. Int J Gynecol Pathol 1: 156–162

Wong AJ, Ruppert JM, Eggleston et al. (1986a) Gene amplification of c-myc and n-myc in small cell carcinoma of the lung. Science 233: 461–464

Wong PC, Ferenczy A, Fan LD, McCaughey E (1986b) Krukenberg tumors of the ovary. Ultrastructural, histochemical and immunohistochemical studies of 15 cases. Cancer 57: 751–760

Woodcock AS, Govan AD, Gowing NF, Langley FA, Anderson MC (1979) A report of the histological features in 12 cases of gonadoblastoma. Tumori 65: 181–189

Woodruff JD (1981) Proliferating and malignant Brenner tumors. Review of 47 cases. Am J Obstet Gynecol 141: 118–125

Woodruff JD, Julian CG (1969) Multiple malignancy in the upper genital canal. Am J Obstet Gynecol 163: 810–822

Woodruff JD, Novak ER (1960) The Krukenberg tumor. Study of 48 cases from the Ovarian Tumor Registry. Obstet Gynecol 15: 351–360

Woodruff JD, Pauerstein CJ (1969) The fallopian tube. Baltimore, Williams u. Wilkens

Woodruff JD, Bie LS, Sherman RJ (1960) Mucinous tumors of the ovary. Obstet Gynecol 16: 699–712

Woodruff JD, Williams TJ, Goldberg B (1963a) Hormone activity of the common ovarian neoplasm. Am J Obstet Gynecol 87: 679–698

Woodruff JD, Noli Castillo RD, Novak ER (1963b) Lymphoma of the ovary. Am J Obstet Gynecol 85: 912–918

Woodruff JD, Rauh JT, Markley RL (1966) Ovarian stroma. Obstet Gynecol 27: 194–201

Wright C, Angus B, Nicholson S et al. (1989) Expression of c-erb B-2 oncoprotein: A prognostic indicator in human breast cancer. Cancer Res 49 : 2087 – 2090

Wu CH, Mastroianni Ljr, Mikhail G (1977) Steroid hormones in monkey oviductal fluid. Fertil Steril 28 : 1250 – 1256

Wu JP, Tanner WS, Fardal PM (1973) Malignant mixed mullerian tumor of the uterine tube. Obstet Gynecol 41 : 707 – 712

Wynder EL, Dods H, Bamber HRK (1969) Epidemiology of cancer of the ovary. Cancer 23 : 352 – 370

Wynn RM (1962) Histochemical observations on ovarian pseudomucin. Am J Obstet Gynecol 83 : 80 – 86

Yaginuma Y, Yamashita K (1989) Immunohistochemical studies of ras oncogene product p21 in human ovarian tumors. Acta Obstet Gynaecol Jpn 9 : 9 – 16

Yaker A, Benirschke K (1975) A ten year study of ovarian tumors. Virchow's Arch (A) 366 : 275 – 286

Yakushiji M, Matsukuma T, Abe M, Nishida T, Nishimura H, Tsunawaki A, Kato T (1981) Ovarian tumors in children and adolescents less than 20 years of age. Acta Obstet Gynecol Jpn 33 : 833 – 838

Yakushiji M, Tazaki T, Nishimura H, Kato T (1987) Krukenberg tumors of the ovary: A clinicopathologic analysis of 112 cases. Acta Obstet Gynecol Jpn 39 : 479 – 483

Yamaoka H (1934) Beitrag zur Kenntnis der Muskelschicht der menschlichen Eileiter. Ber Gynäkol Geburtsh 25 : 398

Yanai-Inbar I, Scully RE (1987) A relation of ovarian dermoid cysts and immature teratomas. An analysis of 350 cases of immature teratomas and 10 cases of dermoid cysts with microscopic foci of immature tissue. Int J Gynecol Pathol 6 : 203 – 212

Yasuzumi G, Lee KJ, Fukui H, Yoshida M (1967) The fine structure of nuclei as revealed by electron microscopy. IV. The intranuclear inclusion formation in Leyding cells of aging human testes. Exp Cell Res 45 : 261 – 276

Yen SSC, Chaney C, Judd HL (1976) Functional aberrations of the hypothalamic-pituitary system in polycystic ovarian syndrome. A consideration of the pathogenesis. In: James VH, Serio T, Giusti M (eds) The endocrine functions of the human ovary. Academic Press, New York

Yeung HHY, Bannatyne P, Russell P (1983) Adenocarcinoma of the fallopian tubes: A clinicopathological study of eight cases. Pathol 15 : 279 – 286

Yoonessi M (1979) Carcinoma of the fallopian tube. Obstet Gynecol Surv 34 : 257 – 270

Yoonessi M, Satchindanand SK, Ortinez CG, Godell T (1982) Benign glandular elements and decidual reaction in retroperitoneal lymph nodes. J Surg Oncol 19 : 81 – 86

Young RH, Hart WR (1989) Metastases from carcinomas of the pancreas simulating primary mucinous tumors of the ovary: A report of seven cases. Am J Surg Pathol 13 : 748 – 756

Young RH, Hart WR (1992) Renal cell carcinoma metastatic to the ovary: A report of three cases emphasizing possible confusion with ovarian clear cell adenocarcinoma. Int J Gynecol Pathol 11 : 96 – 104

Young RH, Scully RE (1982) Ovarian sex cord-stromal tumors: Recent progress. Int J Gynecol Pathol 1 : 101 – 123

Young RH, Scully RE (1983a) Ovarian tumors of probably wolffian origin. A report of 11 cases. Am J Surg Pathol 7 : 125 – 135

Young RH, Scully RE (1983b) Ovarian Sertli-Leydig cell tumors with a retiform pattern: A problem in histopathologic diagnosis. A report of 25 cases. Am J Surg Pathol 7 : 755 – 771

Young RH, Scully RE (1983c) Ovarian sex cord-stromal tumors with bizarre nuclei: A clinicopathologic analysis of 17 cases. Int J Gynecol Pathol 1 : 325 – 335

Young RH, Scully RE (1984) Fibromatosis and massive edema of the ovary, possibly related entities: A report of 14 cases of fibromatosis and 11 cases of massive edema. Int J Gynecol Pathol 3 : 153 – 178

Young RH, Scully RE (1987a) Ovarian steroid cell tumors associated with Cushing's syndrome. A report of three cases. Int J Gynecol Pathol 6 : 40 – 48

Young RH, Scully RE (1987b) Sex cord-stromal, steroid cell, and other ovarian tumors. In: Kurman RJ (ed) Blaustein's pathology of the female genital tract, 3rd edn. Springer, New York Berlin Heidelberg Tokyo

Young RH, Scully RE (1988c) Mucinous ovarian tumors associated with mucinous adenocarcinomas of the cervix: A clinico-pathological analysis of 16 cases. Int J Gynecol Pathol 7:99–111

Young RH, Scully RE (1989) Alveolar rhabdomyosarcoma metastatic to the ovary. A report of two cases and discussion of the differential diagnosis of small cell malignant tumors of the ovary. Cancer 64:899–914

Young RH, Scully RE (1990a) Ovarian metastases from carcinoma of the gallbladder and extrahepatic bile ducts simulating primary tumors of the ovary: A report of six cases. Int J Gynecol Pathol 9:60–72

Young RH, Scully RE (1990b) Sarcomas metastatic to the ovary: A report of 21 cases. Int J Gynecol Pathol 9:231–252

Young RH, Prat J, Scully RE (1982) Ovarian Sertoli Leydig cell tumors with heterologous elements (i) mucinous epithelium and carcinoid. Cancer 50:2448

Young RH, Welch WR, Dickersin GR, Scully RE (1982) Ovarian sex cord tumor with annular tubules: Review of 74 cases including 27 with Peutz Jeghers syndrome and 4 with adenoma malignum of cervix. Cancer 50:1384–1402

Young RH, Perez-Atayde AR, Scully RE (1984) Ovarian Sertoli-Leydig cell tumor with retiform and heterologous components. Report of a case with hepatocytic differentiation and elevated serum alpha-fetoprotein. Am J Surg Pathol 8:709–718

Young RH, Dickersin GR, Scully RE (1987) Small cell carcinoma of the ovary: An analysis of 75 cases of a distinct ovarian tumor commonly associated with hypercalcemia (abstr.) Lab Invest 56(1):89A

Young RH, Clement PB, Scully RE (1988) Calcified thecomas in young women: A report of four cases. Int J Gynecol Pathol 7:343–350

Young RH, Gilks CG, Scully RE (1991) Mucinous tumors of the appendix associated with mucinous tumors of the ovary and pseudomyxoma peritonei: A clinicopathological analysis of 22 cases supporting origin in the appendix. Am J Surg Pathol 15:415–429

Young RH, Silva EG, Scully RE (1991b) Ovarian and juxtaovarian adenomatoid tumors: A report of six cases. Int J Gynecol Pathol 18:364–371

Yuen BH, Robertson I, Clement PB, Mincey EK (1982) Sclerosing stromal tumor of the ovary. Obstet Gynecol 60:252

Yung RH, Dickersin GR, Scully RE (1984) Juvenile granulosa cell tumor of the ovary. A clinicopathologic analysis of 125 cases. Am J Surg Pathol 8:575–596

Zajicek J (1974) Aspiration biopsy cytology: Part II. Cytology of infradiaphragmatic organs. In: Wied GL (ed) Monographs in clinical cytology. Karger, Basel

Zaloudek C, Norris HJ (1987) Mesenchymal tumors of the uterus. In: Kurman RJ (ed) Blaustein's pathology of the female genital tract, 3rd edn. Springer, New York, pp 373–408

Zaloudek CJ, Tavassoli FA, Norris HJ (1981) Dysgerminoma with syncytiotrophoblastic giant cells: A histologial and clinical distinctive subtype of dysgerminoma. Am J Surg Pathol 5:361–367

Zamboni L, Gondos B (1968) Intercellular bridges and synchronization of germ cell differentiation during oogenesis in the rabbit. J Cell Biol 36:276–282

Zamboni L, Mastroianni L jr (1966) Electron microscopic studies on rabbit ova. I. The follicular oocyte. J Ultrastruct Res 14:95–117

Zamboni L, Upadhyay S, Bezard J, Luciani JM, Mauleon P (1979) The role of the mesonephros in the development of the mammalian ovary. In: Tozzini RI, Reeves G, Pineda RL (eds) Endocrine physiopathology of the ovary. Elsevier North Holland, Amsterdam New York

Zarapi MC, Rupani M (1984) Human chorionic gonadotropin-secreting pure dysgerminoma. Human Pathol 15:589–592

Zhang J, Young RH, Arsenau J, Scully RE (1982) Ovarian stromal tumors containing lutein or Leydig cells (luteinized thecomas and stromal Leydig-cell tumors) – a clinicopathological analysis of fifty cases. Int J Gynecol Pathol 1:1270–1285

Zielmann EM, Hakkany SE, Hogan M, West W, Atkinson B (1984) Peritoneal washing cytology: Uses and diagnostic criteria in gynecologic neoplasms. Acta Cytol 28:105–110

Zinsser KR, Wheeler JE (1982) Endosalpingeosis in the omentum; a study of autopsy and surgical material. Am J Surg Pathol 6:109–117

Zohou DJ, Cadavid-Gonzales N, Ahuja A et al. (1988) A unique pattern of proto-oncogen abnormalities in ovarian adenocarcinomas. Cancer 62 : 1573 – 1576
Zuna RE, Mitchell ML, Mullick KA, Weischert WM (1989a) Cytohistologic correlation of peritoneal washing cytology in gynecologic disease. Acta Cytol 33 : 327 – 336
Zuna RE, Heimann A, Glantz L, Healy S (1989b) Utility of monoclonal antibody B72.3 in peritoneal washing cytology. Acty Cytol 33 : 727 – 728
Zuntova A, Motlik K, Horejsi J, Eckschlager T (1992) Mixed germ cell-sex cord stromal tumor with heterologous structures. Int J Gynecol Pathol 11 : 227 – 233

Sachverzeichnis